Springer

甲状腺结节和分化型甲状腺癌

Management of Thyroid Nodules and
Differentiated Thyroid Cancer
A Practical Guide

主　编　Sanziana A. Roman［美］

Julie Ann Sosa［美］

Carmen C. Solórzano［美］

主　译　樊友本

副主译　王　燕　罗全勇　姜可伟

伍　波　蔡晓燕

上海科学技术出版社

First published in English under the title

Management of Thyroid Nodules and Differentiated Thyroid Cancer: A Practical Guide

edited by Sanziana A. Roman, Julie Ann Sosa and Carmen C. Solórzano, edition: 1

Copyright © Springer International Publishing Switzerland, 2017

This edition has been translated and published under licence from

Springer Nature Switzerland AG.

上海市版权局著作权合同登记号　图字：09-2018-780号

图书在版编目（CIP）数据

甲状腺结节和分化型甲状腺癌 /（美）桑齐亚纳·罗曼（Sanziana A.Roman），（美）朱莉·安·索莎（Julie Ann Sosa），（美）卡门·索洛萨诺（Carmen C.Solórzano）主编；樊友本主译. — 上海：上海科学技术出版社，2018.9

　　ISBN 978-7-5478-4156-3

　　Ⅰ.①甲… Ⅱ.①桑… ②朱… ③卡… ④樊… Ⅲ.①结节性甲状腺肿－外科学②甲状腺疾病－肿瘤－外科学 Ⅳ.①R653

中国版本图书馆CIP数据核字（2018）第188777号

甲状腺结节和分化型甲状腺癌

主　编　Sanziana A. Roman［美］
　　　　Julie Ann Sosa［美］
　　　　Carmen C. Solórzano［美］
主　译　樊友本
副主译　王　燕　罗全勇　姜可伟　伍　波　蔡晓燕

上海世纪出版（集团）有限公司
上海科学技术出版社　　出版、发行
（上海钦州南路71号　邮政编码200235　www.sstp.cn）
浙江新华印刷技术有限公司印刷
开本 787×1092　1/16　印张 23　插页 4
字数 460千字
2018年9月第1版　2018年9月第1次印刷
ISBN 978-7-5478-4156-3/R·1701
定价：188.00元

内容提要

    本书由美国杜克大学医学中心暨杜克大学肿瘤研究所内分泌外科主任 Sanziana A. Roman 教授组织编写，内容丰富，资料新颖。全书共 7 个部分 27 章，涵盖了病史询问、体检、影像学检查、细针穿刺活检、病理学检查、分子检测等术前检查，手术操作规范和并发症防治，以及术后放射性碘治疗和甲状腺激素替代治疗等内容。此外，译者在每章末均对我国的发病现状和临床实践进行了简短评述。

    本书作为该领域多学科专家集中编写的实用指南，可以对内分泌内、外科医师，以及普通内科、肾脏科、泌尿科、妇产科和放射科专科医师提供指导与帮助。

译者名单

主　　译　樊友本

副 主 译　王　燕　罗全勇　姜可伟　伍　波　蔡晓燕

参译人员　（按姓氏拼音排序）

蔡晓燕　上海市公利医院

陈海珍　上海交通大学医学院附属瑞金医院

陈立波　上海交通大学附属第六人民医院

陈　曦　上海交通大学医学院附属瑞金医院

程　林　上海交通大学附属第六人民医院

邓先兆　上海交通大学附属第六人民医院

丁　政　上海市第八人民医院

杜　衍　上海交通大学医学院附属新华医院

樊友本　上海交通大学附属第六人民医院

冯　雯　上海市普陀区中心医院

付　杰　上海交通大学附属第六人民医院

郭伯敏　上海交通大学附属第六人民医院

侯建忠　上海交通大学附属第六人民医院

胡　兵　上海交通大学附属第六人民医院

姜可伟　北京大学人民医院

焦　琼　上海交通大学附属第六人民医院

金安琪　上海交通大学附属第六人民医院

康　杰　上海交通大学附属第六人民医院

李　韬　北京大学人民医院

李险峰　同济大学附属第十人民医院

林佳伟　广东省汕头市中心医院

陆　靖　上海交通大学附属第六人民医院

罗全勇　上海交通大学附属第六人民医院

吕　恬　上海交通大学医学院附属瑞金医院

孟哲颖　上海交通大学附属第六人民医院

牛亦奇　上海交通大学附属第六人民医院

秦贤举　上海市第八人民医院

沈晨天　上海交通大学附属第六人民医院

孙　滨　上海交通大学附属第六人民医院

王家东　上海交通大学医学院附属仁济医院

王圣明　上海交通大学医学院附属仁济医院

王　燕　上海交通大学附属第六人民医院

伍　波　上海交通大学附属第六人民医院

夏心怡　上海交通大学附属第六人民医院

徐英杰　上海交通大学医学院附属同仁医院

郇金亮　上海市第八人民医院

闫廷译　上海交通大学附属第六人民医院

严佶祺　上海交通大学医学院附属瑞金医院

杨治力　上海交通大学附属第六人民医院

叶卫东　上海交通大学附属第六人民医院

殷　峻　上海交通大学附属第六人民医院

殷志强　同济大学附属第十人民医院

张传飞　徐州医科大学附属邳州医院

张惠箴　上海交通大学附属第六人民医院

张生来　上海交通大学医学院附属新华医院

赵敏健　湖北省鄂州市中心医院

周龙翔　上海市第六人民医院金山分院

朱又华　上海交通大学附属第六人民医院

编写秘书　邓先兆　丁　政

编者名单

主编

Sanziana A. Roman Endocrine Surgery, Department of Surgery, Duke University Medical Center, Duke Cancer Institute, Durham, North Carolina, USA

Carmen C. Solórzano Division of Surgical Oncology and Endocrine Surgery, Vanderbilt Endocrine Surgery Center, Vanderbilt University Medical Center, Nashville, Tennessee, USA

Julie Ann Sosa Department of Surgery, Duke University Medical Center, Duke Cancer Institute, Durham, North Carolina, USA

编者

Erik K. Alexander, MD The Thyroid Section, Department of Medicine, Brigham & Women's Hospital and Harvard Medical School, Boston, MA, USA

Trevor E. Angell, MD The Thyroid Section, Department of Medicine, Brigham & Women's Hospital and Harvard Medical School, Boston, MA, USA

James D. Brierley, MBBS Department of Radiation Oncology, University of Toronto, Princess Margaret Cancer Centre, Toronto, ON, Canada

Denise Carneiro-Pla, MD Department of Surgery, Medical University of South Carolina, Charleston, SC, USA

M. Regina Castro, MD Division of Endocrinology, Diabetes, Metabolism, and Nutrition and Department of Internal Medicine, Mayo Clinic, Rochester, MN, USA

Joy C. Chen, MD, MS Department of Surgery, Stanford University Medical Center, Stanford, CA, USA

Kathryn E. Coan, MD Department of Surgery, Division of Surgical Oncology,

Section of Endocrine Surgery, Medical College of Wisconsin, Milwaukee, WI, USA

Jennifer R. Cracchiolo, MD Department of Surgery, Head and Neck Service, Memorial Sloan Kettering Cancer Center, New York, NY, USA

Ana E. Espinosa De Ycaza, MD Endocrinology, Diabetes, Metabolism and Nutrition, Mayo Clinic, Rochester, MN, USA

Catherine A. Dinauer, MD Department of Surgery, Yale University School of Medicine, New Haven, CT, USA

Department of Pediatrics, Yale University School of Medicine, New Haven, CT, USA

Dawn M. Elfenbein, MD, MPH Department of Surgery, University of California, Irvine, Irvine, CA, USA

Nazanene H. Esfandiari, MD Internal Medicine: Metabolism, Endocrinology, & Diabetes, & Hematology/Oncology, University of Michigan, Ann Arbor, MI, USA

Paul G. Gauger, MD Division of Endocrine Surgery, Department of Surgery, University of Michigan, Ann Arbor, MI, USA

Mohiedean Ghofrani, MD Cytopathology, PeaceHealth Laboratories, Vancouver, WA, USA

Meredith E. Giuliani, MBBS, MEd Department of Radiation Oncology, University of Toronto, Princess Margaret Cancer Centre, Toronto, ON, Canada

Whitney Goldner, MD Division of Diabetes, Endocrinology and Metabolism, Department of Internal Medicine, University of Nebraska Medical Center, Omaha, NE, USA

Elizabeth Grubbs, MD Departments of Surgical Oncology, University of Texas MD Anderson Cancer Center, Houston, TX, USA

Megan R. Haymart, MD Division of Metabolism, Endocrinology, & Diabetes & Hematology/Oncology, University of Michigan Health System, Ann Arbor, MI, USA

Elizabeth H. Holt, MD, PhD Section of Endocrinology and Metabolism, Yale School of Medicine, New Haven, CT, USA

David T. Hughes, MD Division of Endocrine Surgery, Department of Surgery, University of Michigan, Ann Arbor, MI, USA

University of Michigan Hospitals and Health Centers, 2920 Taubman Center, SPC 5331, Ann Arbor, MI, USA

Electron Kebebew, MD Endocrine Oncology Branch, National Cancer Institute, National

Institute of Health, Bethesda, MD, USA

Xavier Keutgen, MD Department of Surgery, Rush University Medical Center, Chicago, IL, USA

Angela M. Leung, MD, MSc Division of Endocrinology, VA Greater Los Angeles Healthcare System, UCLA David Geffen School of Medicine, Los Angeles, CA, USA

Ming Yann Lim Department of Otolaryngology, Tan Tock Seng Hospital, Singapore, Singapore

Masha Livhits, MD Endocrine Surgery, UCLA David Geffen School of Medicine, Los Angeles, CA, USA

Jonathan Mark, MD Department of Otolaryngology and Department of Internal Medicine, University of Cincinnati Medical Center, Cincinnati, OH, USA

Christopher R. McHenry, MD Case Western Reserve University School of Medicine, Department of Surgery, MetroHealth Medical Center, Cleveland, OH, USA

Naris Nilubol, MD Center for Cancer Research National Cancer Institute, Bethesda, MD, USA

Idris Tolgay Ocal, MD Pathology and Laboratory Medicine, Division of Anatomic Pathology, Department of Laboratory Medicine/Pathology, Mayo Clinic Arizona, Scottsdale, AZ, USA

Beatriz Olson, MD Endocrinology, Middlebury, CT, USA

Naykky Singh Ospina, MD Division of Endocrinology, Diabetes, Metabolism, and Nutrition and Department of Internal Medicine, Mayo Clinic, Rochester, MN, USA

Dwight H. Owen, MD Medical Oncology, Ohio State University, Columbus, OH, USA

Janice L. Pasieka, MD Department of Surgery, Sections of General Surgery and Surgical Oncology, University of Calgary, Cunning School of Medicine, Calgary, AB, Canada

Department of Surgery and Oncology, Faculty of Medicine, University of Calgary, Foothills Medical Centre, Calgary, AB, Canada

J.D. Pasternak, MD Division of General Surgery, University Health Network, Toronto, Canada

Anery Patel, MD Division of Diabetes, Endocrinology and Metabolism, Department of Internal Medicine, University of Nebraska Medical Center, Omaha, NE, USA

Snehal G. Patel, MD Department of Surgery, Division of Endocrine Surgery and Surgical Oncology, University of Pittsburgh, Pittsburgh, PA, USA

Jennifer M. Perkins, MD, MBA Division of Endocrinology, Duke University Health System, Durham, NC, USA

Scott A. Rivkees, MD Department of Pediatrics, University of Florida College of Medicine, Gainesville, FL, USA

Steven Rodgers, MD, PhD Department of Surgery, Division of Surgical Oncology, University of Miami Miller School of Medicine, Miami, FL, USA

David F. Schneider, MD, MS Section of Endocrine Surgery, Department of Surgery, University of Wisconsin, Madison, WI, USA

Ali Sepahdari, MD Radiological Sciences, Ronald Reagan UCLA Medical Center, Los Angeles, CA, USA

Manisha H. Shah, MD The Ohio State University Comprehensive Cancer Center, Arthur G. James Cancer Hospital and Richard J. Solove Research Institute, Columbus, OH, USA

Ashok R. Shaha, MD Department of Surgery,

Head and Neck Service, Memorial Sloan Kettering Cancer Center, New York, NY, USA

W.T. Shen, MD Department of Surgery, Mt Zion Hospital, University of California-San Francisco, San Francisco, CA, USA

Jennifer A Sipos, MD Endocrinology and Metabolism, The Ohio State University, Columbus, OH, USA

Marius N. Stan, MD Endocrinology, Diabetes, Metabolism and Nutrition, Mayo Clinic, Rochester, MN, USA

David L. Steward, MD Department of Otolaryngology and Department of Internal Medicine, University of Cincinnati Medical Center, Cincinnati, OH, USA

Heather Stuart, MD Department of Surgery, Division of Surgical Oncology, University of Miami Miller School of Medicine, Miami, FL, USA

Department of Surgery, Sections of General Surgery and Surgical Oncology, University of Calgary, Cunning School of Medicine, Calgary, AB, Canada

Richard W. Tsang, MD Department of Radiation Oncology, University of Toronto, Princess Margaret Cancer Centre, Toronto,

ON, Canada

Tracy S. Wang, MD, MPH Department of Surgery, Division of Surgical Oncology, Section of Endocrine Surgery, Medical College of Wisconsin, Milwaukee, WI, USA

Section of Endocrine Surgery, Medical College of Wisconsin, Milwaukee, WI, USA

Rebecca L. Weiss, MD Division of Endocrinology (111D), VA Greater Los Angeles Healthcare System, UCLA David Geffen School of Medicine, Los Angeles, CA, USA

James X. Wu, MD Surgery, Section of Endocrine Surgery, UCLA David Geffen

School of Medicine, Los Angeles, CA, USA

Michael W. Yeh, MD Surgery, UCLA David Geffen School of Medicine, Los Angeles, CA, USA

Linwah Yip, MD Department of Surgery, Division of Endocrine Surgery and Surgical Oncology, University of Pittsburgh, Pittsburgh, PA, USA

University of Pittsburgh School of Medicine, Pittsburgh, PA, USA

Mark Zafereo, MD Departments of Head and Neck, University of Texas MD Anderson Cancer Center, Houston, TX, USA

中文版序一

高分辨率超声的广泛应用使得甲状腺结节和甲状腺癌的检出率不断升高，甲状腺疾病俨然已成为人们关注的重要疾病之一。因此，甲状腺结节和甲状腺癌的精准诊断、规范化手术治疗、并发症防控、合理的核素和甲状腺素辅助治疗等，均显得极其重要，其与患者的生活质量和生存率休戚相关。

上海交通大学附属第六人民医院普外科适应新时代发展，早在 2005 年就进行了亚专业的细分，成立了甲状腺和甲状旁腺外科专业组。樊友本医师等在国内较早进行了甲状腺外科专科化建设的辛勤耕耘和大胆探索，并紧密联合院内十余个相关学科，尤其是与中国超声诊断发源地的上海交通大学附属第六人民医院超声医学中心，以及开展术后 ^{131}I 治疗甲状腺癌规模和水平均居国内领先地位的核医学科，构建了良好的 MDT 协作模式，使之迅速成为医院的特色专业。接着由我院牵头，联合上海交通大学医学院附属瑞金医院、上海交通大学医学院附属仁济医院等 12 家医院成立了上海交通大学甲状腺疾病诊治中心，在学校和医院的大力支持下，逐渐发展壮大并成为上海交通大学优秀专病诊治中心。中心不断改进和创新甲状腺内镜手术，积极面对和敢于挑战疑难危重甲状腺疾病，严控手术质量，使并发症明显下降；强化各分中心之间的协作，手术数量在全市遥遥领先；同时注重科研，申请了多项国家级和市级基金项目，主编、主译多部专著。

虽然国内外有关甲状腺结节和甲状腺癌诊治的专业书籍不少，但目前缺少一部全面细致、实用性强、资料和证据充分、深入浅出的纲领性专著来指导甲状腺疾病诊治相关科室的医师，以及家庭医师、全科医师、基层医务工作者。以上海交通大学甲状腺疾病诊治中心为主，樊友本教授联合多名医教研一线的甲状腺疾病诊治的知名专家共同翻译了这本书，相信也会像该中心之前组织出版的系列著作一样，给读者（包括患者）提供良好的借鉴和参考。同时，衷心希望上海交通大学甲状腺疾病诊治中心不忘初心，再接再厉，继续发挥中心的优势、扩大中心的作用，不断提高学科发展规模和质量，更好地为我国广大甲状腺疾病患者服务，努力争当新时代的领跑者。

陈方

外科主任医师　博士生导师
上海交通大学附属第六人民医院　党委书记

中文版序二

　　近年来，随着国内甲状腺癌发病率的快速上升，国内多数医院（包括许多县市级医院）的甲状腺手术量也迅猛增长。但数据表明，我国甲状腺癌的 5 年生存率明显低于美国。这一现象可能和我国甲状腺癌患者的晚发现、晚治疗有关，也可能和我国目前甲状腺癌诊治规范化和标准化相对欠缺有关。因此，目前我们国内甲状腺领域工作的重中之重是不断全力地推进甲状腺结节诊治的规范化和标准化。但究竟什么是标准化、规范化，那就人云亦云了。除了国内外各种指南，专业书籍亦是我们熟悉和掌握的重要途径，可谓"良师益友，多方请义"，我们要经常"学而时习，学以致用"，不断地"慎思明辨，须法乎上"，方能使用正确的方法，"大慈恻隐，济世救人"。

　　上海交通大学附属第六人民医院樊友本教授主译的《甲状腺结节和分化型甲状腺癌》一书涵盖了甲状腺结节和分化型甲状腺癌的方方面面，如术前病史、体检、超声检查、影像学检查、穿刺细胞学检查、分子标志物检测、手术治疗以及术后辅助治疗（同位素、内分泌抑制治疗、靶向治疗等）和随访等一系列知识，同时还介绍了儿童、孕妇甲状腺疾病的特殊人群患者。不但对甲状腺外科医师有益，同时还适用于儿科医师、妇产科医师、内分泌科医师、耳鼻喉科医师、病理科医师、超声医学科医师、影像科医师等医务人群。

在此，非常感谢樊友本教授团队又一次为大家带来了甲状腺领域专业图书，此书既可供甲状腺结节诊治入门参考，又是专科医师临床工作的重要工具书。

复旦大学附属肿瘤医院头颈肿瘤外科　主任医师　教授　博士生导师

中国医师协会外科分会甲状腺专业委员会　副主委

中国抗癌协会甲状腺肿瘤专业委员会　副主委

中国医疗保健交流促进会甲状腺疾病专业委员会　副主委

上海抗癌协会甲状腺肿瘤专业委员会　主委

上海医学会外科分会甲状腺专业学组　组长

中文版序三

近年来，我国甲状腺结节及甲状腺癌的发病率不断增加，特别是在年轻女性，大众对甲状腺相关疾病的关注度越来越高，对甲状腺结节及甲状腺癌合理诊治的需求越来越大。与美国、韩国等国家一样，未来几年，我国甲状腺癌发病率也将呈现从增长到逐渐平缓最后趋于稳定的态势，但我国人口众多、地域辽阔，甲状腺结节及甲状腺癌的患者基数巨大，而各地区经济教育、医疗卫生水平参差不齐，导致我国甲状腺癌的长期预后仍低于西方发达国家。因此，对于甲状腺结节及甲状腺癌的合理诊疗、规范诊疗、精准诊疗就显得尤为重要。

甲状腺结节及甲状腺癌完美的临床诊治体现了包括甲状腺外科、核医学科、放疗科、超声医学科、病理科以及内分泌科、检验科等相关学科在内的多学科联合诊疗（MDT）的优势。其中，术后 ^{131}I（放射性碘）治疗是分化型甲状腺癌（DTC）治疗手段"三驾马车（外科手术、^{131}I 治疗、LT_4 抑制治疗）"中的重要一环。我国目前开展 ^{131}I 治疗的单位大约有 600 余家，已经到了从数量增加到质量提升的阶段。^{131}I 作为最早的靶向治疗方法，以其良好的治疗效果及轻微的副作用被广泛应用于临床，但由于缺少前瞻性随机对照研究结果，目前关于 ^{131}I 治疗仍存在一定争议。因此，中华医学会核医学分会也在极力促成有关 ^{131}I 治疗的临床多中心研究，相信在不久的将来，中国人群前瞻性随机对照研究数据的发布必将有助于我国 ^{131}I 治疗的进一步合理化和规范化开展。

由上海交通大学附属第六人民医院甲状腺外科牵头，联合多名国内甲状腺结节和甲状腺癌诊治方面知名专家共同翻译了《甲状腺结节和分化型甲状腺癌》

一书，且在每章译文后均附有译者评述，内容丰富全面，深入浅出。该书不仅适用于甲状腺外科、核医学科、放疗科、超声医学科等相关专业技术人员继续教育及日常参考，对于患者及家属的甲状腺疾病知识的科学普及也十分实用。此外，该书的出版也将在规范甲状腺结节与分化型甲状腺癌的 MDT 诊疗，提高相关医教研水平，推动诊治合理化、规范化、精准化，更好地服务于广大患者等方面起到积极作用。

教授　博士生导师
中华医学会核医学分会　主任委员
山西医科大学　校长

中文版前言

　　近年来我国和世界其他国家相似，甲状腺疾病，包括甲状腺结节和甲状腺癌的发病率快速升高，国内许多城市的流行病资料显示，女性甲状腺癌的发病率排位为十大恶性肿瘤的第三名。甲状腺疾病是常见病、多发病，多半无须尖端设备检查和急救，可于一、二、三级医院广泛诊疗。我国地域辽阔，教育、经济发展程度差异较大，各地各级医疗机构的甲状腺疾病诊疗水平也参差不齐，一些医师对甲状腺疾病的认识和学习不足，误诊误治、漏诊漏治时有发生，过度诊治和诊治不足并存。目前我国甲状腺癌术后长期生存率仍低于西方国家，术后并发症发生率较高，影响生活质量。进入新时代，甲状腺疾病的认识和诊疗技术日新月异，国内外众多甲状腺疾病诊治指南不断涌现和更新，需要对这些新进展进行阐述，以利于更好地指导甲状腺疾病的临床诊疗和研究。这也是我们引进翻译本书的初衷。

　　自 2010 年以来，上海交通大学附属第六人民医院甲状腺外科牵头先后主编、主译 5 部关于甲状腺和甲状旁腺的专著，内容包括：手术图谱、内镜手术（原创）、诊治经验与教训、甲状旁腺外科、疑难手术（原创），得到一致好评。《甲状腺结节和分化型甲状腺癌》作为上海交通大学甲状腺中心的系列图书之六，译自美国杜克大学 Sanziana A. Roman 领衔编写的 *Management of Thyroid Nodules and Differentiated Thyroid Cancer: A Practical Guide*（2017 年 Springer 出版），涵盖了病史询问、体检、影像学检查、血清学化验、细针穿刺活检、病理学检查、分子标志物检测等术前检查，介绍了手术操作规范和并发症防治以及术后放射性碘治疗及甲状腺激素替代等治疗。原著资料新、证据多、深入浅出，为更好地"洋为中用"，在甲状腺医教研第一线工作的知名专家，根据中国国情和自己丰富的经验，在每章译文后还撰写了精彩的评述。本书不仅适用于各级甲状腺外科医师参阅，对基层医务人员、儿科医师、妇产科医师、内分泌科医师以及患者进行科学普及也非常实用。

与出版图书相辅相成，中心定期举办"甲状腺疾病上海国际论坛""上海交通大学甲状腺中心论坛""上海交通大学甲状腺中心巡讲""甲状腺腔镜手术培训班"等，还每年接受几十名进修医生交流学习，有力推动了甲状腺结节和甲状腺癌规范化诊治技术的广泛传播。

十分感谢我院党委书记陈方教授、复旦大学上海医学院头颈外科主任嵇庆海教授、山西医科大学校长李思进教授拨冗为本书赐序。感谢上海交通大学医学院医管处和上海科学技术出版社对本书的大力支持。时间匆匆，工作繁忙，水平有限，错误在所难免，敬请指出为盼。

樊友本

主任医师

上海交通大学附属第六人民医院　甲乳疝外科

上海交通大学甲状腺疾病诊治中心

英文版前言

　　甲状腺结节是美国及世界范围内的常见问题。在碘摄入充足的地区，近 5% 的女性和 1% 的男性患有该病，在世界上碘缺乏地区发病率则更高。随着超声和计算机断层扫描（CT）等影像技术的广泛应用，美国 70% 以上的成年人被发现甲状腺异常和结节。虽然大多数甲状腺结节是良性的，但医患双方对罹患结节焦虑不安，并且对甲状腺"失调"可能不熟悉，导致不必要的干预或干预方向错误和不恰当的治疗。如果能分辨出这些诊治"不当"，意义非常重要，有助于减轻患者焦虑，完成高效率及高效能的诊治。

　　虽然已有较多有关甲状腺结节的文章发表，但我们认为仍然需要一部综合的、易教易学、组织有序的图书来系统地介绍甲状腺结节和甲状腺癌。无论您是基层保健医师、家庭医师、儿科医师、妇产科医师、内分泌科医师、外科医师、耳鼻喉科医师，还是执业护师、助理医师、医学生、规范化培训医师或专科培训医师，本书都将专门为大家讲述有关甲状腺结节和甲状腺癌的诸多问题。本书按照各个特殊患者就诊场景编写，从偶然发现的微小或隐匿性甲状腺结节，到临床可触及的多结节性甲状腺肿，再到良性结节、不确定结节和诊断明确的恶性结节；囊括了易于理解的诊断路径，譬如影像学检查、血清学化验及细针穿刺活检；努力阐明分子标志物的检测意义；介绍了恰当的手术治疗、术后放射性碘治疗（针对分化型甲状腺癌）及足够的甲状腺激素替代治疗；描述了特殊且难以琢磨的病例，如孕妇或儿童的甲状腺结节或甲状腺癌。书中还涉及甲状腺疾病未经常被关注的方面（如甲状腺手术后患者的生活质量）和长期存在的常见问题，并且专门针对希望得到良好干预的此类疾病撰写了一章，介绍了整体化的医疗救治措施。

　　本书由美国甲状腺学、甲状腺外科学、核医学、病理学、放射学、儿科学及整合医学等领域的专家共同编写，直接回答了同道和患者关注的众多问题，是一本实用的指南。

Durham, NC, USA　　Sanziana A. Roman, MD

Julie Ann Sosa, MD, MA

Nashville, TN, USA　　Carmen C. Solórzano, MD

目　录

第 1 部分　甲状腺结节

第 2 部分 结节性甲状腺功能亢进症处理

第 3 部分 不确定的甲状腺结节

第 4 部分　甲状腺乳头状癌

第 6 部分　甲状腺术后放射性碘治疗，激素治疗和监测

第22章　甲状腺癌患者的监测和甲状腺激素替代与抑制 ············250

第23章　甲状腺手术患者的综合治疗 ·················264

第 7 部分　其他分化型和进展期甲状腺癌

第24章　滤泡细胞癌和 Hürthle 细胞癌 ·················287

第1章
发病率和流行病学
Incidence and Epidemiology

Megan R. Haymart and Nazanene H. Esfandiari

丁 政 译，郇金亮 秦贤举 校

甲状腺癌发病率增加

在过去的 30 年里，甲状腺癌的发病率已经增长至原来的 3 倍（图 1-1），目前在美国，甲状腺癌是第八位常见的恶性肿瘤，在女性发病中排第五位[1-3]。尽管各种大小的甲状腺癌发病率都在增加，但其中 87% 是小的甲状腺乳头状癌（直径 ≤ 2 cm），这些小肿瘤具有极好的预后[1]。据估计在

2015 年，有 62 450 例新发病例，但只有 1 950 例死亡[4]。由于发病率增长，预计到 2030 年甲状腺癌将成为第四位常见的恶性肿瘤[2, 5-9]。不仅在美国其发病率增加，全世界也一样[10]。韩国甲状腺癌的发病率增加最明显，甲状腺癌目前是韩国最常见的肿瘤，发病率接近 70/100 000[11]。甲状腺癌的发病率在世界范围内的增长是甲状腺癌专科医生的一个主要关注点。

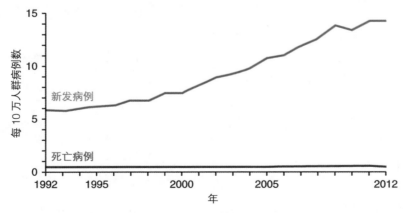

图 1-1 基于监测、流行病学和最终结果数据，每年每 10 万男性和女性人群中新发甲状腺癌 13.5 例，死亡 0.5 例。这是基于 2008—2012 年的年龄标化发病率和死亡率[5]

甲状腺癌发病率在女性中增长最快[12]。女性病例占所有甲状腺癌的近75%，甲状腺癌发病率在男性和女性中都在增长，但女性增长得更快。相比1980—1983年，在2003—2005年，白种人和黑种人女性中甲状腺乳头状癌的比例增至原来的3倍，在白种人和黑种人男性中增至原来的2倍[12]。尽管2/3甲状腺癌患者的发病年龄<55岁，但发病率增长最快的是65岁以上人群[13,14]。老年人的发病率最高，每100 000人中，在65～74岁年龄段有25.84例新发病例，而在20～49岁年龄段中新发15.16例[5]。年龄≥65岁人群的发病率增长得最快，每年增长达8.8%，而那些年龄<65岁的为6.4%[5,15]。发病率增长见于所有种族人群，但白种人的发病率往往比黑种人的更高，非西班牙裔白种人比西班牙裔白种人和亚太岛民的发病率更高[12]。既往甲状腺癌更常见于较高社会经济状况的人群。基于美国497个县的监测、流行病学和最终结果数据，县域内甲状腺乳头状癌的发病率与高等教育、白领职员和家庭收入的比率呈正相关[15]。

甲状腺癌的起源

甲状腺癌的诊断通常从发现甲状腺结节和（或）侧颈部肿块开始，20%～70%的成人有甲状腺结节，老年人比年轻人的发病率更高[16,17]。在甲状腺结节患者中，男性、年轻者和高危超声特征者，如边界不规则、实性、低回声、肿块较大和微小钙化，更可能患甲状腺癌[18-21]。

大多数甲状腺癌是在对甲状腺结节进行细针穿刺活检（FNA）中被发现的，进行FNA检测的甲状腺结节患者中，有5%～8%被诊断为甲状腺癌[22-24]。尽管大多数癌是通过FNA被诊断出，但在计划按良性疾病处理的甲状腺手术中，有6%～21%的病例在术后被诊断为甲状腺癌[25-27]。

最常见的甲状腺癌是甲状腺乳头状癌，占所有甲状腺癌的85%[28]。其他的甲状腺癌包括高分化癌，如滤泡样癌和Hürthle细胞癌，各约占甲状腺癌的10%和3%[28]。甲状腺髓样癌来源于C细胞，占所有甲状腺癌的5%以下[28-30]。甲状腺未分化癌少见而致命，只占所有甲状腺癌的1%[31,32]。

甲状腺癌的危险因素

如表1-1所示，高分化甲状腺癌有两个公认的危险因素：电离辐射和家族史。电离辐射被认为是通过体细胞突变和DNA链断裂而引起癌[14,33]。当灾难性事件如切尔诺贝利核事故发生时，甲状腺癌的发病风险与吸收的射线剂量和患者的年龄相关[34]。儿童和20岁以下年轻人最易患辐射诱导的甲状腺癌[14,35,36]。类似地，对患肿瘤、皮肤痤疮、胸腺肥大等进行放射治疗的儿童，

表1-1　甲状腺癌公认的危险因素

辐射
核事件，如切尔诺贝利[a]或福岛[b]
儿童肿瘤的电离辐射（外照射）治疗
痤疮、胸腺肥大等的电离辐射（外照射）治疗
环境因素
家族史
伴有MEN2A和MEN2B的 RET 基因突变
家族性非髓样甲状腺癌和综合征

注：[a]1986年4月25日发生的切尔诺贝利核事故；[b]2011年3月11日发生的福岛核反应堆泄漏事件；RET：RET原癌基因的功能突变与甲状腺髓样癌的进展有关；MEN：多发性内分泌瘤病。

甲状腺癌的发病风险也增加[37]。另外，对于辐射暴露者，家族性非髓样甲状腺癌的发病风险也增加。如果有两个或更多的一级亲属患高分化甲状腺癌，那么，可能会有遗传性。然而，这种高分化甲状腺癌的遗传形式不能用遗传学方法检出者占所有高分化甲状腺癌的 5% 以上[38-41]。最近，在家族性非髓样甲状腺癌中确定了 *HABP2* 的种系变异[41]。因此，大多数高分化甲状腺癌的病因不清，肿瘤被认为是散发的。

相比而言，对于甲状腺髓样癌，1%～7% 散发的死亡病例有种系突变和相关的 MEN2A、MEN2B 综合征[42, 43]。基因检测能确定与甲状腺髓样癌进展有关的 *RET* 突变，后续的检测能辨别家庭成员的患病风险。除种系突变外，一半的散发甲状腺髓样癌患者具有不一样的体细胞 *RET* 突变[44]。

未分化甲状腺癌没有明确的危险因素，然而，未分化甲状腺癌被认为起源于高分化甲状腺癌，在老年人中更常见[32]。有一个公认的"二次打击"假说，即高分化甲状腺癌发展成未分化甲状腺癌需要第二次基因突变，通常是 *p53* 基因[31]。

甲状腺癌发病率增长的推论

表 1-2 解释了甲状腺癌发病率增长的两个广义的理论[14]。理论之一是运用新发现的或以前不确定的甲状腺癌危险因素来解释其发病率增长，这些危险因素包括已知的灾难性事件的辐射或儿童肿瘤的放射治疗、肥胖 / 糖尿病、自身免疫性甲状腺疾病和碘缺乏或碘过剩。另一个争议性理论是存在检测偏移或本质上的过度诊断导致了甲状腺癌发病率的增长。原则上，有大量进展缓慢的隐匿性甲状腺癌，体检得越多，就发现得越

表 1-2　甲状腺癌发病率增加的推论

新的风险因素
背景环境辐射
肥胖 / 糖尿病
自身免疫性甲状腺疾病
碘缺乏或过剩
其他环境媒介

过度诊断
颈部影像学检查增多导致结节和癌检出增多
细针穿刺细胞学检查增多导致癌诊断增多
手术增多导致术后癌的病理诊断增多
更好的病理检查发现更多的癌

注：ᵃ 改编自表 1-1　美国甲状腺癌发病率增加的潜在因素，来自 Category[14]。

多。基于这种过度诊断的理论，影像学检查、FNA、手术和病理检查的增加导致了癌的发现增多，否则，这些患者可能一直不被发现。在下列部分内容中，我们将解释这两种争议性理论。

解释 1：新的危险因素

电离辐射是一个可接受的高分化甲状腺癌的危险因素。20 岁以下患者的风险最高，因最近没有灾难性的世界事件，如切尔诺贝利核事故或 2011 年日本福岛核反应堆泄漏事故，所以这似乎不能解释甲状腺癌发病率在世界范围内的增长现象[14, 36]。有些人担心辐射暴露的基值改变，特别是由于 CT 检查的增加，已经引起或可能带来甲状腺癌发病率的增长，据估计受儿童 CT 检查影响甲状腺癌发病率增长的比例不到 1%[14]。在发达国家肥胖和糖尿病是日益增多的共同问题。与甲状腺癌同步增多的是肥胖和糖尿病的增多[12, 45, 46]。因此，有人假设甲状腺癌发

病率增长可能与肥胖和糖尿病增加有关。一项包含 5 个前瞻性研究的汇总分析发现肥胖是甲状腺癌独立的危险因素 [47]。然而，当评估糖尿病和它与甲状腺癌的关系时更多的数据是相互矛盾的 [48, 49]。迄今为止，尽管肥胖和糖尿病与甲状腺癌的相关性已经引起人们关注，但还没有显示其因果关系 [47, 48]。

自身免疫性甲状腺疾病，特别是桥本甲状腺炎和 Graves 病，是常见的甲状腺良性疾病，类似于甲状腺癌的发病率使它们在女性中也更多见。关于自身免疫性甲状腺疾病是否与甲状腺癌相关一直有争论。外科研究已经表明两者有相关性，而基于 FNA 样本或抗体的研究却显示相关性不足 [50-53]。尽管甲状腺癌发病率已经增长，但还没有明确的数据表明自身免疫性甲状腺疾病现在比 30 年前更流行。因此，这也不可解释最近甲状腺癌发病率的增长现象。

已知碘缺乏或过剩会影响世界甲状腺癌类型的比例，如碘缺乏与更高的滤泡状甲状腺癌比例相关 [54, 55]。然而，碘水平与小的甲状腺乳头状癌的关系尚不清楚 [55]。

理论 2：过度诊断

意指我们可能正陷入诊断那些惰性疾病的泥潭中，因发病率增长最快的是低危疾病。甲状腺癌发病率增长的 87% 是直径 ≤ 2 cm 的甲状腺乳头状癌 [1]。由于大多数被发现的是小肿瘤，所以大多数患者的愈后极好 [56]。甲状腺癌的死亡率维持在 0.5/100 000 左右 [5]，对于肿瘤局限者，5 年生存率达 99.8%，而有区域淋巴转移者为 97% [2, 9]。最后，对死于其他原因的成人尸检研究发现微小甲状腺癌达 36% [57]。如果甲状腺标本的病理切片做得更好，有些研究将表明实际患病率可能高达 100% [57]，这意味着可能存在大量发

展缓慢的隐匿性肿瘤。甲状腺癌发病率的增长主要是由于低危疾病的发现增加，尸检研究中经常发现甲状腺癌这一事实支持以下假设，即在发达国家过度诊断在甲状腺癌发病率的增长中可能起重要作用。

过度的甲状腺影像学检查可能是过度诊断小的甲状腺癌的原因之一，由于成人中至少一半有甲状腺结节，所以影像学检查的增加会发现更多的结节 [16, 17, 58, 59]。用甲状腺超声检查甲状腺结节的检出率是 67%，用 CT 和 MRI 检查是 16%，用颈动脉超声检查是 9%，用 PET 或 PET/CT 检查是 3% [59-63]。在过去 15 年里，甲状腺结节的检出率增多与影像学检查的增加有关。基于一项大型的健康计划数据，在 1997—2006 年，超声检查的使用使检出率增加了 40%，CT 检查的使用使其翻了一番，MRI 的使用更增至原来的 3 倍 [64]。除此之外，甲状腺的超声检查正日益成为体检的增加项目。当结节可被触及时，甲状腺超声检查更优于影像学检查 [19]。颈部影像学检查用于评估甲状腺结节和症状，颈部其他疾病的影像学检查会使甲状腺癌的发现增加 [65, 66]。

随着影像学检查的增多，甲状腺 FNA 的应用增加也诊断出了更多的癌。在 2006—2011 年，甲状腺 FNA 的应用使甲状腺癌的诊断增加了 1 倍以上 [67]。因进行 FNA 检测的甲状腺结节中 5%～8% 是癌，20% 是不确定性质的，所以随着 FNA 检测应用的推广，将会发现更多的甲状腺癌 [22-24]。

手术增多在甲状腺癌流行方面也可能起作用。在 1996—2006 年，美国甲状腺的手术量增加了 39%，其中 1/3 的手术是甲状腺癌 [68, 69]。在计划按良性疾病处理的甲状腺手术中，6%～21% 在术后被发现是甲状腺癌 [25-27]。因此，甲状腺手术增多将会发现更多的低危甲状腺癌，从而造成甲状腺癌发

病率的增加。

除了手术，近年来病理检查已经做得更精细。目前，病理医生检查整个甲状腺，报告细分至五大类和十四小类[14, 70, 71]。因为发现了更多的小型癌，这也可能潜在地增加了甲状腺癌的发病率。

结　论

甲状腺癌发病率已在增长，除过度诊断解释外对是否有新的危险因素导致发病率的增长，尽管还一直有争论，但在发达国家大多数数据支持过度诊断对这一结果所起的重要作用。无论病因如何，甲状腺癌发病率的增长已经对患者、医生和社会都产生了影响。随着我们诊断出更多的甲状腺癌，对于理解患者需要加强治疗来防止不良结果包括死亡和复发，以及患者有低风险疾病时是进行最小干预还只是进行监测随访，正变得越来越重要。

参考文献

[1] Davies L, Welch HG. Increasing incidence of thyroid cancer in the United States, 1973–2002. JAMA. 2006;295(18): 2164–7.

[2] Simard EP, Ward EM, Siegel R, Jemal A. Cancers with increasing incidence trends in the United States: 1999 through 2008. CA Cancer J Clin. 2012;62(2): 118–28.

[3] https://www.cancer.gov/types/common-cancers National Cancer Institute. Common Cancer Types. Feb. 1, 2006.

[4] American Cancer Society Cancer Facts and Figures 2015 Atlanta, Ga: American Cancer Society. Available from: http://www.cancer.org/acs/groups/content/@editorial/documents/ document/acspc-044552.pdf. Cited 2015.

[5] Surveillance, Epidemiology, and End Results Program (SEER). Available from: www.seer. cancer.gov. Cited 2015.

[6] National Cancer Institute at the National Institutes of Health; Common Cancer Types. Available from: http://www.cancer.gov/cancertopics/types/commoncancers. Cited 2015.

[7] Rahib L, Smith BD, Aizenberg R, Rosenzweig AB, Fleshman JM, Matrisian LM. Projecting cancer incidence and deaths to 2030: the unexpected burden of thyroid, liver, and pancreas cancers in the United States. Cancer Res. 2014;74(11): 2913–21.

[8] Esserman LJ, Thompson Jr IM, Reid B. Overdiagnosis and overtreatment in cancer: an opportunity for improvement. JAMA. 2013;310(8): 797–8.

[9] Siegel R, Naishadham D, Jemal A. Cancer statistics, 2012. CA Cancer J Clin. 2012; 62(1): 10–29.

[10] Brito JP, Morris JC, Montori VM. Thyroid cancer: zealous imaging has increased detection and treatment of low risk tumours. BMJ. 2013;347: f4706.

[11] Ahn HS, Kim HJ, Welch HG. Korea's thyroid-cancer "epidemic"—screening and overdiagnosis. N Engl J Med. 2014;371(19): 1765–7.

[12] Enewold L, Zhu K, Ron E, Marrogi AJ, Stojadinovic A, Peoples GE, et al. Rising thyroid cancer incidence in the United States by demographic and tumor characteristics, 1980–2005. Cancer Epidemiol Biomarkers Prev. 2009;18(3): 784–91.

[13] The American Cancer Society. Available from: www.cancer.org. Cited 2015.

[14] Davies L, Morris L, Haymart M, Chen A, Goldenberg D, Morris J, et al. AACE Endocrine Surgery Scientific Committee Disease Review Statement: on the Increasing Incidence of Thyroid Cancer. Endocr Pract. 2015;21(6): 686–96.

[15] Morris LG, Sikora AG, Tosteson TD, Davies L. The increasing incidence of thyroid cancer: the influence of access to care. Thyroid. 2013;23(7): 885–91.

[16] Tan GH, Gharib H. Thyroid incidentalomas: management approaches to nonpalpable nodules discovered incidentally on thyroid imaging. Ann Intern Med. 1997;126(3): 226–31.

[17] Rojeski MT, Gharib H. Nodular thyroid disease. Evaluation and management. N Engl J Med. 1985;313(7): 428–36.

[18] Smith-Bindman R, Lebda P, Feldstein VA, Sellami D, Goldstein RB, Brasic N, et al. Risk of thyroid cancer based on thyroid ultrasound imaging characteristics: results of a population-based study. JAMA Intern Med. 2013;173(19): 1788–96.

[19] Cooper DS, Doherty GM, Haugen BR, Kloos RT, Lee SL, Mandel SJ, et al. Revised American Thyroid Association management guidelines for patients with thyroid nodules and differentiated thyroid cancer. Thyroid. 2009;19(11): 1167–214.

[20] Fish SA, Langer JE, Mandel SJ. Sonographic imaging of thyroid nodules and cervical lymph nodes. Endocrinol Metab Clin North Am. 2008;37(2): 401–17, ix.

[21] Haugen BR, Alexander EK, Bible KC, Doherty GM, Mandel SJ, Nikiforov YE, et al. 2015 American Thyroid Association Management Guidelines for Adult Patients with Thyroid Nodules and Differentiated Thyroid Cancer: The American

Thyroid Association Guidelines Task Force on Thyroid Nodules and Differentiated Thyroid Cancer. Thyroid. 2016;26(1): 1–133.

[22] Alexander EK, Kennedy GC, Baloch ZW, Cibas ES, Chudova D, Diggans J, et al. Preoperative diagnosis of benign thyroid nodules with indeterminate cytology. N Engl J Med. 2012;367(8): 705–15.

[23] Yassa L, Cibas ES, Benson CB, Frates MC, Doubilet PM, Gawande AA, et al. Long-term assessment of a multidisciplinary approach to thyroid nodule diagnostic evaluation. Cancer. 2007;111(6): 508–16.

[24] Gharib H, Papini E, Paschke R, Duick DS, Valcavi R, Hegedus L, et al. American Association of Clinical Endocrinologists, Associazione Medici Endocrinologi, and European Thyroid Association medical guidelines for clinical practice for the diagnosis and management of thyroid nodules: Executive Summary of recommendations. J Endocrinol Invest. 2010;33(5): 287–91.

[25] Deveci MS, Deveci G, LiVolsi VA, Gupta PK, Baloch ZW. Concordance between thyroid nodule sizes measured by ultrasound and gross pathology examination: effect on patient management. Diagn Cytopathol. 2007;35(9): 579–83.

[26] Haymart MR, Cayo M, Chen H. Papillary thyroid microcarcinomas: big decisions for a small tumor. Ann Surg Oncol. 2009;16(11): 3132–9.

[27] Ito Y, Higashiyama T, Takamura Y, Miya A, Kobayashi K, Matsuzuka F, et al. Prognosis of patients with benign thyroid diseases accompanied by incidental papillary carcinoma undetectable on preoperative imaging tests. World J Surg. 2007;31(8): 1672–6.

[28] Hundahl SA, Fleming ID, Fremgen AM, Menck HR. A National Cancer Data Base report on 53,856 cases of thyroid carcinoma treated in the U.S., 1985–1995. Cancer. 1998;83(12): 2638–48.

[29] Saad MF, Ordonez NG, Rashid RK, Guido JJ, Hill Jr CS, Hickey RC, et al. Medullary carcinoma of the thyroid. A study of the clinical features and prognostic factors in 161 patients. Medicine. 1984;63(6): 319–42.

[30] Giuffrida D, Gharib H. Current diagnosis and management of medullary thyroid carcinoma. Ann Oncol Off J Eur Soc Med Oncol/ESMO. 1998;9(7): 695–701.

[31] Smallridge RC, Marlow LA, Copland JA. Anaplastic thyroid cancer: molecular pathogenesis and emerging therapies. Endocr Relat Cancer. 2009;16(1): 17–44.

[32] Nagaiah G, Hossain A, Mooney CJ, Parmentier J, Remick SC. Anaplastic thyroid cancer: a review of epidemiology, pathogenesis, and treatment. J oncol. 2011;2011: 542358.

[33] Nikiforova MN, Stringer JR, Blough R, Medvedovic M, Fagin JA, Nikiforov YE. Proximity of chromosomal loci that participate in radiation-induced rearrangements in human cells. Science. 2000;290(5489): 138–41.

[34] Zablotska LB, Nadyrov EA, Rozhko AV, Gong Z, Polyanskaya ON, McConnell RJ, et al. Analysis of thyroid malignant pathologic findings identified during 3 rounds of screening (1997–2008) of a cohort of children and adolescents from belarus exposed to radioiodines after the Chernobyl accident. Cancer. 2015;121(3): 457–66.

[35] Schonfeld SJ, Lee C, Berrington de Gonzalez A. Medical exposure to radiation and thyroid cancer. Clin Oncol. 2011;23(4): 244–50.

[36] Furukawa K, Preston D, Funamoto S, Yonehara S, Ito M, Tokuoka S, et al. Long-term trend of thyroid cancer risk among Japanese atomic-bomb survivors: 60 years after exposure. Int J Cancer. 2013;132(5): 1222–6.

[37] de Vathaire F, Haddy N, Allodji R, Hawkins M, Guibout C, El-Fayech C, et al. Thyroid radiation dose and other risk factors of thyroid carcinoma following childhood cancer. J Clin Endocrinol Metab. 2015;100: 4282–90. jc20151690.

[38] Fallah M, Pukkala E, Tryggvadottir L, Olsen JH, Tretli S, Sundquist K, et al. Risk of thyroid cancer in first-degree relatives of patients with non-medullary thyroid cancer by histology type and age at diagnosis: a joint study from five Nordic countries. J Med Genet. 2013;50(6): 373–82.

[39] Sippel RS, Caron NR, Clark OH. An evidence-based approach to familial nonmedullary thyroid cancer: screening, clinical management, and follow-up. World J Surg. 2007;31(5): 924–33.

[40] Nose V. Familial non-medullary thyroid carcinoma: an update. Endocr Pathol. 2008;19(4): 226–40.

[41] Gara SK, Jia L, Merino MJ, Agarwal SK, Zhang L, Cam M, et al. Germline HABP2 mutation causing familial nonmedullary thyroid cancer. N Engl J Med. 2015;373(5): 448–55.

[42] Eng C, Mulligan LM, Smith DP, Healey CS, Frilling A, Raue F, et al. Low frequency of germline mutations in the RET proto-oncogene in patients with apparently sporadic medullary thyroid carcinoma. Clin Endocrinol (Oxf). 1995;43(1): 123–7.

[43] Elisei R, Romei C, Cosci B, Agate L, Bottici V, Molinaro E, et al. RET genetic screening in patients with medullary thyroid cancer and their relatives: experience with 807 individuals at one center. J Clin Endocrinol Metab. 2007;92(12): 4725–9.

[44] Elisei R, Cosci B, Romei C, Bottici V, Renzini G, Molinaro E, et al. Prognostic significance of somatic RET oncogene mutations in sporadic medullary thyroid cancer: a 10-year follow-up study. J Clin Endocrinol Metab. 2008;93(3): 682–7.

[45] Flegal KM, Carroll MD, Kuczmarski RJ, Johnson CL. Overweight and obesity in the United States: prevalence and trends, 1960–1994. Int J obes Relat Metab Disord J Int Assoc Study Obes. 1998;22(1): 39–47.

[46] Menke A, Casagrande S, Geiss L, Cowie CC. Prevalence of and trends in diabetes among adults in the United States, 1988–2012. JAMA. 2015;314(10): 1021–9.

[47] Kitahara CM, Platz EA, Freeman LE, Hsing AW, Linet MS, Park Y, et al. Obesity and thyroid cancer risk among U.S. men and women: a pooled analysis of five prospective studies. Cancer Epidemiol Biomarkers Prev. 2011;20(3):

464−72.

[48] Aschebrook-Kilfoy B, Sabra MM, Brenner A, Moore SC, Ron E, Schatzkin A, et al. Diabetes and thyroid cancer risk in the National Institutes of Health-AARP Diet and Health Study. Thyroid. 2011;21(9): 957−63.

[49] Kitahara CM, Platz EA, Beane Freeman LE, Black A, Hsing AW, Linet MS, et al. Physical activity, diabetes, and thyroid cancer risk: a pooled analysis of five prospective studies. Cancer Causes Control. 2012;23(3): 463−71.

[50] Ye ZQ, Gu DN, Hu HY, Zhou YL, Hu XQ, Zhang XH. Hashimoto's thyroiditis, microcalci-fication and raised thyrotropin levels within normal range are associated with thyroid cancer. World J Surg Oncol. 2013;11: 56.

[51] Repplinger D, Bargren A, Zhang YW, Adler JT, Haymart M, Chen H. Is Hashimoto's thyroiditis a risk factor for papillary thyroid cancer? J Surg Res. 2008;150(1): 49−52.

[52] Fiore E, Rago T, Scutari M, Ugolini C, Proietti A, Di Coscio G, et al. Papillary thyroid cancer, although strongly associated with lymphocytic infiltration on histology, is only weakly predicted by serum thyroid auto-antibodies in patients with nodular thyroid diseases. J Endocrinol Invest. 2009;32(4): 344−51.

[53] Anil C, Goksel S, Gursoy A. Hashimoto's thyroiditis is not associated with increased risk of thyroid cancer in patients with thyroid nodules: a single-center prospective study. Thyroid. 2010;20(6): 601−6.

[54] Lawal O, Agbakwuru A, Olayinka OS, Adelusola K. Thyroid malignancy in endemic nodular goitres: prevalence, pattern and treatment. Eur J Surg Oncol Journal Eur Soc Surg Oncol Br Assoc Surg Oncol. 2001;27(2): 157−61.

[55] Feldt-Rasmussen U. Iodine and cancer. Thyroid. 2001;11(5): 483−6.

[56] Ho AS, Davies L, Nixon IJ, Palmer FL, Wang LY, Patel SG, et al. Increasing diagnosis of subclinical thyroid cancers leads to spurious improvements in survival rates. Cancer. 2015;121(11): 1793−9.

[57] Harach HR, Franssila KO, Wasenius VM. Occult papillary carcinoma of the thyroid. A "normal" finding in Finland. A systematic autopsy study. Cancer. 1985;56(3): 531−8.

[58] Davies L, Ouellette M, Hunter M, Welch HG. The increasing incidence of small thyroid cancers: where are the cases coming from? Laryngoscope. 2010;120(12): 2446−51.

[59] Ezzat S, Sarti DA, Cain DR, Braunstein GD. Thyroid incidentalomas. Prevalence by palpation and ultrasonography. Arch Intern Med. 1994;154(16): 1838−40.

[60] Jin J, McHenry CR. Thyroid incidentaloma. Best Pract Res Clin Endocrinol Metab. 2012;26(1): 83−96.

[61] Steele SR, Martin MJ, Mullenix PS, Azarow KS, Andersen CA. The significance of incidental thyroid abnormalities identified during carotid duplex ultrasonography. Arch Surg. 2005;140(10): 981−5.

[62] Cohen MS, Arslan N, Dehdashti F, Doherty GM, Lairmore TC, Brunt LM, et al. Risk of malignancy in thyroid incidentalomas identified by fluorodeoxyglucose-positron emission tomography. Surgery. 2001;130(6): 941−6.

[63] Youserm DM, Huang T, Loevner LA, Langlotz CP. Clinical and economic impact of incidental thyroid lesions found with CT and MR. AJNR Am J Neuroradiol. 1997;18(8): 1423−8.

[64] Smith-Bindman R, Miglioretti DL, Larson EB. Rising use of diagnostic medical imaging in a large integrated health system. Health Aff (Millwood). 2008;27(6): 1491−502.

[65] Brito JP, Al Nofal A, Montori VM, Hay ID, Morris JC. The impact of subclinical disease and mechanism of detection on the rise in thyroid cancer incidence: a population-based study in Olmsted County, Minnesota During 1935 Through 2012. Thyroid. 2015;25(9): 999−1007.

[66] Van den Bruel A, Francart J, Dubois C, Adam M, Vlayen J, De Schutter H, et al. Regional variation in thyroid cancer incidence in belgium is associated with variation in thyroid imaging and thyroid disease management. J Clin Endocrinol Metab. 2013;98(10): 4063−71.

[67] Sosa JA, Hanna JW, Robinson KA, Lanman RB. Increases in thyroid nodule fine-needle aspirations, operations, and diagnoses of thyroid cancer in the United States. Surgery. 2013;154(6): 1420−6.

[68] Sun GH, DeMonner S, Davis MM. Epidemiological and economic trends in inpatient and outpatient thyroidectomy in the United States, 1996−2006. Thyroid. 2013;23(6): 727−33.

[69] Loyo M, Tufano RP, Gourin CG. National trends in thyroid surgery and the effect of volume on short-term outcomes. Laryngoscope. 2013;123(8): 2056−63.

[70] Verkooijen HM, Fioretta G, Pache JC, Franceschi S, Raymond L, Schubert H, et al. Diagnostic changes as a reason for the increase in papillary thyroid cancer incidence in Geneva, Switzerland. Cancer Causes Control. 2003;14(1): 13−7.

[71] Ghossein R, Asa SL, Barnes L, Chan J, Harrison JB, Heffess CS, et al. College of American Pathologists, Northfield, IL. Protocol for the Examination of Specimens From Patients With Carcinomas of the Thyroid Gland. Based on AJCC/UICC TNM. 7th ed. 2011.

译者评述

　　甲状腺癌的发病率在世界范围内增长是普遍现象，目前认为超声检查技术的提高和超声体检的普及是其增长的主要因素，尤其是甲状腺结节筛查在人群中的知晓率增加和普及化提高了微小癌的发现。虽然核辐射对儿童甲状腺癌的发病有影响，*BRAF*基因突变可能与部分甲状腺癌的发生发展有关，但其病因却未完全弄清，其发病的分子生物学机制还有待进一步研究。甲状腺癌发病率的增加、规范化的诊治，以及对患者生活质量的影响将是甲状腺专科医生长久的课题。

对甲状腺微小癌是密切随访还是尽早干预，也还需要进行大样本、前瞻性以及世界范围内的多中心研究。

第 1 部分

甲状腺结节

THE THYROID NODULE

第2章

临床可诊断和明显可触及的甲状腺结节

The Clinically Detected and Palpable Thyroid Nodule

Whitney Goldner and Anery Patel

赵敏健 译，樊友本 校

导　言

甲状腺结节虽是常见病，但在临床或体检时并不总是容易被查出。既往，只有当颈部可见或可触及肿块时才发现结节，或者如果患者颈前区出现压迫症状、甲状腺激素分泌过多或不足时，会怀疑甲状腺结节的存在。在影像技术出现及常规应用前，仅靠触诊有 5%～10% 的人被发现有甲状腺结节[1]，即便是经验最丰富的医生，手摸也无法发现较小结节（<1 cm）[4]。较大的甲状腺前部结节可被触及甚至易被肉眼发现，而较小的或后部结节常常触摸不到，但或许伴随压迫症状[5, 6]。颈部解剖的个体差异也会使甲状腺检查变得困难，并使得甲状腺结节更难以被摸到。对于颈部后凸或较短的人群，甲状腺位置可能更低，靠近胸骨上凹或位于胸骨后，导致触诊困难[7]。

随着颈部超声、横断面影像如 CT 或 MRI 的应用，会意外发现很多触摸不到的甲状腺结节。据估计，目前甲状腺结节的患病率为 20%～60%，因年龄、性别和地理位置[1, 3, 6, 8]而异。这与以前尸检研究结果一致，其报道甲状腺结节的患病率高达 50%[4, 9]。

即使很多结节无症状，系偶然发现，但仍有一部分结节因有症状或体检时被诊断。当患者出现提示甲状腺结节的相关症状、甲状腺激素分泌过多或不足，或者是基于个人史或家族史系甲状腺结节或甲状腺癌的高危人群，体检是评价颈部肿块非常有价值的第一步。

甲状腺癌目前是美国第八大最常见的癌症，在女性中位居第五。在过去 10 年中，其发病率每年以约 5% 的速度递增[10]（见第 1 章）。就甲状腺结节总体而言，估计恶性占总数的 5%～10%[11, 12]，并且单发或多发结节的恶性占比相似[13]。然而，现已认清，每个甲状腺结节恶变的总体风险取决于患者的年龄、性别、辐射暴露、家族史、病史和体检特点，以及结节的影像学特征[14]。发生于高龄或年幼患者，尤其是男性的结节，更可能是恶性肿瘤[11]。如果有结节生长迅速、声音嘶哑、与周围组织固定、发生

11

颈部淋巴结病变等症状，表明结节恶变的风险更高[14]。甲状腺结节和某些甲状腺癌也更常与特定的遗传性基因改变综合征相关（表 2-1）。良好的体格检查不仅可以辨认甲状腺异常或淋巴结病变，而且可以发现与遗传性综合征或甲状腺结节风险增加的医疗状况相关的其他体征。

症　状

多数甲状腺结节患者无甲状腺功能亢进或减退的症状。甲状腺结节患者通常无症状。只有少数甲状腺结节通过体检被发现，更多的则是通过影像学检查偶然被发现。如果结节可被触摸到，患者可能表现为缓慢增大的颈部肿块。与甲状腺结节相关的最常见症状是由于对邻近结构的压迫或侵袭，可能包括吞咽困难、异物感、颈部压迫感 / 紧缩感、声音嘶哑或发音质量改变、呼吸困难和美容影响。有时还会引起颈前部疼痛，并放射到耳[7]。当结节内急性出血，伴有炎症或快速生长时，甲状腺本身就能出现疼痛[24]。甲状腺肿极其增大时，患者可能出现 Pemberton 征，即手臂抬高过头顶时，面部发红，其原因为上腔静脉部分阻塞[7]。如果结节清楚可见并能够触摸到，便可推断出结节生长的速度和症状是否稳定或发生变化。患者如有气管或食管受压、声带麻痹或持续嘶哑等症状，则罹患恶性肿瘤的可能性更大[14]。

如果结节有分泌功能，则会伴有甲状腺功能亢进症状。自主性高功能甲状腺结节可以单发或多发，可导致甲状腺毒症。甲状腺结节若伴有心动过速、焦虑、震颤、不耐热、体重减轻和肠蠕动增加等症状，则提示其为毒性甲状腺结节。然而，Graves 病也会出现甲状腺功能亢进症状[25]，并伴有甲状腺弥漫性肿大或不对称增大，类似于甲状腺结节。与 Graves 病相关，但毒性甲状腺结节缺乏其他临床特征包括存在甲状腺眼病变和皮肤病变。患有甲状腺眼病变或甲状腺性突眼症的患者可出现眼眶周围水肿、眼球凸出、眼睑迟滞、凝视和结膜充血[26]。皮肤病变可表现为非凹陷性水肿，通常出现在下肢胫骨前区。如果患者出现甲状腺功能异常伴有眼病变，应仔细检查胫前区是否有皮肤病变的细微体征，如局部皮肤增厚、颜色变红等[27]。

生长缓慢、弥散性增大的甲状腺或甲状腺结节，伴有皮肤干燥、寒冷敏感、疲劳、肌肉痉挛、声音变化和便秘等典型症状[28]，可能就是出现了甲状腺功能减退。

家族病史与癌症综合征

几种家族性综合征都增加了甲状腺癌的发病风险，包括 Gardner 综合征、多发性错构瘤综合征（Gowde 综合征）、黏液瘤综合征、成人型早老症、家族性非髓样甲状腺癌、多发性内分泌腺瘤病 2 型（MEN 2）、家族性甲状腺髓样癌（FMTC）[15-23,9]（表 2-1）。

据报道，先天性巨结肠症、McCune-Albright 症候群（纤维性骨失养症）、黑斑息肉病、甲状腺肿及共济失调毛细血管扩张症也与甲状腺癌相关，但对其关联性了解较少[29]。如果家族史中明显存在任何一种这些综合征，临床上重要的是，不仅要了解甲状腺结节，还要评估非甲状腺的表现（表 2-1）。

放射暴露

研究表明，儿童暴露在 ≥ 1 Gy 电离辐射

表 2-1　遗传性甲状腺癌症状

症　状	甲状腺癌发病率	相　关　条　件	遗传和突变模式
Gardner 综合征（FAP）	2%～12% 患有 PTC [15] 的平均发病年龄为 28 岁	消化道息肉 骨瘤 表皮样囊肿硬纤维瘤 [16]	常染色体显性肿瘤抑制 APC 基因
多发性错构瘤综合征（Gowden 综合征）	2/3 甲状腺病变，包括多结节性甲状腺肿、滤泡性腺瘤、FTC 和 PTC [17]	多发性缺陷瘤 乳癌 子宫内膜癌	常染色体显性肿瘤抑制 PTEN 基因
黏液瘤综合征	15% 患有 PTC 及 FTC 的患者 [18]	肾上腺和脑垂体腺体病变 软组织、心脏、皮肤及脑部黏液瘤 神经鞘膜瘤 睾丸肿瘤 雀斑	常染色体显性 $PRKA_{1\alpha}$ 基因
成人型早老症	18% 患有甲状腺恶性肿瘤（包括 PTC、FTC、ATC）的患者 [19]	软组织肉瘤 黑色素瘤 骨肉瘤	常染色体隐性 WRN 基因
家族性非髓样甲状腺癌	3.2%～9.4% 甲状腺癌症病例 [20]	两个以上变异甲状腺滤泡癌患者的一级亲属 [21]	未确定
家族性甲状腺髓样癌（FMTC）	25%MTC 病例 [22, 23]	MEN 2A 嗜铬细胞瘤 甲状旁腺功能亢进症 MEN 2B 嗜铬细胞瘤 黏膜神经瘤 胃肠道神经节细胞瘤 巨结肠	常染色体显性 RET 致癌基因

时，甲状腺结节的发病风险每年递增 2% [30]，并且这些结节有较高的恶变风险，估计为 20%～50% [31]。该风险可长达 50 多年 [31]。另外，需要高度关注，淋巴瘤或头颈部肿瘤患者（尤其是儿童）接受低或中等剂量（40～50 Gy）外放射治疗时，发生良、恶性甲状腺结节的风险增加 [32]。

碘　接　触

碘暴露引起甲状腺疾病的风险成 "U"

形曲线，显示了碘缺乏和碘过量均对患者造成潜在危害 [33]。碘缺乏和碘过量均会导致甲状腺功能障碍，碘缺乏也与弥漫性甲状腺肿大及甲状腺肿相关 [34]，并可促进结节形成。可能的机制是由于 TSH 引起的慢性刺激以及活性氧增加对碘缺乏甲状腺的作用 [35]。

体　检

知晓如何对甲状腺和颈部进行良好体检非常有必要。首先，重要的是医生要了解颈部的解剖，有助于检查者确认重要的体表标志（图2-1）。甲状腺由右、左两叶组成，中间的连接处为峡部。有些人可能有甲状腺锥体叶，其从峡部向上延伸，仅轻度偏离中线（通常位于左侧）[7]。每个甲状腺叶为2～4 cm大小，右叶可略大于左叶。触诊甲状腺时，从触诊环状软骨开始。甲状腺峡部通常位于环状软骨的尾端。因此，首先识别环状软骨可以提示峡部所处的位置[7]。一旦定位了峡部，便可在胸锁乳突肌内侧识别及触诊左叶及右叶。检查包括颈部望诊和触诊，须在充足光线下进行，患者须坐直，颈部挺直或稍微伸展[36]。在这个位置上，吞咽时可见甲状腺肿和很多结节。一些患者可能需要为其提供一杯水帮助吞咽[36]。

对颈部和甲状腺可采用两种不同方法检查。第一种方法：检查者坐或站在患者后面，双手前绕触诊患者甲状腺（图2-2）。双侧腺叶及峡部用第二、第三和第四指指腹同时触诊。第二种方法：检查者站在坐着的患者旁边，用一只手检查患者甲状腺和颈部，拇指指腹检查一侧腺叶，第二、第三、第四指指腹检查另一侧腺叶（图2-3）。峡部可采用同样方式触诊。甲状腺触诊后，需检查颈部淋巴结1～6区（图2-1）。通常检查者站在患者背后，或面向患者，用双手触摸侧颈两侧。

对甲状腺和颈部进行分步检查很有帮助，记录检查中发现的特征也重要。这类特征包括甲状腺垂直及水平方向的尺寸、甲状腺肿块的质地、存在的肿块或结节大小和特性（坚实、柔软、木质感或坚硬）、与相邻结构的粘连、吞咽时是否上升以及压痛情况。检查颈部淋巴结，发现任何肿大淋巴结，并对其进行定位（1～6区）同样重要。吞咽时检查甲状腺能触诊腺体或结节下部，

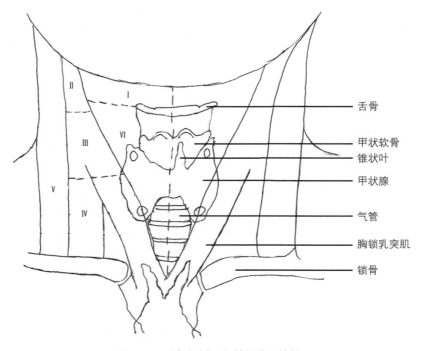

图2-1　颈部解剖，包括颈淋巴结状况

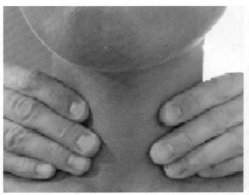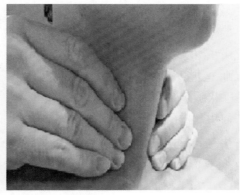

图 2-2　双手检查甲状腺方法

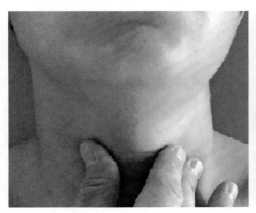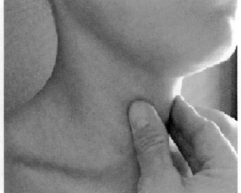

图 2-3　单手检查甲状腺方法

也可发现锁骨或胸骨后面的结节或肿大的甲状腺，还有助于确定肿块是否固定于相邻结构或随吞咽自由移动。

气管的触诊也是用拇指和示指触诊气管的任何一侧，当肿大的甲状腺叶或结节可引起气管侧移及吸气性喘鸣时，需一直触诊到胸骨上切迹[7]。

鉴 别 诊 断

尽管很多可被触及的颈前区肿块是甲状腺结节，但并非所有颈部肿块都是甲状腺结节。对于可触摸的颈部肿块的鉴别诊断至少包括：甲状腺结节、肿大淋巴结、甲状舌管囊肿、皮样囊肿、鳃裂囊肿、弥漫性增大的甲状腺（甲状腺肿）、明显突出的胸锁乳突肌或颈肌结构、颈部脂肪瘤、由于一侧甲状腺叶的发育不全或先前切除引起的对侧甲状腺增生以及淋巴瘤。肿块位置和相关症状将有助于鉴别这些疾病。淋巴瘤可能表现为夜间盗汗、体重减轻及弥漫性颈部淋巴结病变。肌肉凸出可能表现为胸锁乳突肌表面的侧颈疼痛，而非甲状腺本身的疼痛。此外，甲状腺功能亢进或减退的症状可能并不特异，并非总是表现得很典型。

下 一 步 骤

临床上如果怀疑有甲状腺结节,评估的下一步则是进行甲状腺超声检查和检测血清TSH。甲状腺超声检查能提供甲状腺腺体本身,任何甲状腺结节、淋巴结或其他颈部肿块的大小及影像学特征的宝贵临床信息。如果患者的血清TSH检测水平低,需针对甲状腺功能亢进症(甲状腺毒症)做进一步检查(见第9章)。如果血清TSH水平正常或升高,并且甲状腺超声检查证实存在甲状腺结节,据临床和影像学特点,应考虑采取细针穿刺活检(FNA)。如果血清TSH水平高,则需针对甲状腺功能减退症做进一步检测。

结 论

颈部和甲状腺的体检及触诊对于评估颈部肿块或可疑甲状腺结节是重要的。筛查高危人群和评估可疑症状也很重要。他们并非是唯一的评估手段,但对可疑甲状腺结节患者的全面检查是非常有用的初始步骤。

参考文献

[1] Mazzaferri EL. Management of a solitary thyroid nodule. N Engl J Med. 1993;328(8): 553–9.

[2] Rojeski MT, Gharib H. Nodular thyroid disease. Evaluation and management. N Engl J Med. 1985;313(7): 428–36.

[3] Stanicic J, Prpic M, Jukic T, Boric M, Kusic Z. Thyroid nodularity-true epidemic or improved diagnostics. Acta Clin Croat. 2009;48(4): 413–8.

[4] Tan GH, Gharib H. Thyroid incidentalomas: management approaches to nonpalpable nodules discovered incidentally on thyroid imaging. Ann Intern Med. 1997;126(3): 226–31.

[5] Wiest PW, Hartshorne MF, Inskip PD, Crooks LA, Vela BS, Telepak RJ, et al. Thyroid palpation versus high-resolution thyroid ultrasonography in the detection of nodules. J Ultrasound Med Off J Am Inst Ultrasound Med. 1998;17(8): 487–96.

[6] Brander A, Viikinkoski P, Tuuhea J, Voutilainen L, Kivisaari L. Clinical versus ultrasound examination of the thyroid gland in common clinical practice. J Clin Ultrasound. 1992;20(1): 37–42.

[7] Daniels GH. Physical examination of the thyroid gland. In: Braverman LE, Utiger RD, editors. Werner & Ingbar's the thyroid: a fundamental and clinical text. 8th ed. Philadelphia: Lipincott Williams & Wilkins; 2000. p. 462–6.

[8] Brander AE, Viikinkoski VP, Nickels JI, Kivisaari LM. Importance of thyroid abnormalities detected at US screening: a 5-year follow-up. Radiology. 2000;215(3): 801–6.

[9] Burguera B, Gharib H. Thyroid incidentalomas. Prevalence, diagnosis, significance, and management. Endocrinol Metab Clin North Am. 2000;29(1): 187–203.

[10] Pellegriti G, Frasca F, Regalbuto C, Squatrito S, Vigneri R. Worldwide increasing incidence of thyroi dcancer: update on epidemiology and risk factors. JCancer Epidemiol. 2013;2013: 965212.

[11] Gharib H, Papini E, Valcavi R, Baskin HJ, Crescenzi A, Dottorini ME, et al. American Association of Clinical Endocrinologists and Associazione Medici Endocrinologi medical guidelines for clinical practice for the diagnosis and management of thyroid nodules. Endocr Pract Off J Am Coll of Endocrinol Am Ass Clin Endocrinol. 2006;12(1): 63–102.

[12] Morris LG, Sikora AG, Tosteson TD, Davies L. The increasing incidence of thyroid cancer: the influence of access to care. Thyroid Off J AmThyroid Ass. 2013;23(7): 885–91.

[13] Belfiore A, La Rosa GL, La Porta GA, Giuffrida D, Milazzo G, Lupo L, et al. Cancer risk in patients with cold thyroid nodules: relevance of iodine intake, sex, age, and multinodularity. Am J Med. 1992;93(4): 363–9.

[14] Cooper DS, Doherty GM, Haugen BR, Kloos RT, Lee SL, Mandel SJ, et al. Revised American Thyroid Association management guidelines for patients with thyroid nodules and differentiated thyroid cancer. Thyroid Off J AmThyroid Ass. 2009;19(11): 1167–214.

[15] Feng X, Milas M, O'Malley M, LaGuardia L, Berber E, Jin J, et al. Characteristics of benign and malignant thyroid disease in familial adenomatous polyposis patients and recommendations for disease surveillance. Thyroid Off J AmThyroid Ass. 2015;25(3): 325–32.

[16] Jarrar AM, Milas M, Mitchell J, Laguardia L, O'Malley M, Berber E, et al. Screening for thyroid cancer in patients with familial adenomatous polyposis. Ann Surg. 2011; 253(3): 515–21.

[17] Mazeh H, Sippel RS. Familial nonmedullary thyroid carcinoma. Thyroid Off J AmThyroid Ass. 2013;23(9): 1049–56.

[18] Stratakis CA, Courcoutsakis NA, Abati A, Filie A, Doppman JL, Carney JA, et al. Thyroid gland abnormalities in patients with the syndrome of spotty skin pigmentation, myxomas, endocrine overactivity, and schwannomas (Carney complex). J Clin Endocrinol Metab. 1997;82(7): 2037–43.

[19] Ishikawa Y, Sugano H, Matsumoto T, Furuichi Y, Miller RW, Goto M. Unusual features of thyroid carcinomas in Japanese patients with Werner syndrome and possible genotype-phenotype relations to cell type and race. Cancer. 1999;85(6): 1345–52.

[20] Ron E, Kleinerman RA, LiVolsi VA, Fraumeni Jr JF. Familial nonmedullary thyroid cancer. Oncology. 1991;48(4): 309–11.

[21] Sippel RS, Caron NR, Clark OH. An evidence-based approach to familial nonmedullary thyroid cancer: screening, clinical management, and follow-up. World J Surg. 2007; 31(5): 924–33.

[22] Rowland KJ, Moley JF. Hereditary thyroid cancer syndromes and genetic testing. J Surg Oncol. 2015;111(1): 51–60.

[23] Wells Jr SA, Asa SL, Dralle H, Elisei R, Evans DB, Gagel RF, et al. Revised American Thyroid Association guidelines for the management of medullary thyroid carcinoma. Thyroid Off J AmThyroid Ass. 2015;25(6): 567–610.

[24] Davies L, Randolph G. Evidence-based evaluation of the thyroid nodule. Otolaryngol Clin North Am. 2014;47(4): 461–74.

[25] Bahn Chair RS, Burch HB, Cooper DS, Garber JR, Greenlee MC, Klein I, et al. Hyperthyroidism and other causes of thyrotoxicosis: management guidelines of the American Thyroid Association and American Association of Clinical Endocrinologists. Thyroid Off J AmThyroid Ass. 2011;21(6): 593–646.

[26] Dolman PJ. Evaluating Graves' orbitopathy. Best Pract Res Clin Endocrinol Metab. 2012;26(3): 229–48.

[27] Fatourechi V. Thyroid dermopathy and acropachy. Best Pract Res Clin Endocrinol Metab. 2012;26(4): 553–65.

[28] Garber JR, Cobin RH, Gharib H, Hennessey JV, Klein I, Mechanick JI, et al. Clinical practice guidelines for hypothyroidism in adults: cosponsored by the American Association of Clinical Endocrinologists and the American Thyroid Association. Thyroid Off J AmThyroid Ass. 2012;22(12): 1200–35.

[29] Nose V. Thyroid cancer of follicular cell origin in inherited tumor syndromes. Adv Anat Pathol. 2010;17(6): 428–36.

[30] DeGroot LJ. Clinical review 2: diagnostic approach and management of patients exposed to irradiation to the thyroid. J Clin Endocrinol Metab. 1989;69(5): 925–8.

[31] Furukawa K, Preston D, Funamoto S, Yonehara S, Ito M, Tokuoka S, et al. Long-term trend of thyroid cancer risk among Japanese atomic-bomb survivors: 60 years after exposure. Int J Cancer. 2013;132(5): 1222–6.

[32] Fogelfeld L, Wiviott MB, Shore-Freedman E, Blend M, Bekerman C, Pinsky S, et al. Recurrence of thyroid nodules after surgical removal in patients irradiated in childhood for benign conditions. N Engl J Med. 1989;320(13): 835–40.

[33] Laurberg P, Bulow Pedersen I, Knudsen N, Ovesen L, Andersen S. Environmental iodine intake affects the type of nonmalignant thyroid disease. Thyroid Off J AmThyroid Ass. 2001;11(5): 457–69.

[34] Braverman LE. Iodine and the thyroid: 33 years of study. Thyroid Off J AmThyroid Ass. 1994;4(3): 351–6.

[35] Zimmermann MB, Galetti V. Iodine intake as a risk factor for thyroid cancer: a comprehensive review of animal and human studies. Thyroid Res. 2015;8: 8.

[36] Salvatore D, Davies TF, Schlumberger M-J, Hay ID, Larsen PR. Thyroid physiology and diagnostic evaluation of patients with thyroid disoders. In: Williams textbook of endocrinology. 12th ed. Philadelphia: Saunders Elsevier; 2011. p. 327–61.

译者评述

　　甲状腺结节在临床上常见，在摄碘充足的人群中，有 5% 的女性和 1% 的男性通过颈部触诊可发现甲状腺结节，但高分辨率超声等影像学检查可发现隐匿性甲状腺结节高达 19%～68%。本章图展示了医生如何从前面或背后触摸患者甲状腺腺体和结节的方法，介绍了良性、毒性、恶性结节的伴随症状，体检与超声检查的可鉴别特征。全科医生和患者家属若能了解和学习，有利于早期发现、诊断、治疗不良行为的甲状腺结节。

　　使用花费低、重复性高、无创的甲状腺超声检查进行良好的年度筛查和评估具有重要辅助价值，特别是对于中老年女性、遗传背景、甲状腺癌家族史、放射暴露史、碘缺乏或过度等高危人群。最好常规进行 TSH、FT_4 检查，在监测同时了解甲状腺功能。

第3章
甲状腺和颈部软组织的超声检查
Ultrasound of the Thyroid and Soft Tissues of the Neck

Jennifer A Sipos

金安琪 译，王 燕 校

导 言

甲状腺结节十分常见，其发病率随着年龄的增长逐渐上升，在超过 70 岁的人群中约达到 50%[1]。值得庆幸的是，大部分的甲状腺结节都是良性的。目前在甲状腺结节中恶性发病率尚无确切的结论，但据估计，这些结节中有 7%～14% 为恶性肿瘤[2, 3]。甲状腺结节的恶性风险与患者的年龄呈负相关，在 20～60 岁的年龄段中，结节的恶性风险以每年 2.2% 的比例递减，此后趋于稳定[4]。鉴于甲状腺结节的高发病率和低恶性率，对于临床医师来说如何辨别哪些结节需要进一步处理显得尤为重要。

超声检查是一种观察颈部结构高度敏感性和特异性的显像手段。对门诊患者来说，超声检查不仅简便易行，价格低廉，还没有电离辐射的危害。现有的超声仪器在便携、便宜的同时又具有高分辨率的图像，可以显示一些较小的结节或一些可疑的声像图特征（如微钙化和甲状腺外浸润）等。触诊并不是鉴别甲状腺结节最灵敏和准确的方法，而超声检查可以实时准确地显示有无结节。一项研究表明，触诊会遗漏近 55% 直径 <2 cm 的甲状腺结节[5]。另一项研究表明，16% 的患者临床所触诊到的甲状腺结节不能和超声检查所显示的结节相对应[6]。因此，颈部超声检查是甲状腺结节首选的检查方法[7]。

甲状腺核素显像

尽管甲状腺超声检查是首选的甲状腺结节影像学检查方法，一些患者仍需要对病变的性质进行进一步评估。甲状腺核素显像能显示甲状腺结节的功能状态。利用碘有机化合成甲状腺激素的机制，核素显像利用同位素示踪剂，通过滤泡上皮细胞表面的钠-碘转运体（NIS）摄取进入滤泡上皮细胞。最常用的示踪剂是同位素碘：碘-123（123I）、碘-131（131I）或碘-124（124I）。相比于目前应用较广的 131I 而言，123I 的辐射积存量更低，因此它是一种理想的示踪剂。124I 也是一种前景良好的示踪剂，它能发射正电子，可以与 PET-CT 扫描联合应用，目前尚在研究阶段[8]。此外，锝-99m（^{99m}Tc）也经常被应用于甲状腺核素扫描。尽管 ^{99m}Tc 并不是代谢底物之一，但其同样能通过钠-碘同向转运体，并且具有在 30 min 内从甲状腺中完全排出的优势[9]。由于示踪剂会对胎儿和婴儿的甲状腺功能产生影响，因此妊娠与哺乳是核素扫描的绝对禁忌证。

甲状腺同位素扫描是通过在平行孔准直仪上的伽马相机完成的。此外，示踪剂摄取能够被量化（6 h 或 24 h 摄取试验），但是，饮食中的碘和特殊含碘药物中的碘摄入可能会影响检查结果。对于甲状腺结节的评估而言，高质量的甲状腺扫描是非常必要的。"热结节"或"毒性甲状腺结节"代表有示踪剂进入结节并参与合成甲状腺激素，而"冷结节"或"无功能结节"则表示结节不能主动摄取示踪剂。与周围甲状腺组织摄取示踪剂情况相同的结节称为"温结节"。"热结节"或"毒性结节"很少有恶性的可能，因此可以选择不再进行后续的诊断性评估[7]。相反地，"冷结节"与"无功能结节"有一定的恶性风险，有时需要进一步的细针穿刺活检。但值得注意的是，大部分的"冷结节"或"温结节"最终也被证实是良性的。

甲状腺核素扫描对检测功能性结节是较敏感的，基于同位素的应用，其敏感度可达到 83%～91%[10]。同时，放射性碘扫描的特异性是较低的，这主要是由于其表面正常甲状腺组织或囊性病变可能会改变同位素的摄取。因此，核素扫描应该主要被用于临床高度可疑而 TSH 水平较低的功能性结节[7]（图 3-1）。

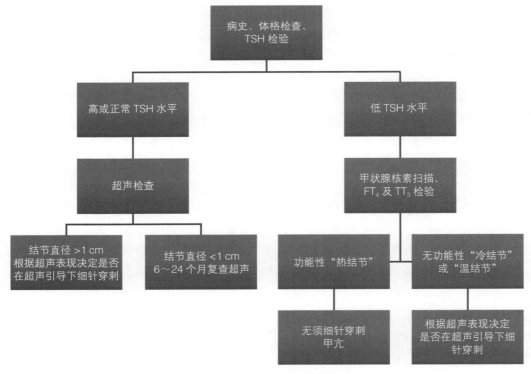

图 3-1　甲状腺结节诊断流程图

对可疑甲状腺结节患者的初始处理

若发现甲状腺结节直径 >1 cm，应该立即嘱患者进行 TSH 水平检测[7]。若患者的 TSH 水平正常或高于正常，则其结节为功能亢进结节的可能性很小。大多数这类病的结节扫描后显示为"冷结节"或"温结节"，是否需要进一步细针穿刺活检将完全取决于超声像图表现。因此，TSH 水平正常或过高的患者不需要进行核素扫描检查（图 3-1）[7]。相反，若患者的 TSH 水平低于正常，则其甲状腺结节需要进行核素检查来决定是否这些"热结节"需要观察；是否这些"冷结节"或"温结节"需要进行细针穿刺活检[7]。若细胞学将结节诊断为腺瘤，尤其是患者的血清 TSH 水平较低时，同样可以选择接受核素扫描检查[11]。但针对这部分患者，分子生物学检测已经渐渐取代了核素扫描，成为临床主要的诊断方式[12]。

大部分良性结节和几乎所有的恶性结节浓聚碘的能力弱于其周围正常的甲状腺组织。但是，大约 5% 的甲状腺癌会浓聚高锝酸盐而非放射性碘[13]。这样的病灶在锝扫描中可能会表现为"温结节"或"热结节"[14]。因此，在 ^{99m}Tc 扫描中显示有功能性结节的患者应该进一步进行放射性碘扫描来确定其结节的功能情况[15]。

临床医师操作的超声检查

超声检查作为一种无放射性的检查方式在临床上的应用越来越广泛。事实上，熟练应用床旁超声检查已经成为许多外科住院医师和几乎所有内分泌科主治医师训练的重要组成部分。由于甲状腺结节较高的发病率，尤其是一些结节无法从体表通过触诊触及，通过一种简单而有效的诊断方法将良性病变和需要进一步评估的病变区分开来尤为重要。因此，超声检查已经成为甲状腺结节患者体格检查的一项重要补充。事实上，经过良好训练的临床医师可以完成与影像医师相同的检查[16]。

由非影像医师来完成超声检查的好处很多。长期以来，普遍认为对患者同时进行检查和解释是较好的检查方式，而现在的超声检查大多是由影像医师进行图像采集后，再由临床医师进行二次解释。那么一些诸如"彗星尾征""微钙化"等的细微发现就容易被临床医师忽略。相反地，实时的超声图像能提供更丰富的细节信息和整个甲状腺组织的完整情况。同时，多切面的直观扫查能提供更好的，也是唯一的三维空间结构的想象机会，这能为病灶与周围组织的位置关系提供十分重要的信息，而这些信息对于判断结节良、恶性的帮助很大。

从患者的反馈来看，由临床医师操作的超声检查也更受欢迎。内分泌科或外科医师可以在检查的同时直接给出关于疾病的反馈意见，而不用等待影像学报告。临床医师往往能根据检查结果给出下一步的治疗意见，例如，是否需要进行细针穿刺活检或手术。在一次调查中，223 名甲状腺结节患者在多学科整合门诊由临床医师现场进行超声检查，其中 63% 的患者会由于做了超声检查而改变后续的处理方案[6]。

合理的早期手术对于甲状腺癌患者来说是至关重要的，这样可尽可能地减少局部残留的风险[7]。甲状腺癌的局部淋巴结转移十分常见，对于较大的病灶而言其可能性可以高达 50%[17-19]。任何因甲状腺癌或可疑甲状腺癌而进行甲状腺切除术的患者都有必要通过术前的颈部淋巴结超声检查来进行评估[7]。早期手术能有效降低因为术后转移而再次手术的概率[20]。此外，转移的诊断可能会改变对病灶的评级，甚至会影响具体的治疗方案[19]。除非外科医师特别要求，影像医师在术前超声检查中一般不会提及转移的有无。在一项比较影像医师与外科医师进行的超声检查结果的调查中，前者相较于后者遗漏了 88%～93% 需要进行细针穿刺活检的可疑侧区和中央区淋巴结[21]。并且，由外科医师在影像医师的基础上进行的超声检查改变了约 45% 患者的手术方案[21]。

超声检查操作的要点

　　尽管超声检查是一种相对简单的操作，其中仍然有一些要点值得注意。首先，嘱患者摆好体位，仰卧颈部过伸的体位是十分重要的。这样的体位能让下颈部和上纵隔得到充分的扫查，以免遗漏下甲状旁腺、胸骨后甲状腺肿或纵隔淋巴结这样不易被扫查到的病变。如有需要，可以在患者肩下垫一个枕头或滚筒形垫，来获得更佳的颈部过伸体位。

　　颈部超声检查的最佳方法尚未统一，尽可能地将整个颈部进行全面扫查极其重要，扫查需要包含纵向（矢状切）和横向的切面。评价一个甲状腺结节患者的情况时，颈部淋巴结尤其是侧区淋巴结的评估可以为判断甲状腺结节的恶性风险提供重要线索。一旦确定淋巴结为恶性，甲状腺结节恶性的机会就会增加，同时可能为细针穿刺活检提供依据[7]（图 3-2）。

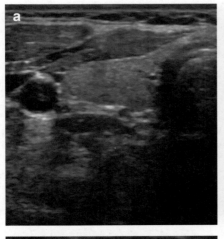
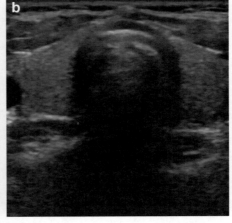
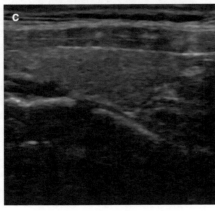

图 3-2　a. 正常甲状腺右叶横切扫查图像；
b. 正常甲状腺峡部及左叶横切扫查图像；
c. 正常甲状腺纵切扫查图像

超声检查结果的危险分层

超声检查是诊断甲状腺结节的一种高度敏感的诊断手段，它能为约 40% 的患者提供较为准确的诊断[22]。随着患者年龄的增大，这个比例略有上升[1]。甲状腺结节非常多发，由于不可能对每个结节都进行细针穿刺诊断，且大多数结节并非是恶性的，因此超声检查常被用于进行前期的分层评估。各种不同的超声声像图特征对诊断恶性结节有较高的特异性[23]，但若不含有其中某些特征也不能完全排除结节恶性的可能。

结节大小、结构及数量

尽管几乎所有的指南都指出细针穿刺活检是基于结节的最大直径而定的，但结节的大小与恶性风险并不相关。但是这种甲状腺结节大小的阈值分级是十分有必要的，因为目前发现甲状腺微癌的发病率较高但在大多数情况下多是惰性的[24]。这种结节大小的阈值分级多被细针穿刺活检选择时所采用（表 3-1），这主要是由于有重要临床意义的结节可能超过这个阈值[7]。一些较小的结节，即使表现出可疑的超声征象，也可以通过超声随访检查来监测其生长情况。这种结节大小的变化可能在一定程度上说明了结节具有更高的侵袭性，此时可以采用细针穿刺活检来进一步诊断。

结节内部结构对超声诊断非常重要，囊性的成分越多，结节恶性的可能性就越低[25]。若结节完全是囊性的（不含实性成分）则基本没有恶性的可能，并可以不用进行细针穿刺活检[7, 25]。

回声特性

甲状腺正常组织相比于其周围的其他颈部组织而言呈现中等回声。与正常甲状腺组织回声相同的结节称为等回声结节。回声较正常甲状腺组织高的结节称为高回声结节。这些等回声或高回声结节的恶性可能性较低。大部分的结节与正常甲状腺组织回声相比呈低回声或极低回声，表现为低回声的结节恶性的可能性更高。事实上，大多数的恶性结节都是表现为低回声的，但大多数低回声结节却不是恶性结节。回声低于颈部带状肌的结节可被认为是极低回声结节。这一结论具有较高的特异性[23]。声像图呈现为完全黑色的结节被称为无回声结节，这些结节大多是典型的囊性结节（图 3-3）。

结节形态

一个自然生长的良性结节其生长方向相对于一个仰卧的患者来说应该是水平位的，与这种形态相反的垂直位的生长方式往往代表着该结节具有侵袭性（图 3-4）。结节的前后径大于其左右径这一指标据报道其诊断

表 3-1　2015 年美国甲状腺协会推荐细针穿刺细胞学检查的情况汇总

结节超声声像图表现	建议进行细针穿刺活检的结节大小
高度和中度怀疑恶性	≥ 1 cm
低度怀疑恶性	≥ 1.5 cm
极低度怀疑恶性（完全囊性或单纯囊肿）	≥ 2 cm 或以随访观察代替细针穿刺活检
良性特征（囊性）	除临床症状明显或美容原因外不需要进行细针穿刺活检

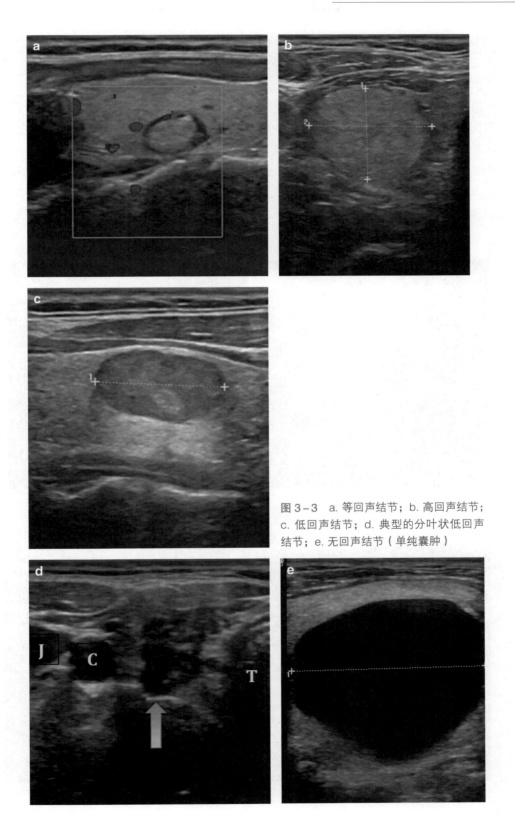

图 3-3　a. 等回声结节；b. 高回声结节；c. 低回声结节；d. 典型的分叶状低回声结节；e. 无回声结节（单纯囊肿）

恶性的特异性可高达 91%，但这一指标的敏感性较低[26]。

结节边界是否清楚是一项重要的恶性程度判断指标。一个结节与其周围的正常甲状腺组织的分界可以是很清楚的（图 3-4a），也可以是很难分界的。需要特别注意的是，结节边界不清不一定代表结节具有更高的恶性程度，也不代表结节的边缘不规则。等回声或中等偏低回声往往具有难以分辨的边界，但他们大多是低度恶性的（图 3-3b），而分叶状的结节、针状或边缘浸润的结节则有较高的恶性可能[26]（图 3-5）。

钙化

钙化在声像图上表现为很强的回声灶，大致分为 3 类：微钙化、粗大钙化和蛋壳样钙化（线状钙化）。不同的钙化种类对应着不同的恶性风险（图 3-6a）。无论哪种类型

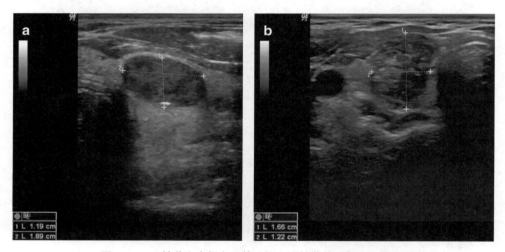

图 3-4　a. 结节左右径大于前后径；b. 结节前后径大于左右径

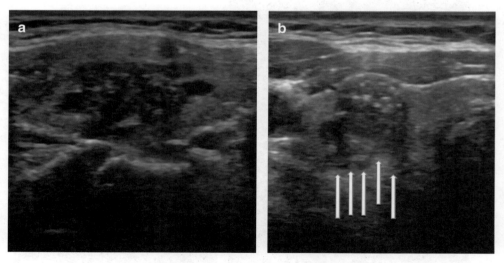

图 3-5　a. 微分叶边缘；b. 浸润边缘

钙化的出现都会增加结节的恶性风险，而其中出现微钙化结节的恶性可能性最高。

微钙化表现为点状的高回声（直径 ≤ 1 mm）和没有后方回声衰减（图 3-6a），而与之相反的是粗大钙化，它直径 ≥ 1 mm，后方伴有回声衰减。回声衰减是由于超声波无法穿透钙化而完全反射回探头所造成的（图 3-6b）。伴有粗大钙化的结节一般都不是恶性的 [27]。在同一个结节内同时出现微钙化和粗大钙化与在结节内单独出现微钙化

的恶性可能性是相同的 [28, 29]。蛋壳样钙化可以是完整的或中断的，而中断的那一类恶性的可能性更高 [30, 31]。

血流特征

早期的研究显示，结节内部血流分布的模式可以作为诊断结节良、恶性的一项附加指标 [29, 32, 33]，但越来越多的多元 Logistic 回归分析研究表明结节内部血流情况与结节的恶性程度无关 [34]。

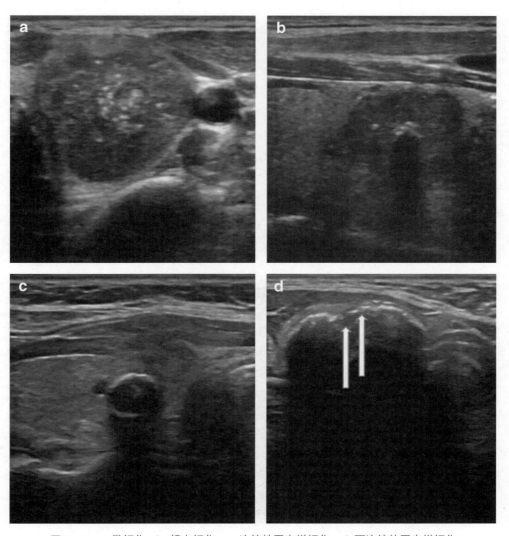

图 3-6　a. 微钙化；b. 粗大钙化；c. 连续性蛋壳样钙化；d. 不连续的蛋壳样钙化

良性结节的超声表现

在上述的超声声像图特征中，某些特征是与恶性相关的，但某些特征却是良性结节的强有力证据，如"海绵样"结节。这类结节呈"蜂窝状"的回声表现，由大于50%的无回声囊状结构和细小的分隔组成（图3-7a）。

胶质是甲状腺滤泡内的一种重要组成成分，滤泡是合成甲状腺激素的场所，容易被超声检查显示出来。浓缩的胶质表现为"彗星尾"征（"振铃"伪像或"猫眼"征），原因是当超声波的能量碰到胶质晶体时会产生重复反射，影响初始反射信号被探头接收后再反射，其结果是产生拖尾或阶梯形伪影（图3-7b）。当囊性结节中出现"彗星尾"征时，该结节可能是胶质聚集的结节或吸收的血肿。少数情况下这种"彗星尾"征也可能出现在甲状腺乳头状癌中，但此时的"彗星尾"征一般出现在病灶的实性成分中[35]。

甲状腺结节的分类诊断系统

即使由经验丰富的超声医师进行检查，通过单个结节的超声声像图特征来量化其恶性风险也是较为困难的。实际上，单独某一个声像图特征不能达到理想的诊断敏感度及特异度，单一的超声特征常无法帮助和判断患者是否需要进行细针穿刺活检，况且对于单独的超声声像图特征而言，其观察者间的差异是很大的。大部分的甲状腺结节都应该按照一种特定的，能提高观察者间相关性的诊断模式进行分级[36, 37]。借鉴于乳腺结节的影像学诊断模式，一些学者提出了用甲状腺影像报告和数据系统（TIRADS）来对甲状腺结节进行分类[36, 38]。此外，美国甲状腺协会建立了一套模式识别系统，将甲状腺结节按照其恶性风险类别进行分层[7]。这套系统能够给出结节的恶性风险程度，并能按照结节的大小对其是否需要穿刺给出建议。详细信息见下文（表3-1和第4章"甲状腺结节的穿刺活检"）。

高度可疑的甲状腺结节

一个实性的低回声结节或一个伴有低回声实性成分的囊性结节含有至少以下特征中的一项，将会被认定为高风险结节：

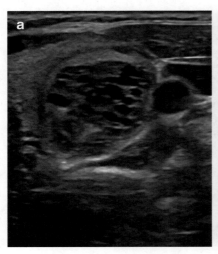
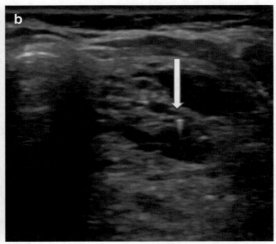

图3-7　a.海绵样结节；b."彗星尾"征

边缘不规则（浸润周围组织或是分叶形）、微钙化、纵横比 >1、间断的边缘钙化、甲状腺外浸润 [7]。这类结节的恶性风险有 70%～90% [7]。因此，建议有这种类型结节的患者当其结节直径 ≥ 1 cm 时应进行甲状腺穿刺 [7]。

中度可疑结节

低回声结节但有较光整边缘或不伴有微钙化、甲状腺外浸润、纵横比 >1，属于可疑结节 [7]。这种超声声像图特征对甲状腺乳头状癌的诊断有最高的敏感性（60%～80%），但其特异性较高度可疑甲状腺结节低 [7]。因此，这类结节在直径 ≥ 1 cm 时同样建议进行细针穿刺活检 [7]。

低度可疑结节

高回声、等回声的实性结节或典型的伴有偏心位实性成分的囊实混合性结节的恶性风险较低，为 5%～10% [7]。这类结节一般不具有微钙化、甲状腺外浸润或纵横比 >1 等恶性征象。因此，当这类结节的直径 >1.5 cm 时才会被建议进行细针穿刺活检 [7]。

极低度可疑结节

囊实混合性结节（不具有任何上述一种恶性征象）或海绵样结节的恶性可能性极低（小于 3%）[7]。对于这类结节一般进行超声检查随访。当结节直径 >2 cm 时可考虑进行细针穿刺活检 [7]。

良性结节

完全的囊性结节（不具有任何实性成分）一般不具有恶变的可能，且不需要进行诊断性细针穿刺活检 [7]。有时候，患者会要求进行细针穿刺来缓解囊性结节的压迫症状，并引流结节内容物。这时，操作者应该将一部分穿刺物送病理科进行细胞学检查。

小结节的细针穿刺活检指征

建议对所有患有可疑甲状腺结节的患者进行甲状腺超声检查的同时进行颈前区域的检查，以判断是否有转移的结节 [7]。判断是否有淋巴结的转移需要对可疑淋巴结进行细针穿刺、穿刺物细胞学检查，并测定穿刺针冲洗液中甲状腺球蛋白的含量 [7]。如果可疑淋巴结的原发甲状腺内病灶 <1 cm，则可以考虑对该病灶进行细针穿刺活检 [7]。

此外，对于伴有高度甲状腺癌风险的患者，可对其小于 1 cm 的结节进行穿刺活检 [7]。这类高风险患者主要是指有甲状腺癌家族史或儿童时期有颈部、头部放射线接触史的患者，其他的临床征象包括声音改变、疼痛、咳嗽、吞咽困难、相关淋巴结病变等 [7, 39]。尽管目前尚未有确切的研究证实，但在一项调查中显示，伴有上述任一情况的患者患甲状腺癌的可能性高达 70% [39]。

颈部淋巴结的超声评估

由于甲状腺癌引起的淋巴结转移十分常见，且其对甲状腺癌预后及干预手段有重要的影响，因此对所有患有可疑结节的患者都应该进行颈前区淋巴结的检查 [7]。文献报道的超声检查诊断淋巴结转移的敏感性和特异性有较大差异，超声医师的经验及研究的设计都对结果的影响较大。其中一个重要的影响因素是对一些特定的部位可能无法进行有效的探查，如气管后方和上纵隔等，而颈部 CT 或 MRI 对于伴有较大或广泛受累淋巴结的患者而言是一种更好的选择 [7]。超声检查的另一个局限是，在甲状腺切除之前，颈部中央区淋巴结往往较难被探查到[40]。相反地，其对颈部侧区的淋巴结则更敏感[41]。

一旦超声检查发现一个可疑的淋巴结，并被细胞学检查所证实，超声医师与外科医师就应该对淋巴结的定位进行有效沟通（如果外科医师并未参与超声检查的话）。最常用的颈部淋巴结定位方法是外科淋巴结分区法（图3-8）[7]。对于超声检查提示的可疑淋巴结和其他术中发现的可疑淋巴结都建议进行手术摘除[7]。

良性淋巴结的声像图特征

大多数的良性淋巴结超声检查时不易被显示，而一些增大的反应性淋巴结较容易被探查到[42]。典型的良性淋巴结表现为梭形（椭圆形）的低回声结构，中央伴有一高回声带（即淋巴门结构）[43]（图3-9）。这一高回声带代表进入淋巴结的脉管系统和淋巴液流出的位置[43]。良性淋巴结的血流应该集中在这个条带状高回声区域[44]（图3-9）。

恶性淋巴结的声像图特征

肿瘤的浸润通常从淋巴结皮质层开始，因此淋巴门的消失可能是肿瘤转移的最早征象[43]。尽管淋巴门的消失常常在转移性淋巴结中见到，但这并不是一个特异性很强的征象；淋巴门在良性的淋巴结中也并不是都能被见到[45]。更值得注意的可疑征象是，淋巴结的形态由椭圆形变为圆形，并伴有外周浸润的表现[42, 45]。Solbiati指数是一个直观的评价淋巴结是否呈"圆"形的指标，该比值是指淋巴结长径与短径的比值[43]。当比值>2时提示该淋巴结更可能是良性的（图3-10a）；当比值<2时提示为一个形态较圆的淋巴结，恶性的可能性较高（图3-10b）[43]。

淋巴结的回声特点也可以作为其恶性转移的判断标准。良性淋巴结大多为低回声表现（比正常甲状腺组织低或与周围肌肉组织回声相同）[46]；而恶性的淋巴结多是高回声表现或等回声表现[47]。若淋巴结受到侵犯而产生囊性变则可能产生内部不均质回声的表现（图3-11）[47]。

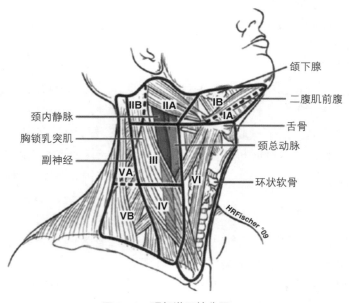

图3-8 颈部淋巴结分区

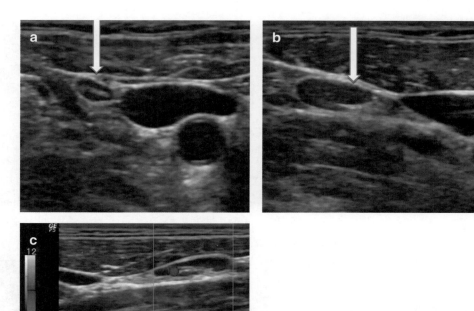

图 3-9 a. 伴有淋巴门的良性淋巴结；b. 伴有淋巴门的反应性淋巴结；c. 良性淋巴结的彩色多普勒图像

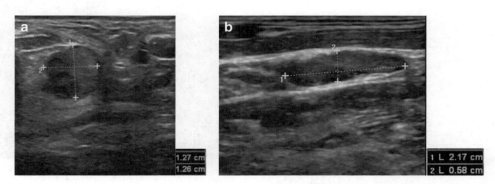

图 3-10 a. 圆形结节。Solbiati 指数为 1；b. 椭圆形结节。Solbiati 指数为 3.75（2.17/0.58）

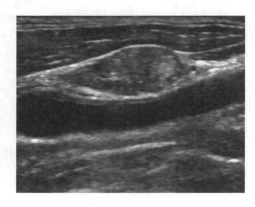

图 3-11 内部不均质回声的恶性淋巴结

淋巴结的囊性变在年轻人和儿童的甲状腺癌中是很常见的，这是由于淋巴结过度增生导致血供不足，引起了液化性坏死[48]。同时，淋巴结的囊性变可能与肿瘤细胞仍具有分泌胶质的能力有关，常会出现于分化良好的甲状腺癌患者[48]。一旦在颈部发现囊性变的淋巴结则应首先立即怀疑恶性，这一特征诊断甲状腺癌的特异性超过95%[23]（图3-12）。

淋巴结内出现钙化也是一个高度怀疑恶性的征象，其特异性接近100%（图3-13）[40,45]。在甲状腺乳头状癌的患者中，点状的钙化通常是砂粒小体[40,45]。甲状腺髓样癌的患者也可能出现钙化淋巴结，但这十分少见[49]。这种钙化一般是直径>1 cm且伴有后方声影的粗钙化，通常认为是其被淀粉包裹的钙质沉积[49]。

彩色多普勒血流检测能帮助诊断恶性淋巴结。当恶性细胞侵犯淋巴结时，其淋巴门位置的正常血流就会被破坏，而新生的血管会使淋巴结的内部和周边都布满血流信号（图3-14）[44]。需要注意的是，探测这些细小的新生血管时可能需要对彩色多普勒探测的设置进行调整，包括多普勒的高灵敏度、低血管壁滤波及低脉冲重复频率[44]。

其他颈部超声表现

扎实的颈部解剖基础是进行良好的颈部超声检查的前提。许多先天性畸形或非恶性的病理改变可能被误诊为恶性肿瘤。甲状舌

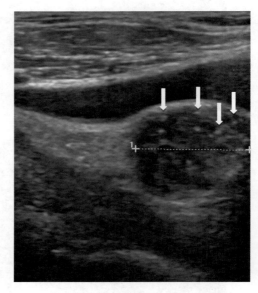

图3-13　伴有微钙化的恶性淋巴结

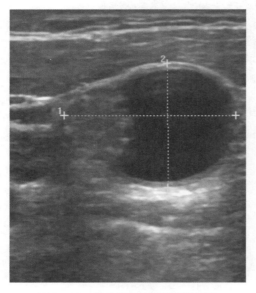

图3-12　部分为囊性的恶性淋巴结

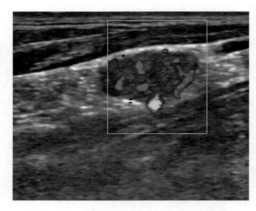

图3-14　恶性淋巴结的彩色多普勒图像

管可能被误认为是气管前方的囊性结构，尤其是当其位于舌骨与甲状腺床之间时（图3-15）。甲状舌管可能会被认作一个肿块或附着在甲状腺上的结构[50]。此外，胸腺也可能在上纵隔被探测到，尤其是在儿童或年轻人中，也可能在侧颈部被探测到（颈胸腺）[51]。胸腺的特征性超声表现是伴有纤维间隔的低回声的带状结构（图3-16）[51]。食管憩室可能被误认为是伴有钙化的中央区淋巴结。这种憩室通常位于甲状腺背侧，在

矢状切面上能明显看到其与食管相连。嘱患者做吞咽动作，如果其随之移动则可作为憩室的诊断证据[52]。甲状旁腺腺瘤可能会被误认为是甲状腺的后凸结节或颈部中央区淋巴结。这些均匀的低回声通常位于甲状腺下极下方的中间位置，边缘清晰，呈椭圆形（图3-17）[53]。在彩色多普勒超声检查中，通常可看到一支血管从结节的一端进入——单极供血[53]，有时也会显示整个病变的丰富血流[53]。

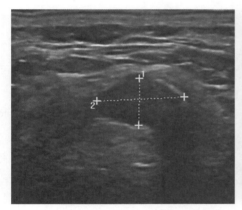 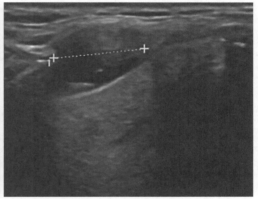

图 3-15　甲状舌管囊肿横切面、纵切面

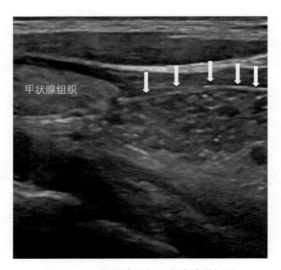

图 3-16　甲状腺下极下方胸腺纵切面

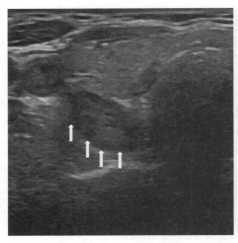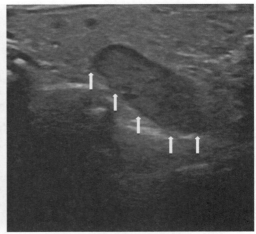

图 3-17 甲状旁腺腺瘤横切面及纵切面

参考文献

[1] Mazzaferri EL. Management of a solitary thyroid nodule. N Engl J Med. 1993;328(8): 553-9.

[2] Yang J, et al. Fine-needle aspiration of thyroid nodules: a study of 4703 patients with histologic and clinical correlations. Cancer. 2007;111(5): 306-15.

[3] Yassa L, et al. Long-term assessment of a multidisciplinary approach to thyroid nodule diagnostic evaluation. Cancer. 2007;111(6): 508-16.

[4] Kwong N, et al. The Influence of patient age on thyroid nodule formation, multinodularity, and thyroid cancer risk. J Clin Endocrinol Metab. 2015;100(12): 4434-40.

[5] Brander A, et al. Clinical versus ultrasound examination of the thyroid gland in common clinical practice. J Clin Ultrasound. 1992;20(1): 37-42.

[6] Marqusee E, et al. Usefulness of ultrasonography in the management of nodular thyroid disease. Ann Intern Med. 2000;133(9): 696-700.

[7] Haugen BR, et al. 2015 American Thyroid Association Management guidelines for adult patients with thyroid nodules and differentiated thyroid cancer: The American Thyroid association guidelines task force on thyroid nodules and differentiated thyroid cancer. Thyroid. 2016; 26(1): 1-133.

[8] Van Nostrand D, et al. (124)I positron emission tomography versus (131)I planar imaging in the identification of residual thyroid tissue and/or metastasis in patients who have well-differentiated thyroid cancer. Thyroid. 2010;20(8): 879-83.

[9] Wong KT, et al. Current role of radionuclide imaging in differentiated thyroid cancer. Cancer Imaging. 2008;8: 159-62.

[10] Bahn RS, Castro MR. Approach to the patient with nontoxic multinodular goiter. J Clin Endocrinol Metab. 2011;96(5): 1202-12.

[11] Cooper DS, American Thyroid Association Guidelines Taskforce on Thyroid, N, et al. Revised American Thyroid Association management guidelines for patients with thyroid nodules and differentiated thyroid cancer. Thyroid. 2009;19(11): 1167-214.

[12] Alexander EK, et al. Preoperative diagnosis of benign thyroid nodules with indeterminate cytology. N Engl J Med. 2012;367(8): 705-15.

[13] Reschini E, et al. The trapping-only nodules of the thyroid gland: prevalence study. Thyroid. 2006;16(8): 757-62.

[14] Arnold JE, Pinsky S. Comparison of 99mTc and 123I for thyroid imaging. J Nucl Med. 1976;17(4): 261-7.

[15] Shambaugh 3rd GE, et al. Disparate thyroid imaging. Combined studies with sodium pertechnetate Tc 99m and radioactive iodine. JAMA. 1974;228(7): 866-9.

[16] Hamer PW, Aspinall SR, Malycha PL. Clinician-performed ultrasound in assessing potentially malignant thyroid nodules. ANZ J Surg. 2014;84(5): 376-9.

[17] Mazzaferri EL, Jhiang SM. Long-term impact of initial surgical and medical therapy on papillary and follicular thyroid cancer. Am J Med. 1994;97(5): 418-28.

[18] Grant CS, et al. Risks and adequacy of an optimized surgical approach to the primary surgical management of papillary thyroid carcinoma treated during 1999-2006. World J Surg. 2010;34(6): 1239-46.

[19] Bardet S, et al. Macroscopic lymph-node involvement and neck dissection predict lymph-node recurrence in papillary thyroid carcinoma. Eur J Endocrinol. 2008;158(4): 551-60.

[20] Urken ML, et al. Management of recurrent and persistent metastatic lymph nodes in well-differentiated thyroid cancer: a multifactorial decision-making guide for the thyroid cancer

care collaborative. Head Neck. 2015;37(4): 605–14.

[21] Carneiro-Pla D, Amin S. Comparison between preconsultation ultrasonography and office surgeon-performed ultrasound in patients with thyroid cancer. World J Surg. 2014;38(3): 622–7.

[22] Sharen G, et al. Retrospective epidemiological study of thyroid nodules by ultrasound in asymptomatic subjects. Chin Med J (Engl). 2014;127(9): 1661–5.

[23] Sipos JA. Advances in ultrasound for the diagnosis and management of thyroid cancer. Thyroid. 2009;19(12): 1363–72.

[24] Davies L, Welch HG. Increasing incidence of thyroid cancer in the United States, 1973–2002. JAMA. 2006;295(18): 2164–7.

[25] Frates MC, et al. Prevalence and distribution of carcinoma in patients with solitary and multiple thyroid nodules on sonography. J Clin Endocrinol Metab. 2006;91(9): 3411–7.

[26] Moon WJ, et al. Benign and malignant thyroid nodules: US differentiation-multicenter retro-spective study. Radiology. 2008;247(3): 762–70.

[27] Moon HJ, et al. Diagnostic performance of gray-scale US and elastography in solid thyroid nodules. Radiology. 2012;262(3): 1002–13.

[28] Kwak JY, et al. Thyroid imaging reporting and data system for US features of nodules: a step in establishing better stratification of cancer risk. Radiology. 2011;260(3): 892–9.

[29] Papini E, et al. Risk of malignancy in nonpalpable thyroid nodules: predictive value of ultrasound and color-Doppler features. J Clin Endocrinol Metab. 2002;87(5): 1941–6.

[30] Kim DS, et al. Sonographic features of follicular variant papillary thyroid carcinomas in comparison with conventional papillary thyroid carcinomas. J Ultrasound Med. 2009;28(12): 1685–92.

[31] Park YJ, et al. Thyroid nodules with macrocalcification: sonographic findings predictive of malignancy. Yonsei Med J. 2014;55(2): 339–44.

[32] Cappelli C, et al. The predictive value of ultrasound findings in the management of thyroid nodules. QJM. 2007;100(1): 29–35.

[33] Cerbone G, et al. Power Doppler improves the diagnostic accuracy of color Doppler ultrasonography in cold thyroid nodules: follow-up results. Horm Res. 1999;52(1): 19–24.

[34] Moon HJ, et al. Can vascularity at power Doppler US help predict thyroid malignancy? Radiology. 2010;255(1): 260–9.

[35] Malhi H, et al. Echogenic foci in thyroid nodules: significance of posterior acoustic artifacts. AJR Am J Roentgenol. 2014; 203(6): 1310–6.

[36] Russ G, et al. Prospective evaluation of thyroid imaging reporting and data system on 4550 nodules with and without elastography. Eur J Endocrinol. 2013;168(5): 649–55.

[37] Cheng SP, et al. Characterization of thyroid nodules using the proposed thyroid imaging reporting and data system (TI-RADS). Head Neck. 2013;35(4): 541–7.

[38] Park JY, et al. A proposal for a thyroid imaging reporting and data system for ultrasound features of thyroid carcinoma. Thyroid. 2009;19(11): 1257–64.

[39] Hamming JF, et al. The value of fine-needle aspiration biopsy in patients with nodular thyroid disease divided into groups of suspicion of malignant neoplasms on clinical grounds. Arch Intern Med. 1990;150(1): 113–6.

[40] Park JS, et al. Performance of preoperative sonographic staging of papillary thyroid carcinoma based on the sixth edition of the AJCC/UICC TNM classification system. AJR Am J Roentgenol. 2009;192(1): 66–72.

[41] Ahn JE, et al. Diagnostic accuracy of CT and ultrasonography for evaluating metastatic cervical lymph nodes in patients with thyroid cancer. World J Surg. 2008;32(7): 1552–8.

[42] Kuna SK, et al. Ultrasonographic differentiation of benign from malignant neck lymphadenopathy in thyroid cancer. J Ultrasound Med. 2006;25(12): 1531–7; quiz 1538–40.

[43] Solbiati L, et al. Ultrasound of thyroid, parathyroid glands and neck lymph nodes. Eur Radiol. 2001;11(12): 2411–24.

[44] Ahuja AT, et al. Power Doppler sonography of metastatic nodes from papillary carcinoma of the thyroid. Clin Radiol. 2001;56(4): 284–8.

[45] Leboulleux S, et al. Ultrasound criteria of malignancy for cervical lymph nodes in patients followed up for differentiated thyroid cancer. J Clin Endocrinol Metab. 2007;92(9): 3590–4.

[46] Ying M, Ahuja A. Sonography of neck lymph nodes. Part I: normal lymph nodes. Clin Radiol. 2003;58(5): 351–8.

[47] Ahuja A, Ying M. Sonography of neck lymph nodes. Part II: abnormal lymph nodes. Clin Radiol. 2003;58(5): 359–66.

[48] Wunderbaldinger P, et al. Cystic lymph node metastases in papillary thyroid carcinoma. AJR Am J Roentgenol. 2002;178(3): 693–7.

[49] Gorman B, et al. Medullary thyroid carcinoma: role of high-resolution US. Radiology. 1987;162(1 Pt 1): 147–50.

[50] Hong HS, et al. Ultrasonography of various thyroid diseases in children and adolescents: a pictorial essay. Korean J Radiol. 2015;16(2): 419–29.

[51] Sakai F, et al. Ultrasonography of thymoma with pathologic correlation. Acta Radiol. 1994;35(1): 25–9.

[52] Kwak JY, Kim EK. Sonographic findings of Zenker diverticula. J Ultrasound Med. 2006;25(5): 639–42.

[53] Kobaly K, Mandel SJ, Langer JE. Clinical review: Thyroid cancer mimics on surveillance neck sonography. J Clin Endocrinol Metab. 2015;100(2): 371–5.

译者评述

随着超声仪器的改进、高频探头分辨率的提高，以及弹性成像、超声造影等新技术的应用，超声检查已成为甲状腺结节筛查、诊断和鉴别诊断的首选，其实也是"标准"的影像检查方法。常规超声检查可以清晰地显示结节的大小、形态、边界、内部回声、血流、钙化等，是鉴别结节良、恶性的基础。但有时声像图特征不特异，在良、恶性结节之间会存在交叉重叠现象，应该利用一些新技术（此书未提及）如弹性、造影等了解硬度信息、微循环灌注信息等，为结节良、恶性鉴别提供更多的帮助，可有效提高超声诊断的准确率，甚至可减少细针穿刺率，但需要超声医师长期的培训和研究总结以积累丰富的经验。上海交通大学附属第六人民医院还十分注重超声检查的细节，如肿瘤距离上、下极多远，是否靠近被膜等，全面仔细认真探查中央区及侧区淋巴结转移情况并标明分区，"精准影像"是外科医师"精准手术"的重要前提。本文还强调超声检查是临床甲状腺体检的一部分，条件许可，外科医师最好也能亲自进行床旁超声检查。

第4章
甲状腺结节的穿刺活检
Thyroid Nodule Biopsy

Denise Carneiro-Pla

孟哲颖 译，胡 兵 校

导 言

20世纪80年代以来，在美国甲状腺功能正常及减退的患者中，甲状腺结节穿刺活检术一直是甲状腺结节评估最有效的手段[1-4]。细针穿刺（fine-needle aspiration，FNA）临床应用的首次公开发表是在20世纪70年代早期，而在此之前FNA已经在斯堪的纳维亚地区广泛应用多年[5-10]。临床医师可根据临床信息、超声特征以及细胞学检查（见第5章）决定甲状腺结节是否可安全地进行随访，或是进行外科手术切除，以确诊或排除恶性肿瘤。

甲状腺穿刺活检术一般是用FNA。FNA可避免甲状腺大量出血，同时也可采集足量细胞进行细胞核特征分析。虽然粗针活检也能达到同样效果，但其存在诱发严重血肿的风险，故通常不推荐。甲状腺粗针活检所获取的组织学信息并不优于细针穿刺，罕见的甲状腺淋巴瘤例外。然而甲状腺淋巴瘤患者通常并不会采用粗针穿刺，而是进行切开活检[11]。

研究证明，超声引导下FNA活检比单纯触诊穿刺更精准，且获取标本充足[12-15]。通过超声引导，超声医师可将穿刺针置于结节中的可疑区域，包括微小钙化、粗大钙化、富血管区域或实性成分较多的区域，同时可避开一些影响FNA诊断结果的囊性区及中心坏死区域。

适 应 证

美国甲状腺协会发布了比之前的专家建议更为保守的临床指南，有助于临床医师判断何种甲状腺结节需要进行FNA（表4-1）[16]。在此将指南概括性总结为以下几点：① 低回声实性结节或≥1 cm囊实性结节内的实性低回声成分若具备以下一种高度可疑特征则应该进行活检：边缘不规则（浸润性、微分叶状）、微钙化、纵横比>1、微小突起的软组织成分存在边缘钙化、甲状腺外浸润证据。② 当结节≥1 cm时，若具备以下中度可疑特征应该进行活检：低回声实性结节边缘光整，且无微小钙化、无

表 4-1 2015 年美国甲状腺协会对甲状腺结节细针穿刺活检的建议总结

甲状腺结节的声像图特征	是否进行 FNA 基于结节大小
中度及高度可疑恶性	≥ 1 cm
低度可疑恶性	≥ 1.5 cm
极低度可疑恶性	≥ 2 cm vs. 不做 FNA 穿刺而定期超声随访
良性特征（囊性）	无须 FNA（除非有症状或因美观因素）

甲状腺外浸润、无纵横比 >1。③ 当结节 > 1.5 cm 时，若具备以下低度可疑特征应该进行活检：等回声或高回声实性结节或带有偏心实性成分的囊实性病变，且无微钙化、无不规则边缘、无甲状腺外浸润、无纵横比 >1。④ 极低度可疑恶性特征的结节（不具备任何高度、中度、低度可疑恶性声像图特征的海绵状结节或囊实性结节）只有在结节 >2 cm 时可进行穿刺，或者不做 FNA 穿刺而定期超声随访。⑤ 单纯囊性结节除非有症状或因美观因素才可进行穿刺，但因为囊性结节的囊壁恶变的可能性极低，不再需要评估是否复发。

作者认为，如果结节为恶性，会导致外科手术干预，尤其是接近甲状腺包膜、位于峡部或甲状腺上缘邻近环甲肌，容易发生早期转移，结节具备可疑恶性特征时，即使较小都应该进行穿刺活检。目前的指南并未强烈建议具有下述甲状腺癌高危因素者的小病灶应该激进地进行 FNA：一个或多个一级亲属有甲状腺癌病史、儿童期或青少年时期暴露于电离辐射、曾经患甲状腺癌的个人史、PET 显像阳性的结节、多发性内分泌肿瘤 2/家族性甲状腺髓样癌病史、*RET* 原癌基因突变或降钙素 >100 pg/ml。如果临床医师考虑通过手术治疗 FNA 阳性结果的小病灶，那么这些患者的小病灶应该考虑早期进行活检。

美国临床内分泌医师协会、Medici 内分泌医师协会、欧洲甲状腺协会对甲状腺结节诊断和治疗的医学指南建议是：实性甲状腺结节及低回声甲状腺结节应在结节 ≥ 1 cm 或患者具有任何以上甲状腺癌高危因素时进行穿刺活检 [17]。

甲状腺结节细针穿刺活检的材料

超声医师进行细针穿刺操作需要准备以下材料：一支 10 ml 的注射器、一支 25 G 或 27 G 的无菌穿刺针 [根据患者体型和甲状腺结节的位置不同，穿刺针长度通常设定在 1～1.5 英寸（1 英寸 =2.54 cm）]、酒精棉片、用于擦拭多余耦合剂的纱布、无菌探头套、手套、用于局麻的利多卡因（不含肾上腺素）。一些临床医师更习惯使用针吸活检枪（图 4-1）。不应使用较大孔径针，以避免穿刺部位出血或标本混吸入过多血液。标本处理需要载玻片和用于标本固定的 95% 乙醇溶液，Thinprep 细胞学检测液或 Hanks 液用于清洗穿刺针内组织（图 4-2）。因为临床医师需要评估样本量是否充足，需要一部显微镜以及一组为载玻片准备的 Diff-Quik 染色剂。

细针穿刺活检技术

超声引导下的甲状腺细针穿刺活检具有

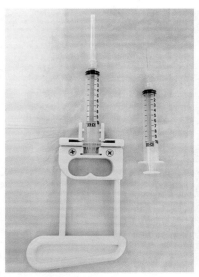
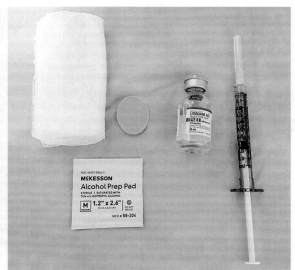

图 4-1　甲状腺细针穿刺活检的材料。从左到右：活检枪、27 G 针头的 10 ml 注射器、纱布、酒精棉片、创可贴、无肾上腺素的利多卡因、用于局麻的注射器

更高的敏感性[12-15]。然而，并不是每间诊室都有超声设备，故如果绝对有必要，对于可触及的甲状腺结节也可在无超声引导下进行穿刺活检。

图 4-2　甲状腺结节细针穿刺活检后进行样本制备的材料。从上到下：Thinprep 细胞学检测液、用于固定的 95% 乙醇、载玻片（每隔一个载玻片放一枚回形针）

触诊引导细针穿刺活检

在触诊引导下细针穿刺活检的过程中，患者躺下时颈部过伸，其肩部下方可放置一个枕垫（图 4-3），同时临床医师应用手指触摸固定甲状腺结节（图 4-4）。进行细针穿刺操作的医师应站在病灶的对侧，穿刺针应从颈部中线进入，以避免穿入大肌肉和大血管。手术过程中应告知患者不要吞咽或说话以避免甲状腺活动。如上所述，这项技术的一个缺点是因不能在手术过程中直视结节而无法精准放置穿刺针。

超声引导下细针穿刺活检

超声引导下甲状腺结节的穿刺活检主要有两种方法：横向法和纵向法。

在横向法中，超声探头应放置在目标结

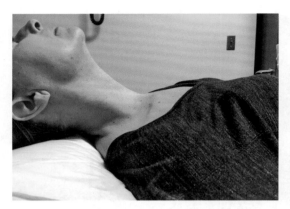

图 4-3　甲状腺结节穿刺时患者颈部过伸的体位

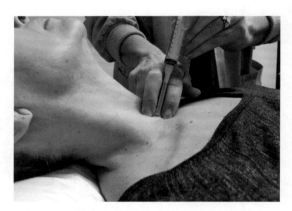

图 4-4　触诊引导下甲状腺结节的细针穿刺活检

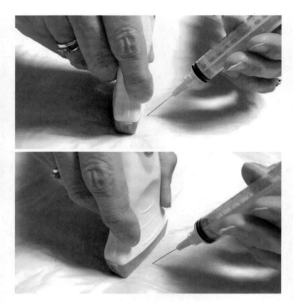

图 4-5　横向法超声引导下甲状腺结节的细针穿刺活检

节前面使其显示在屏幕中央。局部麻醉时将少量局麻药（通常是不含肾上腺素的利多卡因）注射到皮下区域。局部麻醉的使用是可选可不选的，因为有时局麻注射的疼痛比细针穿刺本身更让患者不舒服。然后超声医师将超声探头横切甲状腺，把细针精确地紧邻探头中部，使得结节恰好位于超声显示屏中央（图 4-5）。用这种方法时，操作者不可能看到穿刺针全长。超声医师应在穿刺针进入目标病灶时密切观察穿刺针声像图表现的细微变化。抽吸结节时穿刺针在结节内部前后移动、快速短距离移动进出结节。收集标本时，应释放抽吸针，针应被平稳移出。抽吸运动是甲状腺 FNA 的关键，每次重复抽

吸动作大约需要 10 s。即使没有主动抽吸，细针也会通过毛细管运动而收集针孔中取得的穿刺组织，这是减少穿刺出血的一项重要技术，特别是针对富血管病灶的穿刺活检。对于大多数超声引导下的甲状腺 FNA，获得足量的样本需要 3 次穿刺。横向法的优势在于对穿刺针的定位要求不需要像纵向法那么严格。然而，其缺点也恰是因为针尖的确切位置未知，横向法穿刺结果的精确性差，除非针尖在甲状腺病灶内部提插时超声医师可快速识别针尖在屏幕中的出现和消失。

在纵向法中，探头应呈 90° 垂直置放在皮肤表面，细针精确地紧邻探头窄边的中部（图 4-6）。只有在探针的下方才会看到穿刺针，通常由一根标记线引导；因此，穿刺针进入前最重要的是保证探头 90° 垂直于皮肤。超声医师放置探头时，应确保甲状腺结节邻近细针即将进入皮肤的位置，这一点非常重要，以确保用 1～1.5 英寸长度的穿刺针

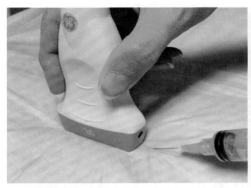
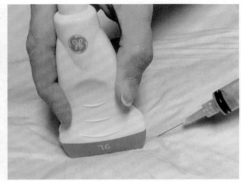
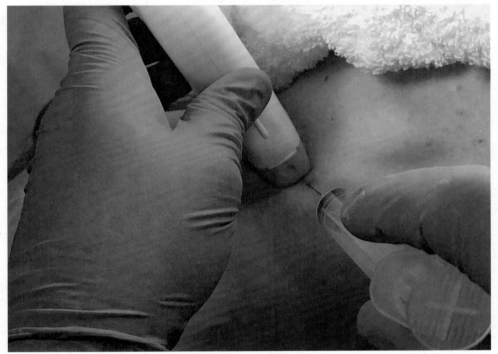

图 4-6　纵向法超声引导下甲状腺结节的细针穿刺活检

可以到达病灶。使用纵向法时穿刺针的全长都是可以被看到的，因为针尖一直都可被显示出来，因此，可以具体选择取样区域（图4-7）。纵向法的优点在于标本选取的精确性。而它的缺点在于需要超声医师更多操作训练的经验和技术，因为要保证穿刺针一直在探头窄边的中央才能在屏幕上一直看到穿刺针。

结节穿刺活检后，应该在穿刺局部的表面轻度局部加压，以避免浅表出血。在最后一步后应扫查甲状腺，确保没有活动性或严重出血的表现，即通常表现为结节、甲状腺包膜或周围区域的迅速增大及疼痛。如果出现血肿，应该应用超声检查短时间内观察其稳定性。即使没有血肿发生，患者在说话和吞咽时也可能感到不适，这是正常现象。因此，关于术前和术后的反应和改变，应对患者进行宣教沟通。

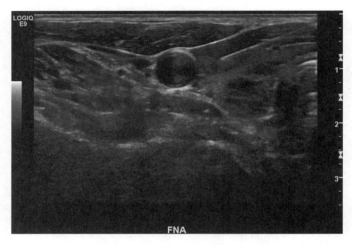

图 4-7　纵向法甲状腺结节细针穿刺活检的超声图像

标 本 处 理

当使用上述任何一种方法收集样本时，临床医师应立即准备好载玻片，以防止标本风干而影响样本检查结果。将穿刺针里抽吸的组织迅速地喷在载玻片的顶部然后涂抹，如图 4-8a～c 所示。注射器应该先与针分开，并抽进少量空气，以保证有足够的压力把标本喷到载玻片上。如果针并未从注射器里被分离出来，空气会被吸入，标本会被回抽至注射器中，很难再把它转移到载玻片上。故如果没有预先将针和注射器分开，注射器不应该吸入空气。患者的名字和医疗记录号码应该写在每张载玻片上，每一张载玻片的顶部都应该有一个回形针来防止载玻片间"粘"住而损害样本（图 4-2）。在涂抹样本之后，这些载玻片应迅速放置在乙醇中固定，以供后续巴氏染色。针尖和注射器内的组织应该用 Thinprep 细胞学检测液或 Hanks 溶液洗出，之后用于细胞病理学实验室收集更多的细胞（图 4-9）。偶有样本进入针座且不易被移出的情况。在这种情况下，有效解决的方法是把针插到橡胶的顶部（没有真空的血液收集管），然后将针靠在载玻片上，"轻弹"穿刺针即可将其中的组织释放到载玻片上（图 4-10）。

收集样本后应立即评估样本是否足量，载玻片都经过烘干处理以用于 Diff-Quik 染色。两张以上载玻片中应该出现至少 5～6 组甲状腺滤泡细胞，每组包含 10 个细胞，可认为样本量是足够的。

并 发 症

甲状腺细针穿刺活检的两种最常见的并发症是血肿及手术引发的血管迷走反射。预防血肿可以采取以下措施：在 FNA 之前停用抗凝血剂、穿刺针不要进入大血管、用 25 G 或更高的细针、避免 FNA 过度抽吸、避免粗针活检。当穿刺一个复杂囊肿的实性部分时通常会发生出血。出血通常是自限性的，但出血量较大可引起阻塞性症状。严重时疼痛和压迫可持续数天到数周。一些 FNA 所致出血的影响可持续至 FNA 活检数月后，表现为甲状腺切除时的解剖层次消失和炎症改变。

一些患者在 FNA 活检期间会出现血管迷走神经症状。患者在穿刺过程中应该平卧，会有帮助。通常情况下，患者会出现心

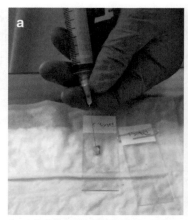
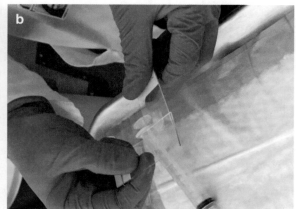
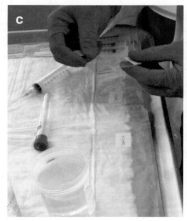

图 4-8　载玻片上涂抹细针穿刺的组织。涂抹前注射器吸
入空气

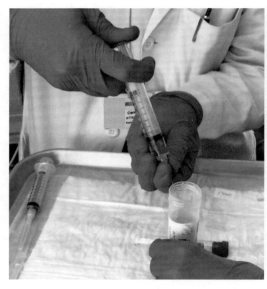
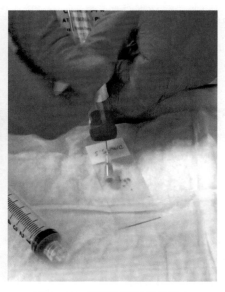

图 4-9　甲状腺结节细针穿刺前用 Thinprep 细胞
学检测液或 Hands 溶液洗出样本

图 4-10　移出穿刺针座的样本

动过缓、低血压、发汗、恶心。如果发生这种情况，穿刺应该停止，并采取支持性措施，如吸氧、生命体征监测、Trendelenburg

卧位，膝盖下放枕垫以抬高下肢、前额冷敷通常都是必要的。医师应该为罕见的情况做好心肺复苏的准备。

参考文献

[1] Miller JM, Hamburger JI, Kini S. Diagnosis of thyroid nodules. Use of fine-needle aspiration and needle biopsy. JAMA. 1979;241(5): 481–4.

[2] Kini SR, Miller JM, Hamburger JI, Smith MJ. Cytopathology of papillary carcinoma of the thyroid by fine needle aspiration. Acta Cytol. 1980;24(6): 511–21.

[3] Gharib H, Goellner JR. Diagnosis of amyloidosis by fine-needle aspiration biopsy of the thyroid. N Engl J Med. 1981;305(10): 586.

[4] Miller TR, Abele JS, Greenspan FS. Fine-needle aspiration biopsy in the management of thyroid nodules. West J Med. 1981;134(3): 198–205.

[5] Nilsson G. Marginal vacuoles in fine needle aspiration biopsy smears of toxic goiters. Acta Pathol Microbiol Scand A. 1972;80(3): 289–93.

[6] Nilsson G. Lymphoid infiltration in toxic goitres studied with fine needle aspiration biopsy. Acta Endocrinol (Copenh). 1972;71(3): 480–90.

[7] Crockford PM, Bain GO. Fine-needle aspiration biopsy of the thyroid. Can Med Assoc J. 1974;110(9): 1029–32.

[8] Droese M, Kempken K. Fine-needle aspiration biopsy in the diagnosis of thyroid diseases (author's transl). Med Klin. 1976;71(6): 229–34.

[9] Bodo M, Dobrossy L, Sinkovics I, Tarjan G, Daubner K. Fine-needle biopsy of thyroid gland. J Surg Oncol. 1979;12(4): 288–97.

[10] Fox CH. Innovation in medical diagnosis-the Scandinavian curiosity. Lancet. 1979;1(8131): 1387–8.

[11] Stein SA, Wartofsky L. Primary thyroid lymphoma: a clinical review. J Clin Endocrinol Metab. 2013;98(8): 3131–8.

[12] Mittendorf EA, Tamarkin SW, McHenry CR. The results of ultrasound-guided fine-needle aspiration biopsy for evaluation of nodular thyroid disease. Surgery. 2002;132(4): 648–53; dis-cussion 53–4.

[13] Cesur M, Corapcioglu D, Bulut S, Gursoy A, Yilmaz AE, Erdogan N, et al. Comparison of palpation-guided fine-needle aspiration biopsy to ultrasound-guided fine-needle aspiration biopsy in the evaluation of thyroid nodules. Thyroid. 2006;16(6): 555–61.

[14] Izquierdo R, Arekat MR, Knudson PE, Kartun KF, Khurana K, Kort K, et al. Comparison of palpation-guided versus ultrasound-guided fine-needle aspiration biopsies of thyroid nodules in an outpatient endocrinology practice. Endocr Pract. 2006;12(6): 609–14.

[15] Can AS. Cost-effectiveness comparison between palpation- and ultrasound-guided thyroid fine-needle aspiration biopsies. BMC Endocr Disord. 2009;9: 14.

[16] Haugen BR, Alexander EK, Bible KC, Doherty GM, Mandel SJ, Nikiforov YE, et al. 2015 American Thyroid Association Management guidelines for adult patients with thyroid nodules and differentiated thyroid cancer: the American Thyroid Association guidelines task force on thyroid nodules and differentiated thyroid cancer. Thyroid. 2016;26(1): 1–133.

[17] Gharib H, Papini E, Paschke R, Duick DS, Valcavi R, Hegedus L, et al. American Association of Clinical Endocrinologists, Associazione Medici Endocrinologi, and European Thyroid Association medical guidelines for clinical practice for the diagnosis and management of thyroid nodules. J Endocrinol Invest. 2010;33(5 Suppl): 1–50.

译者评述

本文重点介绍了甲状腺可疑恶性结节穿刺的适应证、穿刺引导方法、活检技术、标本处理技巧和常见的穿刺并发症及预防。

译者认为由于目前超声分辨力高、图像清晰、实时灵活，已成为浅表组织、器官活检的常规有效引导方法。超声引导下细针抽吸活检在国外已成为甲状腺可疑恶性结节的常规术前诊断手段，随着分子标志物检测的进一步开展，无疑对于甲状腺手术方案的制订、疗效评估具有重要意义。严格掌握好穿刺活检的适应证、掌握好穿刺活检的技巧、取得有效的样本是十分重要的。

第5章

甲状腺细胞病理学 Bethesda 报告系统（BSRTC）

The Bethesda System for Reporting Thyroid Cytopathology (BSRTC)

Idris Tolgay Ocal and Mohiedean Ghofrani

焦　琼　译，张惠箴　校

甲状腺细针穿刺：甲状腺细胞病理学 Bethesda 报告系统（BSRTC）

2015 年美国甲状腺协会（ATA）制定的成人甲状腺结节和分化型甲状腺癌处理指南中指出，甲状腺细针穿刺（FNA）是对甲状腺结节最准确和有效的评价手段[1]。FNA 安全易行，可在门诊触诊时直接进行穿刺，或者在影像引导下完成穿刺（见第 4章）。虽然超声检查对可触及的结节不是必需的，但越来越多的甲状腺 FNA 在超声引导下进行。众多证据还表明，超声引导可以增加 FAN 诊断的准确性及可诊断率[2-4]。细胞学检查怀疑为恶性的甲状腺结节，超声检查具有补充诊断价值；而对于超声检查表现为良性的结节，细胞学可诊断为极低危的恶性[5-7]。

经过近几十年来对甲状腺 FNA 的敏感性和特异性的统计，现已证明甲状腺 FNA 是一种高度敏感的甲状腺结节评估工具[8-15]。

现已证实，甲状腺 FNA 的敏感性和特异性在良、恶性诊断中作用均最大。而在诊断不确定的类别中，与手术结果符合的一致性较差。细胞病理学家采用一些术语描述了这类 FNA 结果，使问题更加复杂化。

除了良性和恶性的诊断以外，临床诊断术语的使用非常混乱，诸如"非典型""不确定""可疑""不能排除"，类似的措辞不仅对临床医师还是在复核同一张玻片的细胞病理学专家之间都常引起混淆。显然，寻求统一的术语不仅仅是为了学术原因，而且对于临床患者的处理都非常重要。甲状腺 FNA 诊断必须恰当地表达给临床团队，以确保作出最佳的临床处理决策。外科医师和患者都必须意识到 FNA 诊断的重要性，以确保临床决策有据可依。

为了规范甲状腺 FNA 报告的术语，并便于医师之间更好地沟通，2007 年 10 月22～23 日，美国国家癌症研究所（NCI）在马里兰州 Bethesda 主办了多学科"甲状腺细针穿刺专题会议"。此次会议由 Andrea Abati 博士组织，共有 154 名病理学家、外科医师、内分泌学家和放射科医师注册参与。

本次会议的结果在 2010 年的图谱中详述 [16]。根据 Bethesda 系统，共分为六大诊断分类，其中包括 3 个非典型 / 不确定类别，如下所述。

- 标本无法诊断或不满意。
- 良性病变。
- 意义不明确的细胞非典型性变或意义不明确的滤泡性病变（AUS/FLUS）。
- 滤泡性肿瘤或可疑滤泡性肿瘤（包含嗜酸性细胞肿瘤）。
- 可疑恶性肿瘤。
- 恶性肿瘤。

在本报告系统出版后的几年里，多项研究证实了 Bethesda 报告术语的实用性 [17-21]。很少有学术机构对其修改和建议的报道。就目前来看，该系统是文献中最为广泛被接受的甲状腺细胞学报告术语 [22-28]。重要的是，我们已注意到，基于患者群的机构差异和细胞病理学医师之间观察的差异都了如指掌 [29-32]。因此，强烈建议各位医师收集自己的病例分布和恶性风险数据。我们将详细研究这些类别，针对每个类别的临床意义和恶性风险，指出可能存在的薄弱环节，尤其是几个"不确定"类别。

甲状腺 FNA 的成分构成

滤泡上皮细胞：滤泡上皮细胞是甲状腺细针穿刺的主要细胞成分（图 5-1），是

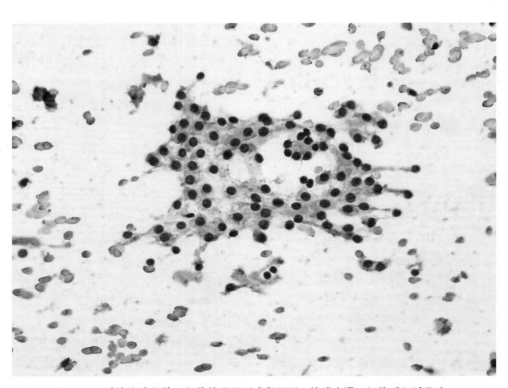

图 5-1　滤泡上皮细胞。细胞核呈圆形或卵圆形，核膜光滑，细胞质细腻易碎

甲状腺实质的主要功能细胞，产生甲状腺激素。细胞排列为大小不等的三维结构，中央储存甲状腺球蛋白。在细针穿刺涂片上，细胞可呈单个分布或形成完整的滤泡状。分泌降钙素的 C 细胞一般不可见，除非形成结节。

嗜酸（Hürthle）细胞： 嗜酸细胞是一类体积较大的上皮细胞，其胞质因充满线粒体而呈丰富致密的颗粒状（图 5-2）。虽然"Hürthle 细胞"这个名词已在过去被广泛沿用至今，但是"嗜酸（oncocytic）细胞"（有"肿胀"的含义）的表达似乎更为确切。虽然在甲状腺 C 细胞中也可以观察到类似的形态学改变，但 Hürthle 细胞这个术语意味着滤泡细胞的起源。

胶质： 胶质是甲状腺球蛋白在甲状腺滤泡内的储存形式。它在 FNA 涂片上呈均质半流质样；在涂片进行固定之前，胶质具有显著的光泽感、光滑、均质和蜜样特征，因此，进行甲状腺 FNA 阅片的病理学医师容易肉眼识别。

炎症细胞： 急性和慢性炎症细胞均可见于甲状腺 FNA，可能继发于感染性和自身免疫性炎症，或者来自淋巴造血系统的肿瘤。

巨噬细胞： 作为组织中的清道夫细胞，巨噬细胞在甲状腺中可能与甲状腺囊肿相关，其胞质呈空泡状（泡沫样），有或没有色素沉积（图 5-3）。

间质与血管成分： 血管、间质、神经或骨骼肌碎片均可能存在于甲状腺 FNA 标本中。

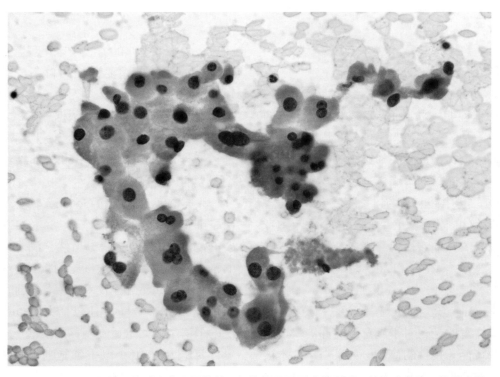

图 5-2 Hürthle 细胞。胞质丰富呈颗粒状，细胞核呈圆形或卵圆形，单核或多核，核膜光滑，可有明显的核仁

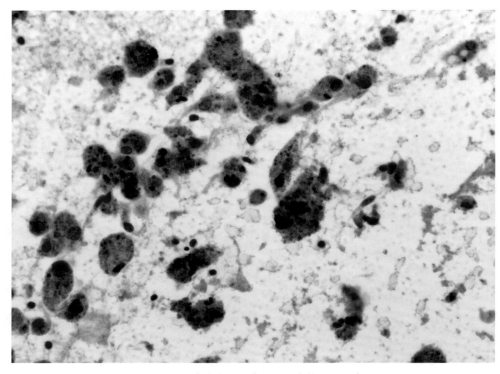

图 5-3　囊内容物，含大量色素的巨噬细胞

诊断学分类

1. 标本无法诊断或标本不满意

特别说明甲状腺 FNA 标本是否足够的主要原因是为了避免假阴性诊断。为了减少假阴性结果，病理学医师必须正确地识别组织成分。然而，标本满意与否涉及多种因素的影响，其中包括穿刺的技巧、涂片的手法、正确的固定和染色；同时也与结节本身的特征有关，如实性或囊性成分比，病变内出血、变性、坏死，以及多少量发生纤维化、钙化或骨化改变。因此，对于甲状腺 FNA 标本满意度的评定尚无单一标准。此外需要注意的是，对于满意度的评价仅适用于那些可能为良性的病变，如果一个标本被认为是除良性以外的任何诊断，则不应被判定为标本无法诊断或标本不满意，而应该在

病理报告中以适当的方式予以呈现。在这种情况下，往往更需要详细的口头或书面沟通。在临床工作中，标本无法诊断指的是没有观察到某一特定诊断的依据；而标本不满意则是指穿刺标本量没有达到足以评价的程度，这两者共同组成了 Bethesda 系统的一个独立的诊断类别。

来自 Mayo 诊所的 Goellner 博士最早提出了细胞满意度的评价标准，即诊断中所需要的滤泡细胞数量[33]。虽然"满意度"指的不仅仅是涂片中滤泡细胞的数量，但是几十年来 Goellner 的提议对于甲状腺细胞学诊断依然十分有效，并且包括在 Bethesda 系统的术语中。六组适宜观察的滤泡上皮细胞巢，每组含有 10 个以上细胞则可以被评价为满意标本。这意味着该细胞学标本应该足以识别病变特点，并能够与临床，尤其是影

像学诊断保持一致性。

对标本满意度的要求需排除一些特殊情况，当有任何提示病变为非良性或有临床手术指征时，则不应诊断为标本不满意。此外，如胶样结节或炎症性病变，其中的滤泡细胞成分在针吸涂片中可能很少或根本没有。

囊肿性病变由于没有足够的滤泡上皮细胞常被认为是非诊断性的。对这些病例的主要关注点在于排除甲状腺囊性乳头状癌。在这种的情况下，建议报告为标本无法诊断，仅显示囊液。此类结节若小于 4 cm 并在穿刺后体积缩小，其恶性风险是极低的 [34]。

同样，即使细胞数量充足，但被血液遮盖，或者保存及固定不当、染色不佳均可以使标本无法诊断。

虽然"标本无法诊断"这一类所占的比例在不同文献中有很大的差异，但总体上平均为 10% 左右 [14, 15, 35-40]。Bongiovanni 在 Bethesda 系统启用之后的一个回顾性分析中，总结了超过 25 000 例 FNA 的平均"无法诊断率"为 13%，从 1.8% 到 23.6% 不等 [20]。

在没有大样本及充分随访的情况下，这类诊断的恶性风险很难评估，因为对大多数的病例不会进行手术干预。而手术随访结果常由于选择偏倚而高估了其恶性风险。因为手术患者通常由于出现额外的指征，如肿瘤大小的增加、异常的临床症状或可疑的影像学发现，导致该类患者的危险度增加。总体而言，这一诊断分类的恶性风险实际上非常低。由于样本数据的差异，恶性风险从 0.6% 到 39% 不等，其中没有可疑影像学表现和较小病变的恶性风险尤其低 [15, 35-37, 39, 41, 42]。有研究通过对 393 例初始 FNA 标本无法诊断的病例进行充分的细胞学、外科或超声检查随访，发现仅 2.3% 为恶性肿瘤 [41]。在这一诊断分类中，单个结节大小每增加 1 cm，其恶性风险则显著增加 [41]。

采用超声引导，总的标本不足率将会减少 [2, 3]。对甲状腺 FNA 马上进行现场评价（无论有无超声引导），对进一步降低非诊断率亦证明有帮助 [38, 43, 44]。然而应该强调的是，操作者以及细胞学评估人员的经验和能力比超声引导或穿刺技术更重要 [45]。Bethesda 系统对这类标本无法诊断的临床处理建议是重复 FNA，但至少间隔 3 个月以上，并且最好采用超声引导及快速现场评价。虽然超声引导和现场评估可能增加标本的满意率，但是在文献中没有确切的数据指出需要重复 FNA 的确切时间间隔。最近的研究并没有发现 3 个月这个时间节点的依据 [46, 47]。此外，也没有证据表明立即重复 FNA 是禁忌证。更为合理的解释似乎是，为了防止过度修复或反应性变化导致经验不足的细胞病理学诊断者误判其为非典型或肿瘤。然而，在决定最合适的随访周期时，应考虑多种因素，包括患者依从性、临床和超声检查结果和临床经验。特别是在没有可疑的影像学检查结果的情况下，对这类患者进行临床和影像学检查随访是可以被接受的，并不一定需要重复 FNA [41, 48, 49]。

2. 良性病变

虽然甲状腺结节的 FNA 诊断可用于确认恶性程度或确定手术范围，但甲状腺 FNA 的主要目的是证明结节是良性的，无须手术切除。由于绝大多数甲状腺结节是良性的，甲状腺 FNA 中至少 60% 的病例也被诊断为良性 [9, 11, 14, 15, 33]。因此，甲状腺 FNA 减少了很多不必要的手术。对于细胞学诊断为良性的结节，进行临床和影像学检查随访即可 [50]，无须做诊断性切除。

良性诊断包括良性滤泡性结节、胶质结

节和炎症性病变等多种情况。

良性滤泡性结节：是甲状腺 FNA 中最常见的类型。顾名思义，其包含一大组各种各样的滤泡样病变，包括滤泡增生性结节和一部分滤泡性腺瘤。滤泡增生性结节中包括单结节性或多结节甲状腺肿、增生为主的结节、Graves 病中的增生结节和胶质结节（见下文）。由于这些结节的临床处理是相同的，抑或 Graves 病的诊断也常建立在临床基础之上，因此细胞学上对这些良性结节类型进行区分很少有或没有临床意义。

良性滤泡性结节的主要细胞学特征是胶质和不同形态滤泡细胞的组合，也包括 Hürthle 细胞。因此，正确识别胶质非常重要。胶质在固定时很容易被洗脱而丢失，在风干涂片中最易被观察，显示为蓝色。胶质可以表现为稠厚、色暗、开裂、水样，或者蓝色云雾状（图 5-4）。经验不足时与血清很难鉴别。

当涂片内显示丰富的胶质成分，甚至没有滤泡细胞，也可报告为"良性"或"胶质结节"，因为这种病变的恶性风险被认为是极低的 [51]。但实际上，这种情况很少见。通常认为是巨滤泡性病变的一种极端表现。胶质结节的术语可以指在涂片上主要显示的是胶质，此外，该取材结节的影像学特征也支持此细胞学表现。如果超声检查显示病变为实性，则细胞学仅见丰富的胶质不应报告为良性或标本足够。

良性滤泡性结节的涂片中除看见胶质外，滤泡上皮细胞也常被见到（图 5-5），可形成大小不同的片状或滤泡状结构。需要注意的是，在良性滤泡性结节中亦可以见到微滤泡成分，而在这样的背景下，微滤泡的

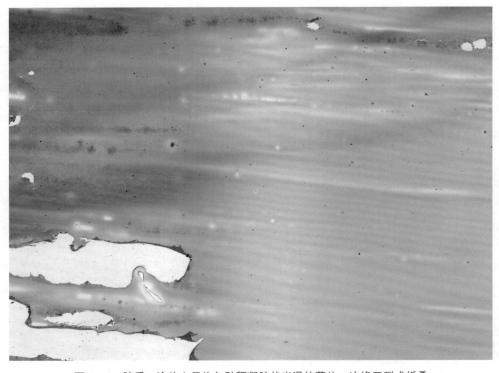

图 5-4　胶质。涂片上呈均匀黏稠凝胶状光滑的薄片，边缘开裂或折叠

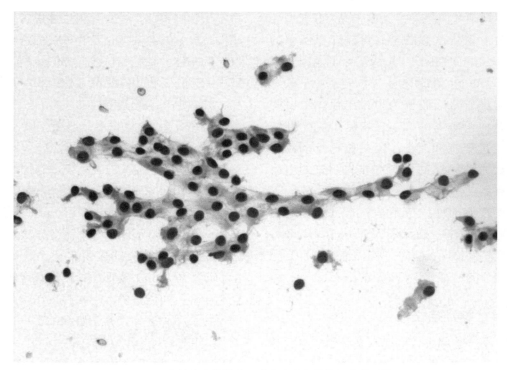

图 5-5　良性滤泡性结节。滤泡上皮细胞核无非典型性

存在不应被视为非典型或滤泡性肿瘤。随着滤泡体积的减小，其中心更易看到胶质。根据穿刺技巧和针的大小不同，涂片中偶尔会看到厚的组织碎片。但在 FNA 标本中，应当仅偶尔见到单个滤泡，而不应该出现三维的滤泡群。细胞成分从少量到中等量，有时甚至很明显，但只是滤泡结构的混合体，从小滤泡到大滤泡、片层状结构，间或存在微滤泡。

在此，有必要提及微滤泡的含义。到目前为止，微滤泡的最佳定义由 Renshaw 提出："少于 15 个细胞，排列成几乎 2/3 完整圆的扁平结构。"微滤泡也可以被看作小而紧凑的三维球体，球的中心是胶质。

滤泡上皮细胞平淡无奇，有中等量至丰富的胞质。由于胞质内细胞器的数量及细胞代谢活性的不同，胞质可呈均质或颗粒状。

在针吸和涂片过程中，可由于胞质被撕裂而在背景中形成分散的裸核。正常滤泡细胞核在大小、形状和染色质形态上可存在非常细微的差异。细胞核呈圆形或卵圆形，染色质均匀细致。核膜通常光滑和规则，没有凹痕、核沟或核内包涵体，偶见一个或两个小而不明显的核仁，没有核扭曲。

良性滤泡性结节中常可见到一部分 Hürthle 细胞或嗜酸细胞。虽然 "Hürthle 细胞" 作为甲状腺嗜酸细胞病变的术语是不恰当的，因为 Hürthle 细胞实际上指的是犬的 C 细胞 [52]，但是 Hürthle 细胞用作命名嗜酸细胞已经在文献和临床实践中获得了很好的确立。Hürthle 细胞的胞质内因充满线粒体而呈均匀的颗粒状。细胞核为圆形或卵圆形，核体积中度增大，常有单个凸出的核仁。Hürthle 细胞也可出现明显的核增大、核膜不规则和核深染，但不应视为非典型性或恶性。值得注意的是，可能存在所谓的"早期 Hürthle 细胞"，其特征介于滤泡上皮细胞和 Hürthle 细胞之间。

背景通常以胶质为主或出血。出血的背景是血管丰富的标志，常见于肿瘤性结节，但是穿刺针大小、穿刺技巧及药物影响（如血液稀释剂）均可能与明显的出血背景有关。

良性滤泡性结节不是一个排除性的诊断。当结节不具有诊断任何病变的特征时，亦不应将其诊断为良性，应仔细鉴别良性滤泡性结节的特征以进行适当的诊断。

甲状腺炎症性病变

桥本甲状腺炎：淋巴细胞性甲状腺炎和桥本甲状腺炎似乎是自身免疫性甲状腺炎的不同阶段，其共同特征是存在抗甲状腺自身抗原的抗体。细胞和抗体介导的免疫反应导致组织损伤、再生，最终致使组织完全被破坏，导致形态学的改变。

桥本甲状腺炎的 4 个组织学特征分别如下：

- 淋巴细胞浸润以及生发中心形成。
- Hürthle 细胞化生。
- 滤泡萎缩（微滤泡）。
- 纤维瘢痕形成（纤维化变异型）。

桥本甲状腺炎的表现多样，其组织学上的严重程度和主要形态特征有很大的差异（图 5-6）。同样，桥本甲状腺炎在细胞学上的表现也多种多样，其主要细胞学特征（图 5-7）如下：

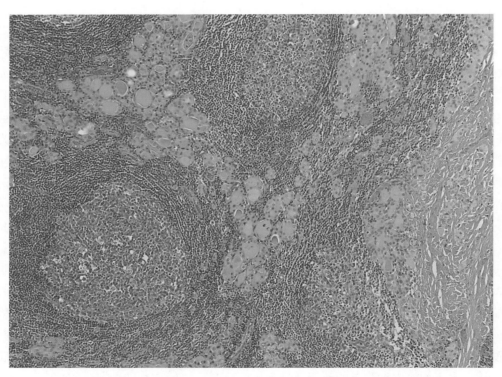

图 5-6　桥本甲状腺炎。组织学切片显示甲状腺实质内淋巴细胞浸润，生发中心形成，滤泡上皮萎缩伴明显的嗜酸性变

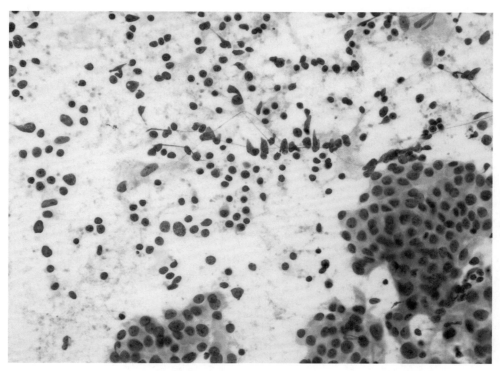

图 5-7　桥本甲状腺炎。最典型的特征是涂片内不同程度的淋巴细胞浸润和 Hürthle 细胞

- 多种形态的淋巴细胞群，包括小而成熟的淋巴细胞、反应性淋巴细胞和偶见的浆细胞，在细胞学涂片中亦可发现生发中心的存在。
- Hürthle 细胞呈片状和散在分布，胞质呈颗粒状、细胞核增大，核仁凸出，通常为滤泡上皮的主要成分。
- 微滤泡的存在不是滤泡性肿瘤的证据，在这种情况下不应过度解读。
- 亦可见含有毛细血管的间质碎片。

通常，淋巴细胞容易与上皮细胞团混杂在一起；然而桥本甲状腺炎也可仅表现为轻度但明确的慢性炎症浸润，背景为伴有混合 Hürthle 细胞的滤泡上皮细胞群。

细胞学上对桥本甲状腺炎没有最低诊断标准。一些人认为需要识别所有 4 个组成部分，包括涂片中的毛细血管；也有人认为淋巴细胞浸润的存在即可作为桥本甲状腺炎的证据。

肉芽肿性甲状腺炎：是一种好发于中年女性的甲状腺疾病，常伴有疼痛和发热。常为双侧性，也有不对称的，较少对其进行 FNA。虽然在 FNA 中可能诊断肉芽肿性甲状腺炎，但细胞表现很大程度上取决于炎症的严重性。最具特征的是异物小体和炎症细胞及异物巨细胞（图 5-8）。然而，需要强调的是，多核巨细胞可见于各种甲状腺良、恶性肿瘤的 FNA 涂片中，仅有多核巨细胞的存在不应诊断为肉芽肿性甲状腺炎。甲状腺胶质周围也可有上皮样组织细胞和形态良好的肉芽肿结构。背景中滤泡上皮细胞丰富，包括 Hürthle 细胞。甲状腺胶质可以罕见。

急性甲状腺炎：急性甲状腺炎具有典型

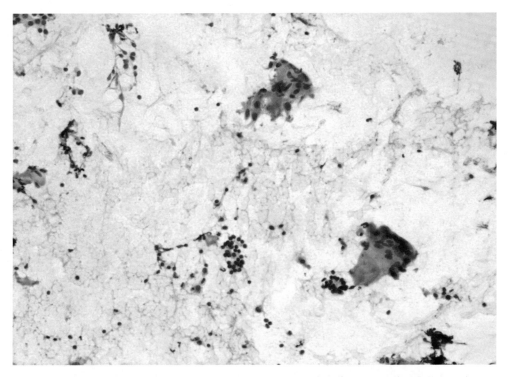

图5-8　亚急性甲状腺炎。涂片内见形态温和的滤泡上皮细胞、淋巴细胞和多核巨细胞

的临床表现，通常不需进行 FNA，除非需要引流或微生物培养。针吸物显示丰富的急性炎症背景和坏死碎片（图5-9）。滤泡上皮细胞即使全部得到辨认，可能仅是背景中的一小部分。上皮细胞通常表现为反应性的非典型改变，不应被诊断为肿瘤。

　　Graves 病：Graves 病是一种常见于中年女性的自身免疫性甲状腺疾病。病理表现为甲状腺弥漫性增生，临床表现为甲状腺功能亢进。该疾病通常弥漫性累及甲状腺，有时在影像学检查或触诊中被发现甲状腺不对称肿大或出现结节而进行 FNA。

　　Graves 病的细胞学特征无特异性，其诊断参照临床表现非常有帮助。细胞学表现类似于其他良性滤泡性结节，亦可能会被考虑为滤泡性肿瘤。涂片中显示混合性滤泡细胞结构，包括微滤泡和巨滤泡。该特点也是

在背景中甲状腺胶质较少的情况下，与滤泡性肿瘤的鉴别之处。Graves 病可出现少量滤泡上皮乳头状增生，但临床病史和缺乏细胞核的非典型性可与乳头状癌鉴别。

　　背景中可见混合性淋巴细胞，但通常细胞量少于桥本甲状腺炎，Hürthle 细胞可以存在或不存在。

　　亚急性甲状腺炎：这是一种非常罕见甲状腺炎，其纤维化改变可延伸至甲状腺实质外，从而引起对恶性肿瘤的怀疑。细胞学标本通常表现为乏细胞，并可能显示混合性慢性炎症，滤泡细胞和胶质相对缺乏。在临床上，最重要的是确认其没有细胞学可以明确诊断的恶性肿瘤，如间变性癌或肉瘤。

　　Riedel 甲状腺炎（木样甲状腺炎）：甲状腺炎中非常少见的类型。其特征性表现为

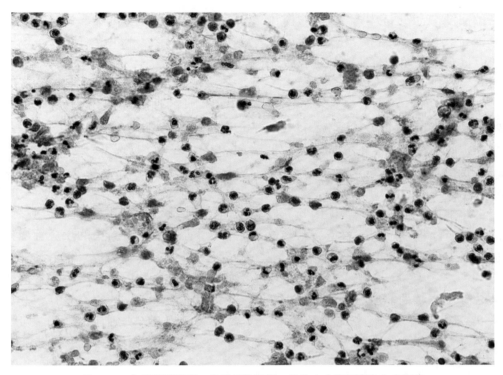

图 5-9　急性甲状腺炎。急性炎性浸润，涂片中未发现滤泡上皮细胞

甲状腺纤维化，并与周围软组织粘连，因而可能被怀疑为恶性。穿刺标本内细胞稀少，可伴有慢性炎症细胞浸润，常缺乏滤泡细胞和胶质。这类病例鉴别诊断的关键是排除恶性诊断，如未分化癌和肉瘤。

意义不明确的细胞非典型性变或意义不明确的滤泡性病变（AUS/FLUS）

这是 Bethesda 系统中最具争议的一类诊断，然而它在甲状腺结节的诊断和治疗中具有特殊的用途。应该注意的是，这一类别不属于某一特定类型的病变，而可以被认为是细胞学上可识别的任何类型的病变，其恶性风险高于良性病变，但低于滤泡性肿瘤 / 可疑滤泡性肿瘤或可疑恶性肿

瘤，即在 5%～15% [16]。这类患者虽不宜立即进行手术干预，但仅做常规随访也是不够的。AUS/FLUS 的定义广泛而涵盖很多方面。Bethesda 系统中此类诊断最常见的情况是，病变成分虽然明显但很少量，不足以诊断滤泡性肿瘤、Hürthle 细胞肿瘤或恶性肿瘤（乳头状癌），同时淋巴细胞来源或其他细胞（如髓样癌）也包含在细胞非典型性变之内。还有各种各样其他原因可能造成涂片不佳，如细胞量少、出血背景、保存 / 染色不当或临床病史不能完全解释标本中所见的非典型性特征（如桥本甲状腺炎、放射线接触史或药物使用史如卡巴唑）。

在 Bethesda 系统中，这类特殊情况被归为最终"无法分类"。为了防止这一诊断的过度利用，建议将该类别限制在所有甲状腺 FNA 总量的 7% 以内。可以预见，这

一类别的可重复性很差[32]，术语的使用也十分混乱[23,53]。该组推荐的恶性风险在文献中也有巨大差异，通常超过预期的5%～15%[27,54-61]。

自从 Bethesda 系统被广泛地接受和应用以来，非典型性诊断的恶性风险不仅在不同诊断机构间表现出显著的差异，而且也表现在报告形式上。虽然 Bethesda 系统不建议细分 AUS/FLUS 类别，但许多人仍然建议应当详细描述不同的亚类，因为它们代表的恶性风险程度不同。根据文献最近的报道，至少可以从理论上划分为下列亚类[27,54-62]：

AUS 伴细胞核的非典型性：考虑甲状腺乳头状癌（PTC）非典型的细胞数量有限，不足以诊断"可疑恶性"或"恶性"。有文献表明这一类的恶性风险最高，可达28%～56%。

这些病例表现为在可能良性的 FNA 中出现局灶的细胞核增大和核膜不规则，以及核沟和苍白的染色质（图 5-10）。应该注意的是，在许多情况下，更适合将这些病例纳入"可疑恶性肿瘤"范畴，而不是 AUS。正确认识细胞学非典型性和 PTC 的细胞学特征对病理学诊断具有重要意义。只有当核特征不能用背景中的反应性变化来解释时，如桥本甲状腺炎、辐射暴露史、药物和明确的囊肿内衬，方可报告为非典型性。如果某一孤立的细胞巢存在非典型核特征考虑为 PTC，则应诊断为"可疑恶性

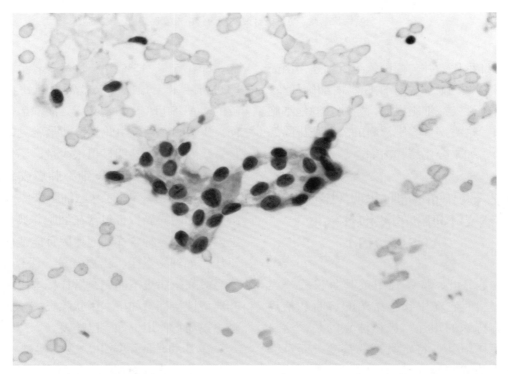

图 5-10　意义不明确的细胞非典型性变。上皮细胞巢小而富有黏附性，染色质呈细颗粒状，可见核沟。细胞核拉长，没有明显的嗜酸性变。这种孤立的上皮巢需引起注意，但并不足以诊断为PTC 或恶性

肿瘤"。在许多机构中，在固定良好的、染色适当的涂片上如果查见核内包涵体，则至少被报告为可疑恶性肿瘤，而不是 AUS。因此，诊断者应该掌握以下章节中描述的 PTC 的诊断特征。

AUS 伴有明显的微滤泡结构，当细胞量少或背景中存在多种滤泡结构时，不支持滤泡性肿瘤的诊断（图 5-11）。总的来说，这一类别的恶性风险相对较低，取决于数据如何获得，平均为 5%～25%。就我们的经验而言，风险更接近于低限。

AUS 伴明显 Hürthle 细胞：背景为桥本甲状腺炎或结节性甲状腺肿。这一类似乎更复杂和多样，其恶性风险也较低，大多不到 10%。

一些作者进一步将 Hürthle 细胞分为异型或非异型。然而其重复性还没有得到肯定，主要是因为在良性增生中的 Hürthle 细胞也常表现为细胞核增大、染色质凝集、核深染、核膜不规则和退行性变、可能增高的核质（N/C）比例。当然，如果 Hürthle 细胞表现为单一的形状，特别是缺乏良性或甲状腺炎背景，报告 AUS 或 FLUS 仍然是合适的。

AUS，非特指型（NOS）：包括其他细胞类型，如桥本甲状腺炎或由于样品处理和染色问题造成的非典型性改变。辐射暴露史包括放射性碘和其他药物也可导致细胞核的非典型性，可被诊断为 AUS/FLUS。囊肿内衬细胞中的细胞学改变也可在这一类别中。

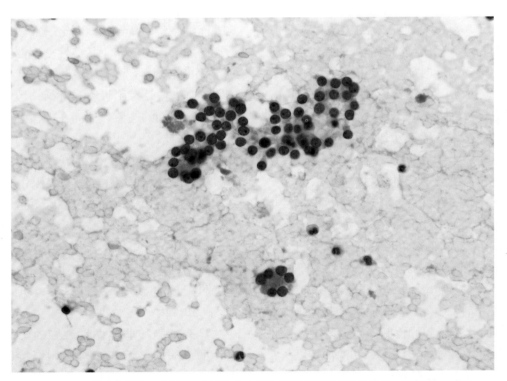

图 5-11　微滤泡结构。少于 15 个滤泡上皮细胞排列成扁平或三维结构，细胞形态温和

显然这是一个混合性的组别，平均恶性风险为 8%～36%。

进行病理诊断重要的是必须清楚地表达细胞学检查结果。如果临床团队无法解读细胞学表现和相关的风险评估，最好在报告时增加关于该诊断的临床意义的评论。最好的办法是获得该机构的数据，然而不同穿刺诊断单位的恶性肿瘤风险差异较大[55, 63]。

在多数临床实践中，对诊断为 AUS/FLUS 患者的后续处理是重复 FNA。和上述标本无法诊断的类型相似，一般建议间隔 3 个月再次进行 FNA，然而并无证据支持这一时间间隔。有超过一半的病例经过再次 FNA 被诊断为良性[37, 64-66]，从而大量减少了不必要的甲状腺手术。

还需要说明，采取手术切除的 AUS/FLUS 病例，显示了发生恶性的风险比 AUS/FLUS 总的恶性风险的"错误"评估高，因为这些病例可能有额外的临床或影像学被怀疑为恶性的征象。

滤泡性肿瘤或可疑滤泡性肿瘤（包括嗜酸细胞型）

滤泡性病变是甲状腺疾病中最大的一类，其范围包括从良性、非肿瘤性滤泡性增生到滤泡性癌。这些病变在细胞学上具有共同的形态特征，因此 FNA 并不能将其明确区分。由于恶性肿瘤的诊断依赖于组织学上明确的浸润依据，因此无法在 FNA 标本上进行评估。在细胞学上，滤泡性肿瘤（FN）涵盖了不同的诊断，包括滤泡增生性结节、滤泡性腺瘤、滤泡癌和滤泡型乳头状癌（FVPTC）。最近修订的"具有乳头状核特征的非浸润性滤泡性肿瘤（NIFTP）"取代了之前"包膜内乳头状癌"的概念，也包

含其中（参见以下讨论）[67]。最新研究表明，手术切除的良性病变中有 56% 术前细胞学诊断为滤泡性肿瘤[68]。一些罕见的肿瘤，如髓样癌、低分化癌、甲状旁腺增生和一些转移性癌，也有可能被诊断为滤泡性肿瘤[69]。

Bethesda 系统认为，此类滤泡性肿瘤的恶性风险为 15%～30%。考虑到这一类别的组内差异，将该组分为具有独立的形态特征和相应的恶性风险的亚组是必要的。

平淡无奇的滤泡增生性病变：良性滤泡性增生是甲状腺最常见的组织学病变，FNA 对这类良性病变的诊断具有高敏感性和特异性。如果病变的细胞数量丰富、排列拥挤、伴有微滤泡结构，且背景缺乏胶质，则归入滤泡性肿瘤的诊断（图 5-12）。滤泡性肿瘤的明确诊断依赖于组织学对包膜完整性的判定，而细胞学诊断无法做到这一点，因而滤泡性肿瘤的范围涵盖了从良性增生性结节到滤泡癌的各种类型。核质比（N/C）增加、细胞丰富、缺乏黏附性、三维结构形成被认为是可疑恶性的迹象，然而在大样本研究中可重复性却较差[70, 71]。

Bethesda 系统没有很好地定义 AUS/FLUS 和 FN 两类诊断之间的界限，微滤泡结构以及细胞和结构的单一性则更指向滤泡性肿瘤。更具有特征的是，涂片中细胞的比例多于胶质。

由于临床术语使用的不同，FN 中的总体恶性风险也显示一定的差异，但总体在 25%～30% 内[14, 15, 42, 65, 72-75]。

具有细胞核非典型性改变的滤泡性肿瘤：如果病变显示 PTC 的细胞核特征，则不应被诊断为 FN；若怀疑为 PTC 则应诊断为可疑恶性肿瘤。然而某些病例，特别是在滤泡型 PTC（FVPTC）中[76-81]，PTC 的细

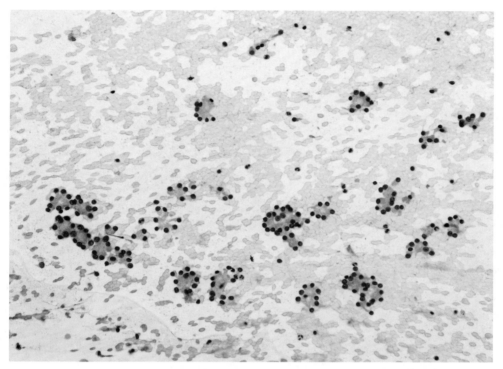

图 5-12　滤泡增生性病变。丰富的微滤泡结构，缺乏胶质背景，细胞核无非典型改变

胞核特征可能不明显。因此，这些病变往往跟其他类型同样被诊断为 FN。

对于具有明显滤泡型结构而仅有少量核膜不规则的 FNA 病例，最合适的诊断仍然是 FN。如果认为需要与 PTC 鉴别诊断，则应在细胞学报告中予以注明。大多数与 FN 诊断相关的恶性肿瘤被证明是 PTC，特别是 FVPTC [14, 15, 65, 72, 74, 75, 82]。需要特别注意的是，诊断为滤泡性肿瘤伴 PTC 可能的病例，切除后的恶性比例是非常高的 [78, 83]，通常介于 FN 和可疑类别之间，一般均大于 50%。任何非典型的核特征，特别是核增大、核沟及合胞样结构都是非常重要的，并且由于其相关恶性风险的增加，应该在诊断中予以注明（图 5-13）。

嗜酸细胞肿瘤：嗜酸细胞是形态独特的滤泡细胞，其胞质丰富、颗粒粗大，核呈圆

形或椭圆形，核仁明显。丰富的线粒体导致胞质呈颗粒状，同时显示不规则的形态 [84]。

嗜酸细胞是变异的滤泡细胞，在不同的甲状腺肿瘤及原发于其他器官的嗜酸细胞肿瘤中（如唾液腺、肾脏、食管等）也可见到类似的形态学特征。因此，这不是一类单独的或特定类型的细胞，而是代表分化的结束。此外，在一些甲状腺乳头状癌和甲状腺髓样癌（medullary thyroid carcinoma, MTC）病例中也可见到丰富的颗粒状细胞质，有大的圆形或卵圆形的细胞核和明显的核仁，这些应诊断为 PTC 和 MTC，而不是嗜酸细胞肿瘤。与其他 PTC 一样，嗜酸细胞变异的诊断是基于细胞核特征进行的。虽然嗜酸细胞肿瘤中有一些核增大和核膜不规则的表现，但细染色质颗粒和核内假包涵体却不是嗜酸细胞的特征，此时应该怀疑为

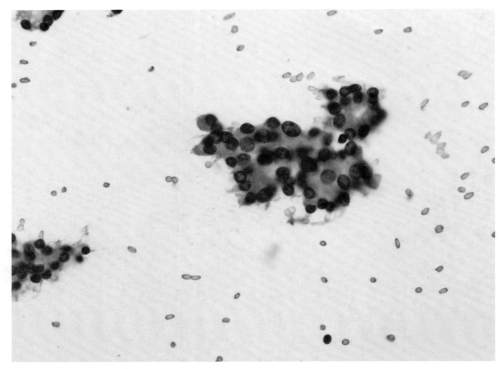

图 5-13　伴有核非典型性的滤泡性病变。微滤型细胞巢，核染色不均，染色质有聚集现象

PTC。MTC 偶尔可显示丰富的颗粒状胞质，以及真正的嗜酸细胞病变具有的重叠的形态学特征。Romanowsky 染色中，MTC 的典型神经分泌颗粒呈红色，而嗜酸细胞的颗粒被染成蓝色[16, 85]。

　　滤泡性肿瘤嗜酸细胞型（FNHCT）是由 Bethesda 系统提出的术语，该组的恶性风险与其他组滤泡性肿瘤相同，均为 15%～30%。FNHCT 的诊断特征亦与非嗜酸细胞类型的 FN 相同，表现为细胞丰富、单一的嗜酸细胞群，背景中胶质很少或缺如（图5-14）。大多数病变的嗜酸细胞显示黏附性很差，大的三维巢团结构仅见于少数嗜酸细胞肿瘤中。因此，当其存在时，则高度提示FNHCT。还应注意，嗜酸细胞也常见于良性滤泡性结节和桥本甲状腺炎中。因此，当背景为这类良性病变时，仅仅存在丰富的嗜

酸细胞群并不是非典型性的表现。只有标本由单一的嗜酸细胞组成时，才被认为是非典型的或肿瘤性的。一些形态特征也被认为可以提示嗜酸细胞性肿瘤的恶性程度，如细胞大小不一、黏附性差、缺少胶质及合胞体结构；然而这些细胞学特征对诊断嗜酸细胞肿瘤比嗜酸细胞癌更有价值[86]。

　　Bethesda 系统将这一类病例与其他 FN归于相同的风险类别，并认为嗜酸细胞肿瘤是一种罕见的诊断，只有当胞质丰富、缺乏胶质、嗜酸细胞群落单一，且缺乏慢性甲状腺炎背景时方可诊断。如果严格遵守这一诊断标准，其恶性风险则接近非嗜酸细胞型FN。由于嗜酸细胞在甲状腺非肿瘤性结节中很常见，因此诊断标准越严格，其恶性风险就越低。

　　滤泡性肿瘤，非特指型：与其他分类一

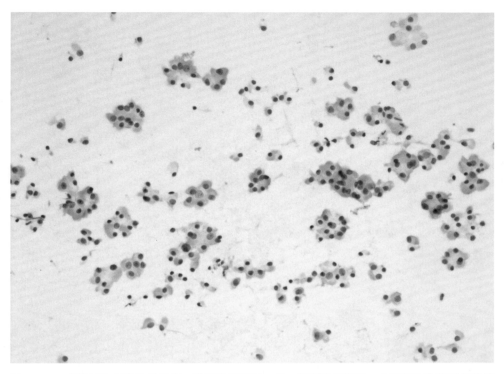

图 5－14　嗜酸细胞型滤泡性肿瘤。缺乏胶质背景、单一的嗜酸细胞群。术后证实为嗜酸细胞癌合并血管侵犯

样，并非所有的病例都可以被归类为某些特定的组，一些病例的形态特征不足以用任何方式进一步分类。况且，髓样癌、甲状旁腺病变、低分化癌以及某些转移性病变均可显示 FN 的特征，慢性甲状腺炎亦是如此。当存在甲状腺炎的临床病史或甲状腺炎的任何形态学表现，包括慢性炎症（除外周血中存在的）、混合的嗜酸细胞和血管时，诊断 FN 需要格外谨慎，因为绝大部分这类病例都是良性的[87]。

可疑恶性肿瘤

这不是一个具有特定形态学特征的类别，而是一个中间型的病变类型。其具有恶性肿瘤的部分特征，但不足以明确诊断。在 Bethesda 系统中，以下表现被列为属于此种类型[16]：

- 良性背景下的斑片状核恶性改变。
- 核恶性改变不充分。
- 病变细胞量不足。
- 囊性背景下的细胞核非典型性改变。

虽然以上特征可以提示可疑恶性肿瘤的诊断，但不可能将所有可疑病例都归纳其中。此外，没有确凿证据表明，对可疑恶性肿瘤进一步分类有任何临床意义或提示其恶性风险不同。它可以被理解为恶性，尤其当被怀疑为 PTC 时，只是不足以明确诊断（图 5-15）。应该注意的是，这是一个没有明确诊断标准的中间类别，其定义和实际应用是相当主观的。因此，建议自行收集并记录数据以计算与此诊断相关的恶性风险。

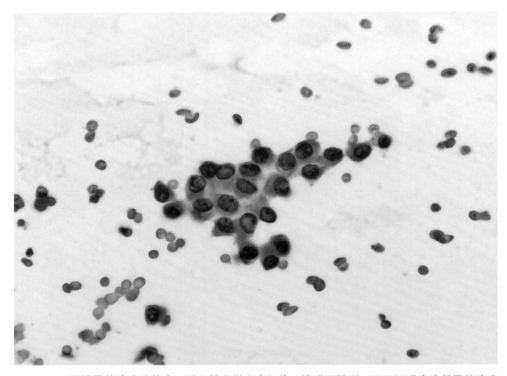

图 5-15　可疑甲状腺乳头状癌。孤立性小巢上皮细胞，核膜不规则，不足以明确诊断甲状腺乳头状癌。术后证实为乳头状癌

这一类诊断在所有甲状腺 FNA 中占 1.3%～9%，在不同样本和实验室中存在差异性[14, 15, 37, 42]。需要着重指出的是，在较早的文献中，可疑恶性肿瘤和滤泡性肿瘤可能被归为同一类诊断[9, 33, 88]。

该类别的恶性风险也因操作者和样本不同而呈现差异。Bethesda 系统对该类诊断的恶性风险建议为 60%～75%，这似乎符合大多数报道。在 Bongiovanni 超过 25 000 例病例的回顾性分析中，其平均恶性风险为 75%[20]。然而，最近内分泌病理学会修订了以往被称为恶性肿瘤[67]的"具有乳头状核特征的非浸润性甲状腺滤泡性肿瘤（NIFTP）"作为甲状腺肿瘤的一个新的亚类。在 Maletta[68] 发表的一个小专题中，27% 的 NIFTP 病例在手术前被诊断为可疑

恶性肿瘤。由于这是一个新的术语，而且将以往被认为是恶性的肿瘤现归为良性，因而这种改变对其恶性风险的长期影响有待更多数据的统计。

由于可疑恶性肿瘤中的大多数病例是 PTC，因此，后续多数采取腺叶切除术，并通过术中冷冻病理检查进行进一步评估。笔者认为，应将冷冻切片作为评价这些病例的主要指标。然而也有人建议，甲状腺全切除术对这些患者更具经济效益[89]。在有明确临床和影像学检查证据及征得患者同意时，2015 ATA 指南中强烈推荐对其采用与恶性肿瘤相同的手术治疗方案。

虽然该组中大多数病例被怀疑为 PTC，然而根据形态特征，其他肿瘤如髓样癌、淋巴瘤或转移性病变均可被列入本类诊断。关

于这些非 PTC 病例的文献报道非常有限，其恶性风险可能接近或高于"可疑 PTC"。

恶　性　肿　瘤

甲状腺 FNA 中有 4%～8% 的病例可以做出恶性肿瘤的明确诊断[14]。在这些病例中，甲状腺恶性肿瘤的特定形态学表现、免疫表型及分子特征充分存在。病理报告中应同时提供恶性肿瘤类型及辅助诊断结果等信息。

甲状腺乳头状癌（PTC）：甲状腺乳头状癌是这一诊断类别中最常见的恶性肿瘤，约占甲状腺恶性肿瘤的 80%，其预后一般良好[90]。PTC 的经典细胞学特征在 FNA 上易于被识别，从而使 FNA 成为一种安全、有效、微创和廉价的恶性肿瘤诊断方法[16]。

典型甲状腺乳头状癌 FNA 标本通常富于细胞，细胞排列呈单层、片状、漩涡状或乳头状结构。这些乳头状细胞巢常表现为细胞核呈栅栏状排列的分支结构。然而，充分的细胞核特征才是确诊的依据，其中包括细胞核增大及拉长，核苍白，染色质微尘状，核膜增厚以及小核仁。核膜不规则性表现为线状核沟（更为敏感）及核内包涵体（更加明确）。稠厚的"口香糖样"胶质、砂粒体及多核巨细胞是有力的辅助特征，但在诊断中非必须（图 5-16）。

虽然一些免疫组化标记被认为有助于 PTC 的诊断，但大多数病例可以依据细胞形态学特征而确诊。此外，许多 PTC 的细胞学变异，包括滤泡型（主要是微滤泡）[91]、大滤泡型（>50% 的大滤泡结构）[92]、囊性（空泡化的肿瘤细胞和巨噬细胞）[93]、嗜酸

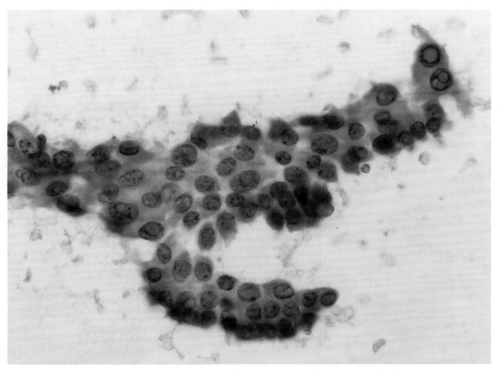

图 5-16　甲状腺乳头状癌。细胞排列拥挤，核膜不规则，明显的核内假包涵体更具特征性

细胞型（颗粒状胞浆）[94]、Warthin 样（淋巴浆细胞背景中含有嗜酸性肿瘤细胞）[95]、高细胞型（侵袭性 PTC，肿瘤细胞的长度为宽度的 3 倍）[96] 和柱状细胞（潜在侵袭性 PTC，细胞核细长）[97]。在这些变异类别中，PTC 的经典细胞学特征可能表现得更为细微，使得该类病变诊断困难，并归于先前提到的不确定类别中[98]。

现已证实包膜内滤泡型乳头状癌表现为良性的生物学行为，其特点是无包膜或无血管侵犯（即非浸润），缺乏砂粒体，核分裂低于 3/10 HP，没有肿瘤坏死，也没有其他 PTC 变异型（如高细胞型、硬化型等）的细胞形态学特征。内分泌病理学会已提出一个新的术语，即"伴乳头状核特征的非浸润性滤泡性肿瘤"（NIFTP），以避免继续使用"癌症"这个词[67]。然而需牢记，这些病变在术前细胞学评估中可显示 PTC 的诊断特征，在 96 例经组织学证实的 NIFTP 病例中，有 2 例细胞学诊断为恶性[68]。

甲状腺髓样癌（MTC）：甲状腺髓样癌是来源于滤泡旁 C 细胞的侵袭性恶性肿瘤，约占甲状腺恶性肿瘤的 5%[99]。大多数病例是散发性的，通常发生在成年，表现为孤立性甲状腺结节，而与多发性内分泌肿瘤 2 型（MEN2）相关的较少见的遗传型通常在较小年龄时即被确定为多灶性疾病[90]。在 FNA 细胞学诊断方面，MTC 的肿瘤细胞可呈浆细胞样、梭形、上皮样、嗜酸细胞样[16]，细胞缺乏黏附性，核大小及形状多变，双核和多核多见。由于 MTC 的起源，滤泡旁 C 细胞的神经内分泌特征，其核染色质呈粗颗粒状（"盐和胡椒样"），核仁不明显（图 5-17），同时也可以看到细胞质内

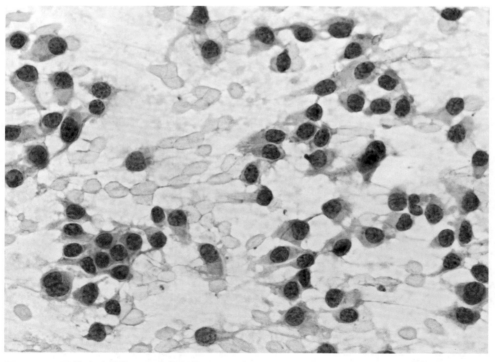

图 5-17 甲状腺髓样癌。细胞排列松散，可见双核细胞。染色质呈神经内分泌分化的特征性"盐和胡椒"样

的分泌颗粒。其核内包涵体和细胞外淀粉样物质（类似稠厚的"口香糖样"胶质）的存在可能造成与 PTC 的鉴别困难。与甲状腺胶质相比，淀粉样物质没有典型的裂纹，如果进行刚果红染色，在偏振光显微镜下可表现出特有的苹果绿折光。

MTC 的罕见细胞学变异型包括小细胞型、巨细胞型、透明细胞型、鳞状细胞型、黑色素型和黏液型[100]。除了分散的排列形式外，其他罕见的有花环状、滤泡状、乳头状和小梁状结构。这些不同的变异可能对 MTC 的诊断造成困难。幸运的是，降钙素的免疫组化标记可以帮助 MTC 的明确诊断，其敏感性在散发病例中约为 75%，而在遗传病例中为 100%。降钙素的免疫组化标记对于 MTC 的诊断也具有相当的特异性，嗜酸细胞肿瘤可见非特异性染色。癌胚抗原（CEA）和嗜铬粒蛋白 A（CgA）的免疫组化染色可作为 MTC 的辅助诊断依据。CEA 染色的敏感性与降钙素相当，但其特异性较差，可在多种良性和恶性病变中升高[101]。由于 MTC 不来源于滤泡细胞，因而其甲状腺球蛋白（TG）标记呈阴性。如果细胞学材料不足以进行免疫组化染色，则推荐进行血清降钙素和 CEA 的测定[102]。

甲状腺低分化癌（PDTC）： 甲状腺低分化癌是一种中度侵袭性的甲状腺恶性肿瘤，仅显示部分滤泡分化的细胞学特征。在此肿瘤的最早描述中，据称细胞形成大圆形或卵圆形团或"岛状"结构[103]。然而，目前公认的 PDCT 的岛状和非岛状（小梁和实体状）组织学结构都容易被辨认[90]，FNA 涂片中表现为数量不等的成团或散在细胞[16]。在细胞学上，表现为肿瘤细胞量/胶质比例增高。PDTC 细胞特征为核小，仅有轻到中度非典型性，但丰富的核分裂和

坏死是该类肿瘤侵袭性更强的表现。PDTC 可以表现为局灶的与分化良好的癌（乳头状、滤泡状或嗜酸细胞癌）并存，或其细胞学特征亦可与其他肿瘤（尤其是滤泡性肿瘤和甲状腺髓样癌）相互重叠，从而导致误诊[104]。

甲状腺未分化（间变性）癌（UTC）： 未分化（间变性）甲状腺癌是最具侵袭性的甲状腺恶性肿瘤，与分化型甲状腺癌和低分化甲状腺癌相比预后最差[90]。大多发生于老年人。根据其定义，这类肿瘤没有明确的甲状腺分化。制备良好的 FNA 涂片显示其富于细胞（除非有明显的纤维化），巨细胞、梭形细胞和鳞状细胞呈明显的多形性，含单个或多个奇异的细胞核[16]。染色质凝集形成一个或多个显著的核仁。核分裂和坏死明显，而过度坏死可能会减少诊断细胞数量。另外，可发现破骨细胞样巨细胞。由于肿瘤侵犯邻近器官，FNA 样本中可能看到诸如骨骼肌的甲状腺外组织。UTC 没有明确的甲状腺分化，TTF-1 和甲状腺球蛋白免疫组化通常是阴性的[105]。UTC 最可靠的免疫组化标记是广谱角蛋白，但仅在半数的病例中呈阳性表达。这种免疫组化标记结果可能导致其被误诊为肉瘤，但需注意的是，原发性的甲状腺肉瘤是极为罕见的。

鳞状细胞癌（SQC）： 甲状腺鳞状细胞癌是一种罕见但具有高度侵袭性的甲状腺恶性肿瘤。在细胞学上，它仅由大而多形并伴有角质化的上皮细胞组成，坏死成分常见[90]。甲状腺鳞状细胞癌的细胞学和免疫表型与其他部位相同，因此，临床和影像学表现是排除转移的必要条件。SQC 可能与 UTC 混淆，均表现出丰富的鳞状细胞样细胞，但这种区别在临床上并无差异，因为两种恶性肿瘤的治疗是相似的[106]。

原发性淋巴瘤： 甲状腺原发性淋巴瘤非常少见，约占甲状腺肿瘤和结外淋巴瘤的5%[90]。桥本甲状腺炎是其危险因素。甲状腺原发性淋巴瘤绝大多数是B细胞型的，并认为是由黏膜相关淋巴组织（MALT）发展而来[107]。霍奇金淋巴瘤和浆细胞肿瘤罕见，常由附近淋巴结或胸腺肿块及伴有明显浆细胞分化的MALT淋巴瘤直接浸润所致。FNA中的细胞形态取决于淋巴瘤的具体类型[16]。大细胞淋巴瘤类似于其他部位，表现为致密而缺乏黏附性的大量非典型淋巴细胞，常见胞质碎片（亦称为淋巴小体）。结外边缘区B细胞淋巴瘤的特征是混合性淋巴浆细胞群，可能与甲状腺炎难以区分[108]。因此，在细胞成分足够的情况下，辅助手段的运用如流式细胞术、免疫组化方法或分子检测可以帮助明确诊断[109]。

继发性肿瘤： 甲状腺的继发性肿瘤远处可由恶性肿瘤经血道和淋巴道扩散[110]，或由咽、喉、气管、食管、颈部淋巴结、颈部软组织以及纵隔等邻近器官直接侵犯[111]。虽然临床中表现为孤立性肿块的甲状腺转移病例较少，但在尸检中，发现有高达25%的转移性恶性肿瘤患者有甲状腺侵犯，通常表现为多个大小不等的结节。最常见的原发恶性肿瘤包括肾、乳腺、肺、子宫、胃癌、结直肠、黑色素瘤和白血病/淋巴瘤[112, 113]；罕见者包括鼻咽癌[114]、绒毛膜癌[115]和肉瘤[116]。继发性甲状腺恶性肿瘤的FNA诊断通常通过已知的甲状腺外肿瘤的临床病史和免疫化学来辅助，偶尔也会以甲状腺肿瘤病变为第一表现[117]。

甲状腺FNA恶性肿瘤的阳性预测值在97%以上[42]。外科处理通常是甲状腺切除术，而某些病例包括转移性癌、淋巴瘤和未分化癌，则应根据其的个体特征来决定治疗。

参考文献

[1] Haugen BR, Alexander EK, Bible KC, Doherty GM, Mandel SJ, Nikiforov YE, et al. 2015 American Thyroid Association Management Guidelines for adult patients with thyroid nodules and differentiated thyroid cancer: The American Thyroid Association Guidelines Task Force on thyroid nodules and differentiated thyroid cancer. Thyroid. 2016;26: 1–133.

[2] Cesur M, Corapcioglu D, Bulut S, Gursoy A, Yilmaz AE, Erdogan N, et al. Comparison of palpation-guided fine-needle aspiration biopsy to ultrasound-guided fine-needle aspiration biopsy in the evaluation of thyroid nodules. Thyroid. 2006;16: 555–61.

[3] Danese D, Sciacchitano S, Farsetti A, Andreoli M, Pontecorvi A. Diagnostic accuracy of conventional versus sonography-guided fine-needle aspiration biopsy of thyroid nodules. Thyroid. 1998;8: 15–21.

[4] Deandrea M, Mormile A, Veglio M, Motta M, Pellerito R, Gallone G, et al. Fine-needle aspiration biopsy of the thyroid: comparison between thyroid palpation and ultrasonography. Endocr Pract. 2002;8: 282–6.

[5] Chung YS, Yoo C, Jung JH, Choi HJ, Suh YJ. Review of atypical cytology of thyroid nodule according to the Bethesda system and its beneficial effect in the surgical treatment of papillary carcinoma. J Korean Surg Soc. 2011;81: 75–84.

[6] Kwak JY, Kim EK, Kim MJ, Hong SW, Choi SH, Son EJ, et al. The role of ultrasound in thyroid nodules with a cytology reading of "suspicious for papillary thyroid carcinoma". Thyroid. 2008;18: 517–22.

[7] Lee MJ, Hong SW, Chung WY, Kwak JY, Kim MJ, Kim EK. Cytological results of ultrasoundguided fine-needle aspiration cytology for thyroid nodules: emphasis on correlation with sonographic findings. Yonsei Med J. 2011;52: 838–44.

[8] Jo VY, Renshaw AA, Krane JF. Relative sensitivity of thyroid fine-needle aspiration by tumor type and size. Diagn Cytopathol. 2013;41: 871–5.

[9] Gharib H, Goellner JR. Fine-needle aspiration biopsy of the thyroid: an appraisal. Ann Intern Med. 1993;118: 282–9.

[10] Amrikachi M, Ramzy I, Rubenfeld S, Wheeler TM. Accuracy of fine-needle aspiration of thyroid. Arch Pathol Lab Med. 2001;125: 484–8.

[11] Cramer H. Fine-needle aspiration cytology of the thyroid: an appraisal. Cancer. 2000;90: 325–9.

[12] Ravetto C, Colombo L, Dottorini ME. Usefulness of fine-needle aspiration in the diagnosis of thyroid carcinoma: a

retrospective study in 37,895 patients. Cancer. 2000;90: 357−63.

[13] Wu HH, Jones JN, Osman J. Fine-needle aspiration cytology of the thyroid: ten years experience in a community teaching hospital. Diagn Cytopathol. 2006;34: 93−6.

[14] Yang J, Schnadig V, Logrono R, Wasserman PG. Fine-needle aspiration of thyroid nodules: a study of 4703 patients with histologic and clinical correlations. Cancer. 2007;111: 306−15.

[15] Yassa L, Cibas ES, Benson CB, Frates MC, Doubilet PM, Gawande AA, et al. Long-term assessment of a multidisciplinary approach to thyroid nodule diagnostic evaluation. Cancer. 2007;111: 508−16.

[16] Ali SZ, Cibas ES, Springer Link (Online service). The Bethesda system for reporting thyroid cytopathology definitions, criteria and explanatory notes. Boston, MA: Springer Science + Business Media, LLC, 2010: 1 online resource.

[17] Rabaglia JL, Kabbani W, Wallace L, Holt S, Watumull L, Pruitt J, et al. Effect of the Bethesda system for reporting thyroid cytopathology on thyroidectomy rates and malignancy risk in cytologically indeterminate lesions. Surgery. 2010;148: 1267−72; discussion 72−3.

[18] Crowe A, Linder A, Hameed O, Salih C, Roberson J, Gidley J, et al. The impact of implementation of the Bethesda system for reporting thyroid cytopathology on the quality of reporting, "risk" of malignancy, surgical rate, and rate of frozen sections requested for thyroid lesions. Cancer Cytopathol. 2011;119: 315−21.

[19] Ohori NP, Schoedel KE. Variability in the atypia of undetermined significance/follicular lesion of undetermined significance diagnosis in the Bethesda system for reporting thyroid cytopathology: sources and recommendations. Acta Cytol. 2011;55: 492−8.

[20] Bongiovanni M, Spitale A, Faquin WC, Mazzucchelli L, Baloch ZW. The Bethesda system for reporting thyroid cytopathology: a meta-analysis. Acta Cytol. 2012;56: 333−9.

[21] Mehra P, Verma AK. Thyroid cytopathology reporting by the bethesda system: a two-year prospective study in an academic institution. Patholog Res Int. 2015;2015: 240505.

[22] Singh RS, Wang HH. Eliminating the "atypia of undetermined significance/follicular lesion of undetermined significance" category from the Bethesda system for reporting thyroid cytopathology. Am J Clin Pathol. 2011;136: 896−902.

[23] Krane JF, Vanderlaan PA, Faquin WC, Renshaw AA. The atypia of undetermined significance/ follicular lesion of undetermined significance: malignant ratio: a proposed performance measure for reporting in the Bethesda system for thyroid cytopathology. Cancer Cytopathol. 2012;120: 111−6.

[24] Ustun H, Astarci HM, Altunkaya C, Yilmaz S, Barin A, Ekici S, et al. Fine-needle aspiration of follicular patterned lesions of the thyroid: diagnosis, management, and follow-up according to thyroid Bethesda system. Acta Cytol. 2012;56: 361−9.

[25] Walts AE, Bose S, Fan X, Frishberg D, Scharre K, de Peralta-Venturina M, et al. A simplified Bethesda system for reporting thyroid cytopathology using only four categories improves intra-and inter-observer diagnostic agreement and provides non-overlapping estimates of malignancy risks. Diagn Cytopathol. 2012;40 Suppl 1: E62−8.

[26] Baloch ZW, Mandel SJ, LiVolsi VA. Are we ready to modify the Bethesda thyroid fine-needle aspiration classification scheme? Cancer Cytopathol. 2013;121: 171−4.

[27] Onder S, Firat P, Ates D. The Bethesda system for reporting thyroid cytopathology: an institutional experience of the outcome of indeterminate categories. Cytopathology. 2014;25: 177−84.

[28] Ustun B, Chhieng D, Van Dyke A, Carling T, Holt E, Udelsman R, et al. Risk stratification in follicular neoplasm: a cytological assessment using the modified Bethesda classification. Cancer Cytopathol. 2014;122: 536−45.

[29] Broome JT, Solorzano CC. The impact of atypia/follicular lesion of undetermined significance on the rate of malignancy in thyroid fine-needle aspiration: evaluation of the Bethesda system for reporting thyroid cytopathology. Surgery. 2011;150: 1234−41.

[30] Kiernan CM, Broome JT, Solorzano CC. The Bethesda system for reporting thyroid cytopathology: a single-center experience over 5 years. Ann Surg Oncol. 2014;21: 3522−7.

[31] Park JH, Yoon SO, Son EJ, Kim HM, Nahm JH, Hong S. Incidence and malignancy rates of diagnoses in the bethesda system for reporting thyroid aspiration cytology: an institutional experience. Korean J Pathology. 2014;48: 133−9.

[32] Unpublished data on "Intereobserver variability in interpretation of thyroid fine needle aspiration biopsies using the Bethesda system for reporting of thyroid cytology-A focus on atypical cells of undetermined significance/ follicular lesion of undetermined significance" from the CAP Cytopathology Committee members; Vijayalakshmi Padmanabhan MBBS, MD, MPH, Carrie Marshall MD, Guliz A Barkan MD, Mohiedean Ghofrani MD, Idris Tolgay Ocal, M.D., Charles Sturgis, Rhona Souers, Daniel F.I. Kurtycz, MD.

[33] Goellner JR, Gharib H, Grant CS, Johnson DA. Fine needle aspiration cytology of the thyroid, 1980 to 1986. Acta Cytol. 1987;31: 587−90.

[34] Choi KU, Kim JY, Park DY, Lee CH, Sol MY, Han KT, et al. Recommendations for the management of cystic thyroid nodules. ANZ J Surg. 2005;75: 537−41.

[35] Deniwar A, Hambleton C, Thethi T, Moroz K, Kandil E. Examining the Bethesda criteria risk stratification of thyroid nodules. Pathol Res Pract. 2015;211: 345−8.

[36] Marchevsky AM, Walts AE, Bose S, Gupta R, Fan X, Frishberg D, et al. Evidence-based evaluation of the risks of malignancy predicted by thyroid fine-needle aspiration biopsies. Diagn Cytopathol. 2010;38: 252−9.

[37] Theoharis CG, Schofield KM, Hammers L, Udelsman R, Chhieng DC. The Bethesda thyroid fine-needle aspiration classification system: year 1 at an academic institution. Thyroid. 2009;19: 1215–23.

[38] Wu HH, Rose C, Elsheikh TM. The Bethesda system for reporting thyroid cytopathology: an experience of 1,382 cases in a community practice setting with the implication for risk of neoplasm and risk of malignancy. Diagn Cytopathol. 2012;40: 399–403.

[39] Al Maqbali T, Tedla M, Weickert MO, Mehanna H. Malignancy risk analysis in patients with inadequate fine needle aspiration cytology (FNAC) of the thyroid. PLoS One. 2012;7, e49078.

[40] Gharib H, Goellner JR, Johnson DA. Fine-needle aspiration cytology of the thyroid. A 12–year experience with 11,000 biopsies. Clin Lab Med. 1993;13: 699–709.

[41] Anderson TJ, Atalay MK, Grand DJ, Baird GL, Cronan JJ, Beland MD. Management of nodules with initially nondiagnostic results of thyroid fine-needle aspiration: can we avoid repeat biopsy? Radiology. 2014;272: 777–84.

[42] Jo VY, Stelow EB, Dustin SM, Hanley KZ. Malignancy risk for fine-needle aspiration of thyroid lesions according to the Bethesda system for reporting thyroid cytopathology. Am J Clin Pathol. 2010;134: 450–6.

[43] Cerit M, Yucel C, Gocun PU, Poyraz A, Cerit ET, Taneri F. Ultrasound-guided thyroid nodule fine-needle biopsies-comparison of sample adequacy with different sampling techniques, different needle sizes, and with/without onsite cytological analysis. Endokrynol Pol. 2015;66: 295–300.

[44] Ghofrani M, Beckman D, Rimm DL. The value of onsite adequacy assessment of thyroid fine-needle aspirations is a function of operator experience. Cancer. 2006;108: 110–3.

[45] de Meer SG, Schreinemakers JM, Zelissen PM, Stapper G, Sie-Go DM, Rinkes IH, et al. Fine-needle aspiration of thyroid tumors: identifying factors associated with adequacy rate in a large academic center in the Netherlands. Diagn Cytopathol. 2012;40 Suppl 1: E21–6.

[46] Singh RS, Wang HH. Timing of repeat thyroid fine-needle aspiration in the management of thyroid nodules. Acta Cytol. 2011;55: 544–8.

[47] Lubitz CC, Nagarkatti SS, Faquin WC, Samir AE, Hassan MC, Barbesino G, et al. Diagnostic yield of nondiagnostic thyroid nodules is not altered by timing of repeat biopsy. Thyroid. 2012;22: 590–4.

[48] Chung J, Youk JH, Kim JA, Kwak JY, Kim EK, Ryu YH, et al. Initially non-diagnostic ultrasound-guided fine needle aspiration cytology of thyroid nodules: value and management. Acta Radiol. 2012;53: 168–73.

[49] Yoon JH, Moon HJ, Kim EK, Kwak JY. Inadequate cytology in thyroid nodules: should we repeat aspiration or follow-up? Ann Surg Oncol. 2011;18: 1282–9.

[50] Haugen B. American Thyroid Association Management Guidelines for adult patients with thyroid nodules and differentiated thyroid cancer. Thyroid. 2015;26(1): 1–133.

[51] Baloch ZW, LiVolsi VA, Asa SL, Rosai J, Merino MJ, Randolph G, et al. Diagnostic terminology and morphologic criteria for cytologic diagnosis of thyroid lesions: a synopsis of the National Cancer Institute Thyroid Fine-Needle Aspiration State of the Science Conference. Diagn Cytopathol. 2008;36: 425–37.

[52] Rosai J, Carcangiu ML, DeLellis RA, American Registry of Pathology, Universities Associated for Research and Education in Pathology, Center for Medical Education Technologies (Rockville Md.). Tumors of the thyroid gland. Atlas of tumor pathology Third series. Washington, D.C.: Published by the Armed Forces Institute of Pathology, under the auspices of Universities Associated for Research and Education in Pathology, 1994: 1 computer laser optical disc.

[53] Bongiovanni M, Krane JF, Cibas ES, Faquin WC. The atypical thyroid fine-needle aspiration: past, present, and future. Cancer Cytopathol. 2012;120: 73–86.

[54] Chen JC, Pace SC, Khiyami A, McHenry CR. Should atypia of undetermined significance be subclassified to better estimate risk of thyroid cancer? Am J Surg. 2014;207: 331–6; discussion 5–6.

[55] Ho AS, Sarti EE, Jain KS, Wang H, Nixon IJ, Shaha AR, et al. Malignancy rate in thyroid nodules classified as Bethesda category Ⅲ (AUS/FLUS). Thyroid. 2014;24: 832–9.

[56] Horne MJ, Chhieng DC, Theoharis C, Schofield K, Kowalski D, Prasad ML, et al. Thyroid follicular lesion of undetermined significance: evaluation of the risk of malignancy using the two-tier sub-classification. Diagn Cytopathol. 2012;40: 410–5.

[57] Hyeon J, Ahn S, Shin JH, Oh YL. The prediction of malignant risk in the category "atypia of undetermined significance/follicular lesion of undetermined significance" of the Bethesda system for reporting thyroid cytopathology using subcategorization and BRAF mutation results. Cancer Cytopathol. 2014;122: 368–76.

[58] Olson MT, Clark DP, Erozan YS, Ali SZ. Spectrum of risk of malignancy in subcategories of 'atypia of undetermined significance'. Acta Cytol. 2011;55: 518–25.

[59] Park HJ, Moon JH, Yom CK, Kim KH, Choi JY, Choi SI, et al. Thyroid "atypia of undetermined significance" with nuclear atypia has high rates of malignancy and BRAF mutation. Cancer Cytopathol. 2014;122: 512–20.

[60] Renshaw AA. Does a repeated benign aspirate change the risk of malignancy after an initial atypical thyroid fine-needle aspiration? Am J Clin Pathol. 2010;134: 788–92.

[61] Wu HH, Inman A, Cramer HM. Subclassification of "atypia of undetermined significance" in thyroid fine-needle aspirates. Diagn Cytopathol. 2014;42: 23–9.

[62] Gocun PU, Karakus E, Bulutay P, Akturk M, Akin M, Poyraz A. What is the malignancy risk for atypia of undetermined significance? three years' experience at a university hospital in Turkey. Cancer Cytopathol. 2014;122: 604–10.

[63] Iskandar ME, Bonomo G, Avadhani V, Persky M, Lucido D, Wang B, et al. Evidence for overestimation of the prevalence of malignancy in indeterminate thyroid nodules classified as Bethesda category Ⅲ. Surgery. 2015;157: 510–7.

[64] Wong LQ, LiVolsi VA, Baloch ZW. Diagnosis of atypia/ follicular lesion of undetermined significance: an institutional experience. Cytojournal. 2014;11: 23.

[65] Faquin WC, Baloch ZW. Fine-needle aspiration of follicular patterned lesions of the thyroid: diagnosis, management, and follow-up according to National Cancer Institute (NCI) recom-mendations. Diagn Cytopathol. 2010;38: 731−9.

[66] Baloch Z, LiVolsi VA, Jain P, Jain R, Aljada I, Mandel S, et al. Role of repeat fine-needle aspiration biopsy (FNAB) in the management of thyroid nodules. Diagn Cytopathol. 2003;29: 203−6.

[67] Nikiforov YE, Seethala RR, Tallini G, et al. Nomenclature revision for encapsulated follicular variant of papillary thyroid carcinoma: a paradigm shift to reduce overtreatment of indolent tumors. JAMA Oncol. 2016.

[68] Maletta F, Massa F, Torregrossa L, et al. Cytological features of "non-invasive follicular thyroid neoplasm with papillary-like nuclear features" and their correlation with tumor histology. Hum Pathol. 2016.

[69] Ocal IT, Ghofrani M. Follicular neoplasias of thyroid, fine-needle aspiration cytology. Pathology Case Reviews. 2015;20: 115−20.

[70] Deshpande V, Kapila K, Sai KS, Verma K. Follicular neoplasms of the thyroid. Decision tree approach using morphologic and morphometric parameters. Acta Cytol. 1997;41: 369−76.

[71] Lubitz CC, Faquin WC, Yang J, Mekel M, Gaz RD, Parangi S, et al. Clinical and cytological features predictive of malignancy in thyroid follicular neoplasms. Thyroid. 2010;20: 25−31.

[72] Baloch ZW, Fleisher S, LiVolsi VA, Gupta PK. Diagnosis of "follicular neoplasm": a gray zone in thyroid fine-needle aspiration cytology. Diagn Cytopathol. 2002;26: 41−4.

[73] Goldstein RE, Netterville JL, Burkey B, Johnson JE. Implications of follicular neoplasms, atypia, and lesions suspicious for malignancy diagnosed by fine-needle aspiration of thyroid nodules. Ann Surg. 2002;235: 656−62; discussion 62−4.

[74] Lee SH, Baek JS, Lee JY, Lim JA, Cho SY, Lee TH, et al. Predictive factors of malignancy in thyroid nodules with a cytological diagnosis of follicular neoplasm. Endocr Pathol. 2013;24: 177−83.

[75] Williams BA, Bullock MJ, Trites JR, Taylor SM, Hart RD. Rates of thyroid malignancy by FNA diagnostic category. J Otolaryngology-Head & Neck Surgery= Le Journal d'oto-rhino-laryngologie et de chirurgie cervico-faciale. 2013;42: 61.

[76] Baloch ZW, Gupta PK, Yu GH, Sack MJ, LiVolsi VA. Follicular variant of papillary carcinoma. Cytologic and histologic correlation. Am J Clin Pathol. 1999;111: 216−22.

[77] Manimaran D, Karthikeyan TM, Khan DM, Raman RT. Follicular variant of papillary thyroid carcinoma: cytological indicators of diagnostic value. J Clinical and Diagnostic Research JCDR. 2014;8: 46−8.

[78] Logani S, Gupta PK, LiVolsi VA, Mandel S, Baloch ZW. Thyroid nodules with FNA cytology suspicious for follicular variant of papillary thyroid carcinoma: follow-up and management. Diagn Cytopathol. 2000;23: 380−5.

[79] Powari M, Dey P, Saikia UN. Fine needle aspiration cytology of follicular variant of papillary carcinoma of thyroid. Cytopathology. 2003;14: 212−5.

[80] Shih SR, Shun CT, Su DH, Hsiao YL, Chang TC. Follicular variant of papillary thyroid carcinoma: diagnostic limitations of fine needle aspiration cytology. Acta Cytol. 2005;49: 383−6.

[81] Ustun B, Chhieng D, Prasad ML, Holt E, Hammers L, Carling T, et al. Follicular Variant of Papillary Thyroid Carcinoma: Accuracy of FNA Diagnosis and Implications for Patient Management. Endocr Pathol. 2014;25(3): 257−64.

[82] Pu RT, Yang J, Wasserman PG, Bhuiya T, Griffith KA, Michael CW. Does Hurthle cell lesion/ neoplasm predict malignancy more than follicular lesion/neoplasm on thyroid fine-needle aspiration? Diagn Cytopathol. 2006;34: 330−4.

[83] Deveci MS, Deveci G, LiVolsi VA, Baloch ZW. Fine-needle aspiration of follicular lesions of the thyroid. Diagnosis and follow-Up Cytojournal. 2006;3: 9.

[84] Nesland JM, Sobrinho-Simoes MA, Holm R, Sambade MC, Johannessen JV. Hurthle-cell lesions of the thyroid: a combined study using transmission electron microscopy, scanning electron microscopy, and immunocytochemistry. Ultrastruct Pathol. 1985;8: 269−90.

[85] Kini SR, Miller JM, Hamburger JI, Smith MJ. Cytopathologic features of medullary carcinoma of the thyroid. Arch Pathol Lab Med. 1984;108: 156−9.

[86] Renshaw AA. Hurthle cell carcinoma is a better gold standard than Hurthle cell neoplasm for fine-needle aspiration of the thyroid: defining more consistent and specific cytologic criteria. Cancer. 2002;96: 261−6.

[87] Carson HJ, Castelli MJ, Gattuso P. Incidence of neoplasia in Hashimoto's thyroiditis: a fine-needle aspiration study. Diagn Cytopathol. 1996;14: 38−42.

[88] Cersosimo E, Gharib H, Suman VJ, Goellner JR. "Suspicious" thyroid cytologic findings: outcome in patients without immediate surgical treatment. Mayo Clin Proc. 1993;68: 343−8.

[89] Leiker AJ, Yen TW, Cheung K, Evans DB, Wang TS. Cost analysis of thyroid lobectomy and intraoperative frozen section versus total thyroidectomy in patients with a cytologic diagnosis of "suspicious for papillary thyroid cancer". Surgery. 2013;154: 1307−13; discussion 13−4.

[90] DeLellis RA. Pathology and genetics of tumours of endocrine organs. Lyon: IARC Press; 2004.

[91] Fulciniti F, Benincasa G, Vetrani A, Palombini L. Follicular variant of papillary carcinoma: cytologic findings on FNAB samples-experience with 16 cases. Diagn Cytopathol. 2001;25: 86−93.

[92] Fadda G, Fiorino MC, Mule A, LiVolsi VA. Macrofollicular encapsulated variant of papillary thyroid carcinoma as a potential pitfall in histologic and cytologic diagnosis. A report of three cases. Acta Cytol. 2002;46: 555−9.

[93] Goellner JR, Johnson DA. Cytology of cystic papillary carcinoma of the thyroid. Acta Cytol. 1982;26: 797−808.

[94] Moreira AL, Waisman J, Cangiarella JF. Aspiration cytology of the oncocytic variant of papillary adenocarcinoma of the thyroid gland. Acta Cytol. 2004;48: 137−41.

[95] Baloch ZW, LiVolsi VA. Warthin-like papillary carcinoma of the thyroid. Arch Pathol Lab Med. 2000;124: 1192–5.

[96] Ghossein R, Livolsi VA. Papillary thyroid carcinoma tall cell variant. Thyroid. 2008;18: 1179–81.

[97] Jayaram G. Cytology of columnar-cell variant of papillary thyroid carcinoma. Diagn Cytopathol. 2000;22: 227–9.

[98] Mesonero CE, Jugle JE, Wilbur DC, Nayar R. Fine-needle aspiration of the macrofollicular and microfollicular subtypes of the follicular variant of papillary carcinoma of the thyroid. Cancer. 1998;84: 235–44.

[99] Ghofrani M, Ocal IT. Medullary thyroid carcinoma: a brief review of pathogenesis, diagnosis, and treatment. Pathology Case Reviews. 2015;20: 204–9.

[100] Pusztaszeri MP, Bongiovanni M, Faquin WC. Update on the cytologic and molecular features of medullary thyroid carcinoma. Adv Anat Pathol. 2014;21: 26–35.

[101] Akbulut S, Sogutcu N. A high level of carcinoembryonic antigen as initial manifestation of medullary thyroid carcinoma in a patient with subclinical hyperthyroidism. Int Surg. 2011;96: 254–9.

[102] Filie AC, Asa SL, Geisinger KR, Logani S, Merino M, Nikiforov YE, et al. Utilization of ancillary studies in thyroid fine needle aspirates: a synopsis of the National Cancer Institute Thyroid Fine Needle Aspiration State of the Science Conference. Diagn Cytopathol. 2008;36: 438–41.

[103] Carcangiu ML, Zampi G, Rosai J. Poorly differentiated ("insular") thyroid carcinoma. A reinterpretation of Langhans' "wuchernde Struma". Am J Surg Pathol. 1984;8: 655–68.

[104] Ghofrani M, Sosa JA, Ocal IT, Angeletti C. Fine needle aspiration of poorly differentiated oxyphilic (Hurthle cell) thyroid carcinoma: a case report. Acta Cytol. 2006;50: 560–2.

[105] Miettinen M, Franssila KO. Variable expression of keratins and nearly uniform lack of thyroid transcription factor 1 in thyroid anaplastic carcinoma. Hum Pathol. 2000;31: 1139–45.

[106] Bolfi F, Domingues MA, Sobrinho-Simoes M, Soares P, Celestino R, Castilho EC, et al. Primary squamous cell carcinoma of the thyroid diagnosed as anaplastic carcinoma: failure in fine-needle aspiration cytology? Case Rep Pathol. 2014;2014: 301780.

[107] Pedersen RK, Pedersen NT. Primary non-Hodgkin's lymphoma of the thyroid gland: a population based study. Histopathology. 1996;28: 25–32.

[108] Lerma E, Arguelles R, Rigla M, Otal C, Cubero JM, Bague S, et al. Comparative findings of lymphocytic thyroiditis and thyroid lymphoma. Acta Cytol. 2003;47: 575–80.

[109] Boonyaarunnate T, Olson MT, Ali SZ. Impact of flow cytometry in thyroid cytopathology. Acta Cytol. 2013;57: 562–6.

[110] Chung AY, Tran TB, Brumund KT, Weisman RA, Bouvet M. Metastases to the thyroid: a review of the literature from the last decade. Thyroid. 2012;22: 258–68.

[111] Nakhjavani M, Gharib H, Goellner JR, Heerden JA. Direct extension of malignant lesions to the thyroid gland from adjacent organs: report of 17 cases. Endocr Pract. 1999;5: 69–71.

[112] HooKim K, Gaitor J, Lin O, Reid MD. Secondary tumors involving the thyroid gland: a multi-institutional analysis of 28 cases diagnosed on fine-needle aspiration. Diagn Cytopathol. 2015;43: 904–11.

[113] Nakhjavani MK, Gharib H, Goellner JR, van Heerden JA. Metastasis to the thyroid gland. A report of 43 cases. Cancer. 1997;79: 574–8.

[114] Chiumento C, Fiorentino A, Castaldo G, Fusco V. A case of thyroid metastasis of nasopharyngeal cancer. Tumori. 2011;97: 24e-6e.

[115] Lam KY, Lo CY. Metastatic tumors of the thyroid gland: a study of 79 cases in Chinese patients. Arch Pathol Lab Med. 1998;122: 37–41.

[116] Darouassi Y, Touati MM, Chihani M, Nadour K, Boussouga M, Ammar H, et al. Chondrosarcoma metastasis in the thyroid gland: a case report. J Med Case Rep. 2014;8: 157.

[117] Heffess CS, Wenig BM, Thompson LD. Metastatic renal cell carcinoma to the thyroid gland: a clinicopathologic study of 36 cases. Cancer. 2002;95: 1869–78.

译者评述

甲状腺细胞病理学 Bethesda 报告系统（TBSRTC）是针对甲状腺细针穿刺（FNA）的细胞学诊断系统。近年来 TBSRTC 被证明准确有效，更被世界各地广泛采纳。该系统具有很强的可重复性，术语简明实用，便于多学科合作交流以及各个医疗机构之间数据共享。TBSRTC 将甲状腺 FNA 的报告术语分为 6 类，本章对每一类均介绍其具体的形态学特点和诊断标准，以便与相应的恶性风险评估和明确的临床处理指南接轨。

上海交通大学附属第六人民医院病理科自 2014 年开始使用 Bethesda 系统进行甲状腺 FNA 细胞学诊断。其操作性和可靠性得到病理科和临床团队的一致认可。

第6章
横断面影像学检查对甲状腺结节和甲状腺癌的评估

Cross-Sectional Imaging for the Evaluation of Thyroid Nodules and Cancer

James X. Wu, Masha Livhits, Ali Sepahdari, and Michael W. Yeh

陆 靖译，邓先兆校

导　言

横断面影像学检查通常可用于评估所有阶段的大多数实体肿瘤：患者初步检查的一部分、术前计划的制订、疾病的监测和术后随访。与其他实体器官恶性肿瘤不同，影像学检查对甲状腺结节和疑似甲状腺癌的鉴别诊断有一定难度，因此削弱了影像学检查的效用和需求。原因是：① 在大多数情况下单独使用颈部超声检查就可对浅表解剖位置进行全面成像。② 甲状腺癌患者行全甲状腺切除术后检测远处病灶情况可通过放射性碘扫描完成。③ 术前是否有远处转移不会改变初始治疗方案，其中包括几乎所有情况下的甲状腺全切除术。此外，颈部超声检查可以由内分泌专家或内分泌外科医生在门诊完成，与影像学检查相比，成本较低，并且不涉及放射性或静脉注射对比剂。本章回顾了作为辅助手段影像学检查的实用性，以及如何管理影像学检查被偶然发现的甲状腺病变。

甲状腺结节的初步评估

对于可触诊的甲状腺疾病患者，根据2015年美国甲状腺协会（American Thyroid Association，ATA）甲状腺结节和甲状腺癌诊治指南的推荐，初始常规行甲状腺超声检查诊断[1, 2]。随后的所有检查取决于超声检查的结果。如果颈部超声检查为阴性，则不需要进一步的影像学检查。超声检查若为可疑结果，则需要进一步进行血清 TSH 测试、细针穿刺活检和（或）放射性碘检查以评估病变的恶性风险程度。影像学检查不会对以上检查有进一步的提示作用。此外，除非没有超声检查的专业知识，否则影像学检查不应代替颈部超声检查。在缺乏超声检查专业知识的临床情况下，如果可行，应将患者转至高级别的医学中心以处理甲状腺疾病。

偶然发现甲状腺结节

随着 CT、MRI 和正电子发射断层扫描

（positron emission tomography, PET）的不断应用，不断增加的甲状腺结节是被偶然发现的。高达 16% 的 CT 和 MRI 扫描以及 2% 的 PET 扫描可检测到偶发性甲状腺病变 [3-5]。目前单独应用横断面影像学检查不足以诊断甲状腺病变，颈部超声检查仍然需要。与颈部超声检查相比，仅依靠影像的横截面成像会低估甲状腺的多结节性病变 [6]。因此，ATA 的官方建议是对横断面影像学检查偶然被检测到的所有甲状腺结节仍需进行甲状腺超声检查 [1, 2]。另外，应该强调考虑在超声引导下行细针穿刺活检（fine needle aspiration biopsy，FNAB），因为偶然发现的甲状腺结节中恶性肿瘤的发生率也比较高。颈部 CT 和 MRI 检查发现甲状腺结节的恶性率为 4%～11%，PET/CT 显示高代谢性病变的恶性率可高达 42% [6-8]。值得注意的是，PET 扫描所见的弥漫性甲状腺摄取可能提示了炎症性甲状腺炎而非甲状腺结节，这仍然表明甲状腺结节需要进行甲状腺超声检查。

不确定的甲状腺结节

相当数量的甲状腺结节在细胞学诊断上为不确定（Bethesda 分类 3 和 4）。尽管恶性肿瘤的发病率相对较低，范围为 5%～30% [9]，但通常建议对不确定的甲状腺结节进行手术切除。最近，分子检测对不确定性结节的危险分级已经引起了相当的关注，同样地，PET 扫描同样也引起相当大的兴趣。2013 年 Wang 等的 meta 分析研究表明，PET 成像在不确定的甲状腺结节中可以得到良性与恶性结节的高阴性预测值和中等阳性预测值 [10]。然而，由于证据有限和部分结果矛盾，ATA 指南并不推荐对细胞学不确定的甲状腺结节进行常规 PET 显像 [2]。

甲状腺癌术前初步评估

对于接受术前评估的疑似或活检证实的甲状腺癌患者，2015 年 ATA 甲状腺癌影像学指南不建议在开始手术前进行常规横断面影像学检查 [11]。颈部超声检查可以提供有关主要病变和区域淋巴结的足够信息，并在绝大多数病例中用于术前规划。与大多数其他实体肿瘤不同，术后使用血清甲状腺球蛋白和（或）功能性放射碘成像可代替术前横断面影像学检查来进行远处转移的分期和筛查 [1]。这是因为在首次手术前检测远处转移并不能改变全甲状腺切除术的需求。即使对患有转移性疾病的患者也需要进行全甲状腺切除术，以正确接受放射性碘治疗，并且甲状腺手术的疗效还可以通过血清甲状腺球蛋白来评估、监测。可以从横断面影像学检查受益的少数患者是临床和超声检查确诊的局部晚期甲状腺癌患者。对于每种横断面成像方法（CT，MRI，PET）的具体考虑和适应证如下。

CT 检查

当发现晚期原发性肿瘤、多发肿大淋巴结病或局部侵袭征象和症状时，应考虑进行除超声检查以外的辅助 CT 检查。表 6-1 中列出了术前 CT 扫描用于甲状腺初始手术前诊断的具体适应证。超声检查发现，局部的甲状腺外扩张和侵袭将显现为模糊或模糊的边界（图 6-1）。有 10%～15% 分化良好的甲状腺癌存在局部晚期侵犯情况 [12, 13]。然而，在我们的学术实践中，除了颈部超声检查以外，只有 5% 或更少的甲状腺癌需要辅助横断面影像学检查。

CT 扫描可以更好地显示深部 / 后部颈部和纵隔的结构，即位于超声波可达到的声

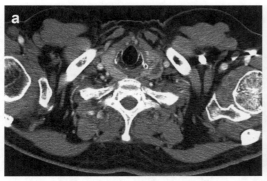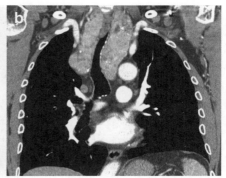

图 6-1　CT 胸部轴位（a）和冠状位（b）图像。增强扫描显示肿大的多结节性甲状腺肿，伴有钙化的甲状腺结节，并延伸入纵隔

表 6-1　甲状腺癌初次手术前 CT 检查的指征

- 局部侵犯的临床证据
  - 声音嘶哑，声音变化
  - 喉鸣音
  - 吞咽困难
  - 体检发现固定肿块
- 侵犯呼吸、消化或血管结构的超声证据
- 大的原发肿瘤和（或）纵隔侵犯
- 结节外侵程度
  - 纵隔
  - 颈深部结构
- 缺乏甲状腺超声检查能力或专业知识

学窗口极限的那些区域。当怀疑有包膜外侵犯时，据报道 CT 扫描对于显示气管、食管、颈动脉、颈内静脉或喉返神经侵袭的敏感性为 29%～78%，特异性为 91%～99%[14]。此外，CT 扫描具有广泛的可用性、可重复性和扫描独立性的优点。

甲状腺原发肿瘤和淋巴结的评估应包括从颅底到纵隔的扫描。应该在所有情况下使用 CT 增强以促进病变组织的显示，除非患者存在特异性禁忌如过敏或肾功能不全。

作为甲状腺癌治疗的重要组成部分，碘化静脉造影剂会干扰放射性碘摄取。因此，术后放射性碘消融应在 CT 增强扫描后至少再延迟 1 个月[15]。由于这种相互作用，因此只有在患者确实需要时才进行 CT 扫描检查。最后，如果进行 CT 扫描，应该在外科医生和内分泌专家之间清楚地传达这样做的原因和决定。

MRI 检查

MRI 检查主要用于具有 CT 扫描禁忌证而有横断面成像指征的患者，这些患者通常对已知的碘化 CT 造影剂过敏。由于用于 MRI 扫描的钆造影剂不与放射性碘发生相互作用，因此对放射性碘治疗有强烈需求指征的患者也可考虑 MRI。MRI 的缺点包括长时间的图像采集可能导致运动伪影、幽闭恐惧感、肾功能衰竭患者中肾性系统性纤维化的风险增加等[16]。

检查时应该获得平扫和注射造影剂后强化的 MRI 图像。在 T1 加权扫描中，淋巴结转移瘤产生的甲状腺球蛋白呈高信号（图 6-2）。甲状腺乳头状癌的平均 T2 信号强度比（signal intensity ratio，SIR）和表观扩散系数（ADC）通常低于良性结节；使用 T2SIR 和 ADC 结合，MRI 对乳头状癌和良性结节之间的区分有 93% 的敏感性和 93% 的特异性[17]。

在 26 例患者中，通过动态增强造影

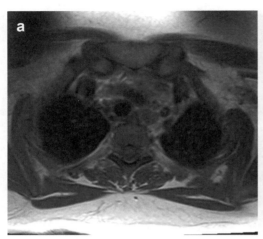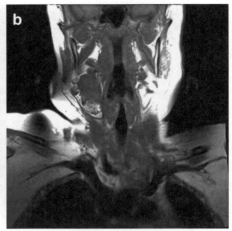

图 6-2　T1 加权轴位（a）和冠状位（b）图像显示甲状腺全切除术后甲状腺癌复发患者的气管旁和颈部淋巴结肿大

MRI 与超声引导下 FNAB 对多结节性甲状腺肿潜在的甲状腺癌进行评估，Tunca 等报道有 100% 的灵敏度和 100%NPV，而超声引导下 FNAB 的灵敏度和 NPV 分别为 71.4% 和 91.7%[18]。

PET 扫描

由 PET 生成的图像分辨率低，不适合制订手术计划。与其他实体器官恶性肿瘤类似，PET 扫描的主要用途是评估是否存在远处转移（图 6-3）。然而，对于甲状腺癌的初步评估，是通过术后放射性碘扫描获得的。此外，由于甲状腺癌的代谢活性相对较低，大多数原发性甲状腺肿瘤和高达 70% 的转移瘤均为非 FDG 摄取显像[19-22]。因此，PET 或 PET/CT 扫描对甲状腺癌的初始评估没有作用。

持续或复发甲状腺癌的监测

甲状腺癌手术后，应在手术后 6～12 个月时使用血清甲状腺球蛋白（甲状腺激素治疗或重组人 TSH 刺激后）与颈部超声检查结合对患者进行持续性或复发性疾病评估。如果血清甲状腺球蛋白或颈部超声检查显示病灶存在，可能需要进一步进行横断面影像学检查。在接受甲状腺全切除术或未接受放射性碘消融治疗的患者中，甲状腺球蛋白的绝对值没有意义，但血清甲状腺球蛋白从基线升高应引起怀疑。

从概念上讲，持续性／复发性甲状腺癌可以分为颈部或颈部外两种，前者通常采用手术治疗，而后者通常采用非手术治疗。甲状腺球蛋白升高的程度为持续性／复发性疾病的解剖位置提供了一些指导，最常见的表现是与单个甲状腺球蛋白水平相关的局部区域淋巴结复发[23]。对于这种情况，超声成像就足够了。对疑似颈外转移疾病的患者可以用放射性碘全身扫描、薄层 CT 平扫胸部或 18F-FDG PET 扫描来评估。

18F-FDG PET 扫描在怀疑颈外疾病和放射性碘显像的患者中表现最明显[24-27]。2015 年 ATA 指南建议对放射性碘扫描成像阴性和甲状腺球蛋白 >10 ng/ml 的患者进行

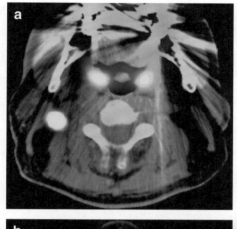

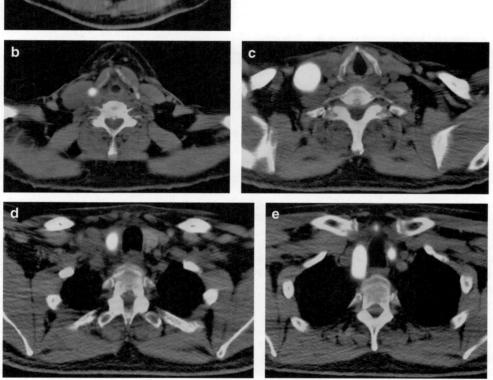

图 6-3　来自 ^{18}F-FDG PET/CT 的轴位图像显示诊断为转移性乳头状甲状腺癌患者的右颈水平 Ⅱ～Ⅴ（a，b，c）和右甲状腺结节（d，e）的高代谢性淋巴结转移

PET 扫描 [2]，是由于一些高级别肿瘤去分化，他们可能失去对碘的亲和力，同时在 PET 扫描中变得代谢活性增高 [28]。据报道，PET/CT 对疑似患有持续性或复发性疾病的 [131]I 阴性患者的敏感性和特异性分别为 81% 和 89% [29]。同时 TSH 刺激可以提高 PET/CT 的敏感性 [30]。

与最初评估甲状腺结节和甲状腺癌的胸部 CT 的适应证类似，当有广泛大的淋巴结肿大和（或）出现局部侵入呼吸、消化系统的症状和体征时应考虑 CT 检查。此外，应在超声检查阴性和高血清甲状腺球蛋白（>10 ng/ml）或血清甲状腺球蛋白升高的患者中进行胸部 CT 检查。尽管 MRI 可被认为是颈部 CT 的替代成像检查，但它不像胸部 CT 那样对肺结节敏感。

结 论

在甲状腺结节和甲状腺癌的评估中，横断面影像学检查不常使用。当存在疾病范围广泛或呼吸、消化系统侵袭证据时，除了颈部超声检查之外，还应该进行辅助性横断面影像学检查。对于初次手术后甲状腺癌的监测，应使用横断面影像学检查来评估颈部超声检查阴性但甲状腺球蛋白水平增高或持续上升的患者。

参考文献

[1] Cooper DS, Doherty GM, Haugen BR, Hauger BR, Kloos RT, Lee SL, et al. Revised American Thyroid Association management guidelines for patients with thyroid nodules and differentiated thyroid cancer. Thyroid. 2009;19(11): 1167–214.

[2] Haugen BR, Alexander EK, Bible KC, Doherty G, Mandel SJ, Nikiforov YE, et al. 2015 American Thyroid Association Management Guidelines for adult patients with thyroid nodules and differentiated thyroid cancer. Thyroid. 2016;26(1): 1–133.

[3] Yoon DY, Chang SK, Choi CS, Yun EJ, Seo YL, Nam ES, et al. The prevalence and significance of incidental thyroid nodules identified on computed tomography. J Comput Assist Tomogr. 2008;32(5): 810–5.

[4] Cohen MS, Arslan N, Dehdashti F, Doherty GM, Lairmore TC, Brunt LM, et al. Risk of malignancy in thyroid incidentalomas identified by fluorodeoxyglucose-positron emission tomography. Surgery. 2001;130(6): 941–6.

[5] Youserm D, Huang T, Loevner LA, Langlotz CP. Clinical and economic impact of incidental thyroid lesions found with CT and MR. Am J Neuroradiol. 1997;18(8): 1423–8.

[6] Shetty SK, Maher MM, Hahn PF, Halpern EF, Aquino SL. Significance of incidental thyroid lesions detected on CT: correlation among CT, sonography, and pathology. Am J Roentgenol. 2006;187(5): 1349–56.

[7] Are C, Hsu JF, Schoder H, Shah JP, Larson SM, Shaha AR. FDG-PET detected thyroid incidentalomas: need for further investigation? Ann Surg Oncol. 2007;14(1): 239–47.

[8] Jin J, Wilhelm SM, McHenry CR. Incidental thyroid nodule: patterns of diagnosis and rate of malignancy. Am J Surg. 2009;197(3): 320–4.

[9] Cibas ES, Ali SZ. The Bethesda system for reporting thyroid cytopathology. Am J Clin Pathol. 2009;132(5): 658–65.

[10] Wang N, Zhai H, Lu Y. Is fluorine-18 fluorodeoxyglucose positron emission tomography useful for the thyroid nodules with indeterminate fine needle aspiration biopsy? A meta-analysis of the literature. J Otolaryngol Head Neck Surg. 2013;42: 38.

[11] Yeh MW, Bauer AJ, Bernet VA, Ferris RL, Loevner LA, Mandel SJ, et al. American Thyroid Association Statement on preoperative imaging for thyroid cancer surgery. Thyroid. 2015;25(1): 3–14.

[12] Andersen PE, Kinsella J, Loree TR, Shaha AR, Shah JP. Differentiated carcinoma of the thyroid with extrathyroidal extension. Am J Surg. 1995;170(5): 467–70.

[13] McCaffrey TV, Bergstralh EJ, Hay ID. Locally invasive papillary thyroid carcinoma: 1940–1990. Head Neck. 1994;16(2): 165–72.

[14] Seo YL, Yoon DY, Lim KJ, Cha JH, Yun EJ, Choi CS, et al. Locally advanced thyroid cancer: can CT help in prediction of extrathyroidal invasion to adjacent structures? AJR Am J Roentgenol. 2010;195(3): W240–4.

[15] Padovani RP, Kasamatsu TS, Nakabashi CC, Camacho CP, Andreoni DM, Malouf EZ, et al. One month is sufficient for urinary iodine to return to its baseline value after the use of watersoluble iodinated contrast agents in post-thyroidectomy patients requiring radioiodine therapy. Thyroid. 2012;22(9): 926–30.

[16] Yang L, Krefting I, Gorovets A, Marzella L, Kaiser J, Boucher R, et al. Nephrogenic systemic fibrosis and class labeling of gadolinium-based contrast agents by the Food and Drug Administration. Radiology. 2012;265(1): 248–53.

[17] Noda Y, Kanematsu M, Goshima S, Kondo H, Watanabe H, Kawada H, et al. MRI of the thyroid for differential diagnosis of benign thyroid nodules and papillary carcinomas. Am J Roentgenol. 2015;204(3): W332–5.

[18] Tunca F, Giles Y, Salmaslioglu A, Poyanli A, Yilmazbayhan D, Terzioglu T, et al. The preoperative exclusion of thyroid carcinoma in multinodular goiter: dynamic contrast-enhanced magnetic resonance imaging versus ultrasonography-guided fine-needle aspiration biopsy. Surgery. 2007;142(6): 992–1002; discussion e1–2.

[19] Feine U, Lietzenmayer R, Hanke JP, Held J, Wohrle H, Muller-Schauenburg W. Fluorine-18–FDG and iodine-131–iodide uptake in thyroid cancer. J Nucl Med. 1996;37(9): 1468–72.

[20] Oh JR, Byun BH, Hong SP, Chong A, Kim J, Yoo SW, et al. Comparison of (1)(3)(1)I wholebody imaging, (1)(3)(1)I SPECT/CT, and (1)(8)F-FDG PET/CT in the detection of metastatic thyroid cancer. Eur J Nucl Med Mol Imaging. 2011;38(8): 1459–68.

[21] Nakajo M, Nakajo M, Jinguji M, Tani A, Kajiya Y, Tanabe H, et al. Diagnosis of metastases from postoperative differentiated thyroid cancer: comparison between FDG and

FLT PET/CT studies. Radiology. 2013;267(3): 891–901.

[22] Jeong HS, Baek CH, Son YI, Choi JY, Kim HJ, Ko YH, et al. Integrated 18F-FDG PET/CT for the initial evaluation of cervical node level of patients with papillary thyroid carcinoma: comparison with ultrasound and contrast-enhanced CT. Clin Endocrinol (Oxf). 2006;65(3): 402–7.

[23] Robbins RJ, Srivastava S, Shaha A, Ghossein R, Larson SM, Fleisher M, et al. Factors influencing the basal and recombinant human thyrotropin-stimulated serum thyroglobulin in patients with metastatic thyroid carcinoma. J Clin Endocrinol Metab. 2004;89(12): 6010–6.

[24] Grünwald F, Kälicke T, Feine U, Lietzenmayer R, Scheidhauer K, Dietlein M, et al. Fluorine-18 fluorodeoxyglucose positron emission tomography in thyroid cancer: results of a multicentre study. Eur J Nucl Med. 1999;26(12): 1547–52.

[25] Schlüter B, Bohuslavizki KH, Beyer W, Plotkin M, Buchert R, Clausen M. Impact of FDG PET on patients with differentiated thyroid cancer who present with elevated thyroglobulin and negative 131I scan. J Nucl Med. 2001;42(1): 71–6.

[26] Wang W, Macapinlac H, Larson SM, Yeh SD, Akhurst T, Finn RD, et al. [18F]-2–fluoro-2–deoxy-D-glucose positron emission tomography localizes residual thyroid cancer in patients with negative diagnostic (131)I whole body scans and elevated serum thyroglobulin levels. J Clin Endocrinol Metab. 1999;84(7): 2291–302.

[27] Mosci C, Iagaru A. PET/CT imaging of thyroid cancer. Clin Nucl Med. 2011;36(12): e180–5.

[28] Robbins RJ, Wan Q, Grewal RK, Reibke R, Gonen M, Strauss HW, et al. Real-time prognosis for metastatic thyroid carcinoma based on 2-[18F]fluoro-2–deoxy-D-glucose-positron emission tomography scanning. J Clin Endocrinol Metab. 2006;91(2): 498–505.

[29] Razfar A, Branstetter BF, Christopoulos A, Lebeau SO, Hodak SP, Heron DE, et al. Clinical usefulness of positron emission tomography-computed tomography in recurrent thyroid carcinoma. Arch Otolaryngol Head Neck Surg. 2010;136(2): 120–5.

[30] Leboulleux S, Schroeder PR, Busaidy NL, Auperin A, Corone C, Jacene HA, et al. Assessment of the incremental value of recombinant thyrotropin stimulation before 2–[18F]-Fluoro-2–deoxy-D-glucose positron emission tomography/computed tomography imaging to localize residual differentiated thyroid cancer. J Clin Endocrinol Metab. 2009;94(4): 1310–6.

译者评述

由于超声检查的成本较低、无创、可重复、准确性高、容易接受、不用注射放射性或碘对比剂，甲状腺超声检查为甲状腺结节和甲状腺癌标准的首选辅助检查。由于人力和设备的限制，上海交通大学附属第六人民医院对较早特别是微小癌的术前诊断主要单纯依靠超声检查，也取得较好结果。一些肿瘤专科医院提倡常规辅以颈部增强 CT 检查，其好处是补充一些信息，防止超声医师不专业或失误，且外科医生可以方便地反复亲自阅片，自我诊断的水平较高；缺点是排队等待检查和费用增加，另外也增加了放射暴露，术后可能延迟碘消融。

但对局部较晚期的甲状腺肿瘤，当有淋巴结明显转移或可能影响气管、食管、大血管、喉、上纵隔时，大家一致认为必须做 CT 或 MRI 检查评估。CT 检查可以是超薄扫描、三维重建或血管成像；MRI 的软组织分辨率极佳，对喉、气管、食管、大血管可分辨是粘连还是侵犯，可准确了解侵犯的程度，对预判可切除性、制定手术方案和判断预后有重要价值。[18]F-FDG PET 扫描及术后全身核素扫描对诊断甲状腺癌及其远处转移也价值不菲，可相互补充。

第7章
良性甲状腺结节的监控
Surveillance of Benign Thyroid Nodules

Elizabeth H. Holt

张传飞　叶卫东 译，邓先兆 校

导　言

本章将阐述目前在治疗细胞学良性甲状腺结节方面一些尚存争议的问题。良性甲状腺结节的最佳随访是争论的一个领域。众所周知，一小部分细胞学良性甲状腺结节会慢慢增大，然而，增大往往被视为一个令人担忧的迹象。确定生长结节是否适用于再次活检很有意义。甲状腺结节细针穿刺（FNA）活检的误差率约为5%。对于细胞学良性甲状腺结节再次活检将提高诊断的准确性尚存争议。如何处理大于3～4 cm 的甲状腺结节也一直存在争议。一些研究者发现这些结节更可能在 FNA 上产生假阴性结果，并且更可能是恶性的，结果是这些结节常常可通过手术切除。使用分子诊断技术来提高 FNA 活检结果的准确性，并避免不必要的细胞学性质不确定结节的外科手术是甲状腺癌研究的一个新的领域。在某些情况下，分子检测对细胞学良性结节也有价值。

良性甲状腺结节长期监控

通过超声检查监测细胞学良性甲状腺结节是一种常见的做法，并且由美国甲状腺协会（ATA）推荐[1]。监测的目的是检测结节大小或外观的变化。建议对增长或外观可疑的结节再次活检（详见下文）。

Brauer 等评估了增长多少应该被认为是显著的[2]。他调查了不同影像医师通过超声检查测量甲状腺结节的变异性。他们发现在测量结节体积时观察者间的变异率为48%。他们得出结论认为，49% 或更多的结节体积变化可以被认为是缩小或增长的重要标志。

Durante 等[3] 对 992 名意大利患者进行了超过 5 年的超声检查随访。他们将结节增长定义为二维平面增加20%，直径最小增加2 mm。根据这些标准，在研究期间，11.1%的结节增长。结节的生长与多发结节、大结节和男性呈相关性。他们得出结论，大多数结节不会随着时间的推移而增长。Papini

等 [4] 对一组 41 例患者进行了 5 年以上的前瞻性研究，发现平均体积从 1.46 ± 0.77 ml 增加到 2.12 ± 1.46 ml。总体而言，56% 的结节在观察期内增长。Erdogan 等 [5] 在中度碘缺乏地区随访了 420 名患者，一共有 531 枚结节，平均时间为 39.7 ± 29.8 个月。他们发现在研究期间 1/3 的甲状腺结节在增长，而 1/3 的结节大小保持稳定，1/3 的结节在缩小。

总的来说，在监控下结节生长的百分比似乎存在争议。结果的差异可能来自生长定义的差异、观察者间的测量差异以及不同患者人群的差异。大部分生长的结节都是良性的。由于目前的 ATA 指南 [1] 没有对 5 年以上的甲状腺结节进行长期监控研究，因此在良性细胞学诊断超过 5 年后，几乎没有甲状腺结节监控时间的指导。

重复 FNA 监控甲状腺结节的价值

据估计，甲状腺结节活检平均具有 4%～5% 的假阴性率 [6, 7]。一些研究者已经解决了细针穿刺活检是否对改进假阴性率有价值这一问题。许多这些研究受到限制是因为缺乏为何选择一个结节用于再次活检的依据。另外，许多研究包含的都是没有行超声引导下结节活检的病例。

Amrikachi 等 [6] 发现以前细胞学良性甲状腺结节重复 FNA 的恶性率仅为 0.8%，提示重复活检可能没有必要。Dwarakanathan 等 [8] 研究重复 FNA 及其对诊断的影响。他们发现重复 FNA 证实了 93% 的患者诊断为良性。其中，在良性诊断未被证实的患者中，30% 最终病理学诊断为恶性肿瘤。因此他们得出结论认为重复 FNA 对提高诊断

准确性有价值。Flanagan 等 [9] 发现良性结节重复 FNA 可诊断出 1/70 的细胞学恶性肿瘤。另外 17 例不确定，其中 7 例最终的组织病理学诊断为恶性。总体而言，他们发现最初的 FNA 对恶性肿瘤敏感性从 81.7% 上升至 90.4%。第二次活检结果显示假阴性率从 17.1% 降至 11.4%。这项研究既没有说明活检是否在超声引导下完成，也没有解释为何选择进行再次活检。同样，Furlan 等 [10] 发现再次活检增加了 22.6% 的准确性、13.8% 的敏感性和 6.2% 的特异性。研究者没有指出是否使用超声引导进行这些活检。Illouz 等 [11] 对平均超过 5 年的 298 枚结节进行了 895 次活检。这些结节没有在超声引导下进行。之后有 35 枚结节出现恶性或可疑结果，超声不能识别有恶性或可疑结果特征的患者。他们得出的结论认为，应该进行 3 次 FNA 活检以确保不会错过恶性肿瘤。Nou 等 [12] 随访了 2010 年 1 369 例细胞学良性结节平均超过 8.5 年的患者。FNA 于超声引导下进行。在此期间，45 例患者因结节生长而进行了重复性甲状腺活检，其中有 18 例假阴性甲状腺恶性肿瘤被鉴定并切除。这些患者中的大多数需等待 2～4 年才能被诊断出恶性肿瘤，而且在此期间没有任何疾病发展。研究人员得出结论，在最初良性结果 2～4 年后重复活检可安全鉴定初次活检为假阴性的结节。Oertel 等 [13] 对 1998—2006 年在华盛顿医院中心接受 FNA 活检的所有患者进行了回顾性研究。他们发现，90%FNA 良性结节的患者最终的术后病理为良性。如果结节重复活检仍为良性，则发现最终术后病理为良性的概率增加到 98%。在这项研究中，大多数 FNA 是经触诊引导的。没有描述为何对结节选择重复 FNA。他们得出结论，初次 FNA 诊断为良性结节

患者的重复 FNA 应在 1 年后进行。Orlandi 等 [14] 每年对患者进行 FNA 活检。随着时间的推移，他们发现 97.7% 仍然为良性，但 0.98% 变得可疑，1.3% 的患者最终诊断为甲状腺乳头状癌。那些后来被认为疑似或恶性的人群中，25% 在第二次活组织检查中被诊断出来，75% 在第三次活组织检查中被诊断出来。作者总结认为，三次结节活检可以确保恶性肿瘤不被漏诊。但是值得注意的是，他们没有指出是否将超声引导用于活检。Rosario 等 [15] 研究发现，如果结节显示出显著生长（体积增加 >50%）或结节出现可疑的超声特征，则需在 12～18 个月后重复 FNA 活检。在他们研究的队列中，11.4% 的结节表现出可疑的超声特征，其中 17.6% 在重复 FNA 时被确诊为恶性肿瘤。同样在他们的队列中，9.6% 的结节显示增长，其中 1.3% 在重复 FNA 时被确诊为恶性肿瘤。

相比之下，Erdogan 等 [16] 对 457 例良性甲状腺结节的再次活检进行研究，他们发现 98.6% 的病例与最初的诊断没有变化。他们再次活检产生了 0.7% 的乳头状甲状腺癌和 3.5% 的疑似甲状腺癌。虽然他们认为可疑结节的再次活检可能是有价值的，但他们并不建议对细胞学良性甲状腺结节常规再次活检。

结节的增长一直是再次活检的原因。Alexander 等 [17] 对其进行了评估，随访了 1 个月至 5 年的 268 例良性活检患者。他们发现研究期间，89% 的结节体积增长超过 15%。对 330 枚结节中的 74 枚进行了回顾检查，发现体积平均增加 69%。这 74 枚结节中只有 1 枚结节再次活检是恶性的。因此他们得出结论：大多数结节随时间增长，而且这种增长不一定是恶性肿瘤的标志。

总之，有一些证据表明对细胞学良性结节常规重复 FNA 活检可能会增加发现恶性肿瘤的概率。支持这一观点的一些研究是通过触诊来引导活检的而非超声引导，因此可能降低其诊断准确性。这些研究是否适用于当前超声引导下活检是未知的。对所有细胞学良性甲状腺结节进行重复 FNA 活检的成本效益尚无研究。

目前的 ATA 指南指出，与结节的增长相比，超声检查恶性特征表现是甲状腺结节良、恶性更好的预测指标。因此，建议对具有可疑超声表现的细胞学良性结节，应在 12 个月内重复进行超声检查和活检。对于具有低至中等可疑超声图像和良性细胞病理学的结节，ATA 指南建议 1～2 年重复进行超声检查。如果有超声检查证据表明增长（定义为结节在二维平面至少增加 20%，直径最小增加 2 mm 或体积增加超过 50%）或发现新的可疑超声特征，可进行重复活检或长期监控。他们推荐，对于低度可疑结节，如海绵状结节，通过随访结节增长来评价良恶性的作用有限，再次超声检查可于 24 个月以后进行 [1]。

FNA 细胞学良性大（≥ 4 cm）结节

如上所述，据估计，甲状腺结节的活检平均具有 4%～5% 的假阴性率 [6, 7]，但该错误率可能并不适用于所有的结节。有人担心较大的甲状腺结节（通常定义为 ≥ 4 cm 的结节）细针穿刺（FNA）的结果更可能产生假阴性和（或）这些结节比其较小的结节更可能是恶性。这些问题已经被众多学者研究过，结果相互矛盾。

几项研究表明，结节大小与细胞学检

查假阴性之间没有关系。Albuja-Cruz 等 [18] 在单个三级医疗中心研究了 1 068 名连续接受 FNA 的患者和手术患者。其中 212 个结节 ≥ 4 cm。98% 的病例在超声引导下进行活检。他们发现基于结节大小的 FNA 可靠性没有降低，并且认为大结节的大小不应该成为手术的独立标准。在 Mayo 诊所的一项研究中，Porterfield 等 [19] 在超声引导下穿刺活检后做了良性细胞学检查，对 4 年数据和 742 个甲状腺结节 ≥ 3 cm 的病例进行了回顾性研究。这些患者中，有 145 名接受手术切除，只有一人被证实是假阴性（0.7%）。他们的结论是，结节 ≥ 3 cm 不应该成为手术的独立指征。Bohacek 等 [20] 对 1 000 例超声引导下甲状腺活检的患者进行研究，其中 67% 为良性，这其中 26% 的患者因压迫症状或其他可疑恶性的特征接受手术治疗。他们发现细胞学良性结节的大小与组织病理学恶性肿瘤的发生风险无关。Kamran 等 [21] 对 1995—2009 年间在学术医疗中心通过超声引导下活检进行评估的 7 348 个结节进行了回顾性队列分析。在那些 FNA 结果良性的结节中，由于临床方面的忧虑 1 502 个结节被切除。总体而言，1.1% 的细胞学良性结节最终被病理学诊断为恶性。未发现结节大小与 FNA 假阴性风险之间存在相关性。Kuru 等 [22] 研究 213 例直径 ≥ 3 cm 结节的患者，均根据结节大小进行了甲状腺切除术，并且不考虑超声引导下 FNA 活检的结果。他们发现 FNA 活检在结节 ≥ 4 cm 时有 4.3% 的假阴性率，但与队列中较小结节的假阴性率比较无统计学差异。Mehanna 等 [23] 评估了 262 例接受了超声引导下 FNA 并行甲状腺切除术的病例。该组中有 55 个直径 ≥ 3 cm 的细胞学良性结节，最终组织学检查

发现其假阴性率为 10.9%。这个假阴性率与 <3 cm 结节的假阴性率比较无显著差异。Raj 等 [24] 研究了一组 223 例 ≥ 4 cm 结节的患者，这些患者术前都进行了超声引导下 FNA 评估，并且由于担心结节过大，对所有患者都进行了甲状腺切除术。无更小的结节对照组。他们发现 118 例细胞学良性结节患者中只有一例漏诊了恶性肿瘤。他们的结论是可以放心使用 FNA 活检，即使在较大的甲状腺结节中也能排除恶性肿瘤。Rosario 等 [25] 研究了 151 例直径 ≥ 4 cm 的甲状腺结节患者，无论其细胞学结果如何均对其行甲状腺切除术。其组织活检是否在超声引导下进行尚不清楚。他们发现直径 ≥ 4 cm 的细胞学良性结节的阴性预测值为 96.4%。他们的结论是直径 ≥ 4 cm 结节的细胞学假阴性率并不能支持需要常规进行甲状腺切除术。Shrestha 等 [26] 研究了 540 例患者共 695 枚不同大小的甲状腺结节，发现假阴性活检率没有显著差异。在较大（≥ 4 cm）的甲状腺结节中，他们的结论是结节的大小不应该是甲状腺切除的指征。Yoon 等 [27] 研究了 206 例直径 ≥ 3 cm 的甲状腺结节患者，认为无论在超声引导下活检结果如何，均应行甲状腺切除术。在这些患者中，112 例细胞学良性结节患者中仅有两例（1.8%）在术后被病理证实为恶性肿瘤。作者的结论是，FNA 细胞学检查是筛查直径 ≥ 3 cm 结节的准确方法。

相比之下，其他作者发现较大的结节比小结节更易产生 FNA 假阴性结果。例如，Wharry 等 [28] 在一项前瞻性研究中发现，361 例患者共 382 枚结节（≥ 4 cm）均接受 FNA 和甲状腺切除术，活检的假阴性率为 10.4%。没有指出是否行超声引导下活检。在这一研究中无小结节对照组。Carillo

等[29] 研究了 159 例因甲状腺结节行甲状腺手术的患者。通过触诊引导组织活检，而非超声引导。其中 35 枚结节直径 ≥ 4 cm。他们发现直径 ≥ 4 cm 的 35 个结节中有 7 个（20%）细胞学检查为假阴性。McCoy 等[30] 对超声引导下活检患者进行研究。在他们的队列中，223 例直径 ≥ 4 cm 的结节患者接受了甲状腺切除术，他们发现对直径 ≥ 4 cm 的结节行甲状腺活检的假阴性率为 13%。Meko 等[31] 研究了 90 例无超声引导的活检患者。甲状腺切除术后，他们发现较大结节（≥ 3 cm）的细胞学诊断的假阴性率为 17%。令人印象深刻的是，对于较大的囊实性结节，假阴性率为 30%。Pinchot 等[32] 研究了 155 例直径 ≥ 4 cm 的甲状腺结节患者，发现 4/52（8%）患者的术前细胞病理学诊断为假阴性。

一个相关的问题是，更大的结节是否更有可能根据它们的大小来判断是否倾向于恶性肿瘤呢。一些研究者发现结节大小和恶性肿瘤的风险之间没有相关性[20, 21, 26, 33]。而其他研究者发现较大的结节更可能是恶性的。例如，Carillo 等[29] 发现他们的 61 个病理学诊断为恶性的结节队列中，63.9% 直径 ≥ 4 cm。Kuru 等[22] 发现直径 ≥ 4 cm 的结节甲状腺癌的发生率为 24%，小结节的发生率为 12%。McCoy 等[30] 发现甲状腺癌中 26% 的结节 ≥ 4 cm。最后，Wharry 等[28] 发现 ≥ 4 cm 的甲状腺结节中恶性肿瘤的发生率占 22%。

研究人员在较大的结节中发现 FNA 的假阴性率较高，而在较大的结节中发现甲状腺癌的风险较高，研究者推荐对直径 ≥ 4 cm 的甲状腺结节行手术治疗。那些发现大小与活检假阴性率或恶性肿瘤风险之间无关的作者不建议对 >4 cm 的所有结节进行

常规手术切除。由于本次争论双方的研究数量相当，因此很难知道该怎么做。大多数研究方法学相似，回顾性分析了 FNA 细胞学检查后进行手术的患者。样本大小从 90 到 600 例以上不等。样本量并不能决定是否大型结节更可能是恶性的或更可能有假阴性的活检结果。在一项研究中，对所有结节 ≥ 4 cm 的患者不管细胞病理学结果如何均行手术治疗[25]。在这份报告中，22.5% 的患者具有恶性组织学特征，细胞学阴性预测值相对较高，为 96.4%。Shin 等[34] 对包括 13 180 名患者在内的 15 项研究进行了统计分析。他们的结论是，较大的结节具有较高的恶性肿瘤预测概率，并且指出对 3～4 cm 或更大的结节进行活检结果的准确性降低。他们认为对结节直径 >3 cm 的患者进行甲状腺切除术是合理的方式。

总之，是否较大的甲状腺结节比较小的结节更易产生假阴性活检结果仍然存在争议。目前的 ATA 指南[1] 认为，根据现有的证据，与较小的结节相比，尚不确定直径 ≥ 4 cm 的细胞学良性结节是否更可能是恶性肿瘤，因此需要不同的对待。

分子检测在良性甲状腺结节中的作用

对不确定性甲状腺结节的分子检测已被用来获取不确定结节的额外信息，从而避免了甲状腺切除术。对于不确定的结节来说，这一方式可减少通过不必要的手术来获取确定性病理学诊断。对细胞学良性结节进行分子检测尚未得到公认，但仍有可能，并且在某些情况下可能适用。

Proietti 等在单一中心回顾性[35] 研究了 1 347 例连续的乳头状甲状腺癌（细胞病

理学和组织学结果可用）。他们发现 FNA 诊断有 4.8% 的假阴性率。假阴性 FNA 患者接受 *BRAF* 突变和 *RAS* 改变的分子检测。11% 的病例发现 *BRAF* 突变，29.6% 的病例发现 *RAS* 改变。总之，分子检测可以显著降低该队列的假阴性率。在 Nikiforov 等的前瞻性研究中 [36] 收集了 328 例患者的 470 个 FNA 样品，并进行细胞病理学分析以及 *BRAF*、*RAS*、*RET/PTC* 和 *PAX8/PPARγ* 突变的分子检测。在那些接受甲状腺切除术的患者中，有 12 例细胞病理学检测为恶性肿瘤阴性。其中一项检测为 *BRAF* 突变阳性，并被证实为乳头状癌。其中 3 例为 *RAS* 突变阳性，1 例为甲状腺乳头状癌，1 例为滤泡状甲状腺癌，1 例为滤泡状腺瘤。在细胞病理学和分子检测阴性但接受手术（*n* = 8）的患者中，有 1 例甲状腺乳头状癌和

1 例滤泡状甲状腺癌症。因此，对细胞学良性结节进行分子检测可能会提供额外的信息，从而导致临床医师采取甲状腺切除术。然而，即使在分子检测中，一些结节也会被错误地分类为良性。目前，对具有 FNA 细胞学良性的结节进行分子检测尚无操作标准。

在将来，我们可能会看到对更多细胞学良性的活检样品进行分子检测。例如，具有可疑超声特征的细胞学良性结节使用分子检测，可以作为查找恶性肿瘤证据的另一种手段。就目前单一的细胞病理学评估而言，如果良性结节通过细胞病理学联合分子检测可能就不再需要通过超声检查的长期随访跟踪了。此外，未来我们可能会发现，评估所有超声可疑征象结节的恶性风险更为完善的方法可能是细胞病理学联合分子检测。

参考文献

[1] Haugen BR, et al. 2015 American Thyroid Association management guidelines for adult patients with thyroid nodules and differentiated thyroid cancer. Thyroid. 2015;26(1): 1–133.

[2] Brauer VFH, et al. Interobserver variation for ultrasound determination of thyroid nodule volumes. Thyroid. 2005;15(10): 1169–75.

[3] Durante C, et al. The natural history of benign thyroid nodules. JAMA. 2015;313(9): 926–35. doi: 10.1001/jama.2015.0956.

[4] Papini E, et al. Long-term changes in nodular goiter: a 5-year prospective randomized trial of levothyroxine suppressive therapy for benign cold thyroid nodules. J Clin Endocrinol Metab. 1998;83(3): 780–3.

[5] Erdogan MF, et al. Natural course of thyroid nodules in a moderately iodine deficient area. Clin Endocrinol. 2006;65: 767–71.

[6] Amrikachi M, et al. Accuracy of fine-needle aspiration of thyroid a review of 6226 cases and correlation with surgical or clinical outcome. Arch Pathol Lab Med. 2001;125: 484–8.

[7] Gharib H. Fine-needle aspiration biopsy of thyroid nodules: advantages, limitations, and effect. Mayo Clin Proc. 1994;69: 44–9.

[8] Dwarakanathan AA, et al. Importance of repeat fine-needle biopsy in the management of thyroid nodules. Am J Surg. 1993;166: 350–2.

[9] Flanagan MB, et al. Repeat thyroid nodule fine-needle aspiration in patients with initial benign cytologic results. Am J Clin Pathol. 2006;125: 698–702. doi: 10.1309/4AXLDMN1JRPMT X5P.

[10] Furlan JC, et al. Single versus sequential fine-needle aspiration biopsy in the management of thyroid nodular disease. Can J Surg. 2005;48(1): 12–8.

[11] Illouz F, et al. Usefulness of repeated fine-needle cytology in the follow-up of non-operated thyroid nodules. Eur J Endocrinol. 2007;156: 303–8.

[12] Nou E, et al. Determination of the optimal time interval for repeat evaluation after a benign thyroid nodule aspiration. J Clin Endocrinol Metab. 2014;99(2): 510–6. doi: 10.1210/jc.2013–3160.

[13] Oertel YC, et al. Techniques in thyroidology value of repeated fine needle aspirations of the thyroid: an analysis of over ten thousand FNAs. Thyroid. 2007;17(11): 1061–6.

[14] Orlandi A, et al. Repeated fine-needle aspiration of the thyroid in benign nodular thyroid disease: Critical evaluation of long-term follow-up. Thyroid. 2005;15(3): 274–8.

[15] Rosário PW, Purisch S. Ultrasonográphic characteristics as a

criterion for repeat cytology in benign thyroid nodules. Arq Bras Endocrinol Metab. 2010;54(1): 52–5.

[16] Erdogan MF, et al. Value of re-aspirations in benign nodular thyroid disease. Thyroid. 1998;8(12): 1087–90.

[17] Alexander EK, et al. Natural history of benign solid and cystic thyroid nodules. Ann Intern Med. 2003;138: 315–8.

[18] Albuja-Cruz MB, et al. Reliability of fine-needle aspiration for thyroid nodules greater than or equal to 4 cm. J Surg Res. 2013;181: 6–10.

[19] Porterfield JR, et al. Reliability of benign fine needle aspiration cytology of large thyroid nodules. Surgery. 2008;144: 963–9.

[20] Bohacek L, et al. Diagnostic accuracy of surgeon-performed ultrasound-guided fine-needle aspiration of thyroid nodules. Ann Surg Oncol. 2012;19: 45–51. doi: 10.1245/s10434–011–1807–z.

[21] Kamran SC, et al. Thyroid nodule size and prediction of cancer. J Clin Endocrinol Metab. 2013;98: 564–70.

[22] Kuru B, et al. The false-negative rate of fine-needle aspiration cytology for diagnosing thyroid carcinoma in thyroid nodules. Langenbecks Arch Surg. 2010;395: 127–32. doi: 10.1007/ s00423–009–0470–3.

[23] Mehanna R, et al. False negatives in thyroid cytology: impact of large nodule size and follicular variant of papillary carcinoma. Laryngoscope. 2013;123: 1305–9.

[24] Raj MD, et al. Diagnostic lobectomy is not routinely required to exclude malignancy in thyroid nodules greater than four centimetres. ANZ J Surg. 2012;82: 73–7. doi: 10.1111/j.1445–2197.2011.05667.x.

[25] Rosario PW, et al. Low false-negative rate of cytology in thyroid nodules ≥ 4 cm. Arq Bras Endocrinol Metab. 2009; 53(9): 1143–5.

[26] Shrestha M, et al. The impact of thyroid nodule size on the risk of malignancy and accuracy of fine-needle aspiration: a 10–year study from a single institution. Thyroid. 2012;22(12): 1251–6. doi: 10.1089/thy.2012.0265.

[27] Yoon JH, et al. The diagnostic accuracy of ultrasound-guided fine-needle aspiration biopsy and the sonographic differences between benign and malignant thyroid nodules 3 cm or larger. Thyroid. 2011;21(9): 993–1000. doi: 10.1089/thy.2010.0458.

[28] Wharry LI, et al. Thyroid Nodules (≥ 4 cm): can ultrasound and cytology reliably exclude cancer? World J Surg. 2014;38: 614–21. doi: 10.1007/s00268–013–2261–9.

[29] Carrillo JF, et al. Accuracy of fine-needle aspiration biopsy of the thyroid combined with an evaluation of clinical and radiologic factors. Otolaryngol Head Neck Surg. 2000;122: 917–21.

[30] McCoy KL, et al. The incidence of cancer and rate of false-negative cytology in thyroid nodules greater than or equal to 4 cm in size. Surgery. 2007;142: 837–44.

[31] Meko JB, Norton JA. Large cystic/solid thyroid nodules: a potential false-negative fine-needle aspiration. Surgery. 1995;118: 996–1004.

[32] Pinchot SN, et al. Accuracy of fine-needle aspiration biopsy for predicting neoplasm or carcinoma in thyroid nodules 4 cm or larger. Arch Surg. 2009;144(7): 649–55. doi: 10.1001/archsurg.2009.116.

[33] McHenry CR, et al. Is nodule size an independent predictor of thyroid malignancy? Surgery. 2008;144: 1062–9.

[34] Shin JJ, et al. Impact of thyroid nodule size on prevalence and post-test probability of malignancy: a systematic review. Laryngoscope. 2015;125: 263–72.

[35] Proietti A, et al. Molecular characterization of 54 cases of false negative fine needle aspiration among 1347 papillary thyroid carcinomas. Cancer (Cancer Cytopathol). 2014;122: 751–9.

[36] Nikiforov YE. Molecular testing for mutations in improving the fine needle aspiration diagnosis of thyroid nodules. J Clin Endocrinol Metab. 2009;94: 2092–8.

译者评述

对于良性甲状腺结节的最佳随访方案，一直是各方争论的焦点，超声检查和细胞活检是最常用的监测方法。由于一部分良性结节会随着时间的延长而增长，对增长结节的再次活检是很有意义的。另一方面甲状腺结节细针穿刺活检（FNA）的误差率约为5%，对于细胞学良性甲状腺结节再次活检是否能提高诊断的准确性是有争议的。一些研究者发现3~4 cm的结节更可能在FNA时产生假阴性结果，并且更可能是恶性的，这些结节常常可以通过手术切除。使用分子诊断技术来提高FNA活检结果仍然有待商榷。

基于我们甲状腺中心和全国的经验，我们的常规推荐是，对于超声检查为良性的增生结节推荐再次细胞学检查。不推荐对良性结节常规进行再次细胞活检。对于3~4 cm的结节，主张手术切除。分子检测的准确性有待进一步评估。

第 2 部分

结节性甲状腺功能亢进症处理

MANAGEMENT OF NODULAR
HYPERTHYROIDISM

第8章

结节性甲状腺功能亢进症的内科治疗

The Role of Medical Management for Nodular Hyperthyroidism

Ana E. Espinosa De Ycaza and Marius N. Stan

冯　雯译，伍　波校

导　言

甲状腺功能亢进症（简称甲亢）的发病率为 1.3%[1]。最常见原因是 Graves 病，其次是毒性结节性甲状腺肿（toxic multinodular goiter，TMNG）和自主功能的甲状腺结节（autonomously functioning thyroid nodule，AFTN）。罹患 AFTN 或 TMNG，同时并发 Graves 病，则被称为 Marine-Lenhart 综合征或结节性 Graves 病。该病表现为甲亢症状，较罕见，占 Graves 病的 1%～2.7%[2,3]。

手术或放射性碘治疗是 TMNG 和 AFTN 的标准治疗方法。但是，在某些情况下，如患者的手术风险高，或者患者已摄入小剂量放射性碘且不愿意手术，可以考虑其他内科治疗手段。本章中，我们将讨论毒性结节性甲状腺肿、毒性甲状腺结节和 Marine-Lenhart 综合征的非手术治疗。

放射性碘（¹³¹I）的作用

自从 1934 年发现人工合成放射性元素

之后，人们逐步热衷于研究同位素在疾病诊治方面的潜在应用。就甲状腺而言，¹²⁸I 是最早用于评估兔子甲状腺摄入量的同位素，但是由于其半衰期仅 25 min，所以并无实际应用价值[4]。20 世纪 30 年代末，通过 Geiger 计数器计量，放射性同位素 ¹³⁰I、¹²⁶I 和 ¹³¹I，被用于研究甲状腺的碘摄入和代谢。1941 年，¹³¹I 首次被用于治疗人类甲亢疾病。如今，¹³¹I 已经被广泛用于治疗甲亢等疾病，它是一种放射性核素，被甲状腺吸收，主要释放 β 射线，从而导致细胞死亡。其半衰期为 8 天。

功　效

放射性碘（RAI）治疗甲亢的理想化目标是达到甲状腺功能正常，然而有些患者在 RAI 治疗后会出现甲状腺功能减退。如果把甲状腺功能减退（简称甲减）或正常定义为治愈，那么，在不同的研究中，单次剂量 RAI 的治愈率不尽相同，TMNG 的治愈率为 60%～93%[5-9]，AFTN 为 71%～97%[6,8,9]。

甲亢的平均治疗时间为 5.4 个月 [8]。对老年患者来说，RAI 同样是安全有效的治疗方法。据统计 12 个月的平均治愈率，TMNG 为 80%，而 AFTN 是 86% [9]。

通常情况下，RAI 治疗后，无论甲状腺肿还是毒性结节，其体积都会变小。TMNG 在治疗 24 个月后，甲状腺腺体体积缩小 43% [7]；而 AFTN，结节在治疗 3 个月后缩小 35%，24 个月后缩小 45% [10]。理想状态下，单次剂量的 RAI 可以治愈甲亢。但是，如果 RAI 治疗 6 个月后仍然甲亢 [11] 或甲亢复发，应该给予第二个剂量。有时，甚至在 RAI 治疗后 2 4 个月甲亢才能被彻底治愈 [9]，因此可以考虑同时使用抗甲状腺药物（ATD），并定期监测甲状腺功能，以提高治愈率。对于严重的难治性甲亢，应该考虑手术治疗：对 AFTN 采用甲状腺腺叶切除术，对 TMNG 则行甲状腺全切或次全切除术。

RAI 治疗的指征还包括经外科手术失败（<1%）后仍有甲亢症状的小部分 TMNG 或 AFTN 患者 [12, 13]。

影响 RAI 功效的因素

某些临床和实验室因素被认为会影响 RAI 的疗效，如甲状腺肿的大小、性别、确诊甲状腺毒症时的年龄、TSH 值，以及之前曾使用过抗甲状腺药物（ATD）。研究表明，上述因素中，性别和确诊甲状腺毒症时的年龄与 RAI 治疗无关 [5, 7]。然而，甲状腺肿的体积越大，治愈率越低 [6]。RAI 治疗前，TSH 水平低但可测的患者与 TSH 测不出的患者相比较，有更高的治愈率和甲减发生率 [14]。RAI 治疗前使用抗甲状腺药物的潜在作用及其对 RAI 治疗的反应将在下文中讨论。

剂量和方法

虽然从 20 世纪 40 年代起，RAI 就被应用于甲亢的治疗 [15]，但是，研究者对既能治疗甲亢又可避免永久性甲减的恰当剂量和方法，仍存争议。

不同治疗机构所用的 RAI 剂量和方法常常有所不同。但通常为：① RAI 按标准固定剂量给药；② 根据结节大小（自主功能的甲状腺结节）或 RAI 摄取后腺体大小变化（结节性甲状腺肿毒症）计算而给药。固定给药，可以是给每个患者固定的标准剂量，也可以是根据甲状腺腺体大小的相应标准剂量。^{131}I 的常规剂量从 10～30 mCi 不等。就高功能腺瘤或 TMNG 而言，相比较于低剂量（10 mCi 左右），较高剂量（20～30 mCi）往往会有较高的治愈率和更高的甲减发生率。有一份针对两个 RAI 治疗剂量的对比研究表明，高剂量的 RAI 治疗患者中有 26% 发生甲减，而低剂量治疗组中仅 11% [16]。

为了控制甲亢并减少甲减发生，需计算 RAI 剂量。更大的结节（指 AFTN）或者更大的甲状腺肿（指 TMNG）需要更高的 RAI 活性和更高剂量 RAI 摄入，这就意味着组织将大量摄取碘。而要获得正常甲状腺功能，就需要低水平的 RAI 活性。RAI 的剂量可以通过以下方式计算得出：

$$活性 (\mu Ci\ 或\ MBq) = \frac{腺体重量 (g) \times 每克甲状腺的期望剂量}{24\ h\ 甲状腺摄取百分比} \times 100$$

通过触诊、超声检查或核素扫描可以估计出甲状腺腺体重量（以 g 为单位）。在实际应用中，通常使用前两种方法。期望剂量是每克组织期望获得的活性（$\mu Ci/g$ 或 MBq/g）。

在不同的研究中，其值从 90～200 μCi/g 或 3.33～7.4 MBq/g 不等。通常建议放射性碘的活性在 150～200 μCi/g [11]。有数项研究报道固定剂量或计算剂量的 RAI 治疗甲亢的结果 [16, 17]，但是几乎没有这两种方法的平行对照试验。有研究比较了毒性腺瘤的 4 种 RAI 治疗方案，结果发现通过计算而得的高剂量治疗方案有着更高的治愈率，优于通过计算而得的低剂量、固定高剂量或固定低剂量的治疗方案 [18]，同时相较于低剂量组，固定剂量或计算而得的高剂量方案组有着更高的甲减发生率。通过系统性综合和 meta 分析，比较了固定剂量方案和根据甲状腺大小所得的预估剂量方案，发现这两种方法所致的甲减发生情况并无太大差别。该项研究包含了 Graves 病、TMNG 和 AFTN 患者 [19]。

RAI 治疗前的抗甲状腺药物治疗

抗甲状腺药物（antithyroid drug, ATD）——他巴唑（methimazole）、丙基硫氧嘧啶（propylthiouracil, PTU）和甲亢平（carbimazole），抑制甲状腺腺体内甲状腺激素的合成，从而控制 Graves 病、TMNG 和 AFTN 的甲状腺功能亢进症状。对 TMNG 和毒性腺瘤患者，确定行 RAI 治疗时或 RAI 治疗前通常会使用上述药物。

理论上讲，RAI 治疗会加重甲状腺毒症的症状。抗甲状腺药物的使用可以消耗甲状腺激素的储存，并且潜在地缓解或防止 RAI 治疗所致的甲亢加剧。目前，尚无随机对照试验彻底地证实该优点，并且有观点认为，既然没有证据表明抗甲状腺药物有意义，就不该使用。所以，在这种情况下是否使用抗甲状腺药物存在争议。然而，仍有机构

在 RAI 治疗前常规使用该类药物。原因是有观点认为，RAI 治疗会通过诱发放射性甲状腺炎而加重甲状腺毒症状。有一项关于 34 位甲亢患者（11 位 TMNG 患者、2 位 AFTN 和 21 位 Graves 病）的研究，患者未服用 ATD，RAI 治疗后所有 TMNG 患者的甲状腺激素升高，而 Graves 病患者中仅 29% 升高。但是，没有患者出现甲状腺毒症状加重 [20]。尽管有上述发现，但仍有关于 RAI 治疗后发生甲状腺危象和严重甲亢的报道 [21, 22]。

关于使用 ATD 进行预处理，有 3 点需要明确：① 甲亢的严重程度；② 患者的合并症，如心血管疾病、心律失常，患者的年龄、全身状态；③ 服用 ATD 后，RAI 效果降低的风险。

重度甲亢患者、老年患者或心脏疾病患者，往往会因为甲亢加剧而更易发生并发症。因此，对这些患者应该使用 ATD 预处理。

有明确的证据表明，如果 RAI 治疗期间继续使用 ATD，TMNG 和 AFTN 的治愈率明显低于那些不用 ATD 的患者 [23]。然而，ATD 在治疗前停止使用是否会降低 131I 的药效，仍然存在争议。一项关于 ATD 对 RAI 影响的 meta 分析，研究了 14 个随机对照试验，发现使用 ATD 组较不使用 ATD 组有更高的 RAI 治疗失败率 [24]。但是，这 14 项试验中仅有 5 项包括了 TMNG 和 AFTN 患者，这 5 项试验均在 RAI 治疗的同时给予了 ATD。

最常用的方法是在 RAI 治疗前停用 ATD，从停止使用 ATD 到开始 RAI 治疗的间歇期为 2～7 天。如果在 RAI 治疗前 3 天停用 ATD，则治愈率和不使用 ATD 相似 [25]。

如何在 RAI 治疗前使用 ATD？建议是，他巴唑和甲亢平比丙基硫氧嘧啶效果更好。因为丙基硫氧嘧啶容易引起肝功能障碍 [26]，另外有证据表明，使用丙基硫氧嘧

啶之后，甲状腺会出现放射性抵抗[27]。

ATD 可以给药数周直至甲亢被控制，但是为了避免对正常甲状腺组织的过度治疗从而导致长期甲减，并不需要 TSH 达到正常。应在 RAI 治疗前 3～7 天停用 ATD[11]，如果担心短暂的甲状腺激素水平上升，可以在 7 天以后再使用。ATD 用量逐渐减少至 RAI 治疗 1 个月后停药。

使用人重组 TSH 能增加 RAI 摄取和治疗的效果吗

人重组 TSH（recombinant human TSH，rhTSH）通常用于甲状腺癌全切除后的 RAI 清甲治疗。对 TMNG 以及低 RAI 摄入患者可考虑使用 rhTSH，以期提高碘摄入从而提高 RAI 的治疗效率和甲状腺吸收剂量。有 RAI 治疗前使用 rhTSH 的研究[28, 29] 和随机对照试验[30]，研究对象包括非毒性多发结节的甲状腺肿和一部分亚临床或中度甲亢的 TMNG 患者；使用 rhTSH 后，RAI 摄入量在 24～72 h 后分别提高 2 和 4 倍。并没有发现，使用 0.1 mg 或 0.3 mg 剂量的 rhTSH 后，会导致甲亢临床症状加剧。但是使用 rhTSH 后，甲状腺激素水平确实提高，甲亢症状可能会加重[31]。因此，虽相较于单独 RAI 治疗，对 TMNG 患者使用 rhTSH 后 RAI 治疗效率会增强，但尚需要更多试验来证明其安全性和有效性，最终才能广泛推荐其应用。

甲状腺功能减退的风险

^{131}I 治疗后发生甲状腺功能减退的风险可持续数年。RAI 治疗 8 年后，发生亚临床甲减和甲减的概率可高达 72%[32]。RAI 剂量越高，发生甲减的可能性越大[18, 32]。小剂量和

大剂量 RAI 治疗 TMNG 患者 5 年后，甲减发生率为 7%～14%[7, 33, 34]。RAI 治疗后，平均甲减的发生率为每年 2.7%，治疗 24 年后甲减的发生率为 64%[35]。

自主功能的甲状腺结节患者经小剂量和大剂量 RAI 治疗后，甲减发生率分别为 7% 和 55%，累计发生率为每年 7%，5 年时为 28%，而 20 年时为 60%[37]。除了 RAI 剂量外，其他导致甲减发生率增高的因素还包括甲状腺抗体阳性、甲状腺腺体较小或无法触及、^{131}I 治疗前使用 ATD[6, 34, 38]。

为了预防甲减，有研究采用 RAI 治疗 149 位患者，同期联合使用了 ATD 和甲状腺激素，结果发现治疗 6.8 年后其甲减的发生率为 3.3%[39]。这一设计的初衷是为了用 ATD 控制甲亢，另一方面给予足量的甲状腺激素抑制 TSH，从而降低正常甲状腺组织摄取 RAI。这一方法并未被证实有效，因此并不推荐。总而言之，对 TMNG 和 AFTN 患者采用 RAI 治疗后发生甲减的风险非常大，即使临床及生化检测提示甲状腺功能正常后，仍需定期检测甲状腺功能。

RAI 治疗的禁忌证

TMNG 所致的甲亢或毒性腺瘤，其 RAI 治疗的绝对禁忌证包括：妊娠、伴随甲状腺癌（其最适宜的治疗是手术）、RAI 治疗后数月内打算妊娠，或者患者没有能力履行放射安全程序[11]。

RAI 的风险

致癌

甲亢治疗的协作试验研究随访了美国和英国 26 个医疗中心的甲亢患者。经过 6 年

随访，结果发现，[131]I 治疗并不增加甲状腺癌和白血病的发生率[40, 41]。一项平均随访期为 21 年的研究表明，[131]I 治疗的患者全身肿瘤的死亡率并没有比普通人群增加。但是 [131]I 治疗的患者，甲状腺癌的死亡率有轻微但有统计学意义的增加（SMR 3.94, CI: 2.52～5.86）[42]。研究同时发现，死于甲状腺癌的患者多数有毒性结节性甲状腺肿，这提示了上述甲状腺癌的发生率可能与结节性甲状腺肿而非 RAI 治疗有关。

死亡率和脑血管疾病死亡率风险

队列研究发现，相比较于普通人群，[131]I 治疗的甲亢患者有着更高的脑血管疾病（CVD）风险和全因素死亡率[43, 44]。但这些研究有着的局限性是无法区分受治者死亡率上升是 RAI 治疗本身抑或甲亢而导致的。

诱发甲状腺免疫

TMNG 或 AFTN 经过 RAI 治疗后可能会发生 Graves 样疾病，这一现象已被多次报道。其发生率很低，约为 1% 和 4%[45, 46]，通常出现在 RAI 治疗后 3～6 个月，表现为甲状腺激素升高，出现甲状腺刺激素受体抗体（thyrotropin receptor antibodies，TRAB），并且甲状腺扫描显示弥散的放射性摄取。

甲状腺球蛋白——甲状腺滤泡细胞产生的蛋白，在 RAI 治疗后被释放入血循环。有观点认为，RAI 治疗后甲状腺抗体增高可能刺激了对 TSH 受体的免疫应答。

在一份评估 RAI 治疗后 Graves 病发病风险的研究发现，Graves 病的发生率在毒性结节性甲状腺肿中明显高于毒性腺瘤，分别为 2% 和 0.3%，但是，没有一例未接受 [131]I 治疗的毒性结节性甲状腺肿患者发生该疾病[46]。这一发现提示 RAI 治疗会诱发甲状腺免疫反应。如果 TMNG 或毒性腺瘤患者 RAI 治疗后出现甲亢症状复发，很可能是自发免疫应答而非 Graves 病。我们则建议进行 [121]I 摄取扫描，如果出现整个腺体弥漫性的摄取，那么很可能是 Graves 病，应给予 ATD 治疗，或者考虑再次 RAI 治疗。

Marine-Lenhart 综合征

这一诊断往往基于甲亢症状、TRab（+）以及超声检查和甲状腺同位素摄取扫描发现结节。其治疗遵循前述的同一原则。最常用的方法是放射性碘治疗和手术。RAI 的治疗剂量与 TMNG 或 AFTN 的相似，而较 Graves 病更高。

抗甲状腺药的作用

机制

美国常用的硫基复合物有他巴唑（甲巯咪唑，MMI）和丙基硫氧嘧啶（PTU）。甲亢平（CBZ）是另一种在亚欧国家常用的硫基复合物。这些药物可以抑制甲状腺激素的合成，从而减轻甲亢症状。与此同时，药物还抑制碘化物转化至碘，以及过氧化物酶对有机碘的催化——这一过程是将碘结合入甲状腺球蛋白的必要步骤。硫基复合物也抑制碘化酪氨酸的复制，并改变甲状腺球蛋白的结构[47]。甲亢平在血浆内可以代谢成为甲巯咪唑。丙基硫氧嘧啶可以抑制甲状腺外组织中 T_4 向 T_3 转化，而甲巯咪唑和甲亢平不能。

功效

ATD 可以控制甲亢症状但不能缓解毒性结节性甲状腺肿。ATD 治疗 12 个月后，如果停药，95% 的 TMNG 患者的甲亢症状会复发[48]。如果 ATD 作为 TMNG 患者的主要治疗手段，则需要终身服药。因此，对于 TMNG 和 AFTN 患者更倾向给予手术治疗、放射性碘治疗以及消融治疗（表 8-1），而不是 ATD 治疗。一项研究评估他巴唑治疗毒性甲状腺肿的效果：相较于 RAI，他巴唑使用了 10 年仍是各方面均安全的药物。使用他巴唑的患者，93% 可以达到甲状腺功能正常[49]。随访过程中，RAI 治疗组中有更多的患者出现甲状腺功能异常。不足之处是该研究随访有较高的失访率。

值得注意的是，有心脏疾病或其他严重合并症的老年患者，其手术及放射性碘治疗的风险较高，这时可以考虑长期使用 ATD。这对 TMNG 来说很重要，因为诸如射频或热消融等其他治疗方式对毒性甲状腺瘤有效，但对 TMNG 却不那么有效。

副作用

过敏反应是该类药物治疗最常见的副作用，如瘙痒、皮疹、风疹和关节痛，发生率为 5%。罕见但严重的并发症包括粒细胞减少、多发性关节炎、脉管炎和肝炎。粒细胞减少是特异性反应，在使用 MMI、CBZ 或 PTU 的患者中发生率是 0.2%～0.5%[50]。使用 PTU 的患者中，多发性关节炎、脉管炎和暴发性肝炎的发生率多于使用 MMI 的患者（F<1%）[50]。暴发性肝炎在成年人群中的发病率为 1:10 000，儿童中的发生率更高[26]。MMI 的患者也会发生肝功能异常，并且通常是胆汁淤积型的[51]。鉴于 PTU 会引起严重肝炎，并可能致死或需要肝移植，通常情况下，MMI 和 CBZ 是治疗甲亢的一线药物。

消融治疗的作用

很多甲状腺结节患者为高龄患者或有甲状腺外合并症，手术干预的风险明显增高。普遍的情况是：这些患者的甲状腺结节虽然很大，但放射性碘的摄取率并不高，这就需要很大的 RAI 治疗剂量（相较 Graves 病患者而言）。随着近几十年来超声技术的发展，现在可以在超声辅助下，准确定位甲状腺结节，经皮肤穿刺后，向结节内释放高能量或

表 8-1　根据特定的临床征象选择 TMNG 或 AFTN 治疗

项　　目	治 疗 方 法 选 项			
临床因素	手　　术	放射性碘治疗（RAI）	消融治疗[a]	抗甲状腺药物（ATD）
数月内打算怀孕	✓✓✓	—[b]	✓ AFTN 可以	—
压迫症状结甲肿	✓✓✓	✓✓	✓ AFTN 可以	—
预期寿命短	—	✓	✓✓✓	✓✓✓
多重并发症	✓	✓✓✓	✓✓✓	✓
颈部/甲状腺手术史	✓	✓✓✓	✓	✓
重度甲亢[c]	✓✓✓	✓✓✓		✓

注：✓✓✓ 强力推荐，✓✓ 推荐，✓ 可以考虑，— 不推荐。[a] 包括 RFA 和 PLA。消融治疗仅推荐于毒性腺瘤而非 TMNG；[b] RAI 治疗后 6 个月须避免怀孕并直至甲状腺功能正常；[c] 强力推荐手术或 RAI 前使用抗甲状腺药物进行预治疗。

化学物质。该方法主要用于治疗良性、非毒性甲状腺结节。这一方法也可以用于由于文化或非医疗因素拒绝手术或 RAI 治疗的毒性甲状腺结节患者。几乎所有的研究中，治疗的结节都是大结节，很多已经有压迫症状或将有形成压迫症状的风险。这些以超声为基础的针对甲状腺结节的治疗方法包括：射频消融（radiofrequency ablation，RFA）、经皮激光消融（percutaneous laser ablation，PLA）和经皮乙醇注射（percutaneous ethanol injection，PEI）。表 8-1 总结了各种临床情况下可以考虑采用的不同方式。

射频消融

射频消融或射频热消是最常用的消融治疗方法。它是基于超声引导下的操作，将能量释放入甲状腺组织，该能量能将局部温度提高至 $101 \sim 105^{\circ}C$，从而导致局部血栓形成，然后出现缺血和纤维化，以及随之产生的甲状腺组织的收缩（图 8-1）。导引采用的是 $14 \sim 18$ G 粗针，有些针的尾端可向 4 个方向延展出钩子，从而可以接触到目标结节的多个部位。整个操作过程最好在超声实时引导下进行。在操作过程中须掌握 2 个技巧：一个是固定针的技术；另一个是"移动 - 发射"技术，这个是指在操作过程中对探针操作程度的掌握。据文献报道，释放入每个结节的能量不尽相同，大多数患者经历分阶段释能过程（综合多项研究数据，平均是 2 个阶段 / 结节）。根据甲状腺功能、结节大小、治疗反应，可采用分阶段重复操作，其间隔为 $1 \sim 2$ 个月。射频操作时用 2% 的利多卡因在颈部浅表组织和甲状腺包膜进行局麻。在大多数有囊性内容物的病例

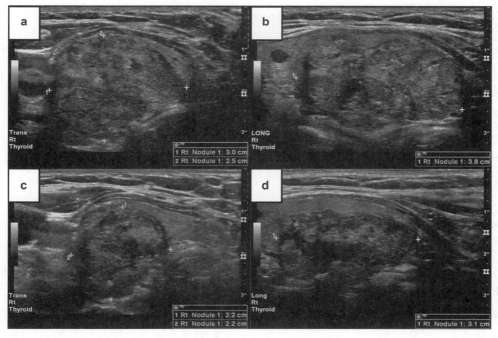

图 8-1　RFA 治疗前后甲状腺结节的超声图像。RFA 治疗前（a，b）和 RFA 治疗 3 个月后（c，d）甲状腺结节影像、横向（a，c）纵向（b，d）图。RFA 治疗 3 个月后（c，d），结节体积缩小 52%

中，释能前可以将内容物（液体）吸尽。由于没有严重的并发症，也无记录提示患者需要住院治疗。有文献报道，患者颈部有灼热感，但并不影响治疗过程。治疗时，如果产生疼痛感，则减低能量或停止消融几秒钟。有报道提出在治疗前需反复穿刺证实治疗的病灶是良性的。

有些临床研究检验了该治疗方法的功效。一项早期的研究[52] 报道了包括非毒性（28 例）和毒性（66 例）结节共 94 例患者的治疗。治疗使用的是 14 G 射频穿刺针，尾端带有 4 个方向延伸钩子。结果发现，全部亚临床甲亢的患者和 50% 甲亢患者的甲状腺功能恢复正常。另一优点是，50% 患者的甲状腺结节体积缩小。该项治疗的不适感非常小，而且仅存在于局部，无须另外的治疗以应对这种副作用。治疗期间，无须住院、无局部感染、无神经损伤及任何重要的颈部结构损伤。随访时，作者们严格地随访评估了 10 名 RFA 治疗的实质性毒性甲状腺实性结节患者（囊性成分 <30%）[53]，而对对照组相似的患者仅予随访观察。对于非毒性结节也是用类似的方法评估。结果证实，40% 的患者甲状腺功能达到正常，另有40% 的患者他巴唑减量后也可达到正常。更重要的是，没有一例出现甲状腺指标恶化。所有经治疗的结节均收缩，这一情况在治疗后 1 个月就可被观察到，并且在后续 12 个月的观察期内继续缩小。在此期间，治疗的肿瘤平均体积减小 86%。一个简单的症状评分体系（无症状 = 0，症状严重 = 6）被用来反映压迫症状和患者对外观的主诉，令人鼓舞的是，经治疗后患者的评分明显改善（12 个月内从 3.4 降至 0.6），而对照组加重（12 个月里从 3.0 升至 4.1）。

也许有人会怀疑该结果是否具有种群

特异性，但韩国人在相同时期的治疗中也得到了同样的结果。起先，有研究者[54] 报道了 9 例用 RFA 治疗的毒性结节。他们使用的是无分叉的 18 G 电针，并且仅用局麻止痛，平均用了 2.2 个阶段（从 1~4 个阶段不等）。经随访，治疗后肿瘤平均 1 个月体积缩小 36.4%，6 个月达到 70.7%。9 个患者中，5 个 TSH 水平达到正常，3 个改善但仍低于正常，1 个仍异常。值得高兴的是，治疗后未发生甲亢症状加重。除了一例患者以外，所有的患者症状和美学评分均得到改善。除了局部烧灼感和颈部不适外，没有其他不良反应，也没有因为上述症状而终止操作。最近该团队报道了一个多中心研究，该研究囊括 5 个韩国医疗中心的自主功能的甲状腺结节的 RFA 治疗结果[55]。随访了 44例患者，他们发现操作后结节的体积迅速缩小（1 个月内缩小 46%，最新的 20 个月数据为平均缩小 46%）。44 个患者中 36 人（82%）的甲状腺功能恢复正常，18% 的患者尽管给予了重复 RFA 治疗，但 TSH 仍呈抑制状态。研究表明，没有 1 例发生甲减，而且症状和外观美容评分明显改善，甚至没有 1 例出现局部或甲亢症状的恶化。

如果 TSH 不恢复正常，则需重复 RFA治疗，因此平均每个结节需 1.8 个治疗阶段（最多达 6 个阶段）。他们的结果与其他RFA 治疗研究的结果相似。

这些患者中，一半至四分之三的患者的甲状腺功能可恢复正常。看上去，在缩小甲状腺体积方面，移动-射击技术略优于可伸展电极。因为相较于追踪移动 2~4 个独立电极，这么操作据说更简便。上述技能需要一定的专业技巧，所有参与的影像学医生都得到了特殊的培训。非常重要的是，其他研究中可以得出上述有关疗效和减小副作用的相同结果。有一则文献报道了体积减小与最初超声征象中病灶的血管分布有关，但其他文章中没有此类描述。

可以明确的是，除了局部疼痛外，没有其他不可控制的不良反应。需要指出的是，这些报道没有一个提及 RFA 治疗对之后的甲状腺手术会有负面影响，但是并不清楚这一结论是否是随访了所有 RFA 治疗患者之后所得。另一个需要考虑的实际问题是费用。没有一项研究对比 RFA 治疗与手术和放射性碘（RAI）治疗的费用，但根据我们的经验，在美国 RFA 治疗的费用明显低于手术，但可能高于 RAI 治疗。必须结合疗效和安全性数据以及患者的医疗限制和文化倾向，才能逐步理解本操作在临床实践中的潜在作用。RFA 治疗正逐步成为治疗 AFTN 的一项引人注目的方法。

经皮激光消融

经皮激光消融（percutaneous Laser Ablation，PLA）是一项技术上和 RFA 治疗相似的操作。它有与 RFA 治疗相似的副作用，但疗效可能差一点。不同的试验中采用不同的原则。通常使用的针为 14～21 G，根据结节大小和形状，释能的纤维丝最多用 4 根。该项治疗一般需要 1～2 个阶段，间隔 1 个月；采用利多卡因进行局麻；虽然各项报道中不尽相同，但是每次治疗释能约 1 800 J。为了减轻局部疼痛和局限性水肿，可以肌内注射类固醇。也有操作中出现局部疼痛的报道，但这种疼痛很少需要进一步治疗，如果需要干预，非甾体类消炎药有效。少数情况下，为了消除疼痛，需要将针从包膜上移位。研究者在意大利做的 PLA 系列研究[56]，同时治疗了单个甲状腺毒性结节和 TMNG。平均治疗 3 个阶段，所有甲状腺结节患者和 50%TMNG 患者的甲状腺功能恢复正常。在治疗后，仅有轻度且短暂的 T_3/T_4 上升。1 年后结节体积平均缩小 59%（24%～72% 不等），术后超声检查发现结节呈不均匀回声。由于 RAI 治疗是 AFTN 和 TMNG 的标准治疗方式，另一项意大利试验[57] 研究了 15 例激光消融后 1 个月再接受 RAI 治疗与单纯 RAI 治疗的区别。有趣的是，60% 的病例，PLA 治疗 1 个月后 TSH 恢复正常，20% 的患者不再需要再次 RAI 治疗；结节在治疗后 1 个月明显收缩，在联合治疗后 2 年收缩达 71%，而单用 RAI 治疗组仅 47%。

PLA 治疗后，局部压迫症状明显改善，但 2 年后各组并无区别。从放射性药物使用量的角度看，RAI 治疗剂量在联合治疗组中降低 21%。所有的患者仅需门诊治疗，而单 RAI 治疗的患者有 50% 需住院（据现行的意大利 RAI 治疗规范）。其他试验也得到了相似的数据[58, 59]，唯有一个早期试验报道认为 AFTN 在 PLA 治疗后没有获益[60]。

现存的数据提示，PLA 治疗更适合单个或最多 2 个自主功能的甲状腺结节的治疗，而对 MNG 治疗时有效性降低。有必要指出的是，PLA 治疗后超声影像会有变化，知晓这点可以避免不必要的担心：治疗后 1 周，中央会形成一个空洞（无回声区），周围有烧焦的边缘（高回声的超声征象外），其外围是凝聚性坏死的低回声区[56]。

之前的研究也关注了对 TMNG 患者的 PLA 治疗效果。然而由于操作定位的局限性，其他毒性结节仍可分泌甲状腺激素，故此，在 PLA1～2 个阶段治疗后，患者仍可能保持着甲亢状态。最终影响结节大小变化的因素并不明确，作者推测认为结节的组成（如，胶质 vs. 液性内容物）以及病灶的血管分布，对治疗结果起着决定性作用[56]。遗憾的是，目前仍缺乏关于 RFA 和 PLA 的平行对照试验，因为这样的试验所需的设备经费高昂、每个方式的操作者都需要经过培训以取得足够的技能，这些要求在同一个试验中很难企及。

乙醇消融

实质性结节的乙醇消融（alcohol ablation）有别于甲状腺囊肿的乙醇注射治疗。这种实性结节的消融最早始于 1990 年，又被称为经皮乙醇注射（percutaneous ethanol injection，PEI）。该操作在有些医疗中心需在麻醉或镇静下进行，有些则不需要。采用 20～22 G 的针将 95% 的乙醇直接缓慢注入病变的结节，注入的乙醇量为结节的 1/3 体量或 1～5 ml，时间控制在 2～5 min 内[61-63]。通常情况下，允许在同一结节不同的区域多次注射。最初报道的副作用大多数是烧灼感，并向下颌和颈侧区放射，时长 30～60 min。

早期研究[61, 64] 报道，PEI 单独治疗或随后再配合 RAI 治疗的疗效，与单纯行 RAI 治疗相似。它几乎可以 100% 地控制患者的甲亢症状，而且由于其使结节体积明显缩小，会致 RAI 用量减小。

最初的文章报道的疗效是令人鼓舞的，近期文章的结论[65] 却不相同——45% 的患者无法达到甲状腺功能正常，或者出现 3 年内甲亢复发。该操作用于 TMNG 治疗时，所有的患者都出现持续甲亢状态。

当许多医疗中心陆续采用该操作之后，

一些研究重新审视了 PEI 的副作用发生情况：局部不适的发生率和强度高于最初的报道；与此同时，乙醇会不可避免地渗入结节旁甲状腺组织，甚至偶尔渗入甲状腺外组织[66, 67]。如果 PEI 治疗失败，其导致的纤维化结局会使之后的手术治疗变得复杂。也有报道指出，会有皮下血肿和一过性的声嘶[68]。Bennedbaek 和 Hegedus 则报道了与 PEI 治疗相关的更详细的并发症[69]，他们描述了该操作后的其他问题：短暂的甲状腺功能亢进、永久性的同侧面部感觉迟钝、流泪、结节周围的纤维化妨碍了有些患者后续的手术治疗和大多数患者 PEI 治疗后不同程度的疼痛和压痛。出现 1 例严重的毒性喉炎及皮炎[70]，原因是乙醇从结节流入周围组织并导致严重后果。这些报道使得 PEI 治疗不再是常规操作，并限制了其应用。因为有些并发症发生的操作者是有经验的医师，所以过去几年，这一操作迅速减少，主要用于硬化甲状腺囊性病变及治疗甲状腺乳头状癌的微小的甲状腺或淋巴结病变[71]。

值得注意的是，这些操作会改变结节的组织学结构，从而限制细针穿刺的实用价值。通常情况下，毒性结节治疗前并不进行细胞学评估，而其后可能要再行细针穿刺，因此，临床工作者应当知道该操作所致的组织损伤可能会出现不典型病变的结果。

基于目前可得的数据，消融作为可选择的操作，可用于少部分患者，比如患者拒绝手术或手术风险高时。在丰富经验的医疗中心，RFA（或 PLA）治疗也可作为 RAI 治疗后仍有甲亢患者的后续治疗手段。

参考文献

[1] Hollowell JG, Staehling NW, Flanders WD, Hannon WH, Gunter EW, Spencer CA, et al. Serum TSH, T(4), and thyroid antibodies in the United States population (1988 to 1994): National Health and Nutrition Examination Survey (NHANES III). J Clin Endocrinol Metab. 2002;87(2): 489–99.

[2] Charkes ND. Graves' disease with functioning nodules (Marine-Lenhart syndrome). J Nucl Med. 1972;13(12): 885–92.

[3] Carnell NE, Valente WA. Thyroid nodules in Graves' disease: classification, characterization, and response to treatment. Thyroid. 1998;8(8): 647–52.

[4] Becker DV, Sawin CT. Radioiodine and thyroid disease: the beginning. Semin Nucl Med. [Historical Article Research Support, Non-U.S. Gov't]. 1996;26(3): 155–64.

[5] Goncalves E, Castro JA, Gross JL. Standard dose 131I therapy for toxic multinodular goiter in an endemic goiter region. Braz J Med Biol Res. 1986;19(6): 723–9.

[6] Erem C, Kandemir N, Hacihasanoglu A, Ersoz HO, Ukinc K, Kocak M. Radioiodine treatment of hyperthyroidism: prognostic factors affecting outcome. Endocrine. 2004;25(1): 55–60.

[7] Nygaard B, Hegedus L, Ulriksen P, Nielsen KG, Hansen JM. Radioiodine therapy for multi-nodular toxic goiter. Arch Intern Med. [Research Support, Non-U.S. Gov't]. 1999;159(12): 1364–8.

[8] Kang AS, Grant CS, Thompson GB, van Heerden JA. Current treatment of nodular goiter with hyperthyroidism (Plummer's disease): surgery versus radioiodine. Surgery. [Comparative Study]. 2002;132(6): 916–23; discussion 23.

[9] Erkan ME, Demirin H, Asik M, Celbek G, Yildirim M, Aydin Y, et al. Efficiency of radioactive I-131 therapy in geriatric patients with toxic nodular goiter. Aging Clin Exp Res. 2012;24(6): 714–7.

[10] Nygaard B, Hegedus L, Nielsen KG, Ulriksen P, Hansen JM. Long-term effect of radioactive iodine on thyroid function and size in patients with solitary autonomously functioning toxic thyroid nodules. Clin Endocrinol (Oxf). [Research Support, Non-U.S. Gov't]. 1999;50(2): 197–202.

[11] Bahn RS, Burch HB, Cooper DS, Garber JR, Greenlee MC, Klein I, et al. Hyperthyroidism and other causes of thyrotoxicosis: management guidelines of the American Thyroid Association and American Association of Clinical Endocrinologists. Endocr Pract. [Practice Guideline]. 2011;17(3): 456–520.

[12] Erickson D, Gharib H, Li H, van Heerden JA. Treatment of patients with toxic multinodular goiter. Thyroid. [Clinical Trial Comparative Study]. 1998;8(4): 277–82.

[13] Vidal-Trecan GM, Stahl JE, Eckman MH. Radioiodine or surgery for toxic thyroid adenoma: dissecting an important decision. A cost-effectiveness analysis. Thyroid. 2004;14(11): 933–45.

[14] Pedersen-Bjergaard U, Kirkegaard C. Serum TSH and the response to radioiodine treatment of toxic multinodular goitre. Eur J Endocrinol. 1997;137(4): 365–9.

[15] Kaplan MM, Meier DA, Dworkin HJ. Treatment of hyperthyroidism with radioactive iodine. Endocrinol Metab Clin North Am. [Comparative Study Review]. 1998;27(1): 205–23.

[16] Sonmez B, Erem C, Dogan I, Ersoz HO, Sonmez M. Efficacy of low and high fixed dose radioactive iodine therapy in patients with toxic nodular goiter. Minerva Endocrinol. 2011;36(2): 117–21.

[17] Ross DS, Ridgway EC, Daniels GH. Successful treatment of solitary toxic thyroid nodules with relatively low-dose iodine-131, with low prevalence of hypothyroidism. Ann Intern Med. [Research Support, U.S. Gov't, P.H.S.]. 1984;101(4): 488–90.

[18] Zakavi SR, Mousavi Z, Davachi B. Comparison of four different protocols of I-131 therapy for treating single toxic thyroid nodule. Nucl Med Commun. [Comparative Study Controlled Clinical Trial Randomized Controlled Trial Research Support, Non-U.S. Gov't]. 2009;30(2): 169–75.

[19] de Rooij A, Vandenbroucke JP, Smit JW, Stokkel MP, Dekkers OM. Clinical outcomes after estimated versus calculated activity of radioiodine for the treatment of hyperthyroidism: systematic review and meta-analysis. Eur J Endocrinol. [Comparative Study Meta-Analysis Review]. 2009;161(5): 771–7.

[20] Koornstra JJ, Kerstens MN, Hoving J, Visscher KJ, Schade JH, Gort HB, et al. Clinical and biochemical changes following 131I therapy for hyperthyroidism in patients not pretreated with antithyroid drugs. Neth J Med. 1999;55(5): 215–21.

[21] Thyroid storm shortly after 131 I therapy of a toxic multinodular goiter? Am J Med. [Case Reports]. 1972; 52(6): 786–96.

[22] McDermott MT, Kidd GS, Dodson LE, Jr., Hofeldt FD. Radioiodine-induced thyroid storm. Case report and literature review. Am J Med. [Case Reports Review]. 1983;75(2): 353–9.

[23] Clerc J, Izembart M, Dagousset F, Jais JP, Heshmati HM, Chevalier A, et al. Influence of dose selection on absorbed dose profiles in radioiodine treatment of diffuse toxic goiters in patients receiving or not receiving carbimazole. J Nucl Med. 1993;34(3): 387–93.

[24] Walter MA, Briel M, Christ-Crain M, Bonnema SJ, Connell J, Cooper DS, et al. Effects of antithyroid drugs on radioiodine treatment: systematic review and meta-analysis of randomised controlled trials. Bmj. [Meta-Analysis Research Support, Non-U.S. Gov't Technical Report]. 2007;334(7592): 514.

[25] Walter MA, Christ-Crain M, Schindler C, Muller-Brand J, Muller B. Outcome of radioiodine therapy without, on or 3 days off carbimazole: a prospective interventional

three-group comparison. Eur J Nucl Med Mol Imaging. [Controlled Clinical Trial]. 2006;33(6): 730−7.

[26] Cooper DS, Rivkees SA. Putting propylthiouracil in perspective. J Clin Endocrinol Metab. [Evaluation Studies]. 2009;94(6): 1881−2.

[27] Imseis RE, Vanmiddlesworth L, Massie JD, Bush AJ, Vanmiddlesworth NR. Pretreatment with propylthiouracil but not methimazole reduces the therapeutic efficacy of iodine-131 in hyper-thyroidism. J Clin Endocrinol Metab. 1998;83(2): 685−7.

[28] Duick DS, Baskin HJ. Utility of recombinant human thyrotropin for augmentation of radioiodine uptake and treatment of nontoxic and toxic multinodular goiters. Endocr Pract. 2003;9(3): 204−9.

[29] Duick DS, Baskin HJ. Significance of radioiodine uptake at 72 hours versus 24 hours after pretreatment with recombinant human thyrotropin for enhancement of radioiodine therapy in patients with symptomatic nontoxic or toxic multinodular goiter. Endocr Pract. [Clinical Trial Multicenter Study]. 2004;10(3): 253−60.

[30] Nielsen VE, Bonnema SJ, Boel-Jorgensen H, Veje A, Hegedus L. Recombinant human thyrotropin markedly changes the 131I kinetics during 131I therapy of patients with nodular goiter: an evaluation by a randomized double-blinded trial. J Clin Endocrinol Metab. [Clinical Trial Randomized Controlled Trial Research Support, Non-U.S. Gov't]. 2005;90(1): 79−83.

[31] Magner J. Problems associated with the use of thyrogen in patients with a thyroid gland. N Engl J Med. [Comment Letter]. 2008;359(16): 1738−9; author reply 9.

[32] Kahraman D, Keller C, Schneider C, Eschner W, Sudbrock F, Schmidt M, et al. Development of hypothyroidism during long-term follow-up of patients with toxic nodular goitre after radio-iodine therapy. Clin Endocrinol (Oxf). [Research Support, Non-U.S. Gov't]. 2012;76(2): 297−303.

[33] Huysmans DA, Hermus AR, Corstens FH, Kloppenborg PW. Long-term results of two schedules of radioiodine treatment for toxic multinodular goitre. Eur J Nucl Med. 1993;20(11): 1056−62.

[34] Khanna CM, Magdum M, Ravishankar L, Dham DN, Chugh P. Evaluation of long-term results of two schedules of treatment for toxic multinodular goitre with radioiodine therapy (I 131). J Assoc Physicians India. [Clinical Trial Comparative Study]. 1996;44(2): 102−5.

[35] Holm LE, Lundell G, Israelsson A, Dahlqvist I. Incidence of hypothyroidism occurring long after iodine-131 therapy for hyperthyroidism. J Nucl Med. [Comparative Study Research Support, Non-U.S. Gov't]. 1982;23(2): 103−7.

[36] Tzavara I, Tzanela M, Vlassopoulou B, Kouyioumoutzakis G, Kyriazopoulou V, Alevizaki C, et al. Long term thyroid function after (131)I treatment for toxic adenoma. Hormones (Athens). 2002;1(2): 99−103.

[37] Ceccarelli C, Bencivelli W, Vitti P, Grasso L, Pinchera A. Outcome of radioiodine−131 therapy in hyperfunctioning thyroid nodules: a 20 years' retrospective study. Clin Endocrinol (Oxf). 2005;62(3): 331−5.

[38] Ahmad AM, Ahmad M, Young ET. Objective estimates of the probability of developing hypothyroidism following radioactive iodine treatment of thyrotoxicosis. Eur J Endocrinol. 2002;146(6): 767−75.

[39] Paghera B, Panarotto MB, Maira G, Magri GC, Bertagna F, Bosio G, et al. (1)(3)(1)I treatment of toxic nodular goiter under combined thyrostatic-thyromimetic medication is at low risk of late hypothyroidism. Q J Nucl Med Mol Imaging. 2010;54(3): 341−7.

[40] Dobyns BM, Sheline GE, Workman JB, Tompkins EA, McConahey WM, Becker DV. Malignant and benign neoplasms of the thyroid in patients treated for hyperthyroidism: a report of the cooperative thyrotoxicosis therapy follow-up study. J Clin Endocrinol Metab. 1974;38(6): 976−98.

[41] Saenger EL, Thoma GE, Tompkins EA. Incidence of leukemia following treatment of hyper-thyroidism. Preliminary report of the Cooperative Thyrotoxicosis Therapy Follow-Up Study. JAMA. 1968;205(12): 855−62.

[42] Ron E, Doody MM, Becker DV, Brill AB, Curtis RE, Goldman MB, et al. Cancer mortality following treatment for adult hyperthyroidism. Cooperative Thyrotoxicosis Therapy Follow-up Study Group. Jama. [Research Support, Non-U.S. Gov't Research Support, U.S. Gov't, P.H.S.]. 1998;280(4): 347−55.

[43] Franklyn JA, Maisonneuve P, Sheppard MC, Betteridge J, Boyle P. Mortality after the treatment of hyperthyroidism with radioactive iodine. N Engl J Med. [Comparative Study Research Support, Non-U.S. Gov't]. 1998;338(11): 712−8.

[44] Metso S, Jaatinen P, Huhtala H, Auvinen A, Oksala H, Salmi J. Increased cardiovascular and cancer mortality after radioiodine treatment for hyperthyroidism. J Clin Endocrinol Metab. [Research Support, Non-U.S. Gov't]. 2007;92(6): 2190−6.

[45] Nygaard B, Faber J, Veje A, Hegedus L, Hansen JM. Transition of nodular toxic goiter to autoimmune hyperthyroidism triggered by 131I therapy. Thyroid. [Research Support, Non—U.S. Gov't]. 1999;9(5): 477−81.

[46] Meller J, Siefker U, Hamann A, Hufner M. Incidence of radioiodine induced Graves' disease in patients with multinodular toxic goiter. Exp Clin Endocrinol Diabetes. [Comparative Study]. 2006;114(5): 235−9.

[47] Werner SC, Ingbar SH, Braverman LE, Utiger RD. Werner & Ingbar's the thyroid: a fundamental and clinical text. 9th ed. Philadelphia: Lippincott Williams & Wilkins; 2005.

[48] van Soestbergen MJ, van der Vijver JC, Graafland AD. Recurrence of hyperthyroidism in multinodular goiter after long-term drug therapy: a comparison with Graves' disease. J Endocrinol Invest. [Comparative Study]. 1992;15(11): 797−800.

[49] Azizi F, Ataie L, Hedayati M, Mehrabi Y, Sheikholeslami F. Effect of long-term continuous methimazole treatment of hyperthyroidism: comparison with radioiodine. Eur J Endocrinol. [Clinical Trial Comparative Study Randomized

Controlled Trial]. 2005;152(5): 695−701.

[50] Watanabe N, Narimatsu H, Noh JY, Yamaguchi T, Kobayashi K, Kami M, et al. Antithyroid drug-induced hematopoietic damage: a retrospective cohort study of agranulocytosis and pan-cytopenia involving 50,385 patients with Graves' disease. J Clin Endocrinol Metab. [Evaluation Studies]. 2012;97(1): E49−53.

[51] Arab DM, Malatjalian DA, Rittmaster RS. Severe cholestatic jaundice in uncomplicated hyperthyroidism treated with methimazole. J Clin Endocrinol Metab. [Case Reports]. 1995;80(4): 1083−5.

[52] Spiezia S, Garberoglio R, Milone F, Ramundo V, Caiazzo C, Assanti AP, et al. Thyroid nodules and related symptoms are stably controlled two years after radiofrequency thermal ablation. Thyroid. [Clinical Trial]. 2009;19(3): 219−25.

[53] Faggiano A, Ramundo V, Assanti AP, Fonderico F, Macchia PE, Misso C, et al. Thyroid nodules treated with percutaneous radiofrequency thermal ablation: a comparative study. J Clin Endocrinol Metab. [Comparative Study Controlled Clinical Trial Research Support, Non-U.S. Gov't]. 2012;97(12): 4439−45.

[54] Baek JH, Moon WJ, Kim YS, Lee JH, Lee D. Radiofrequency ablation for the treatment of autonomously functioning thyroid nodules. World J Surg. 2009;33(9): 1971−7.

[55] Sung JY, Baek JH, Jung SL, Kim JH, Kim KS, Lee D, et al. Radiofrequency ablation for autonomously functioning thyroid nodules: a multicenter study. Thyroid. [Multicenter Study]. 2015;25(1): 112−7.

[56] Barbaro D, Orsini P, Lapi P, Pasquini C, Tuco A, Righini A, et al. Percutaneous laser ablation in the treatment of toxic and pretoxic nodular goiter. Endocr Pract. [Clinical Trial]. 2007;13(1): 30−6.

[57] Chianelli M, Bizzarri G, Todino V, Misischi I, Bianchini A, Graziano F, et al. Laser ablation and 131−iodine: a 24−month pilot study of combined treatment for large toxic nodular goiter. J Clin Endocrinol Metab. [Clinical Trial]. 2014;99(7): E1283−6.

[58] Dossing H, Bennedbaek FN, Bonnema SJ, Grupe P, Hegedus L. Randomized prospective study comparing a single radioiodine dose and a single laser therapy session in autonomously functioning thyroid nodules. Eur J Endocrinol. [Comparative Study Randomized Controlled Trial Research Support, Non-U.S. Gov't]. 2007;157(1): 95−100.

[59] Spiezia S, Vitale G, Di Somma C, Pio Assanti A, Ciccarelli A, Lombardi G, et al. Ultrasound-guided laser thermal ablation in the treatment of autonomous hyperfunctioning thyroid nodules and compressive nontoxic nodular goiter. Thyroid. 2003;13(10): 941−7.

[60] Pacella CM, Bizzarri G, Spiezia S, Bianchini A, Guglielmi R, Crescenzi A, et al. Thyroid tissue: US-guided percutaneous laser thermal ablation. Radiology. [Clinical Trial]. 2004;232(1): 272−80.

[61] Del Prete S, Russo D, Caraglia M, Giuberti G, Marra M, Vitale G, et al. Percutaneous ethanol injection of autonomous thyroid nodules with a volume larger than 40 ml: three years of follow-up. Clin Radiol. 2001;56(11): 895−901.

[62] Monzani F, Caraccio N, Goletti O, Lippolis PV, Casolaro A, Del Guerra P, et al. Five-year follow-up of percutaneous ethanol injection for the treatment of hyperfunctioning thyroid nodules: a study of 117 patients. Clin Endocrinol (Oxf). 1997;46(1): 9−15.

[63] Guglielmi R, Pacella CM, Bianchini A, Bizzarri G, Rinaldi R, Graziano FM, et al. Percutaneous ethanol injection treatment in benign thyroid lesions: role and efficacy. Thyroid. 2004;14(2): 125−31.

[64] Zingrillo M, Modoni S, Conte M, Frusciante V, Trischitta V. Percutaneous ethanol injection plus radioiodine versus radioiodine alone in the treatment of large toxic thyroid nodules. J Nucl Med. [Clinical Trial Comparative Study Randomized Controlled Trial]. 2003;44(2): 207−10.

[65] Yano Y, Sugino K, Akaishi J, Uruno T, Okuwa K, Shibuya H, et al. Treatment of autonomously functioning thyroid nodules at a single institution: radioiodine therapy, surgery, and ethanol injection therapy. Ann Nucl Med. 2011;25(10): 749−54.

[66] Gharib H, Papini E. Thyroid nodules: clinical importance, assessment, and treatment. Endocrinol Metab Clin North Am. [Review]. 2007;36(3): 707−35, vi.

[67] Hegedus L. Clinical practice. The thyroid nodule. N Engl J Med. [Review]. 200421;351(17): 1764−71.

[68] Brkljacic B, Sucic M, Bozikov V, Hauser M, Hebrang A. Treatment of autonomous and toxic thyroid adenomas by percutaneous ultrasound-guided ethanol injection. Acta Radiol. 2001;42(5): 477−81.

[69] Bennedbaek FN, Hegedus L. Percutaneous ethanol injection therapy in benign solitary solid cold thyroid nodules: a randomized trial comparing one injection with three injections. Thyroid. [Clinical Trial Comparative Study Randomized Controlled Trial Research Support, Non-U.S. Gov't]. 1999;9(3): 225−33.

[70] Mauz PS, Maassen MM, Braun B, Brosch S. How safe is percutaneous ethanol injection for treatment of thyroid nodule? Report of a case of severe toxic necrosis of the larynx and adjacent skin. Acta Otolaryngol. [Case Reports]. 2004;124(10): 1226−30.

[71] Hay ID, Lee RA, Davidge-Pitts C, Reading CC, Charboneau JW. Long-term outcome of ultrasound-guided percutaneous ethanol ablation of selected "recurrent" neck nodal metastases in 25 patients with TNM stages III or IVA papillary thyroid carcinoma previously treated by surgery and 131I therapy. Surgery. 2013;154(6): 1448−54; discussion 54−5.

译者评述

除手术外，甲亢的放射性碘治疗是另外一个标准治疗手段，治疗后可能发生甲减，不会增加全身性肿瘤的发生率，但是有较高的心血管疾病的风险，并且会诱发甲状腺免疫反应。本章介绍碘治疗的准备、剂量、方法及疗效影响因素；其次是，抗甲状腺药物只能控制甲亢症状，但停药之后甲亢易复发，所以并非首选。

经皮激光消融、经皮乙醇消融，特别是较多使用的射频消融治疗主要用于有手术禁忌的老年人或伴有其他严重合并症的患者，也可作为放射性碘治疗前的辅助治疗或后续治疗。局部副作用较轻，但经射频消融治疗后增加了手术难度。另外，因为国内射频治疗全部自费，且费用不菲，所以其在美国较手术治疗廉价的这一优点在国内并不存在。

第9章

手术在结节性甲状腺功能亢进症中的作用

The Role of Surgery for Nodular Hyperthyroidism

Dawn M. Elfenbein and David F. Schneider

周龙翔 译，蔡晓燕 校

导　言

甲状腺结节和甲状腺功能亢进症（简称甲亢）可能以多种方式被发现。甲状腺结节经常因其他指征行影像学检查时被偶然发现，或在体检时被发现。如果发现甲状腺结节，即使在没有甲亢症状的情况下，人们也应该用血清 TSH 水平来筛查甲状腺功能的异常情况。大多数甲状腺结节患者的甲状腺功能正常或减低，但知道患者是否有甲状腺功能亢进非常重要，可以确定最佳治疗方法。另外，甲亢可能首先被诊断出来，由于功能性或热结节是甲亢的表现之一，在没有明确甲亢潜在原因的情况下（如明显的 Graves 病合并眼病或抗体阳性），对甲状腺结节需要进一步排查。单个高功能结节的治疗与弥漫性毒性结节性甲状腺肿或伴结节的 Graves 病不同，因此区分这些实体结节是很重要的。

当患者被发现有甲状腺结节和甲状腺功能亢进时，可以通过核医学扫描（即放射性核素显像）来进一步确认。因为只有甲状腺能吸收和转化碘，所以患者只需口服少量放射性碘即可以进行核素扫描。高功能结节可以吸收更多的碘，并在图像上呈现为"热"结节。这些热结节几乎都是良性的，可以用清甲剂量的放射性碘治疗，也可以手术切除一侧含有高功能结节的甲状腺进行治疗。其他消融治疗在本章进行讨论。如果周围的甲状腺组织功能亢进，甲状腺结节将失去吸收碘的能力，这就是所谓的"冷"结节。由于冷结节可能为恶性肿瘤，因此当其符合细针穿刺活检（FNA）的其他标准（如大小或有关超声特征）时应进行活检。由于超声检查的优越性，诊断性碘显像的作用仅限于有结节的甲状腺功能亢进患者，以区分双侧疾病中的单个功能性结节。对于甲状腺功能正常或甲状腺功能减退伴结节的患者，放射性碘显像检查没有任何附加价值[1]。即使在甲亢患者中，只有当诊断不清楚或检查结果能改变处理方式时，选择性地应用放射性碘摄取扫描才可能具有成本效益[2]。

本章的其余部分着重于各种治疗选择，特别是手术治疗孤立功能亢进性结节、毒性结节性甲状腺肿和结节性 Graves 病。

结节性 Graves 病

1835 年 Graves 描述过一种以甲状腺肿、心悸和眼球突出为症状的疾病，虽然比 Graves 的发现早 10 年，Caleb Perry 就首次发表了类似的一系列症状，可我们现在通常还是把这种自身免疫性甲状腺疾病称为 Graves 病 [3]。激活 TSH 受体抗体可导致甲状腺功能亢进。目前诊断 Graves 病必须符合甲亢的生化指标并至少还需要满足以下指标中一项：① 眼病或明显的皮肤病，如胫骨前黏液水肿。② 可检测到的血清 TSH 受体抗体（TRAB）。③ 弥漫性的甲状腺放射性碘扫描摄取率增加。然而，甲状腺结节是常见的，12%～33% 的 Graves 病患者甲状腺内存在单个或多个功能异常的结节 [4, 5]。在某些情况下，特别是在没有其他甲状腺外表现的时候，伴结节的 Graves 病很难与毒性多结节性甲状腺肿区别开来。在甲状腺碘摄取扫描中，毒性多结节性甲状腺肿结节内摄碘增加，结节周围甲状腺实质摄碘较少；而伴有结节的 Graves 病则显示甲状腺实质碘摄取增加并勾勒出圆形结节（图 9-1）。在现实中，解释这些碘摄取扫描的结果并不总是那么简单明了。

Graves 病有 3 种治疗方案：抗甲状腺药物治疗如甲巯咪唑或丙基硫氧嘧啶、放射性碘（RAI）消融治疗和甲状腺手术切除。一项临床随机试验直接比较了这 3 种治疗方式，结果表明：他们都同样有效，能使患者最终达到正常甲状腺状态 [6]，虽然在某些临床状况下，会更多或更少地考虑选择某一种治疗方式，如 RAI 在怀孕期间是禁忌的。目前公布和接受的甲亢治疗指南强调了患者与其提供治疗者在决定治疗方案之前积极讨论的重要性 [7]。这些讨论应包括每种治疗的恢复速度、风险和益处、副作用和费用，同时也要讨论明显有利的临床方案。

通过甲亢的生化检测、甲状腺外临床表现、抗体阳性、放射性碘扫描摄碘增加等诊断依据，Graves 病一旦被确诊，应该根据患者的临床情况和他（她）个人喜好和治疗目标调整治疗方案。目前尚无特异性自身免疫性疾病的治疗方法，因此治疗 Graves 病

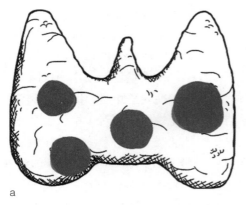
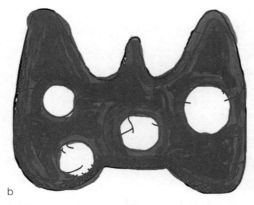

图 9-1 放射性碘扫描。放射性碘扫描显示毒性多结节性甲状腺肿（a）和 Graves 病（b），阴影或灰色区域显示摄取增加。在 Graves 病（b），甲状腺实质呈弥漫性摄取，同时结节摄取较少

的目的是纠正终末甲状腺器官功能障碍。除了罕见情况，患者应该在诊断明确后即开始服用抗甲状腺药物来恢复甲状腺功能[7]。这通常在 6～8 周内实现，在此期间，可以收集更多的信息帮助患者决定更确定性的治疗方案。抗甲状腺药物对骨髓和肝脏具有长期毒性，因此，抗甲状腺药物治疗不能作为一个终身的解决方案。

如果检查一个新诊断的 Graves 病患者时扪及结节，则应进行甲状腺和颈侧部严格的超声检查。一些专家主张对所有被诊断为 Graves 病的患者进行甲状腺超声检查，因为其分化型甲状腺癌的发病率似乎高于一般人群[8, 9]。较新的数据表明，在最终治疗前，只给可触及结节的患者行超声检查[10]，因为在当前开始认识到对微小癌过度诊断和治疗的经济效应的时代背景下，进行超声检查可能变得更为谨慎[11]。在某些外科手术中，所有准备进行甲状腺手术的患者都要接受外科医生的颈部超声检查，以制定手术计划，检查腺体大小、解剖位置、血供情况以及可能需要处理的甲状腺外的异常病灶，检查时往往可以偶然发现结节。无论是明显的还是偶然被发现的结节，都应根据最新的甲状腺结节诊治指南进行细针穿刺，因为它可以改变处理方式。最新的指南建议，如果结节 >1 cm，应根据超声特征对高度或中度可疑结节进行活检，但对于低度可疑结节，则等到结节 >1.5 cm 时才进行活检，对极低度可疑结节应大于 2 cm 时才进行[12]。我们应该记住，由于细胞增多和炎症会增加滤泡性肿瘤或非典型性增生，因此可以从细胞学角度来解释与甲亢相关的增生的可能性。

Graves 病和结节如果不能确定性质或怀疑为甲状腺癌时，应转诊给经验丰富的甲状腺外科医生考虑行甲状腺全切除术来治疗。任何患有 Graves 病的患者且结节造成压迫症状时，即使活检证明是良性的，也应该被转诊至外科治疗，因为抗甲状腺药物或放射性碘在治疗症状性结节方面均无效，同时放射性碘治疗会增加后续手术困难，可导致类似瘢痕组织的纤维增生，增加手术难度和并发症。一些外科手术的研究系列报道了接受手术的 Graves 病患者的甲状腺癌发病率增加，但这很可能是由于手术病例选择的偏倚，因为更多的癌疑似结节将被推荐手术治疗，似乎增加了发病率。最近一系列比较细胞学和外科标本的研究表明情况就是这样[13]。

不考虑这种偏倚，在诊断结节性 Graves 病时对任何癌疑似患者都应该强烈考虑采用甲状腺切除术作为最终治疗方案，且手术应由经验丰富的甲状腺外科医生进行。虽然 Graves 病患者的腺体由于血供丰富和炎症使手术更具难度，但手术由经验丰富的甲状腺中心医生来完成，术后并发症率仍然极低[14]。

伴有结节的 Graves 病患者如果只接受 RAI 治疗，其结节有多少变成甲状腺癌，并需要进一步治疗，我们尚未得到一个很好的评估。30 多年前进行的一项研究报道了 11 名因甲亢接受 RAI 治疗的患者，随后又出现了甲状腺癌[15]。所有这 11 名患者甲状腺癌的诊断都是在 RAI 治疗一年后做出的，但无法知道治疗前，癌是否已经存在，或癌是由 RAI 造成的。他们报道，先前进行过 RAI 治疗的患者手术并发症并没有增加，尽管如前所述，外科医生可能发现对被照射过的甲状腺体进行手术时，由于纤维化和瘢痕增多更具挑战性。现在，很多患者接受超声或其他影像学检查，我们可以更好地选择 Graves 病合并结节患者，使得手术治疗对他们而言可能比其他治疗方案更适合。

过去外科医生会对 Graves 病患者进行甲状腺次全切除术,目的是留下足够的甲状腺组织以保障患者的甲状腺功能正常。这种方法存在不可接受的高复发风险及潜在的更危险的重复手术风险。目前 Graves 病的外科手术方案是全甲状腺切除术,然后终身服用左旋甲状腺素 [16, 17]。最近对 3 242 例患者进行的一项 meta 分析发现,尽管甲状腺次全切除术后患者甲状旁腺功能减退症的发生率确实较低,但甲状腺次全切除术后患者的复发风险增加了 10 倍 [18]。因为 Graves 病本身对患者的钙代谢起作用,即使是暂时性甲状旁腺功能减退症也不是一个轻微的并发症,有时表现明显(非常低的血钙水平,引起严重的症状)。最近的一项研究表明,用碳酸钙预处理可以减轻 Graves 病患者术后低血钙症状 [19],外科医生应该考虑将这种低成本的干预措施加入到患者的术前准备食疗方案中。

对于甲状腺癌的治疗也是采用全甲状腺切除术,因此任何有可疑结节的 Graves 病患者都非常适合这种治疗方式。对于任何可疑的甲状腺结节,术前应进行包括侧颈区淋巴结的超声检查 [20],这一建议适用于 Graves 病合并结节的患者。任何异常淋巴结应在术前进行细针穿刺活检,以确定手术范围。第一次手术是完成淋巴结清扫的最佳时机,外科医生应对 Graves 病合并结节的患者进行彻底的检查。

与其他适应证相比,对 Grave 病行甲状腺切除术的技术并无差别,但腺体的血运丰富和脆性增加使手术更具难度 [21],如果再加入大的或附着的结节会增加手术的复杂性。重要的是外科医生在为 Graves 病患者做手术时要记住一些要点和法宝,以减少手术并发症和复发率。外科医生和麻醉师必须经常交流甲状腺危象(如心动过速或发热)发生的可能性及其表现,并能适当地应对这种情况,一旦需要,应立即使用可获取的药物治疗(β 受体阻滞剂,特别是快速起效的艾司洛尔和类固醇)。但周到的术前准备是最好的预防方法。对于甲亢或可疑结节的患者,外科医生必须警惕锥体叶的存在,并彻底切除锥体叶以减少复发风险。最后,腺体的炎症和可能存在的反应性淋巴结可使甲状旁腺紧密地附着在甲状腺上,使甲状旁腺难于被识别。甲状腺表面粗大的血管和 Graves 病甲状腺的完全血管化让辨别和保存甲状旁腺的血供具有额外的挑战性。紧贴被膜解剖对于保留甲状旁腺是很重要的。甲状腺被切除后,外科医生应仔细检查甲状腺,以确保没有甲状旁腺被意外切除。许多外科医生可能忘记这一步,特别是在手术解剖困难和手术时间很长的情况下,但这一步骤可能是防止长期低钙血症的关键。如果发现标本中有甲状旁腺或其血液供应受到损害,则应将甲状旁腺置于冷盐水中,并在手术结束时行自体移植。最近的一项研究发现,标本中发现甲状旁腺组织与临时和永久性甲状旁腺功能减退症的发生率相关 [22]。

多结节性甲状腺肿伴甲亢

结节性甲状腺疾病是很常见的。对成人进行高分辨率超声检查,结节的发现率可高达三分之二 [23]。由于结节的生长和形成是一个增生性过程,其中一些结节可以随着时间的推移而产生自主激素分泌。随着时间的推移,调节卵泡细胞生长和激素分泌的体细胞的基因突变有助于结节的缓慢生长 [24, 25]。在多结节性甲状腺肿形成中,激素的自主分泌通常以亚临床方式出现，伴随着 TSH 的抑制和正常水平的 T_3、T_4。亚临床疾病可发展为显性甲亢，进而表现出甲亢的症状和体征。此外，长期亚临床疾病会损害骨骼和心血管的健康[26]。毒性结节病的发病率随着年龄的增长而增加。引起毒性多结节性甲状腺肿的唯一危险因素是缺碘，这在美国罕见。

对毒性结节性甲状腺肿的诊断和治疗大多是针对任何形式的甲亢进行的。经过实验室检测建立生化诊断后，放射性碘扫描能区分甲亢的各种病因，尤其是在甲状腺结节存在的情况下。毒性多结节性甲状腺肿患者碘摄取增加或正常。与 Graves 病不同，碘摄取可能表现为局部区域的摄取增加或抑制。然而，当摄取非常高时，可能难以与 Graves 病的图像进行区分。放射性碘扫描所见的无功能或"冷"结节应与新发现的甲状腺结节[12]一样接受检查。结节的大小（直径 >1 cm）及其超声特征有助于决定是否行细针穿刺（FNA）活检（见第四章）。在多发结节形成过程中，超声特征可以帮助确定哪些结节具有需要活检的可疑特征[27, 28]。在做出用放射性碘或手术治疗之前应进行细针穿刺活检来对结节进行评估，因为对任何可能的甲状腺癌都不应使用放射性碘治疗。

既往毒性多结节性甲状腺肿的癌症患病率估计为 3% 或更低[29]。最近的系列研究已经证明毒性多结节性甲状腺肿的癌症发病率是 10%～15%，甚至高达 20%[30, 31]。在最近的一项大型、多中心的毒性结节性甲状腺肿的外科研究中，恶性肿瘤的发生率为 18.3%，而毒性多结节性甲状腺肿组的癌症发生率高达 21%，明显高于毒性腺瘤患者（4.5%）[31]。微癌的存在明显提高了的癌症报告率。在这个系列研究中，只有 23% 的癌灶直径 >1 cm[31]。然而，在毒性多结节性甲状腺肿患者中发现的甲状腺癌的发病率比以前报道的要高得多。手术显然能消除任何潜在的癌灶，而放射性碘治疗则不能。在考虑手术与放射性碘治疗时，癌症风险当然应该纳入风险-利益的讨论之中。

就像多结节性甲状腺肿一样，完全排除癌症也会因为以下几个原因而变得具有挑战性。首先，当每叶中存在多个结节时，随着时间的推移，结节就很难追踪。在这种情况下，对直径大于 1 cm 的多达 4 个以上结节进行细针穿刺活检可以帮助排除癌症[32]，但对甲亢患者的细胞学检查必须谨慎解释。通常，来自功能亢进结节的增生和相关炎症会导致细胞增多和（或）非典型性增生。因此，尽管只是一个良性增生结节，这种结节的 FNA 活检结果可能最终被诊断为滤泡性肿瘤或未确定的滤泡病变（FLUS）。将 FNA 限制性应用于碘摄取扫描为"冷"结节或超声检查出的可疑结节应该有助于减少这种类型的诊断混淆。

由于我们没有真正了解细胞学诊断为良性结节的自然病史，因此对患者可能会采用手术而不是 RAI 治疗，以避免对结节随访监测和未来可能的活检或手术。甲状腺外科医生也应该接受这一想法，因为 RAI 治疗常常导致腺体周围的纤维反应，使手术更危险。最后，如果甲状腺肿延伸到锁骨下面（胸骨后甲状腺肿），这部分腺体不能用超声检查或 FNA 活检来评估，因此不可能排除癌症[33]。

腺体变得相当大并导致压迫症状是将手术治疗作为毒性多结节性甲状腺肿的有效方法的另一个原因。毒性多结节性甲状腺肿的自然病史尚不清楚，但随着时间的推移，许多甲状腺肿仍在继续生长。一个大的甲状腺会引起各种压迫症状。患者可以在颈部感受到疼痛和压迫，疼痛可以在颈部中心或牵涉到耳部。吞咽困难和吞咽疼痛可由甲状腺压迫食管而发生，左侧巨大甲状腺肿或结节性病变尤其明显，因为食管位于左侧甲状腺后面。肿大的甲状腺或位于后方的结节也会压迫喉返神经，导致声音变化。然而，如果真正出现声带麻痹应该警示恶性肿瘤和喉返神经的包绕。巨大胸骨后甲状腺在胸部入口压迫气管或使气管移位并导致呼吸困难。这些症状都与位置相关，患者常避免完全平躺，因为完全平躺后甲状腺将会压迫气管和食管。一般情况下，患者常描述平躺时有"窒息"或被"勒死"的感觉[34]。毒性多结节性甲状腺肿患者甲状腺全切除术后压迫症状均可得到缓解，而放射性碘治疗后只有46%的患者出现了症状改善[35]。

在患者满意度方面，接受手术的患者与使用 RAI 治疗的患者相比，长期满意度相当[36]，但这些数据仅适用于 Graves 病患者。对于患有毒性甲状腺肿的患者，接受 RAI 治疗还有几个额外的注意事项，这对该类人群来说有点独特。与 Graves 病一样，使用 RAI 治疗毒性多结节性甲状腺肿也可能复发。一项针对毒性甲状腺肿的研究表明 RAI 治疗的失败率接近 23%。更高剂量的 RAI 会减少复发的机会，而消融更大的腺体肯定需要更高的 RAI 剂量[37, 38]，这会对患者及其家属造成额外的辐射暴露。大部分关于 RAI 治疗后癌症风险的文献来自甲状腺癌或 Graves 病。然而，如果我们将这些数据运用到毒性多结节性甲状腺肿患者身上，那么 RAI 治疗很可能以剂量依赖方式而增加继发性癌症的风险。对于毒性多结节性甲状腺肿，RAI 治疗与甲状腺癌之间存在关联，但这可能反映了这种疾病的性质和甲状腺结节本身，而不是辐射暴露[31, 39, 40]。

辐射暴露仍然是少数已知的甲状腺癌发展的危险因素之一。虽然这些文献大多来自关于外线束辐射或核灾难辐射暴露的数据，但根据定义，RAI 会在腺体内产生持续的辐射。现代给药策略旨在破坏所有甲状腺组织，但对于巨大多结节甲状腺肿这是很难完成的。因此，任何残存的甲状腺组织都会辐射，理论上未来都存在发生甲状腺癌的风险。所以，年轻患者可能更应选择手术而不是 RAI 治疗。

与 Graves 病手术一样，由经验丰富的外科医生进行甲状腺全切除术，其并发症发生率很低。尽管如此，由于甲亢造成炎症、血管增生及组织纤维化，因此毒性多结节性甲状腺肿和 Graves 病可能是医生遇到的最危险的甲状腺切除术。喉返神经麻痹和甲状旁腺功能低下是甲状腺全切除术的两大并发症。分为临时（术后 <6 个月）或永久性（术后 >6 个月）两种。

因此，有多个原因让毒性多结节性甲状腺肿患者和医生更多地选择全甲状腺切除术而不是 RAI 治疗。甲状腺切除术解决了当前和未来患甲状腺癌的风险，它可以减轻局部的腺体大小和（或）结节的症状。全甲状腺切除术提供了一种立即治愈的方法，使甲亢复发的机会微乎其微。

毒性孤立结节

在美国毒性孤立结节是甲亢最少见的病因。然而，症状和体征仍然类似于其他类型的甲亢。进行甲状腺碘摄取扫描可鉴别 Graves 病、毒性多结节性甲状腺肿和毒性孤立甲状腺结节。毒性孤立结节表现为一个单一的毒性腺瘤强烈地摄取与剩余甲状腺组织碘摄取的抑制。

一旦诊断，指南推荐放射性碘治疗或甲状腺叶切除术作为最终的治疗选择。在孤立的毒性腺瘤的情况下，外科手术后孤立的毒性腺瘤具有较低的持续或复发性甲亢的风险（<1%）。然而，甲亢在放射性碘治疗病例中仍占 6%～18%，而 5.5% 的病例在放射性碘治疗后会复发[41, 42]。总的来说，放射性碘治疗后 3 个月有 75% 的应答率[42]（见第 8 章）。与 Graves 病和毒性多结节性甲状腺肿相似，手术是治疗毒性孤立结节最有效的解决方案。在放射性碘治疗后，患者必须接受实验室检查和药物调整的监测，因为他们会从甲亢过渡到甲减。对于毒性腺瘤，手术治疗只需切除含有毒性结节的一半甲状腺的腺叶，甲亢在手术后几天内就会消失。此外，患者保留了甲状腺组织的功能，甲状腺激素替代的可能性要低得多。毒性腺瘤甲状腺腺叶切除术后，只有 2.3% 的患者需要甲状腺激素替代[43]。甲状腺功能减退的发生率在甲状腺峡部切除术后更低。然而，对峡部切除术存在些争议，认为只适合于位于气管上方峡部的毒性结节。这与放射性碘治疗形成了鲜明的对比。在接受放射性碘治疗的 684 例毒性孤立结节患者中，甲状腺功能减退的发病率随着时间的推移逐渐增加，1、5、10 和 20 年甲状腺功能减退的发生率分别为 7.6%、28%、46% 和 60%[44]。

由于治疗毒性孤立结节的手术范围较小，并发症发生率相当较低，因为只有一半的甲状腺被切除，所以甲状旁腺功能低下的可能性不大，永久性喉返神经损伤的风险低于 2%[45, 46]。与其他形式的甲亢相似，对于结节有压迫症状或需要快速纠正甲亢的患者，手术是一种有吸引力的选择。放射性碘治疗很少完全破坏结节，因此需要用超声检查和（或）FNA 继续监测[47]。因此，手术为毒性孤立结节患者提供了快速、确定而且低并发症的治疗方案。

结　论

当甲亢伴有甲状腺结节性疾病时，其治疗对临床医生提出了独特的挑战。由于 RAI 治疗不能完全消除结节，即使是良性结节，监测的必要性始终存在。任何当前或未来的甲状腺癌的风险对患者和临床医生在选择 RAI 治疗时都有些不安。由于这些原因，对于有结节和甲亢的患者，手术成为一个有吸引力的治疗方案。解决患者的甲亢状态，手术提供了最快和最确切的选择方案，且复发风险很低。

有时，选择手术的决定是明治的，例如，患有毒性多结节性甲状腺肿、压迫性症状和细胞学不确定的结节。在其他情况下，RAI 治疗可能更有吸引力，特别是对于有大量合并症的患者。一位知识渊博的临床医生能够并且应该对每个结节性甲亢患者的手术或 RAI 治疗的风险和益处进行全面的、个性化的讨论。

参考文献

[1] Panneerselvan R, Schneider DF, Sippel RS, Chen H. Radioactive iodine scanning is not beneficial but its use persists for euthyroid patients. J Surg Res. 2013;184(1): 269–73.

[2] Okosieme OE, Chan D, Price SA, Lazarus JH, Premawardhana LD. The utility of radioiodine uptake and thyroid scintigraphy in the diagnosis and management of hyperthyroidism. Clin Endocrinol (Oxf). 2010;72(1): 122–7.

[3] Weetman AP. Grave's disease 1835–2002. Horm Res. 2003;59 Suppl 1: 114–8.

[4] Carnell NE, Valente WA. Thyroid nodules in Graves' disease: classification, characterization, and response to treatment.

Thyroid. 1998;8(8): 647–52.

[5] Tam AA, Kaya C, Kilic FB, Ersoy R, Cakir B. Thyroid nodules and thyroid cancer in Graves' disease. Arq Bras Endocrinol Metabol. 2014;58(9): 933–8.

[6] Torring O, Tallstedt L, Wallin G, Lundell G, Ljunggren JG, Taube A, et al. Graves' hyperthyroidism: treatment with antithyroid drugs, surgery, or radioiodine--a prospective, randomized study. Thyroid Study Group. J Clin Endocrinol Metab. 1996;81(8): 2986–93.

[7] Bahn RS, Burch HB, Cooper DS, Garber JR, Greenlee MC, Klein I, et al. Hyperthyroidism and other causes of thyrotoxicosis: management guidelines of the American Thyroid Association and American Association of Clinical Endocrinologists. Endocr Pract. 2011;17(3): 456–520.

[8] Kim WB, Han SM, Kim TY, Nam-Goong IS, Gong G, Lee HK, et al. Ultrasonographic screening for detection of thyroid cancer in patients with Graves' disease. Clin Endocrinol (Oxf). 2004;60(6): 719–25.

[9] Lee J, Nam KH, Chung WY, Soh EY, Park CS. Clinicopathologic features and treatment outcomes in differentiated thyroid carcinoma patients with concurrent Graves' disease. J Korean Med Sci. 2008;23(5): 796–801.

[10] Nys P, Cordray JP, Sarafian V, Lefort-Mosse E, Merceron RE. Screening for thyroid cancer according to French recommendations with thyroid ultrasound in newly diagnosed Graves' disease without palpable nodule is not useful. Ann Endocrinol (Paris). 2015;76(1): 13–8.

[11] Ahn HS, Kim HJ, Welch HG. Korea's thyroid-cancer "epidemic"-screening and overdiagnosis. N Engl J Med. 2014;371(19): 1765–7.

[12] Cooper DS, Doherty GM, Haugen BR, Kloos RT, Lee SL, Mandel SJ, et al. Revised American Thyroid Association management guidelines for patients with thyroid nodules and differentiated thyroid cancer. Thyroid. 2009;19(11): 1167–214.

[13] Castagna MG, Belardini V, Memmo S, Maino F, Di Santo A, Toti P, et al. Nodules in autoimmune thyroiditis are associated with increased risk of thyroid cancer in surgical series but not in cytological series: evidence for selection bias. J Clin Endocrinol Metab. 2014;99(9): 3193–8.

[14] Liu J, Bargren A, Schaefer S, Chen H, Sippel RS. Total thyroidectomy: a safe and effective treatment for Graves' disease. J Surg Res. 2011;168(1): 1–4.

[15] Ozaki O, Ito K, Mimura T, Sugino K, Kitamura Y, Iwabuchi H, et al. Thyroid carcinoma after radioactive iodine therapy for Graves' disease. World J Surg. 1994;18(4): 518–21.

[16] Wilhelm SM, McHenry CR. Total thyroidectomy is superior to subtotal thyroidectomy for management of Graves' disease in the United States. World J Surg. 2010;34(6): 1261–4.

[17] Al-Adhami A, Snaith AC, Craig WL, Krukowski ZH. Changing trends in surgery for Graves' disease: a cohort comparison of those having surgery intended to preserve thyroid function with those having ablative surgery. J Otolaryngol. 2013;42: 37.

[18] Feroci F, Rettori M, Borrelli A, Coppola A, Castagnoli A, Perigli G, et al. A systematic review and meta-analysis of total thyroidectomy versus bilateral subtotal thyroidectomy for Graves' disease. Surgery. 2014;155(3): 529–40.

[19] Oltmann SC, Brekke AV, Schneider DF, Schaefer SC, Chen H, Sippel RS. Preventing postoperative hypocalcemia in patients with Graves disease: a prospective study. Ann Surg Oncol. 2015;22(3): 952–8.

[20] Elfenbein DM, Scheri R, Roman S, Sosa JA. Detection and management of cervical lymph nodes in papillary thyroid cancer. Expert Rev Endocrinol Metabol. 2013;8(4): 365–78.

[21] Mok VM, Oltmann SC, Chen H, Sippel RS, Schneider DF. Identifying predictors of a difficult thyroidectomy. J Surg Res. 2014;190(1): 157–63.

[22] Ritter K, Elfenbein D, Schneider DF, Chen H, Sippel RS. Hypoparathyroidism after total thyroidectomy: incidence and resolution. J Surg Res. 2015;197(2): 348–53.

[23] Tan GH, Gharib H. Thyroid incidentalomas: management approaches to nonpalpable nodules discovered incidentally on thyroid imaging. Ann Intern Med. 1997;126(3): 226–31.

[24] Berghout A, Wiersinga WM, Smits NJ, Touber JL. Interrelationships between age, thyroid volume, thyroid nodularity, and thyroid function in patients with sporadic nontoxic goiter. Am J Med. 1990;89(5): 602–8.

[25] Gozu HI, Lublinghoff J, Bircan R, Paschke R. Genetics and phenomics of inherited and sporadic non-autoimmune hyperthyroidism. Mol Cell Endocrinol. 2010;322(1–2): 125–34.

[26] Martin FI, Deam DR. Hyperthyroidism in elderly hospitalised patients. Clinical features and treatment outcomes. Med J Aust. 1996;164(4): 200–3.

[27] American Thyroid Association Guidelines Taskforce on Thyroid N, Differentiated Thyroid C, Cooper DS, Doherty GM, Haugen BR, Kloos RT, et al. Revised American Thyroid Association management guidelines for patients with thyroid nodules and differentiated thyroid cancer. Thyroid. 2009;19(11): 1167–214.

[28] Bahn Chair RS, Burch HB, Cooper DS, Garber JR, Greenlee MC, Klein I, et al. Hyperthyroidism and other causes of thyrotoxicosis: management guidelines of the American Thyroid Association and American Association of Clinical Endocrinologists. Thyroid. 2011;21(6): 593–646.

[29] Kang AS, Grant CS, Thompson GB, van Heerden JA. Current treatment of nodular goiter with hyperthyroidism (Plummer's disease): surgery versus radioiodine. Surgery. 2002;132(6): 916–23; discussion 23.

[30] Cerci C, Cerci SS, Eroglu E, Dede M, Kapucuoglu N, Yildiz M, et al. Thyroid cancer in toxic and non-toxic multinodular goiter. J Postgrad Med. 2007;53(3): 157–60.

[31] Smith JJ, Chen X, Schneider DF, Nookala R, Broome JT, Sippel RS, et al. Toxic nodular goiter and cancer: a compelling case for thyroidectomy. Ann Surg Oncol. 2013;20(4): 1336–40.

[32] Frates MC, Benson CB, Doubilet PM, Kunreuther E, Contreras M, Cibas ES, et al. Prevalence and distribution of carcinoma in patients with solitary and multiple

thyroid nodules on sonography. J Clin Endocrinol Metab. 2006;91(9): 3411−7.

[33] Chen AY, Bernet VJ, Carty SE, Davies TF, Ganly I, Inabnet 3rd WB, et al. American Thyroid Association statement on optimal surgical management of goiter. Thyroid. 2014;24(2): 181−9.

[34] Stang MT, Armstrong MJ, Ogilvie JB, Yip L, McCoy KL, Faber CN, et al. Positional dyspnea and tracheal compression as indications for goiter resection. Arch Surg. 2012;147(7): 621−6.

[35] Porterfield Jr JR, Thompson GB, Farley DR, Grant CS, Richards ML. Evidence-based management of toxic multinodular goiter (Plummer's Disease). World J Surg. 2008;32(7): 1278−84.

[36] Abraham-Nordling M, Torring O, Hamberger B, Lundell G, Tallstedt L, Calissendorff J, et al. Graves' disease: a long-term quality-of-life follow up of patients randomized to treatment with antithyroid drugs, radioiodine, or surgery. Thyroid. 2005;15(11): 1279−86.

[37] Sztal-Mazer S, Nakatani VY, Bortolini LG, Boguszewski CL, Graf H, de Carvalho GA. Evidence for higher success rates and successful treatment earlier in Graves' disease with higher radioactive iodine doses. Thyroid. 2012;22(10): 991−5.

[38] Schneider DF, Sonderman PE, Jones MF, Ojomo KA, Chen H, Jaume JC, et al. Failure of radioactive iodine in the treatment of hyperthyroidism. Ann Surg Oncol. 2014;21(13): 4174−80.

[39] Ron E, Doody MM, Becker DV, Brill AB, Curtis RE, Goldman MB, et al. Cancer mortality following treatment for adult hyperthyroidism. Cooperative Thyrotoxicosis Therapy Follow-up Study Group. JAMA. 1998;280(4): 347−55.

[40] Metso S, Auvinen A, Huhtala H, Salmi J, Oksala H, Jaatinen P. Increased cancer incidence after radioiodine treatment for hyperthyroidism. Cancer. 2007;109(10): 1972−9.

[41] Vidal-Trecan GM, Stahl JE, Eckman MH. Radioiodine or surgery for toxic thyroid adenoma: dissecting an important decision. A cost-effectiveness analysis. Thyroid. 2004;14(11): 933−45.

[42] Nygaard B, Hegedus L, Nielsen KG, Ulriksen P, Hansen JM. Long-term effect of radioactive iodine on thyroid function and size in patients with solitary autonomously functioning toxic thyroid nodules. Clin Endocrinol (Oxf). 1999;50(2): 197−202.

[43] Vaiman M, Nagibin A, Hagag P, Kessler A, Gavriel H. Hypothyroidism following partial thyroidectomy. Otolaryngol Head Neck Surg. 2008;138(1): 98−100.

[44] Goldstein R, Hart IR. Follow-up of solitary autonomous thyroid nodules treated with 131I. N Engl J Med. 1983;309(24): 1473−6.

[45] Wahl RA, Rimpl I, Saalabian S, Schabram J. Differentiated operative therapy of thyroid autonomy (Plummer's disease). Exp Clin Endocrinol Diabetes. 1998;106 Suppl 4: S78−84.

[46] van Soestbergen MJ, van der Vijver JC, Graafland AD. Recurrence of hyperthyroidism in multinodular goiter after long-term drug therapy: a comparison with Graves' disease. J Endocrinol Invest. 1992;15(11): 797−800.

[47] Bonnema SJ, Bertelsen H, Mortensen J, Andersen PB, Knudsen DU, Bastholt L, et al. The feasibility of high dose iodine 131 treatment as an alternative to surgery in patients with a very large goiter: effect on thyroid function and size and pulmonary function. J Clin Endocrinol Metab. 1999;84(10): 3636−41.

译者评述

　　伴有结节的甲亢患者需要通过放射性核素显像来进一步确认病因，是结节性 Graves 病或毒性多结节性甲状腺肿（缺碘相关）或毒性孤立结节（极少）。结节性 Graves 病有 3 种治疗方案，甲硫咪唑或丙基硫氧嘧啶（长期使用可能存在肝和骨髓毒性）、放射性碘（RAI）消融治疗（孕妇忌用，有甲减、遗漏和继发癌风险）和全甲状腺切除手术。医生应该根据患者的临床情况、个人喜好和治疗目标制定治疗方案。

　　作者力荐全甲状腺切除术和甲状腺素片终身替代疗法，认为是非常合适的治疗方式，但需专科手术医生注意手术技巧，防止甲状旁腺和喉返神经损伤等并发症。在毒性多结节性甲状腺肿患者中，由于甲状腺癌特别是微小癌的发病率明显增多，选择全甲状腺切除解决了当前和未来患癌的风险。上海交通大学附属第六人民医院对较严重的结节性 Graves 病和毒性多结节性甲状腺肿患者进行手术，多采用 Dunhill 术式，即一侧甲状腺全切和对侧甲状腺次全切除，以取得足够疗效和明显减少并发症。毒性孤立结节患者接受放射性碘治疗后甲减的发生率随时间增加，选择甲状腺叶切除术可立即治愈，不复发。

第 3 部分

不确定的甲状腺结节

THE INDETERMINATE THYROID NODULE

第10章
不确定的甲状腺结节的外科介入
Surgical Intervention for Indeterminate Thyroid Nodules

Snehal G. Patel and Linwah Yip

徐英杰 译，樊友本 校

导　言

甲状腺结节是一个临床常见的问题，尤其在近年，由于更多地使用了影像学检查如 CT 和超声检查。几项研究表明，通过触诊发现的甲状腺结节患者占总人口的 4%～8% [1-4]，而当采用超声检查后，有 19%～67% 的人群被发现甲状腺结节，尸体解剖时发现甲状腺结节的比例为 50% [5]。甲状腺结节的临床重要性在于约 5% 的结节可能是恶性的 [6]。

自从 1970 年代引进使用超声引导下细针穿刺（fine-needle aspiration，FNA）活检以来，该技术现已很好地被运用于对甲状腺结节的初始评估。这种方法的常规使用降低了需要手术患者的数量，同时增加了甲状腺外科手术患者的恶占比 [7]。已证明，FNA 是一种快速、"划算"、安全和可靠的评估方法。在 2007 年，建立了用于报告甲状腺细胞病理学的 Bethesda 系统（Bethesda System for Reporting Thyroid Cytopathology，BSRTC）来标化甲状腺细胞病理学报告，

它包括 6 个不同的大类。不确定的甲状腺结节类别包括：① 意义不明确的细胞非典型病变 / 滤泡性病变（atypia of undetermined significance/follicular lesion of undetermined significance，AUS/FLUS）。② 滤泡性肿瘤 / 疑似滤泡性肿瘤（follicular neoplasm/suspicious for follicular neoplasm，FN/SFN），这个分类还包括了 Hürthle 细胞瘤（Hürthle cell neoplasm）和疑似 Hürthle 细胞瘤。③ 可疑恶性肿瘤（SUSP）[8]。每个类别的恶变率不一，恶变为癌症的发病率分别是：AUS/FLUS 对甲状腺癌的预测概率为 5%～15%，FN/SFN 为 1%～30%，SUSP 为 60%～75% [9]。基于恶变率的不同，就给细胞学不确定甲状腺结节患者的处理带来一些问题。

诊断困难是由于细胞学评估鉴定的滤泡形态的非特异性，可以发现于良性增生性改变、滤泡状腺瘤、甲状腺滤泡状腺癌（follicular thyroid carcinomas，FTC）和滤泡变形的甲状腺乳头状癌（follicular variant of papillary carcinoma，FV–PTC）[10]。其他

111

罕见病变，也可以呈现为滤泡形态，包括甲状腺髓样癌、甲状旁腺病变和转移性甲状腺恶性肿瘤。如果术前的 FNA 活检为不确定的甲状腺结节，组织学检查证明为恶性肿瘤，通常是经典的甲状腺乳头状癌（PTC），但有 30% 是 FV-PTC 或 FTC。诊断为 FTC，一定需要存在包膜和（或）血管的侵犯，这在细胞学评估上还不容易明显地呈现。FV-PTC 是 PTC 第二常见的变异类型，PTC 中见到细胞核特征性改变，如拉长、增大、染色质稀疏、核沟和切迹呈多灶性和异质性地分布[14]。FV-PTC 是最常见的产生细胞学和术中冷冻切片结果假阴性的组织学类型[15, 16]。使诊断试验的解释更具复杂性的是，观察者之间即使是甲状腺病理学专家，对于癌症类型诊断的差异性也高达 30%[11]。Hürthle 细胞肿瘤是滤泡结构损坏的嗜酸细胞变异类型，组织学上可对应 Hürthle 细胞腺瘤、Hürthle 细胞癌或含有 Hürthle 细胞 / 嗜酸瘤细胞特征的 PTC（也都需要组织学确诊）[17]。

治 疗 选 项

对于不确定结节的处理应综合考虑临床、超声检查和分子检测的危险因素（表 10-1）。根据这些危险因素，对不确定结节可进行再次 FNA 或手术切除来明确诊断。重复活检常常针对那些初始细胞学诊断为 AUS/FLUS 一类的结节。初次穿刺诊断为 AUS/FLUS 的癌症风险小（5%～20%），且重复 FNA 活检结果表明高达 50% 的结节细胞学诊断仍为良性[18-20]。如果低风险的病灶没有任何伴随的危险因素和（或）AUS/FLUS 结节患者手术风险大，可考虑积极的随访。然而，多数细胞学不确定的甲状腺结

表 10-1　细胞学显示不确定结节中患甲状腺癌的风险因素

临床表现	结节的快速生长
	家族或个人有易感体质的综合特征（如 PTEN 错构瘤肿块、APC 相关的息肉病、RET 相关的）
	儿童时期暴露在电离辐射中
	小于 18 岁年轻人或大于 50 岁成年人
	男性
	更大尺寸的结节
影像学资料	超声波特征（特别是纵横比 >1，微钙化，结节内血管丰富）
	FDG-PET 亲和力
分子生物学检测	Galectin-3 或 HBME-1 在免疫细胞学分析上呈阳性
	在外围血液中能检测到 TSHR mRNA
	基因表现分类或活检的微 RNA 面板测试是"可疑的"
	在手术前按传统顺序的活检或在新一代基因测序中监测到体细胞的突变或调整（如 *BRAF* V600E，*RAS*）

注：FDG-PET：氟脱氧葡萄糖正电子发射断层扫描；RNA：核糖核酸；TSHR mRNA：促甲状腺激素受体信使 RNA。

节患者，将接受诊断性手术，切除甲状腺的主要目的是为了安全地获得组织学诊断，并避免进行二期甲状腺切除的必要性。

手术的选项包括诊断性甲状腺腺叶 + 峡部切除术，或者甲状腺全切除术（表 10-2）。不主张行甲状腺结节切除术。声音改变是甲状腺手术的一种并发症，据报道发生率为 30%～80%，通常是短暂的 [21, 22]。甲状腺切除术后喉返神经暂时性麻痹的风险为 1%～5%，发生喉返神经永久性功能丧失的风险为 1%～2% [7, 23]。全甲状腺切除术并发双侧喉返神经损伤的风险（需要气管切开）是罕见的，其可能性为 1/1 000 左右。甲状腺全切除术后，发生暂时性低钙血症的风险为 1%～14%，而 1%～6% 的患者可能是永久性的 [23]。约 1% 的患者甲状腺切除术后并发颈部血肿，可能影响通气和危及生命，需要马上再次手术，所幸少见 [24-26]。甲状腺补充全切除术后的风险类型和发生率与甲状腺全切或近全切除术相似 [27, 28]。甲状腺全切除术后所有患者和甲状腺腺叶切除术后 15%～30% 患者需要补充左旋甲状腺

素 [29, 30]。外科医生的经验影响甲状腺切除术的风险；基于人群水平分析发现，高手术量外科医生的总体并发症率较低 [31, 32]。

有关初始手术切除范围的决定受到一系列临床因素的影响，包括先前存在的甲状腺功能障碍、对侧甲状腺主结节的情况以及患者的意愿 [7]。术前判断恶性肿瘤的可能性也是决定初始手术范围的重要因素。由于放射性碘消融的使用减少，美国甲状腺协会（American Thyroid Association，ATA）2015 年指南建议，对直径 <1 cm 的甲状腺癌在无腺外侵犯或淋巴结转移的情况下进行甲状腺腺叶切除术；直径在 1～4 cm 的甲状腺癌，如果没有甲状腺腺外侵犯或淋巴结转移可以考虑行甲状腺全切除术或腺叶切除术；直径 >4 cm 的甲状腺癌或肿瘤已有肉眼可见的腺外侵犯、临床上明显的淋巴结转移或远处转移则确定行甲状腺全切除术。因此，给患者推荐合适的初始切除范围，除需考虑恶性肿瘤可能具有更强侵袭性的生物学行为之外，还需术前对恶性风险进行准确的评估。

表 10-2　对于不确定性结节的初步手术选择

	优　点	缺　点	备　注
甲状腺叶切除术	限制了甲状旁腺功能减退症和双侧喉返神经损伤风险的发生	如果组织学确诊甲状腺切除术是必需的，则需要第二次手术	低风险甲状腺癌症的手术前关注
	70%～85% 患者避免了永久性甲状腺功能减退症		患者的意愿
甲状腺全切除术	当已经明确诊断，给予初始肿瘤手术，准备后续放射性碘消融	永久性甲状腺功能减退症	术前关注高危甲状腺癌和需要术后放射性碘消融治疗
		手术风险增加，包括永久性甲状旁腺功能减退症和双侧喉返神经损伤	伴随的临床特征如对侧显性结节、已有甲状腺功能减退症、家族或个人易感综合征史
			患者意愿

按术前诊断如果明确为恶性应行甲状腺全切除术,术中患者在诊断性腺叶切除术后,组织病理学确诊为恶性,则须完成甲状腺补充全切除术。对于结构复杂风险较高的恶性肿瘤,如肿瘤处于进展期(Ⅲ / Ⅳ期,AJCC)或肿瘤切除不彻底或临床严重淋巴结转移患者,应行甲状腺全切术和放射性碘消融[7, 33]。在进行任何再次手术之前,应使用直接喉镜或经皮喉部超声行术前声带评估[7, 34, 35]。

临床风险因素

鉴于许多临床变量能够预测恶性肿瘤,如年龄、性别以及是否存在独特的症状或检查发现,应该予以收集。在个人史方面,与甲状腺癌相关更多的来自结节快速生长史、甲状腺癌家族史或遗传易感综合征如与 RET 突变相关的 PTEN 错构瘤、与 APC 相关的息肉综合征或童年接触电离辐射。在体格检查方面,结节与周围组织固定和可触及的肿大淋巴结也是有关的体征。

Baloch 等研究了细胞学不确定的 FN/SFN 患者的临床特征,并预测恶性肿瘤的可能性,发现与恶性肿瘤相关的因素包括年龄 >40 岁、结节大小 >3 cm 和男性[36]。虽然性别与恶性肿瘤风险增加之间的关系有矛盾之处,但是在一项包括 19 项"不确定"结节研究的 meta 分析中,男性患恶性肿瘤的风险是女性的 1.5 倍[37]。在结节检查为 Hürthle 细胞肿瘤的亚组中,男性更一致地显示具有更高的癌症风险[38-40]。有趣的是,来自意大利的一个有 603 例滤泡型和 Hürthle 细胞肿瘤的大样本分析文献显示,性别与癌症风险无关;但与男性相比,一旦组织学诊断为恶性,女性发生甲状腺外侵犯的比例更高[38]。

年龄和恶性之间的关系也是可变的,年轻和年老患者的恶性风险均渐增加[41]。在另一个单中心大系列 639 例不确定结节患者的研究中,Banks 等观察到年龄是多变量分析中恶性肿瘤的独立预测因素。年龄 <50 岁的患者每年轻 1 岁,患癌症的风险增加 3%,而年龄 >50 岁的患者每年长 1 岁,患癌症的风险增加 3.4%[42]。在其他研究中,50 岁也被证明是癌症风险增加的门槛[39, 43]。小儿患者(年龄 ≤ 18 岁)与甲状腺结节恶性肿瘤风险的相关性总体上较高(15%~30%),细胞学不确定结节的恶性风险高达 50%[44, 45]。2015 年 ATA 儿童患者指南推荐,对 FNA 活检结果为不确定结节的所有儿童进行手术[46]。

大结节具有较高的恶变率,特别是滤泡性肿瘤和 Hürthle 细胞肿瘤[47]。Tuttle 等在细胞学分类为 FN/SFN 的 149 个结节的研究中发现,由触诊测得的大于 4 cm 的结节患恶性肿瘤的风险高 3 倍左右[48],而 Baloch 等对单中心一组 184 例滤泡性肿瘤结节的研究发现,结节 ≥ 3 cm 与恶性风险增高两倍相关[36]。在一组连续 55 例 Hürthle 细胞肿瘤患者的研究中发现,随着结节或年龄的增大,恶变增加[49]。Banks 等发现结节大小是癌的另一个预测因子,而直径 2.5 cm 的不确定结节的恶性风险最低。癌的风险增高与更小的不确定结节(结节每减小 1 cm,癌的风险增加 53%)、更大的结节(结节每增加 1 cm,癌的风险增加 39%)相关[42]。对于大的结节,如有压迫症状,也有指征通过手术缓解症状,因为在多变量分析中结节 >3 cm 与咽部压迫异物感相关[50]。

影像风险因素

甲状腺超声检查已被广泛用于结节危

险分层，用于识别不可触及的结节、定义结节特征并描绘颈部淋巴结。在所有甲状腺结节的研究中，增加了"癌疑"的超声特征包括明显的低回声、边缘尖锐或边界不清、形状上纵横比 >1 和形成微钙化 [51]。然而，这些特征是否很适用于细胞学意义不确定的结节仍不清楚。根据 180 例细胞学意义不确定甲状腺结节（滤泡性肿瘤、Hürthle 细胞肿瘤和 SUSP）的恶性研究报道，纵横比 >1 的特异性为 99%、阳性预测值为 92%；当可疑超声特征 ≥ 2 时，恶性风险 >70% [52]。根据对细胞学检查为 AFS/FLUS 的共 61 名患者均行甲状腺切除术的研究表明，纵横比 >1 也和恶性相关 [53]。但另一项关于滤泡性肿瘤和 Hürthle 细胞肿瘤的研究报道认为，

恶性肿瘤仅与微钙化相关 [54]。

在 Brito 等完成的 meta 分析中，通过子集分析来评价细胞学诊断意义不确定的结节，发现除了结节内血管增多外，可疑超声特征并不能准确预测恶性，这可能是由于研究人群中滤泡性肿瘤的占比偏高 [55]。使用彩色多普勒超声评估结节内血流可能非常有助于评估滤泡性肿瘤，因为从理论上推论，与甲状腺乳头状癌相比，滤泡性肿瘤包含更多的细胞结构，其回声和内部血流的变异也较大 [56]（图 10-1）。然而，彩色多普勒超声检查对血流的判断可导致高达 30% 的观察者之间差异，限制了其应用。

研究了使用其他成像方式，如氟脱氧葡萄糖正电子发射断层扫描（fluorodeoxyglucose-

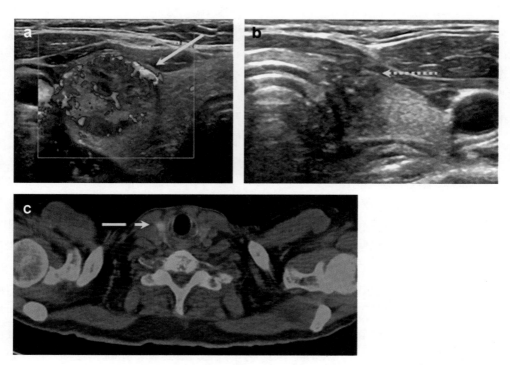

图 10-1　彩色多普勒超声成像特征增加了对不确定结节恶性肿瘤的关注。结节内血管过多（a，实线）和纵横比 >1（b，点状虚线）的超声特征与细胞学不确定结节中恶性肿瘤风险增加相关。氟脱氧葡萄糖正电子发射断层扫描（FDG-PET）（c，段状虚线）上的亲和性也可能增加了癌症风险，但 FDG-PET 扫描的高成本限制了它们广泛用于诊断评估

positron emission tomography，FDG-PET）（图 10-1），来进一步改善术前危险分层。在一篇包括 6 篇文章的系统综述中，研究了 FDG-PET 诊断甲状腺癌的准确性，其总的特异性和敏感性分别为 95% 和 48%[57]。因此，亲 FDG 的意义不确定结节并不总是恶性的，但恶性结节很少不亲 FDG。由于对 FDG 亲和力的定义不一致、小结节成像的低分辨率和选择性偏倚，FDG-PET 扫描难以广泛应用。此外，总体来说，FDG-PET 扫描的价格昂贵，尽管来自荷兰的成本-效益研究（使用补偿率）表明，常规使用 PET 可以减少不必要的手术，并且与其他辅助诊断手段（如分子检测）相比花费更低[58]。

当对关注的甲状腺结节施加外力时，用实时弹性成像来测量组织移位。弹性成像基于甲状腺癌比良性结节更硬的假设，因此，如果是钙化和囊性结节可能导致诊断不准确。尽管单一研究机构的小样本研究显示在诊断癌症方面具有高敏感性（高达 96%）和高特异性（高达 95%），但除了诊断方法不标准之外，观察者之间大的差异限制了其应用。在包括 498 个结节的多中心研究中，在超声检查基础上附加弹性成像似乎增加了对恶性肿瘤的敏感性，这可能可以更好地判别结节，而不需要 FNA 活检。对于细胞学意义不确定的结节，弹性成像结果似乎不能较好地预测组织学结果[59, 60]。

分子检测危险因素

对许多辅助分子检测试验进行评估，以确定它们在诊断细胞学意义不确定结节为恶性肿瘤中的作用。已经研究了主要在 PTC 中表达的标志物如 CK-19、半乳糖凝集素-3 和 HBME-1 的免疫细胞化学分析[61]。

术前细胞学检查中的半乳糖凝集素-3 染色在 465 例滤泡性肿瘤多学科研究中进行了具体评估，准确性为 88%[62]。血清标志物如促甲状腺激素受体（thyroid-stimulating hormone receptor，TSHR）mRNA 或甲状腺球蛋白（Tg）可以在外周血中测量，也是另一个研究领域。当滤泡性肿瘤结节患者检测到 TSHR mRNA 时，预测恶性的准确性为 85%。在一个包含 TSHR mRNA 阳性、结节大小（<3.5 cm 或 ≥ 3.5 cm）和可疑超声特征（血管增多、微钙化、不规则形状和不清晰边缘）数的算法中，FNA 活检使意义不确定结节的鉴别诊断得到提高，准确性 91%，敏感性为 97%，阴性预测值达 95%，特异性为 84%，阳性预测值为 88%。在一组 164 枚意义不确定结节的病例中，术前基础血清 Tg 水平升高是恶性肿瘤的独立预测因素[63]。也有结果并不一致，在另一项 39 例滤泡型或 Hürthle 细胞肿瘤患者的小样本研究中，Tg 水平的预测性很差[63]。术前 Tg 水平难以解释，尤其是在存在可检测的 Tg 抗体的情况下，该检测不应常规用于评估恶性风险。

Afirma 诊断试剂盒是一种基因表达分类器（GEC），其测量 167 种基因转录物的表达。选择这种表达模式可以预测良性结节，在一项前瞻性的多中心研究中，相对较高的敏感性（92%）转化为 93% 的阴性预测值[64]。然而，在细胞学诊断为 SUSP 的结节中，高恶性率导致了不可靠的阴性预测值（85%），因此 GEC 不被推荐用于细胞学诊断为 SUSP 的结节。GEC 组合测试的特异性低至 52%，当细胞学结果"可疑"时，即使许多这样的结节在组织学上是良性的，仍然需要进行诊断性甲状腺切除术。Marti 等对癌症患病率不同的两个独立三级医疗中心进行 GEC 测试评估 [65]。为了获得所计算的阴性预测值 >94%，采用了 Alexander 等完成的多中心研究的灵敏度和特异性数据 [64]，Marti 等指出，意义不确定结节 GEC 测试前的癌症风险应为 15%～21%，此时进行 GEC 测试才最有临床意义 [65]。在这个范围内，GEC "可疑" 的癌症风险只有 25%～32%。这些发现进一步强调了不断深入的观察结果，即发表的阴性和阳性预测值并不都适用于不同的机构或临床实践，并且随着每个 BSRTC 类别的癌症患病率和恶性风险的不同而变化 [66]。

经常评估的第二种分子检测方式是鉴定体细胞突变和重排。通过细胞膜受体酪氨酸激酶（RET、NTRK1）和细胞内信号转导体（BRAF、RAS）活化 MAPK 和 PI3K-AKT 通路是已知的甲状腺癌发生的启动子 [67, 68]。在 PTC 中，*BRAF* V600E 是最常见的体细胞突变，其发生率在美国的地区差异从 40% 到 50% 不等，而在亚洲高达 80%。意义不确定结节中 *BRAF* V600E 的鉴定可以改善 PTC 的术前诊断。在一项包括 47 篇研究的 meta 分析中，FNA 活检标本中使用 *BRAF* V600E 检测，虽然汇总的特异性无法计算用于 meta 分析，但在选择的几个研究报告中为 100%，包括 AUS/FLUS、FN/SFN 和 SUSP 在内的意义不确定结节的汇总，敏感度为 30%（范围 11%～50%）[69]。因此，*BRAF* V600E 单独测试不足以减少对诊断性手术的需求。单基因检测的替代方法是使用多基因组，如 7 基因组，包括 *RAS*（*H-*、*N-*、*K-RAS* 密码子 12、13 和 61）、*BRAF*（V600E 和 K601E）、*RET/PTC* 和 *PAX8/PPAR* 重排。在 Nikiforov 等做的验证性研究中，对细胞学和组织学特征不确定的 1 056 个结节中 513 个通过使用这种基因组的分子

测试加以纠正。所有 *BRAF-*、*RET/PTC-* 和 *PAX8-/PPARG-* 阳性的细胞学标本，在组织学上均为甲状腺癌（特异性为 100%）；然而，*RAS* 阳性对于恶性风险只能预测 85% [70]。随后的一项评估 7 基因组临床和实时效用的前瞻性研究表明，使用突变检测所增加的特异性有助于指导初始手术的方式，如按组织学诊断甲状腺癌大小大于 1 cm 时行甲状腺全切除术。因此，需要二期甲状腺切除术的患者减少了 30% [71]。然而，与 7 基因组相关的低敏感性导致与 "阴性" 结果相关的恶性率太高，因而不能仅用于随访。

利用二代测序技术更新的多基因组检测已经整合了在甲状腺癌中被鉴定出来的另外的基因改变。例如，一个这样的多基因组检测（ThyroSeq）评估了 14 个基因、42 个基因重排，以及用于评估细胞数量和类型的另外 8 个基因的表达分析。Nikiforov 等报道了在 143 个滤泡性结节中使用这个宽谱基因组检测，其中 91 例为回顾性研究，52 例为前瞻性研究，27% 的患者系恶性，包括 26 例 FV-PTC 和 6 例 FTC，总的敏感性和特异性分别为 90% 和 92% [72]。这些性能参数在同一个机构的一组 98 枚 AUS/FLUS 结节中得到复制 [73]。另一项测试将 7 个基因组和 10 个 miRNA（ThyGenX 和 ThyraMir）组合在一起，在 109 枚细胞学诊断为 AUS/FLUS 或 FN/SFN 结节（32% 癌症患病率）的研究中，新组合测试的敏感性和特异性分别为 89% 和 85% [74]。仍然需要对所有这些新的分子测试进行独立验证研究。

基因突变或重排的检测可能非常有助于预测甲状腺癌的存在，但基因改变的类型也可能提供有关甲状腺癌类型和生物学行为的信息。在一些研究中已经证实，当存

在 BRAF V600E 突变时（与淋巴结转移和疾病进展期相关），PTC 复发风险增加[75]。然而，这些结果在所有研究中还不一致[76, 77]。在开展 7 基因组检测和甲状腺癌治疗的共 1 510 名患者的研究中，RET/PTC 重排与远处转移的相关性最高。然而，RAS 阳性肿瘤通常是包膜清楚的 FV-PTC。RAS 突变也可见于一些侵袭性肿瘤，包括甲状腺髓样癌和低分化/未分化癌[78]。多基因组 ThyroSeq 检测有额外的标志物，可能与甲状腺癌更具侵袭性的变异（包括 TERT 和 p53）有关，尽管目前仍在评估中，但精细化的甲状腺癌表型可通过本试验获得[79, 80]。

对意义不确定结节采用分子检测应考虑检测的强度和所计划的临床处理。例如，GEC 可以帮助识别更可能是良性的结节。因此，积极监测随访如果不是基于患者意愿、相关症状或存在其他值得注意的临床或影像学特征的考虑，GEC 不会提供任何额外用途。7 基因组合检测可能有助于发现具有较高癌症风险的结节并指导甲状腺切除的范围。因此，如果由于已经存在的甲状腺功能异常、对侧显性结节或患者意愿而已考虑行甲状腺全切除术时，这样的基因组检测将不应加入到临床决策中。到目前为止还没有研究，确定在相同结节上使用一个以上分子测试的临床或成本效益。

临床管理建议

AUS/FLUS

AUS/FLUS 诊断的发生率为 5%～20%，AUS/FLUS 结节的恶性率为 15.9%，各研究报道的范围为 5%～40%[8]。已观察到 AUS/FLUS 结节伴有细胞异型性，与主要微滤泡形态相比，具有较高的恶性风险[81]。

由于与这种细胞学类型相关的高度可变的发病率和恶性率，故应考虑将医疗机构和地域的率值纳入患者处理推荐。重复 FNA 活检有 40%～50% 的结节可能是良性的，对于缺乏相关临床或影像特征的结节应该考虑采用[18, 19]。对于 AUS/FLUS 重复活检发现的 30%～50% 的癌，应考虑甲状腺腺叶切除术或甲状腺全切除术。

如果有临床指征，分子检测肯定可以考虑，其准确性取决于受试的甲状腺结节人群的癌患病率[66]。当 AUS/FLUS 活检结果为 GEC 良性或 ThyroSeq 阴性时，癌症的风险据报道为 3%～4%。根据国家综合癌症网络（National Comprehensive Cancer Network, NCCN）的最新指南，如果不确定结节的癌风险可以降低到与细胞学良性结节相当，那么可以考虑积极监测随访[82]。对 GEC 可疑或基因阳性的结节应进行甲状腺腺叶切除术或甲状腺全切除术。

FN/SFN

FN/SFN 活检的发生率为 5%～20%，诊断为 FN/SFN 的结节切除后发现为癌的风险为 20%～30%[8]。因此，诊断性手术切除是处理细胞学诊断为 FN/SFN 结节的标准方式。分子检测可能有助于评估恶性风险。虽然风险因癌症患病率而异，但当滤泡性肿瘤为 GEC 良性时，据报道癌风险约为 6%，而 ThyroSeq 阴性的滤泡性肿瘤则有 3%～4% 的癌风险。对于分子检测阴性的滤泡性肿瘤可以考虑进行积极的监测随访，但仍需要长期的随访研究来确定这些病变的自然病程。如果分子检测阳性或 GEC 可疑，则应考虑甲状腺腺叶切除术或甲状腺全切除术。

Hürthle 细胞肿瘤也包括在这个细胞学类型中，并且仍然需要特殊的研究来评估分子检测结果是否可以外推到这个子集。Brauner 等评估了 43 个 Hürthle 细胞肿瘤的 GEC 结果，60%～65% 被列为 GEC 可疑，但只有 14% 在组织学上被证明为恶性。其他研究表明，与 PTC 或 FTC 相比，Hürthle 细胞癌具有不同的分子标记，这可能会影响 7 基因组或 ThyroSeq 在该组织学结节中的预测能力。

SUSP

SUSP 是 BSRTC 系统中细胞学意义不确定结节的最高风险类别，预计癌风险为 60%～75% [8]。根据 ATA 指南，由于癌的高风险，对细胞学诊断为 SUSP 的结节应该进行肿瘤方面的术前评估和甲状腺切除术 [7]。GEC 检测的阳性预测值与单独细胞学检查相似（76%），阴性预测值为 85% [64]。因此，分子检测不太可能有助于这种细胞学诊断的处理。当 7 基因组测试阴性时，观察到较低的癌发生率（20%～25%），可考虑行腺叶切除术来明确诊断。

结　论

意义不确定的甲状腺结节的最佳处理一直在不断的发展中。临床和超声危险因素是用于指导初步推荐的重要术前变量。目前的分子检测方法是专门开发来解决这些结节的诊断不确定性，其初步研究在改善术前风险分层方面已经显示良好的前景。临床表现和患者意愿在决策中仍然是重要的考虑因素。

参考文献

[1] Harach HR, Franssila KO, Wasenius VM. Occult papillary carcinoma of the thyroid. A "normal" finding in Finland. A systematic autopsy study. Cancer. 1985;56(3): 531–8. Epub 1985/08/01. eng.

[2] Brander A, Viikinkoski P, Nickels J, Kivisaari L. Thyroid gland: US screening in a random adult population. Radiology. 1991;181(3): 683–7. Epub 1991/12/01. eng.

[3] Tan GH, Gharib H. Thyroid incidentalomas: management approaches to nonpalpable nodules discovered incidentally on thyroid imaging. Ann Intern Med. 1997;126(3): 226–31. Epub 1997/02/01. eng.

[4] Frates MC, Benson CB, Charboneau JW, Cibas ES, Clark OH, Coleman BG, et al. Management of thyroid nodules detected at US: Society of Radiologists in Ultrasound consensus conference statement. Radiology. 2005;237(3): 794–800. Epub 2005/11/24. eng.

[5] Mortensen JD, Woolner LB, Bennett WA. Gross and microscopic findings in clinically normal thyroid glands. J Clin Endocrinol Metab. 1955;15(10): 1270–80. Epub 1955/10/01. eng.

[6] Gharib H, Papini E, Paschke R, Duick DS, Valcavi R, Hegedus L, et al. American Association of Clinical Endocrinologists, Associazione Medici Endocrinologi, and European Thyroid Association Medical guidelines for clinical practice for the diagnosis and management of thy-roid nodules: executive summary of recommendations. Endocr Pract Off J Am Coll Endocrinol Am Assoc Clin Endocrinologists. 2010;16(3): 468–75. Epub 2010/06/17. eng.

[7] Haugen BR, Alexander EK, Bible KC, Doherty GM, Mandel SJ, Nikiforov YE, et al. 2015 American Thyroid Association Management Guidelines for adult patients with thyroid nodules and differentiated thyroid cancer: the American Thyroid Association Guidelines Task Force on thyroid nodules and differentiated thyroid cancer. Thyroid. 2016;26(1): 1–133. Pubmed Central PMCID: PMC4739132, Epub 2015/10/16. eng.

[8] Bongiovanni M, Spitale A, Faquin WC, Mazzucchelli L, Baloch ZW. The Bethesda system for reporting thyroid cytopathology: a meta-analysis. Acta Cytol. 2012;56(4): 333–9.

[9] Baloch ZW, LiVolsi VA, Asa SL, Rosai J, Merino MJ, Randolph G, et al. Diagnostic terminology and morphologic criteria for cytologic diagnosis of thyroid lesions: a synopsis of the National Cancer Institute Thyroid Fine-Needle Aspiration State of the Science Conference. Diagn Cytopathol. 2008;36(6): 425–37.

[10] Carling T, Udelsman R. Follicular neoplasms of the thyroid: what to recommend. Thyroid Off J Am Thyroid Assoc. 2005;15(6): 583–7. Epub 2005/07/21. eng.

[11] Elsheikh TM, Asa SL, Chan JK, DeLellis RA, Heffess CS, LiVolsi VA, et al. Interobserver and intraobserver variation among experts in the diagnosis of thyroid follicular lesions with borderline nuclear features of papillary carcinoma. Am J Clin Pathol. 2008;130(5): 736–44.

[12] Siddiqui MA, Griffith KA, Michael CW, Pu RT. Nodule heterogeneity as shown by size differences between the targeted nodule and the tumor in thyroidectomy specimen: a cause for a false-negative diagnosis of papillary thyroid carcinoma on fine-needle aspiration. Cancer. 2008;114(1): 27–33.

[13] Widder S, Guggisberg K, Khalil M, Pasieka JL. A pathologic re-review of follicular thyroid neoplasms: the impact of changing the threshold for the diagnosis of the follicular variant of papillary thyroid carcinoma. Surgery. 2008;144(1): 80–5.

[14] LiVolsi VA, Baloch ZW. Follicular neoplasms of the thyroid: view, biases, and experiences. Adv Anat Pathol. 2004;11(6): 279–87.

[15] Lloyd RV, Erickson LA, Casey MB, Lam KY, Lohse CM, Asa SL, et al. Observer variation in the diagnosis of follicular variant of papillary thyroid carcinoma. Am J Surg Pathol. 2004;28(10): 1336–40.

[16] Mehanna R, Murphy M, McCarthy J, O'Leary G, Tuthill A, Murphy MS, et al. False negatives in thyroid cytology: impact of large nodule size and follicular variant of papillary carcinoma. Laryngoscope. 2013;123(5): 1305–9.

[17] Kini SR, Miller JM, Hamburger JI. Cytopathology of Hurthle cell lesions of the thyroid gland by fine needle aspiration. Acta Cytol. 1981;25(6): 647–52. Epub 1981/11/01. eng.

[18] Chen JC, Pace SC, Chen BA, Khiyami A, McHenry CR. Yield of repeat fine-needle aspiration biopsy and rate of malignancy in patients with atypia or follicular lesion of undetermined significance: the impact of the Bethesda System for Reporting Thyroid Cytopathology. Surgery. 2012;152(6): 1037–44.

[19] Sullivan PS, Hirschowitz SL, Fung PC, Apple SK. The impact of atypia/follicular lesion of undetermined significance and repeat fine-needle aspiration: 5 years before and after imple-mentation of the Bethesda System. Cancer Cytopathol. 2014;122(12): 866–72.

[20] Broome JT, Solorzano CC. The impact of atypia/follicular lesion of undetermined significance on the rate of malignancy in thyroid fine-needle aspiration: evaluation of the Bethesda System for Reporting Thyroid Cytopathology. Surgery. 2011;150(6): 1234–41.

[21] Maeda T, Saito M, Otsuki N, Morimoto K, Takahashi M, Iwaki S, et al. Voice quality after surgical treatment for thyroid cancer. Thyroid Off J Am Thyroid Assoc. 2013;23(7): 847–53.

[22] Stojadinovic A, Shaha AR, Orlikoff RF, Nissan A, Kornak MF, Singh B, et al. Prospective functional voice assessment in patients undergoing thyroid surgery.Ann Surg. 2002;236(6): 823–32. Pubmed Central PMCID: 1422649.

[23] Rosato L, Avenia N, Bernante P, De Palma M, Gulino G, Nasi PG, et al. Complications of thyroid surgery: analysis of a multicentric study on 14,934 patients operated on in Italy over 5 years. World J Surg. 2004;28(3): 271–6. Epub 2004/02/13. eng.

[24] Bergenfelz A, Jansson S, Kristoffersson A, Martensson H, Reihner E, Wallin G, et al. Complications to thyroid surgery: results as reported in a database from a multicenter audit comprising 3,660 patients. Langenbeck's Arch Surg/ Deutsche Gesellschaft fur Chirurgie. 2008;393(5): 667–73. Epub 2008/07/18. eng.

[25] Burkey SH, van Heerden JA, Thompson GB, Grant CS, Schleck CD, Farley DR. Reexploration for symptomatic hematomas after cervical exploration. Surgery. 2001;130(6): 914–20. Epub 2001/12/14. eng.

[26] Lang BH, Yih PC, Lo CY. A review of risk factors and timing for postoperative hematoma after thyroidectomy: is outpatient thyroidectomy really safe? World J Surg. 2012;36(10): 2497–502. Pubmed Central PMCID: Pmc3465547, Epub 2012/06/21. eng.

[27] Untch BR, Palmer FL, Ganly I, Patel SG, Michael Tuttle R, Shah JP, et al. Oncologic outcomes after completion thyroidectomy for patients with well-differentiated thyroid carcinoma. Ann Surg Oncol. 2014;21(4): 1374–8. Epub 2013/12/25. eng.

[28] Pelizzo MR, Variolo M, Bernardi C, Izuzquiza M, Piotto A, Grassetto G, et al. Complications in thyroid resurgery: a single institutional experience on 233 patients from a whole series of 4,752 homogeneously treated patients. Endocrine. 2014;47(1): 100–6.

[29] Verloop H, Louwerens M, Schoones JW, Kievit J, Smit JW, Dekkers OM. Risk of hypothyroidism following hemithyroidectomy: systematic review and meta-analysis of prognostic studies. J Clin Endocrinol Metab. 2012;97(7): 2243–55.

[30] Stoll SJ, Pitt SC, Liu J, Schaefer S, Sippel RS, Chen H. Thyroid hormone replacement after thyroid lobectomy. Surgery. 2009;146(4): 554–8. Pubmed Central PMCID: 2755641, discussion 8–60.

[31] Sosa JA, Bowman HM, Tielsch JM, Powe NR, Gordon TA, Udelsman R. The importance of surgeon experience for clinical and economic outcomes from thyroidectomy. Ann Surg. 1998;228(3): 320–30. Pubmed Central PMCID: 1191485.

[32] Youngwirth LM, Adam MA, Scheri RP, Roman SA, Sosa JA. Patients treated at low-volume centers have higher rates of incomplete resection and compromised outcomes: analysis of 31,129 patients with papillary thyroid cancer. Ann Surg Oncol. 2016;23(2): 403–9.

[33] Carhill AA, Litofsky DR, Ross DS, Jonklaas J, Cooper DS, Brierley JD, et al. Long-term outcomes following therapy in differentiated thyroid carcinoma: NTCTCS registry analysis 1987–2012. J Clin Endocrinol Metab. 2015;100(9): 3270–9.

[34] Wong KP, Lang BH, Chang YK, Wong KC, Chow FC. Assessing the validity of transcutaneous laryngeal

ultrasonography (TLUSG) after thyroidectomy: what factors matter? Ann Surg Oncol. 2015;22(6): 1774–80.

[35] Carneiro-Pla D, Solorzano CC, Wilhelm SM. Impact of vocal cord ultrasonography on endocrine surgery practices. Surgery. 2016;159(1): 58–64.

[36] Baloch ZW, Fleisher S, LiVolsi VA, Gupta PK. Diagnosis of "follicular neoplasm": a gray zone in thyroid fine-needle aspiration cytology. Diagn Cytopathol. 2002;26(1): 41–4. Epub 2002/01/10. eng.

[37] Trimboli P, Treglia G, Guidobaldi L, Saggiorato E, Nigri G, Crescenzi A, et al. Clinical characteristics as predictors of malignancy in patients with indeterminate thyroid cytology: a meta-analysis. Endocrine. 2014;46(1): 52–9. Epub 2013/11/08. eng.

[38] Sorrenti S, Trimboli P, Catania A, Ulisse S, De Antoni E, D'Armiento M. Comparison of malignancy rate in thyroid nodules with cytology of indeterminate follicular or indeterminate Hurthle cell neoplasm. Thyroid Off J Am Thyroid Assoc. 2009;19(4): 355–60. Epub 2009/04/10. eng.

[39] Giorgadze T, Rossi ED, Fadda G, Gupta PK, Livolsi VA, Baloch Z. Does the fine-needle aspiration diagnosis of "Hurthle-cell neoplasm/follicular neoplasm with oncocytic features" denote increased risk of malignancy? Diagn Cytopathol. 2004;31(5): 307–12. Epub 2004/10/07. eng.

[40] Chen H, Nicol TL, Zeiger MA, Dooley WC, Ladenson PW, Cooper DS, et al. Hurthle cell neoplasms of the thyroid: are there factors predictive of malignancy? Ann Surg. 1998;227(4): 542–6. Pubmed Central PMCID: 1191310.

[41] Nayar R, Ivanovic M. The indeterminate thyroid fine-needle aspiration: experience from an academic center using terminology similar to that proposed in the 2007 National Cancer Institute Thyroid Fine Needle Aspiration State of the Science Conference. Cancer. 2009;117(3): 195–202.

[42] Banks ND, Kowalski J, Tsai HL, Somervell H, Tufano R, Dackiw AP, et al. A diagnostic predictor model for indeterminate or suspicious thyroid FNA samples. Thyroid Off J Am Thyroid Assoc. 2008;18(9): 933–41.

[43] Sclabas GM, Staerkel GA, Shapiro SE, Fornage BD, Sherman SI, Vassillopoulou-Sellin R, et al. Fine-needle aspiration of the thyroid and correlation with histopathology in a contemporary series of 240 patients. Am J Surg. 2003;186(6): 702–9; discussion 9–10. Epub 2003/12/16. eng.

[44] Smith M, Pantanowitz L, Khalbuss WE, Benkovich VA, Monaco SE. Indeterminate pediatric thyroid fine needle aspirations: a study of 68 cases. Acta Cytol. 2013;57(4): 341–8.

[45] Norlen O, Charlton A, Sarkis LM, Henwood T, Shun A, Gill AJ, et al. Risk of malignancy for each Bethesda class in pediatric thyroid nodules. J Pediatr Surg. 2015;50(7): 1147–9. Epub 2015/03/19. eng.

[46] Francis GL, Waguespack SG, Bauer AJ, Angelos P, Benvenga S, Cerutti JM, et al. Management guidelines for children with thyroid nodules and differentiated thyroid cancer. Thyroid Off J Am Thyroid Assoc. 2015;25(7): 716–59.

[47] Kamran SC, Marqusee E, Kim MI, Frates MC, Ritner J, Peters H, et al. Thyroid nodule size and prediction of cancer. J Clin Endocrinol Metab. 2013;98(2): 564–70.

[48] Tuttle RM, Lemar H, Burch HB. Clinical features associated with an increased risk of thyroid malignancy in patients with follicular neoplasia by fine-needle aspiration. Thyroid Off J Am Thyroid Assoc. 1998;8(5): 377–83. Epub 1998/06/12. eng.

[49] Zhang YW, Greenblatt DY, Repplinger D, Bargren A, Adler JT, Sippel RS, et al. Older age and larger tumor size predict malignancy in hurthle cell neoplasms of the thyroid. Ann Surg Oncol. 2008;15(10): 2842–6.

[50] Nam IC, Choi H, Kim ES, Mo EY, Park YH, Sun DI. Characteristics of thyroid nodules causing globus symptoms. Eur Arch otorhinolaryngol Off J Eur Fed Otorhinolaryngol Soc (EUFOS) Affiliated Ger Soc Otorhinolaryngology-Head Neck Surg. 2015;272(5): 1181–8. Epub 2015/02/01. eng.

[51] Kwak JY, Jung I, Baek JH, Baek SM, Choi N, Choi YJ, et al. Image reporting and characterization system for ultrasound features of thyroid nodules: multicentric Korean retrospective study. Korean J Radiol. 2013;14(1): 110–7. Pubmed Central PMCID: Pmc3542293, Epub 2013/01/17. eng.

[52] Mendez W, Rodgers SE, Lew JI, Montano R, Solorzano CC. Role of surgeon-performed ultrasound in predicting malignancy in patients with indeterminate thyroid nodules. Ann Surg Oncol. 2008;15(9): 2487–92.

[53] Khoncarly SM, Tamarkin SW, McHenry CR. Can ultrasound be used to predict malignancy in patients with a thyroid nodule and an indeterminate fine-needle aspiration biopsy? Surgery. 2014;156(4): 967–70. Epub 2014/07/31. eng.

[54] Rago T, Di Coscio G, Basolo F, Scutari M, Elisei R, Berti P, et al. Combined clinical, thyroid ultrasound and cytological features help to predict thyroid malignancy in follicular and Hupsilonrthle cell thyroid lesions: results from a series of 505 consecutive patients. Clin Endocrinol (Oxf). 2007;66(1): 13–20. Epub 2007/01/05. eng.

[55] Brito JP, Gionfriddo MR, Al Nofal A, Boehmer KR, Leppin AL, Reading C, et al. The accuracy of thyroid nodule ultrasound to predict thyroid cancer: systematic review and meta-analysis. J Clin Endocrinol Metab. 2014;99(4): 1253–63. Pubmed Central PMCID: Pmc3973781, Epub 2013/11/28. eng.

[56] LiVolsi VA, Asa SL. The demise of follicular carcinoma of the thyroid gland. Thyroid Off J Am Thyroid Assoc. 1994;4(2): 233–6. Epub 1994/01/01. eng.

[57] Vriens D, de Wilt JH, van der Wilt GJ, Netea-Maier RT, Oyen WJ, de Geus-Oei LF. The role of [18F]-2−fluoro-2−deoxy-d-glucose-positron emission tomography in thyroid nodules with indeterminate fine-needle aspiration biopsy: systematic review and meta-analysis of the literature. Cancer. 2011;117(20): 4582–94. Epub 2011/03/25. eng.

[58] Vriens D, Adang EM, Netea-Maier RT, Smit JW, de Wilt JH, Oyen WJ, et al. Cost-effectiveness of FDG-PET/CT

for cytologically indeterminate thyroid nodules: a decision analytic approach. J Clin Endocrinol Metab. 2014;99(9): 3263−74. Epub 2014/05/31. eng.

[59] Lippolis PV, Tognini S, Materazzi G, Polini A, Mancini R, Ambrosini CE, et al. Is elastography actually useful in the presurgical selection of thyroid nodules with indeterminate cytology? J Clin Endocrinol Metab. 2011;96(11): E1826−30. Epub 2011/08/26. eng.

[60] Trimboli P, Treglia G, Sadeghi R, Romanelli F, Giovanella L. Reliability of real-time elastography to diagnose thyroid nodules previously read at FNAC as indeterminate: a meta-analysis. Endocrine. 2015;50(2): 335−43. Epub 2014/12/24. eng.

[61] de Matos LL, Del Giglio AB, Matsubayashi CO, de Lima FM, Del Giglio A, da Silva Pinhal MA. Expression of CK-19, galectin-3 and HBME-1 in the differentiation of thyroid lesions: systematic review and diagnostic meta-analysis. Diagn Pathol. 2012;7: 97. Pubmed Central PMCID: 3523001.

[62] Bartolazzi A, Orlandi F, Saggiorato E, Volante M, Arecco F, Rossetto R, et al. Galectin−3−expression analysis in the surgical selection of follicular thyroid nodules with indeterminate fine-needle aspiration cytology: a prospective multicentre study. Lancet Oncol. 2008;9(6): 543−9.

[63] Lee EK, Chung KW, Min HS, Kim TS, Kim TH, Ryu JS, et al. Preoperative serum thyroglobulin as a useful predictive marker to differentiate follicular thyroid cancer from benign nodules in indeterminate nodules. J Korean Med Sci. 2012;27(9): 1014−8. Pubmed Central PMCID: Pmc3429817, Epub 2012/09/13. eng.

[64] Alexander EK, Kennedy GC, Baloch ZW, Cibas ES, Chudova D, Diggans J, et al. Preoperative diagnosis of benign thyroid nodules with indeterminate cytology. N Engl J Med. 2012;367(8): 705−15.

[65] Marti JL, Avadhani V, Donatelli LA, Niyogi S, Wang B, Wong RJ, et al. Wide inter-institutional variation in performance of a molecular classifier for indeterminate thyroid nodules. Ann Surg Oncol. 2015;22(12): 3996−4001.

[66] Ferris RL, Baloch Z, Bernet V, Chen A, Fahey 3rd TJ, Ganly I, et al. American thyroid association statement on surgical application of molecular profiling for thyroid nodules: current impact on perioperative decision making. Thyroid Off J Am Thyroid Assoc. 2015;25(7): 760−8. Pubmed Central PMCID: 4519104.

[67] Xing M, Haugen BR, Schlumberger M. Progress in molecular-based management of differentiated thyroid cancer. Lancet. 2013;381(9871): 1058−69. Pubmed Central PMCID: 3931461.

[68] Nikiforov YE, Yip L, Nikiforova MN. New strategies in diagnosing cancer in thyroid nodules: impact of molecular markers. Clin Cancer Res Off J Am Assoc Cancer Res. 2013;19(9): 2283−8.

[69] Fnais N, Soobiah C, Al-Qahtani K, Hamid JS, Perrier L, Straus SE, et al. Diagnostic value of fine needle aspiration BRAF(V600E) mutation analysis in papillary thyroid cancer: a systematic review and meta-analysis. Hum Pathol. 2015;46(10): 1443−54.

[70] Nikiforov YE, Ohori NP, Hodak SP, Carty SE, LeBeau SO, Ferris RL, et al. Impact of mutational testing on the diagnosis and management of patients with cytologically indeterminate thyroid nodules: a prospective analysis of 1056 FNA samples. J Clin Endocrinol Metab. 2011;96(11): 3390−7. Pubmed Central PMCID: 3205883.

[71] Yip L, Wharry LI, Armstrong MJ, Silbermann A, McCoy KL, Stang MT, et al. A clinical algorithm for fine-needle aspiration molecular testing effectively guides the appropriate extent of initial thyroidectomy. Ann Surg. 2014;260(1): 163−8.

[72] Nikiforov YE, Carty SE, Chiosea SI, Coyne C, Duvvuri U, Ferris RL, et al. Highly accurate diagnosis of cancer in thyroid nodules with follicular neoplasm/suspicious for a follicular neoplasm cytology by ThyroSeq v2 next-generation sequencing assay. Cancer. 2014;120(23): 3627−34.

[73] Nikiforov YE, Carty SE, Chiosea SI, Coyne C, Duvvuri U, Ferris RL, et al. Impact of the multi-gene ThyroSeq next-generation sequencing assay on cancer diagnosis in thyroid nodules with atypia of undetermined significance/follicular lesion of undetermined significance cytology. Thyroid Off J Am Thyroid Assoc. 2015;25: 1217−23.

[74] Labourier E, Shifrin A, Busseniers AE, Lupo MA, Manganelli ML, Andruss B, et al. Molecular testing for miRNA, mRNA, and DNA on fine-needle aspiration improves the preoperative diagnosis of thyroid nodules with indeterminate cytology. J Clin Endocrinol Metab. 2015;100(7): 2743−50. Pubmed Central PMCID: 4490308.

[75] Tufano RP, Teixeira GV, Bishop J, Carson KA, Xing M. BRAF mutation in papillary thyroid cancer and its value in tailoring initial treatment: a systematic review and meta-analysis. Medicine. 2012;91(5): 274−86.

[76] Aragon Han P, Kim HS, Cho S, Fazeli R, Najafian A, Khawaja H, et al. Association of BRAF mutation and MicroRNA expression with central lymph node metastases in papillary thyroid cancer: a prospective study from four endocrine surgery centers. Thyroid Off J Am Thyroid Assoc. 2016;26(4): 532−42.

[77] Gouveia C, Can NT, Bostrom A, Grenert JP, van Zante A, Orloff LA. Lack of association of BRAF mutation with negative prognostic indicators in papillary thyroid carcinoma: the university of California, San Francisco, experience. JAMA Otolaryngol Head Neck Surg. 2013;139(11): 1164−70.

[78] Yip L, Nikiforova MN, Yoo JY, McCoy KL, Stang MT, Armstrong MJ, et al. Tumor genotype determines phenotype and disease-related outcomes in thyroid cancer: a study of 1510 patients. Ann Surg. 2015;262(3): 519−25; discussion 24−5.

[79] Melo M, da Rocha AG, Vinagre J, Batista R, Peixoto J, Tavares C, et al. TERT promoter mutations are a major indicator of poor outcome in differentiated thyroid carcinomas. J Clin Endocrinol Metab. 2014;99(5): E754−65. Pubmed Central PMCID: 4191548.

[80] Nikiforova MN, Wald AI, Roy S, Durso MB, Nikiforov YE. Targeted next-generation sequencing panel (ThyroSeq) for detection of mutations in thyroid cancer. J Clin Endocrinol Metab. 2013;98(11): E1852–60. Pubmed Central PMCID: 3816258, Epub August 26, 2013.

[81] Hyeon J, Ahn S, Shin JH, Oh YL. The prediction of malignant risk in the category "atypia of undetermined significance/follicular lesion of undetermined significance" of the Bethesda System for Reporting Thyroid Cytopathology using subcategorization and BRAF mutation results. Cancer Cytopathol. 2014;122(5): 368–76.

[82] Network NCC. Thyroid Carcinoma (Version 2.2015). Available from: http://www.nccn.org/ professionals/ physician_gls/pdf/thyroid.pdf.

译者评述

　　甲状腺结节是一个常见病、多发病。随着 FNA 活检被广泛运用于临床对甲状腺结节的初始评估，甲状腺细胞病理学报告对于意义不确定结节何时需要积极的手术处理的指导越来越引起人们的关注。定期监测超声、反复 FNA、结合 *TSHR* mRNA 和第二代基因测序等分子生物学检测有助于术前良好的风险分层、进一步精准诊断和规范治疗。值得期待！

第4部分

甲状腺乳头状癌

PAPILLARY THYROID CANCER

第11章
甲状腺乳头状癌的分期
Staging for Papillary Thyroid Cancer

Heather Stuart, Steven Rodgers, and Janice L. Pasieka

郭伯敏　侯建忠 译，邓先兆 校

甲状腺乳头状癌分期

基于每种疾病的进展，恶性肿瘤的分期系统也不断更新。制定精确分期系统的基础是多方面的：① 评估患者的预后并帮助制定治疗计划。② 规范医务人员与患者间的沟通交流。③ 建立研究基础，以便对疾病状态进行比较 [1]。随着时间的推移，许多研究小组对甲状腺癌的分期进行了重新评估，以建立一个能够准确预测疾病相关死亡率和复发风险的模型。大多数模型包括诊断时患者的年龄、肿瘤大小、是否存在转移以及肿瘤侵犯包膜外的描述（如甲状腺外侵犯）。大约一半的甲状腺分期系统使用区域淋巴结转移情况作为预后因素，甚至很少去尝试结合其他特征，如肿瘤分级和（或）组织学特征、DNA 倍体或手术切除的彻底性 [2]。为了理解甲状腺癌预后最重要的因素是什么，上述特征被整体归类为：① 患者危险因素。② 术前发现。③ 术中发现。④ 术后发现。本章将在检查与甲状腺乳头状癌（PTC）分期相关的患者因素和围手术期发现方面，探讨评估分期系统的一些基本原理。

甲状腺癌分期系统

甲状腺癌分期系统根据其组织学类型进行细分。分化型甲状腺癌 [3, 4]（PTC 和 FTC）与未分化型甲状腺癌（髓样癌和未分化癌）不同，后者 [5-7] 有特定的分期系统。至少已提出了 17 种不同的系统，尽管对于确定最精确预测系统的研究众多，但这些研究的结果不一致 [2]。解释方差（PVE）是评价分期系统最被公认的统计方法。PVE 使用 Cox 比例风险分析来评估分期系统预测人群事件的能力。当该值接近 100% 时，分期系统被确定为在预测结果方面更准确 [8]。美国癌症联合委员会（AJCC）的 TNM 分期系统（表 11-1）是最常用的系统之一，但即使是这种模型 PVE 评分也相对较低（10%～33%），这取决于它所评估的人群 [4, 9]。不仅 PVE 得分始终较低，而且当其应用于可比人群时，它们表现出相当大的可变性。其他众所周知的分化型甲状腺癌的

表 11-1　基于 MACIS（转移、年龄、切除彻底性、侵袭性、大小）评分的 20 年疾病的特异性生存率（DSS）

MACIS score	20 year DSS（%）
<6	99
6～6.99	89
7～7.99	56
>8	24

注：评分 =3.1（如果年龄 ≤ 39 岁）或 0.08× 年龄（如果年龄 ≥ 40 岁）+0.3× 肿瘤大小（cm），+1（如果未完全切除），+1（如果局部浸润），+3（如果存在远处转移）。

预后评分系统（AGES [6]，AMES [3]，and MACIS）[5] 的 PVE 评分同样较低，具有显著的变异性（分别为 23%～46%、9%～40%、15%～48%）[9]。值得注意的是，目前制定的任何甲状腺癌分期系统，PVE 评分始终较低（<50%），表明即使是最佳分期系统，预测事件的准确性也是有限的。

　　一个系统和多个系统间的 PVE 可变性是由于多种原因而造成的。首先，每个预后系统的建立（除 TNM 以外）是基于同一研究报告的人群。这产生了对其正在分析人群的系统偏差，并且使得当应用于随后的人群 [10] 时难以获得相同的预后评分。TNM 分期具有经验推广的优点，可能因为消除了预先存在的群体创建系统中的一些偏见。其次，随着时间的推移，已经提出了许多计算 PVE 的模型，但是没有一个模型表现得更好。需要注意的是，随着人群中事件发生风险性的增加，这一计算结果同样基于预测模型的精确性 [8]。因为该疾病的惰性使得总体事件发生率低，从而难以建立 PTC 的预测模型。这一因素对于甲状腺癌而言更为严重，因为发现和治疗的甲状腺微小癌的数量不断增加，使得该比例事件的发生率更低 [11]。

TNM 分期模型一直是预测分化型甲状腺癌相关死亡和预期寿命的顶级模型之一 [12]。然而，当采用 PTC 的预测模型单独评估时，MACIS 评分系统通常最为准确 [2, 13]。随着时间的推移，MACIS（转移、年龄、切除完整性、侵袭和大小）评分系统于 1993 年由 Mayo 诊所进行了描述，除了切除状态、侵袭存在和（或）转移外，还使用年龄和肿瘤大小比例来进行预测特定原因生存率的评分（表 11-2）[5]。该系统包括切除完整性和甲状腺包膜外侵犯，但不包括区域淋巴结（LN）的情况。虽然一些研究表明区域 LN 转移是增加局部复发风险的预测因素 [14]，但它们似乎不影响患者的长期生存，特别是没有局部侵袭或转移疾病的患者。

术 前 评 估

　　甲状腺癌患者的初始评估包括固有和获得性危险因素评估、体格检查、颈部超声检查（评估局部、区域和转移性疾病）、病理检查、影像和基因分析的可能性。

风险因素

　　PTC 主要的获得性危险因素是暴露于外部或内部的辐射。外部辐射暴露通常是 X 线或良恶性疾病的放疗。放射性粒子摄入环境中的内部辐射暴露最常与核沉降物（如切尔诺贝利）或放射性碘治疗相关。即使是低至 100 mGy 小剂量的辐射暴露，患者发生甲状腺癌的风险也增加。甲状腺癌发生的相对风险最初是剂量依赖性的（RR 6.8，2～4 Gy），但随后在暴露 5～30 Gy（RR 14.8～15.2）趋于平稳，30 Gy（RR 5.1～9.3）后开始下降 [15]。15 岁以下患者的风险最大，20 岁后暴露风险几乎恢复到基线水

表 11-2　分化型甲状腺癌 AJCC/UICC TNM 分期系统

原发性肿瘤（T）	
T_X	原发肿瘤无法评估
T_0	无原发肿瘤证据
T_1	肿瘤最大径 ≤ 2 cm，局限于甲状腺内
T_{1a}	肿瘤最大径 ≤ 1 cm，局限于甲状腺内
T_{1b}	肿瘤最大径 >1 cm，但 ≤ 2 cm，局限于甲状腺内
T_2	肿瘤最大径 >2 cm，但 ≤ 4 cm，局限于甲状腺内
T_3	肿瘤最大径 >4 cm，局限于甲状腺内或伴有最低程度的甲状腺外侵犯
T_{4a}	肿瘤无论大小，超出甲状腺包膜，侵及皮下软组织、喉、气管、食管或 RLN
T_{4b}	肿瘤侵犯椎前筋膜或包绕颈动脉或纵隔血管

区域淋巴结（N）	
N_X	区域淋巴结无法评估
N_0	无区域淋巴结转移
N_1	区域淋巴结转移
N_{1a}	Ⅵ组转移（气管前、气管旁和喉前 /Delphian 淋巴结）
N_{1b}	转移至单侧、双侧或对侧颈部或上纵隔淋巴结

远处转移（M）	
M_0	无远处转移
M_1	有远处转移

解剖分期 / 预后组			
45 岁以下			
Ⅰ	任何 T	任何 N	M_0
Ⅱ	任何 T	任何 N	M_1
45 岁及以上			
Ⅰ	T_1	N_0	M_0
Ⅱ	T_2	N_0	M_0
Ⅲ	T_3	N_0	M_0
	T_1	N_{1a}	M_0
	T_2	N_{1a}	M_0
	T_3	N_{1a}	M_0
ⅣA	T_{4a}	N_0	M_0
	T_{4a}	N_{1a}	M_0
	T_1	N_{1b}	M_0
	T_2	N_{1b}	M_0
	T_3	N_{1b}	M_0
	T_{4a}	N_{1b}	M_0
ⅣB	T_{4b}	任何 N	M_0
ⅣC	任何 T	任何 N	M_1

注：摘自 Edge 和美国癌症联合委员会 [4]。

平。尽管辐射暴露后发展为甲状腺癌的相对风险增加，但这些癌症在治疗后具有相似的复发率（短期为 7%～28%）和远期死亡率（10 年为 <1%）[16]。因此，对有辐射暴露史者应监测甲状腺癌的发病率，但这不显著影响患者的预后或治疗[17]。

最常见的不可改变的危险因素包括家族史、年龄和性别。甲状腺癌的家族遗传与甲状腺髓样癌有很大关系，高达 25% 发病率的甲状腺髓样癌是呈家族性的。然而，有些综合征与分化型甲状腺癌有关。家族性腺瘤性息肉病（FAP）是一种在短时间内恶变，以大量结肠息肉发展为特征的综合征。与该综合征相关的其他结肠外恶性肿瘤包括分化型甲状腺癌、儿童肝母细胞瘤和髓母细胞瘤。这些患者的 PTC 发生率为 2%～12%（而一般人群为 0.2%），特别是筛状变异体，几乎完全见于 FAP 患者[18-20]。这些癌症通常是双侧的，发生于年轻女性患者，预后与非 FAP 相关的 PTC 相似。由于这一人群发病率的增加和体检的低敏感性，许多研究建议对于已知患有 FAP 的患者应进行甲状腺超声筛查，尽管开始筛查的年龄和间隔尚未确定[21, 22]。

其他遗传综合征，如 Cowden 综合征、Carney 综合征和 Werner 综合征，与甲状腺癌有关联，但它们主要与甲状腺滤泡性癌而不是 PTC 有关。尽管没有基于潜在遗传突变的不良结果的文献记录，但仍推荐对这些患者进行甲状腺癌筛查[23]。

家族性非髓样甲状腺癌（FNMTC）以 PTC 为主，占甲状腺癌的 3.2%～6.2%，呈常染色体显性遗传。诊断建立在无遗传性综合征（如 FAP）或环境危险因素（如辐射暴露）的情况下，有两个或多个一级亲属出现甲状腺癌的非髓样甲状腺癌患者。如果 3 个或 3 个以上的家庭成员受到影响，94% 的可能性有家族倾向[24]。有家族倾向的甲状腺肿瘤被认为更具有侵袭性的生物学特性，多种类型的发病率增加，复发的风险更高[25, 26]。支持这一观点的数据与其他研究表明，与非小细胞肿瘤相比，两者的病理生理学无差异[27]。许多基因与 FNMTC 相关，如最近报道的 HABP2 基因的生殖系突变。这种突变在 FNMTC 家族的所有成员和 4.7% 的散发性甲状腺癌患者中被发现，使其成为候选的易感基因[28]。目前建议对 FNMTC 患者行甲状腺全切除术，并行中央区淋巴结清扫。一致认为对受影响患者的家庭成员应从 20 岁开始，或者确诊前 5～10 年进行筛查[29]。

甲状腺癌分期常把诊断年龄作为一个重要的生存预后指标。绝大多数分期系统将年龄作为一个危险因素，根据以往研究表明，在诊断时越年轻其生存率越高[1, 3-7, 30]。这一发现已经延伸到 AJCC/UICC TNM 分期系统，45 岁以下的患者，不管是否存在远处转移，最多只能分期为 II 期（表 11-2）。确切的年龄切点值的确定有些随意，通常在 45 岁左右，但大多数系统认为年龄是生存的预测指标。甲状腺癌肿瘤细胞的生物学知识不能完整地解释年龄对生存的作用，并不意味着年轻患者不能有差的预后。事实上，伴有转移的年轻患者的预后较老年患者的预后差。一项研究表明，30～40 岁患者的死亡率增加了 50%，并且此后每增加 10 岁死亡率就会增加 1 倍。这一发现提示 I 期和 II 期患者的死亡率总体风险升高（HR 1.38，$P = 0.2$）。当进一步分层时，老年患者的风险降低，年轻患者的风险升高（HR 11.48，$P < 0.001$）[31]。

其他研究也提出了划分低风险和高风险的具体患者年龄。最近的一项研究表明，55

岁而不是 45 岁可能是预测疾病特异性生存率（DSS）更准确的预测因素。对于局限性和转移性疾病，年龄是预后最重要的预测因素，年龄界限分别为 56 岁和 54 岁 [32]。同样，另一项关于年龄和性别对 DSS 影响的研究表明，55 岁以上的男性和女性有相似的结果，而年龄小于 55 岁的女性比男性有更好的结果 [33]。因此，虽然确信年龄影响生存，但这种关系是复杂的，可能涉及目前尚未完全确定或量化的其他因素。

长期以来，男性被认为是甲状腺癌发病的危险因素。PTC 在女性中的发病率是男性的 3 倍，而男性则表现为更晚期的肿瘤，导致较差的预后 [34]。然而，当进一步评估时，女性患者往往更为年轻以及肿瘤更为早期，所以当与分期匹配时，男性与女性的预后相似。此外，当将男性和女性的生存曲线与一般人群进行比较时，关于甲状腺癌的预后女性优势与一般人群中的生存优势相似。当将 3 572 个队列研究对象分为年龄小于 55 岁和大于 55 岁两组时，年龄小于 55 岁的女性对 PTC 的 DSS 优于男性；然而，在评估 55 岁以上患者时，结果在性别之间是相似的 [33]。一个解释是雌激素调节肿瘤生物学的理论，该理论提示在雌激素频繁暴露期间较少发生侵袭性肿瘤。相反，绝经后妇女可能发生更具侵袭性的肿瘤 [35]。影响不同人群肿瘤生物学特性和预后的因素多种多样，甲状腺癌患者的整体长期生存率高，难以研究治疗效果。目前，风险因素在患者治疗中已被考虑，但在治疗或监测的变化方面没有具体的指南。

除了筛查 PTC 发生的危险因素外，还需询问恶性肿瘤风险增加的表现：快速增大的单个结节，伴有压迫症状（吞咽困难、发声困难、咳嗽 / 呼吸困难、声音嘶哑）。虽然这些症状不是恶性肿瘤诊断的标志，但出现这些症状应高度怀疑恶性肿瘤，需及时检查。

体格检查

以往对可疑或确诊的甲状腺癌患者的体格检查主要依赖于对甲状腺和淋巴结的触诊。然而，目前检查已经扩展到门诊的颈部超声检查和喉镜检查。对甲状腺的检查应关注腺体质地是否均匀、邻近结构的粘连以及结节的大小。其中大于 4 cm 的结节约 26% 罹患甲状腺癌 [36]。细针穿刺（FNA）活检是一种进一步评价甲状腺结节的方法，可通过触诊或在超声引导下进行。甲状腺细胞病理学 Bethesda 报告系统提供了一个解释 FNA 结果的框架，如果 FNA 怀疑或明确为 PTC 时，应行手术治疗 [37]。

对颈部淋巴结全面评估应包括 Ⅱ ~ Ⅳ 区淋巴结 [4]。Ⅱ ~ Ⅳ 区位于颈动脉鞘附近和周围，常位于胸锁乳突肌后方；Ⅱ 区位于颅骨底部和舌骨之间；Ⅲ 区位于舌骨和环状软骨之间；Ⅳ 区位于环状软骨和锁骨之间；Ⅴ 区包括锁骨上和颈后三角淋巴结；Ⅵ 区由颈动脉鞘、舌骨和胸骨之间的中央区组成（图 11-1）。淋巴结转移在 PTC 中常见，肉眼能见的占 20% ~ 50%，镜下转移的高达 90% [37]。尽管需要查体，但检查结果即使在专家之间也存在高度的可变性，通过超声检查可显著改善 [38]。

术前影像学检查

超声检查的应用显著提高了临床医生评估侧区和中央区淋巴结的能力。一些研究发现在接受初始手术的患者中，超声检查发现未触及的淋巴结，占 14% ~ 20%，在再次手术患者中占 28% ~ 64% [39, 40]。超声检查发

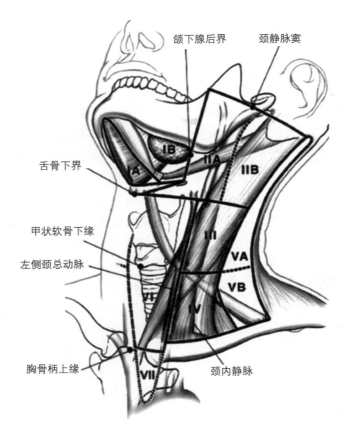

图 11 - 1　颈部淋巴结分区（经 Elsevier 许可[89]）

现未触及的颈淋巴结导致约 40% 的患者改变手术计划[39]。虽然超声检查不能明确区分结节或淋巴结的良、恶性特征，但这些特征的发现增加了恶性肿瘤的可能性。通过低回声、微钙化、边缘不规则、血流量增加和无声晕诊断甲状腺癌的敏感性和特异性分别为 52%～81% 和 53%～83%。转移性淋巴结的超声特征是，有较大的短长轴比（淋巴结变圆）、高回声皮质、淋巴结内钙化、囊性坏死、淋巴门消失以及周围或弥漫性血流特征[41]。临床或影像学检查发现可疑的淋巴结应在超声引导下进行 FNA 活检，并送细胞学或 Tg 检测。对于甲状腺恶性肿瘤患者术前我们主要关心的问题是术前淋巴结的定位[37]。

过去，术前喉镜检查主要适用于有声音异常或有肿瘤侵犯临床证据的患者，而有研究表明患者陈述和确诊的声带功能障碍之间的相关性较差[42, 43]。声音异常和有颈部手术史的患者行喉镜检查是合理的，但多数主张在所有甲状腺癌患者术前常规行喉镜检查[43, 44]。声带功能的超声评估是可以容易在办公室实施的筛选工具，以帮助筛选哪些患者有必要行喉镜检查[45-47]。

CT 和 MRI 检查不推荐作为甲状腺术前的常规检查。超声检查具有较便宜、准确、无辐射的优点，因此超声检查对于术前分期已足够。然而，在一些情况下如有肿瘤侵犯的证据、超声检查不能完全评估的大肿瘤或大结节（如肿瘤 / 结节延伸到纵隔）或有关疾病解剖范围的问题，CT 或 MRI 的横截面成像有助于临床决策[48]。术前增强 CT 检查可能会因静脉造影碘负荷而延迟数周 RAI 治疗。然而，进行对比（普通和增强）CT 扫描是必要的，以避免不完全切除。因此，良好的术前影像学检查和手术计划的益处可能超过术后碘治疗的轻微延迟。

PET 或 PET-CT 检查通常适用于评估患者的持续性或复发性疾病和非放射性碘吸收疾病。它的作用不是主要的术前成像模式[48]，它最有用的是评估复发疾病或作为一个监测计划的一部分，因其检查结果可改变高达 30% 复发病例的手术计划[49]。

组织病理学

术前进行 FNA 检查以获得甲状腺癌的细胞学诊断。甲状腺乳头状癌（PTC）有几个典型的表现，并非特定，但经常出现，包括：① 由肿瘤细胞层形成的乳头。② 含低密度染色质和胞质包涵体的大的、重叠的椭圆形细胞核（孤儿安妮的眼睛）。③ 核沟。④ 砂粒体。当 PTC 的变异被识别时，病理诊断的影响变得更加重要；然而，这些通常仅在术后组织学上被识别。与较差预后相关的变异包括高细胞、弥漫硬化和岛状变异。其他预后较好的包括滤泡、实体、小梁、嗜酸细胞、微滤泡、假疣和透明细胞变异[50]。高细胞变异的发生率在 PTC 中为 1%～19%，在组织学上这一亚群 30% 细胞的长是宽的两倍。弥漫性硬化变异的发病率为 2%～6%，除了典型的 PTC 特征外，还表现为基质纤维化、淋巴细胞浸润和鳞状上皮化生。Kazaurer 等在一篇论文中描述了这两种变异，该文回顾了 SEER 数据库中 43 000 多例 PTC 的结果。与经典的 PTC 相比，它们显示高细胞中腺外侵犯、多形性、淋巴结转移和远处转移以及弥漫性硬化变异的发生率增加（表 11-3）。此外，高细胞和经典 PTC 相比 5 年疾病特异性生存率显著降低（87.5 vs. 97.4，$P < 0.001$）[51]。与经典 PTC 相比，岛叶变异的预后也较差。这些变异存在于肿瘤细胞的"巢"或岛叶中，它们典型地形成大肿瘤，并且易于发生腺外侵犯（47%）、淋巴结转移（62%）和远处转移（30%）。与经典 PTC 相比，这些患者的 5 年 DSS 有所下降（73% vs. 97%，$P < 0.001$）[52]。

分子图谱

PTC 的术前评估从详细的病史、体格检查和影像学扩展到分子特征分析，在过去的 20 年中，已经取得了许多进展。分子特征分析可鉴定存在于癌症中的遗传突变，这些突变在甲状腺癌中经常被发现。*BRAF* 突变是最常被讨论的突变，是一种 *RAF*（快速加速纤维肉瘤）基因的同种型。30%～80% PTC 存在 *BRAF* 突变[53, 54]。BRAF 蛋白在 RAF/MEK/MAPK 途径中起作用，并且当发生突变时，形成 BRAFV600E 蛋白，其被组成性激活。在黑色素瘤和结肠癌中 *BRAF* 突变已被描述，但最常与 PTC 相关。在过去 10 年中，有许多研究将 BRAFV600E 与侵袭性生长模式、高复发风险和高死亡率联系起来[55, 56]。然而，也有一些研究未能重复这些结果，认为侵袭性较小的肿瘤与该基因突变相关[57, 58]。还有一些证据表明，除非基于 BRAF 状态与是否改变临床治疗相关，否则基因分析的费用可能超过任何益处[59]。

PTC 中 *RET* 和 *RAS* 基因突变还参与 MAPK 激活途径。*RET* 基因经过重排，导致具有组成活性的嵌合基因（*RET/PTC*）。*RET/PTC* 中的生殖系突变是 MEN2 综合征

表 11-3　具有侵袭性变异和典型 PTC 的 43 738 例患者的病理特征，SEER（1988—2008）

特　征	DSV（$n=261$）	TCV（$n=573$）	乳头状（经典）（$n=42\,904$）	P
肿瘤直径（cm）平均值（SEM）[a]	1.7（1.0）	2.7（0.8）	1.8（0.1）	
≤ 1.0	46.3	16.5	36.2	<0.001
1.1～2.0	27.5	28.8	31.4	
2.1～4.0	15.8	35.9	25.2	
>4.0	10.4	18.8	7.2	
病灶：多灶	29.5	29.3	26.7	<0.001
腺外侵犯	31.0	54.7	20.1	<0.001
≥ 1 阳性淋巴结[b]	72.2	66.8	56.3	<0.001
中位数（IQR）	4（1～11）	3（1～7）	3（1～7）	
SEER 分期[c]				
局部转移	48.1	28.3	58.2	<0.001
区域转移	44.6	60.6	37.5	
远处转移	7.3	11.1	4.3	
5 年总生存率	87.5	80.6	93.5	<0.001
5 年疾病相关生存率	96.1	87.5	97.4	<0.001

注：经 Springer Science 许可：表 11-2[51] 除非另有说明，特征以百分比表示；百分比四舍五入，可能不等于 100。SEM：平均标准误差；IQR：四分位间距；DSV：弥散硬化变异；TCV：高细胞变异。[a] 肿瘤大小（n）：数据分别为 DSV、TCV 和经典 PTC 的 88.1%、92.8% 和 89.2%。[b] ≥ 1 个淋巴结的患者进行分析。[c] SEER 分期：DSV、TCV、经典 PTC 数据缺失分别为 0.04%、1.2% 和 2.6%。

甲状腺髓样癌的原因；然而，这种基因产物在正常甲状腺细胞不表达，这解释了为什么在 MEN2 患者中无 PTC。约 40% 的散发病例存在与 PTC 相关的体细胞重排[60, 61]。RAS 突变最常见于滤泡腺瘤，提示这些突变可能导致更良性的表型结果；然而，在 PTC 滤泡变异中发现存在 RAS 突变[62]。

最近，Yip 等报道了 1 510 例甲状腺癌（97%PTC）患者的临床结果与特异性基因突变相关。结果显示，RAS 突变患者腺外侵犯（4.6%）和淋巴结转移（LNM）（5.6%）的发生率低于 BRAFV600E 突变患者，后者的发生率显著高于前者（腺外侵犯 51%，LNM 46%）。此外，与含有 RAS 或 PAX8/PPARG 突变的肿瘤相比，当分组为组织学上相似的肿瘤时，BRAFV600E 和 RET/PTC 突变更常与 Ⅲ / Ⅳ 期疾病（40% vs. 15%，$P < 0.001$）和复发（10% vs. 0.7%，$P < 0.001$）相关[63]。据报道，一些较新的基因测序分析研究对检测基因突变和甲状腺癌分类具有高灵敏度（90.9%）和特异性（92.1%）[64]。肿瘤分子特性的术前鉴定可

能有助于指导基于肿瘤生物学的个体治疗。

术 中 评 估

甲状腺评估

术中主要的任务是进行精准的肿瘤切除，并尽量减少术后并发症的风险。术前评估了甲状腺和颈部淋巴结，但确定如原发性肿瘤或转移性淋巴结腺外侵犯的特定特征的准确性有限（对于腺外侵犯的敏感度和特异性分别为 60% 和 80%，对于淋巴结转移的敏感度和特异性分别为 83% 和 87%[40, 65]）。肿瘤明显侵犯带状肌需要对累及的肌肉进行整块切除。术前对未预测的气管可疑侵犯难以确认，可能需要冷冻切片来确定是否需要切除。冷冻切片的阳性预测值为 98%，阴性预测值为 87%。当检测到肿瘤腺外侵犯时，这种方法很有效，但当检测无腺外侵犯时，约 13% 的患者不能进行有效的切除[66]。

PTC 手术治疗的决策方法通常为甲状腺全切除术或腺叶切除术。美国甲状腺协会（ATA）2015 版指南建议，对于肿瘤 >4 cm、腺外侵犯、局部或远处转移的患者，应行甲状腺全切除术。这有助于术后行 RAI 治疗，并降低了这一高危人群的复发风险[37, 67, 68]。普遍认为，对于对侧有结节、区域或远处转移、有头颈部辐射史和一级亲属甲状腺癌家族史的患者应行甲状腺全切除术。年龄 >45 岁也是甲状腺全切除术的相对指征[37]。对于腺内型、临床淋巴结阴性的低风险肿瘤患者，可考虑行甲状腺腺叶切除术或全甲状腺切除术。最近的研究表明，低风险的行腺叶切除的患者与肿瘤达 4 cm 的甲状腺全切除患者在 10 年的总生存率或疾病特异性生存率方面无明显差异。该治疗决策可能受到术后是否行 RAI 治疗的影响。对于肿瘤直径 <1 cm 并且无腺外侵犯的患者，甲状腺腺叶切除术是公认的手术方法[37]。

淋巴结评估

1. 中央区淋巴结

术中应切除肉眼呈阳性的中央区淋巴结，可能也应清扫包括Ⅶ区（纵隔）的淋巴结，因为当中央区淋巴结累及时，Ⅶ区高达 38% 的淋巴结呈阳性[69]。对 PTC 临床阴性淋巴结的处理一直是个争议的话题。一些研究中心认为预防性中央区淋巴结清扫（pCLND）不能明显改善患者的预后[70, 71]，而其他中心则提出根据转移的淋巴结数量来比较有显著的影响[72]。是否行 pCLND，因低风险恶性肿瘤较高的淋巴结转移发生率（20%～90%[39, 73]）以及淋巴结转移对复发和死亡率影响的不确定而变得复杂[71]。目前 ATA 指南对于中央区淋巴结清扫（CLND）是基于专家共识意见制订的。他们建议对中央区淋巴结或侧区淋巴结临床阳性的患者行双侧 CLND。如果原发肿瘤为 T_3 或更大，如果在临床中央区淋巴结阴性的情况下存在临床侧颈淋巴结阳性，则指南对预防性进行同侧或双侧 CLND 推荐较弱。如果原发肿瘤为 T_1 或 T_2，且无侵袭性，则不行 CLND[37]。一些作者已经研究了 pCLND 短期和长期的影响，但没有关于其益处的确切证据。2006 年，Sywak 等[74]报道，接受同侧 pCLND 治疗的患者放射性碘（RAI）治疗后甲状腺球蛋白（Tg）处于较低水平。这一点很重要，因为 Tg 水平被用作手术和消融治疗后复发的标志。然而，在 2010 年 Hughes 等报道虽然预防性中央区和侧区淋巴结清扫（LLND）的患者超过 29%，但随着术后 RAI 消融剂量的增加，甲状腺球蛋白水平在消融后 1 年相似[75]。

2010年一篇meta分析的结果显示，接受甲状腺全切除术的患者与接受pCLND甲状腺全切除术的患者在局部复发方面没有差异[76]。然而，最新的一篇meta分析发现，接受pCLND并拟继续治疗的31名患者的复发率有降低的趋势[77]。一些学者认为，无论预后如何，pCLND都应为肿瘤分期研究而施行；然而，这需要平衡与颈部解剖相关并发症的风险[68]。pCLND的优点是能够根据淋巴结转移的数量给予相应比例剂量的RAI，如果存在淋巴结转移（LNM）则将获益，并避免二次手术行淋巴结清扫[78]。然而，术后并发症的风险仍然很大，尤其在非大型医学中心手术时。例如：最常见的暂时性低钙血症（0.6%～46%），而永久性低钙血症（1.8%～11.8%）、暂时性或永久性神经损伤（0～11.8%和0～5.9%）、乳糜漏（<1%～8.3%）、出血（0～1.8%）和伤口感染（0～1.8%）是[74、75、78-80]其他可能的并发症。因此，尽管pCLND没有明确可减少复发，ATA指南也推荐根据肿瘤大小在高危肿瘤患者中可考虑行pCLND。

2. 颈侧区淋巴结

ATA指南强烈推荐对活检病理学确诊有颈侧区淋巴结转移的患者行颈侧区淋巴结清扫，为中度证据（表11-4）[37]。尽管有些学者主张在引导RAI治疗的基础上提倡这种治疗，但通常不预防性进行淋巴结清扫[78]。1906年Crile最初描述的根治性颈淋巴结清扫术包括全部颈侧区淋巴组织（Ⅰ～Ⅴ区）、颈内静脉、胸锁乳突肌、颌下腺和副神经的整块切除。由于认识到根治性手术并不能改善患者预后，手术演变成改良的根治性颈淋巴结清扫术，即保留了非淋巴组织的Ⅰ～Ⅴ区淋巴结清扫。根据原发肿瘤和分期，进一步提出了择区性颈淋

巴结清扫术[81]。最常用于PTC的方法是择区性颈淋巴结清扫，包括清扫最可能具有LNM的分区，特别是Ⅱ、Ⅲ、Ⅳ、Ⅵ区，有时包括Ⅴ（图11-1）。Roh等于2008年报道，对于颈侧区淋巴结转移的PTC患者，Ⅵ区阳性率为84.6%，Ⅳ区为75.9%，ⅡA和Ⅲ区为72.2%，ⅡB区为16.7%，ⅤA区为13%（下半部分），ⅤB区为3.7%，ⅤA区为0（上半部分）。80%的患者有多区LNM，9.6%的患者无中央区转移，而有颈侧区LNM（跳跃转移）[82]。通过对PTC淋巴结回流的理解，淋巴结清扫通常包括ⅡA、Ⅲ、Ⅳ和ⅤB区，其中ⅡB区和ⅤA区是基于这些区或邻近区有临床阳性淋巴结而选择性清扫[83]。对于PTC，Ⅰ区不常规清扫。总之，临床对明确有颈侧区LNM的PTC患者应行ⅡA、Ⅲ、Ⅳ和ⅤB区的择区性颈淋巴结清扫，如果这些区域高度怀疑有LNM，则应包括ⅡB和ⅤA区淋巴结。

术 后 评 估

由于可获得切除标本新的诊断信息，所以术后再分期是重要的。肿瘤大小、腺外侵犯、淋巴结情况和组织学特征不仅有助于确定复发风险，而且有助于指导术后治疗和监测策略。最近有越来越多的证据表明，pN1疾病复发的风险取决于阳性淋巴结的数量、转移灶的大小以及淋巴结往外转移的区域[72、84]。由于少于5个淋巴结转移患者的复发率明显低于多于5个的患者（4% vs. 19%），新的ATA指南建议对术后风险分层进行修改。建议将包括临床N1或超过5个转移淋巴结（小于3 cm）作为中间风险患者的决定因素，这可能会改变这类患者术后

RAI 的使用和 TSH 抑制目标 [37]。

术后第一个治疗的决定是是否进行 RAI 消融治疗。ATA 的一般建议是，对于低度复发风险的、单灶或多灶乳头状微小癌无其他不良特征的患者，不推荐使用 RAI 治疗。放射性碘对中度复发风险患者的推荐剂量较低，尤其是那些有镜下侵犯、颈部甲状腺床

外有 [131]I 摄取、侵袭性组织学、5 个以上淋巴结受累（<3 cm）以及多灶性 PTC、ETE 和 *BRAF* V600E 突变的患者（表 11-4）。对于高危患者包括那些肉眼可见的侵犯、未完全切除、出现远处转移、血清 Tg 异常增高以及转移淋巴结 >3 cm 的患者，强烈建议在有中度证据的情况下进行术后 RAI 消融

表 11-4　基于证据强度的建议（用于诊断干预）

建议和证据质量	支持证据的方法学质量	解　　释
强烈推荐		
高质量的证据	来自一项或多项设计良好的非随机诊断准确性研究（观察横断面或队列）或对这些观察研究的系统评价 /meta 分析的证据（不考虑内部有效性或外部一般性）	意味着可以在绝大多数适用的情况下为大多数患者提供检测而无须保留
中等质量的证据	来自非随机诊断准确性研究（横断面或队列）的证据，有一个或多个可能的限制，导致对结果的内部有效性或外部一般性的轻度关注	意味着可以在绝大多数适用的情况下为大多数患者提供检测而无须保留
低质量的证据	来自非随机诊断准确性研究的证据与一个或多个重要限制引起对结果的内部有效性或外部普遍性的严重关注	意味着在大多数适用的情况下可以向大多数患者提供检测，但是检测的使用可能会在更高质量证据可用时发生变化
弱推荐		
高质量的证据	来自一项或多项设计良好的非随机化诊断准确性研究（观察横断面或队列研究）或对此类观察性研究的系统评价 /meta 分析的证据（不考虑内部效度或结果的外部一般性）	认真考虑诊断测试的程度可能因环境或患者或社会价值而异
中等质量的证据	来自非随机诊断准确性研究（横断面或队列）的证据，有一个或多个可能的限制，导致对结果的内部有效性或外部一般性的轻度关注	诊断测试认真考虑的程度可能会因患者个人或社会价值而异
低质量的证据	来自非随机诊断准确性研究的证据与一个或多个重要限制引起对结果的内部有效性或外部普遍性的严重关注	备选方案可能同样合理
不推荐	证据可能质量差、相互矛盾、缺乏（即没有完成的研究），或者对目标临床人群不具有外在概括性，因此测试的真实效果的估计是不确定的，并且不能得出合理的结论	目前没有足够的证据可以推荐或反对例行提供诊断测试

注：摘自 Haugen 等 [37]。

术[37]。因此，有必要对最终的病理报告进行彻底的审查，以便术后危险分层。

¹³¹I 消融治疗后，应利用影像学检查结果和甲状腺球蛋白水平定期重新评估、监测患者持续性或复发性疾病。这部分的全部内容将在单独的一章中进行概述。这两种方式经常用于术后分期，所收集的结果信息用于继续监视［如果 Tg 在 TSH 抑制情况下可忽略和（或）颈部超声检查为阴性］或重新风险分层［如果 Tg 异常升高和（或）超声检查可疑］。在后一种情况下，进行全身 RAI 扫描、CT 或 PET-CT 以确定疾病的范围和定位。

动态分层

术后分层的概念是最近描述的动态分层概念的组成部分。大多数已建立的分期系统试图预测死亡而不是复发；然而，ATA 引入了复发风险和（或）持续疾病危险分层系统[37]。2009 版指南提出的初始系统仍然是推荐的分层系统，但 2015 版指南提出了一些修改意见。该系统根据个体临床病理特征分为低、中、高危复发风险。新的修改包括将淋巴结转移情况和突变状态作为额外的预后变量，但添加这些变量的具体益处尚未确定。基于 Tg 或 TgAb 水平和颈部超声检查的应用，许多研究能够帮助预测复发风险[85-87]。2010 年 Tuttle 等描述了一项回顾性研究，该研究对术后 2 年的患者进行了重新评估，特别关注治疗反应。根据 Tg 水平、颈部超声和横断面或核医学成像，患者

在甲状腺切除术和 RAI 治疗后被分类为具有极好的反应、可接受的反应或不完全反应。与 ATA 风险分层[37]得出的原始预后相比，完全接受治疗的患者，无论其初始分期类别如何，在 7 年随访中复发的风险降低。在最初被 ATA 指定为中度风险的患者中，当他们对治疗表现出极好的反应时，复发风险从 18% 的变为 2%[88]。

目前为预测复发的模型提供了一个起点，但不能适应作为肿瘤生物学指标的治疗反应。PTC 患者的动态再分期成为治疗的标准，并允许更准确的风险评估和个性化治疗。

结　　论

PTC 是甲状腺癌中最常见的组织学亚型，其发病率呈上升趋势。PTC 患者的长期预后良好；然而，某些亚群的肿瘤发展更具侵袭性的生物学特性。医生必须能够准确地对这种恶性肿瘤进行分期，以便指导治疗和监测方案，提供患者教育，并建立研究基础设施。本章概述的内容为：① 术前通过病史采集和体格检查收集的获得性的和内在的危险因素。② 术中检查技术和淋巴结清扫的选择。③ 对 PTC 患者重新进行术后分期评估。虽然目前的分期系统没有一个能明确预测个别患者的病程，但 AJCC/UICC TNM 分期系统（表 11-2）最常用，并且随着时间的推移而不断更新，以包括有助于精确预测模型的分期特征。

参考文献

[1] Sherman SI, et al. Prospective multicenter study of thyroid carcinoma treatment: initial analysis of staging and outcome. National Thyroid Cancer Treatment Cooperative Study Registry Group. Cancer. 1998;83(5): 1012-21.

[2] Lang BH, et al. Staging systems for papillary thyroid carcinoma: a review and comparison. Ann Surg. 2007;245(3):

366-78.

[3] Cady B, Rossi R. An expanded view of risk-group definition in differentiated thyroid carcinoma. Surgery. 1988;104(6): 947-53.

[4] Edge SB, American Joint Committee on Cancer. AJCC cancer staging manual. 7th ed. New York; London: Springer; 2010. p. xiv-648.

[5] Hay ID, et al. Predicting outcome in papillary thyroid carcinoma: development of a reliable prognostic scoring system in a cohort of 1779 patients surgically treated at one institution during 1940 through 1989. Surgery. 1993;114(6): 1050-7; discussion 1057-8.

[6] Hay ID, et al. Ipsilateral lobectomy versus bilateral lobar resection in papillary thyroid carcinoma: a retrospective analysis of surgical outcome using a novel prognostic scoring system. Surgery. 1987;102(6): 1088-95.

[7] Pasieka JL, et al. Addition of nuclear DNA content to the AMES risk-group classification for papillary thyroid cancer. Surgery. 1992;112(6): 1154-9; discussion 1159-60.

[8] Schemper M, Henderson R. Predictive accuracy and explained variation in Cox regression. Biometrics. 2000;56(1): 249-55.

[9] Wong RM, Bresee C, Braunstein GD. Comparison with published systems of a new staging system for papillary and follicular thyroid carcinoma. Thyroid. 2013;23(5): 566-74.

[10] Hannequin P, Liehn JC, Delisle MJ. Multifactorial analysis of survival in thyroid cancer. Pitfalls of applying the results of published studies to another population. Cancer. 1986;58(8): 1749-55.

[11] Vaccarella S, et al. The impact of diagnostic changes on the rise in thyroid cancer incidence: a population-based study in selected high-resource countries. Thyroid. 2015;25: 1127-36.

[12] Tanase K, et al. The TNM system (version 7) is the most accurate staging system for the prediction of loss of life expectancy in differentiated thyroid cancer. Clin Endocrinol (Oxf). 2016; 84: 284-291.

[13] Passler C, et al. Application of staging systems for differentiated thyroid carcinoma in an endemic goiter region with iodine substitution. Ann Surg. 2003;237(2): 227-34.

[14] Park YM, et al. Metastatic lymph node status in the central compartment of papillary thyroid carcinoma: a prognostic factor of locoregional recurrence. Head Neck. 2016;38 Suppl 1: E1172-6.

[15] Ron E, et al. Thyroid cancer after exposure to external radiation: a pooled analysis of seven studies. Radiat Res. 1995;141(3): 259-77.

[16] Tuttle RM, Vaisman F, Tronko MD. Clinical presentation and clinical outcomes in Chernobylrelated paediatric thyroid cancers: what do we know now? What can we expect in the future? Clin Oncol (R Coll Radiol). 2011;23(4): 268-75.

[17] Schneider AB, Sarne DH. Long-term risks for thyroid cancer and other neoplasms after exposure to radiation. Nat Clin Pract Endocrinol Metab. 2005;1(2): 82-91.

[18] Cetta F, et al. Germline mutations of the APC gene in patients with familial adenomatous polyposis-associated thyroid carcinoma: results from a European cooperative study. J Clin Endocrinol Metab. 2000;85(1): 286-92.

[19] Herraiz M, et al. Prevalence of thyroid cancer in familial adenomatous polyposis syndrome and the role of screening ultrasound examinations. Clin Gastroenterol Hepatol. 2007;5(3): 367-73.

[20] Tomoda C, et al. Cribriform-morular variant of papillary thyroid carcinoma: clue to early detection of familial adenomatous polyposis-associated colon cancer. World J Surg. 2004;28(9): 886-9.

[21] Feng X, et al. Characteristics of benign and malignant thyroid disease in familial adenomatous polyposis patients and recommendations for disease surveillance. Thyroid. 2015;25(3): 325-32.

[22] Jarrar AM, et al. Screening for thyroid cancer in patients with familial adenomatous polyposis. Ann Surg. 2011;253(3): 515-21.

[23] Richards ML. Familial syndromes associated with thyroid cancer in the era of personalized medicine. Thyroid. 2010;20(7): 707-13.

[24] Mazeh H, Sippel RS. Familial nonmedullary thyroid carcinoma. Thyroid. 2013;23(9): 1049-56.

[25] Mazeh H, et al. In patients with thyroid cancer of follicular cell origin, a family history of nonmedullary thyroid cancer in one first-degree relative is associated with more aggressive disease. Thyroid. 2012;22(1): 3-8.

[26] Park YJ, et al. The long-term outcomes of the second generation of familial nonmedullary thyroid carcinoma are more aggressive than sporadic cases. Thyroid. 2012;22(4): 356-62.

[27] Robenshtok E, et al. Clinical characteristics and outcome of familial nonmedullary thyroid cancer: a retrospective controlled study. Thyroid. 2011;21(1): 43-8.

[28] Gara SK, et al. Germline HABP2 mutation causing familial nonmedullary thyroid cancer. N Engl J Med. 2015;373(5): 448-55.

[29] Hillenbrand A, et al. Familial nonmedullary thyroid carcinoma-clinical relevance and prognosis. A European multicenter study. ESES Vienna presentation. Langenbecks Arch Surg. 2010;395(7): 851-8.

[30] Shaha AR, Loree TR, Shah JP. Intermediate-risk group for differentiated carcinoma of thyroid. Surgery. 1994;116(6): 1036-40; discussion 1040-1.

[31] Tran Cao HS, et al. A critical analysis of the American Joint Committee on Cancer (AJCC) staging system for differentiated thyroid carcinoma in young patients on the basis of the Surveillance, Epidemiology, and End Results (SEER) registry. Surgery. 2012;152(2): 145-51.

[32] Nixon IJ, et al. Defining a valid age cutoff in staging of well-differentiated thyroid cancer. Ann Surg Oncol. 2016;23: 410-5.

[33] Jonklaas J, et al. The impact of age and gender on papillary thyroid cancer survival. J Clin Endocrinol Metab. 2012;97(6): E878-87.

[34] Society AC. Estimated new cancer cases and deaths by sex for all sites, US, 2010. 2010; Available from: http://www.cancer.org/acs/groups/content/@epidemiologysurveilance/documents/document/acspc-026210.pdf

[35] Cady B, et al. Risk factor analysis in differentiated thyroid cancer. Cancer. 1979;43(3): 810−20.

[36] McCoy KL, et al. The incidence of cancer and rate of false-negative cytology in thyroid nodules greater than or equal to 4 cm in size. Surgery. 2007;142(6): 837−44; discussion 844. e1−3.

[37] Haugen BR, et al. 2015 American Thyroid Association management guidelines for patients with thyroid nodules and differentiated thyroid cancer: American Thyroid Association Guidelines Taskforce on Thyroid Nodules and Differentiated Thyroid Cancer. Thyroid. 2016;26(1): 1−133.

[38] Jarlov AE, et al. Observer variation in the clinical and laboratory evaluation of patients with thyroid dysfunction and goiter. Thyroid. 1998;8(5): 393−8.

[39] Kouvaraki MA, et al. Role of preoperative ultrasonography in the surgical management of patients with thyroid cancer. Surgery. 2003;134(6): 946−54; discussion 954−5.

[40] Stulak JM, et al. VAlue of preoperative ultrasonography in the surgical management of initial and reoperative papillary thyroid cancer. Arch Surg. 2006;141(5): 489−96.

[41] Fish SA, Langer JE, Mandel SJ. Sonographic imaging of thyroid nodules and cervical lymph nodes. Endocrinol Metab Clin North Am. 2008;37(2): 401−17, ix.

[42] Lee CY, et al. Preoperative laryngoscopy in thyroid surgery: do patients' subjective voice complaints matter? Surgery. 2014;156(6): 1477−82; discussion 1482−3.

[43] Randolph GW, Kamani D. The importance of preoperative laryngoscopy in patients undergoing thyroidectomy: voice, vocal cord function, and the preoperative detection of invasive thyroid malignancy. Surgery. 2006;139(3): 357−62.

[44] Surgeons B.A.o.E.a.T. Guidelines for the surgical management of endocrine disease and training requirements for endocrine surgery. 2003; Available from: http://www.baets.org.uk/wp-content/uploads/2013/02/BAETS-Guidelines-2003.pdf.

[45] Carneiro-Pla D, et al. Feasibility of surgeon-performed transcutaneous vocal cord ultrasonography in identifying vocal cord mobility: a multi-institutional experience. Surgery. 2014;156(6): 1597−602; discussion 1602−4.

[46] Sabaretnam M, et al. Preoperative ultrasonography assessment of vocal cord movement during thyroid and parathyroid surgery. World J Surg. 2013;37(7): 1740.

[47] Wong KP, et al. A prospective, assessor-blind evaluation of surgeon-performed transcutaneous laryngeal ultrasonography in vocal cord examination before and after thyroidectomy. Surgery. 2013;154(6): 1158−64; discussion 1164−5.

[48] Yeh MW, et al. American Thyroid Association statement on preoperative imaging for thyroid cancer surgery. Thyroid. 2015;25(1): 3−14.

[49] Wiebel JL, et al. Evaluating positron emission tomography use in differentiated thyroid cancer. Thyroid. 2015;25: 1026−32.

[50] Roman S, Sosa JA. Aggressive variants of papillary thyroid cancer. Curr Opin Oncol. 2013;25(1): 33−8.

[51] Kazaure HS, Roman SA, Sosa JA. Aggressive variants of papillary thyroid cancer: incidence, characteristics and predictors of survival among 43,738 patients. Ann Surg Oncol. 2012;19(6): 1874−80.

[52] Kazaure HS, Roman SA, Sosa JA. Insular thyroid cancer: a population-level analysis of patient characteristics and predictors of survival. Cancer. 2012;118(13): 3260−7.

[53] Fugazzola L, et al. Correlation between B-RAFV600E mutation and clinico-pathologic parameters in papillary thyroid carcinoma: data from a multicentric Italian study and review of the literature. Endocr Relat Cancer. 2006;13(2): 455−64.

[54] Xing M. BRAF mutation in thyroid cancer. Endocr Relat Cancer. 2005;12(2): 245−62.

[55] Kim TH, et al. The association of the BRAF(V600E) mutation with prognostic factors and poor clinical outcome in papillary thyroid cancer: a meta-analysis. Cancer. 2012;118(7): 1764−73.

[56] Xing M, et al. Association between BRAF V600E mutation and mortality in patients with papillary thyroid cancer. JAMA. 2013;309(14): 1493−501.

[57] Lim JY, et al. Clinicopathologic implications of the BRAF(V600E) mutation in papillary thyroid cancer: a subgroup analysis of 3130 cases in a single center. Thyroid. 2013;23(11): 1423−30.

[58] Niederer-Wust SM, et al. Impact of clinical risk scores and BRAF V600E mutation status on outcome in papillary thyroid cancer. Surgery. 2015;157(1): 119−25.

[59] Lee WS, et al. BRAF mutation in papillary thyroid cancer: a cost-utility analysis of preoperative testing. Surgery. 2014;156(6): 1569−77; discussion 1577−8.

[60] Bongarzone I, et al. RET/NTRK1 rearrangements in thyroid gland tumors of the papillary carcinoma family: correlation with clinicopathological features. Clin Cancer Res. 1998;4(1): 223−8.

[61] Jhiang SM, et al. Targeted expression of the ret/PTC1 oncogene induces papillary thyroid carcinomas. Endocrinology. 1996;137(1): 375−8.

[62] Fagin JA, Mitsiades N. Molecular pathology of thyroid cancer: diagnostic and clinical implications. Best Pract Res Clin Endocrinol Metab. 2008;22(6): 955−69.

[63] Yip L, et al. Tumor genotype determines phenotype and disease-related outcomes in thyroid cancer: a study of 1510 patients. Ann Surg. 2015;262(3): 519−25.

[64] Nikiforov YE, et al. Impact of the multi-gene ThyroSeq next-generation sequencing assay on cancer diagnosis in thyroid nodules with atypia of undetermined significance/follicular lesion of undetermined significance cytology. Thyroid. 2015;25: 1217−23.

[65] Kwak JY, et al. Extrathyroid extension of well-differentiated papillary thyroid microcarcinoma on US. Thyroid. 2008;18(6):

609–14.

[66] Park YM, et al. Intraoperative frozen section for the evaluation of extrathyroidal extension in papillary thyroid cancer. World J Surg. 2015;39(1): 187–93.

[67] Matsuzu K, et al. Thyroid lobectomy for papillary thyroid cancer: long-term follow-up study of 1088 cases. World J Surg. 2014;38(1): 68–79.

[68] Nixon IJ, et al. Thyroid lobectomy for treatment of well differentiated intrathyroidal malignancy. Surgery. 2012;151(4): 571–9.

[69] Wang LY, et al. Level Ⅶ is an important component of central neck dissection for papillary thyroid cancer. Ann Surg Oncol. 2013;20(7): 2261–5.

[70] Gyorki DE, et al. Prophylactic central neck dissection in differentiated thyroid cancer: an assessment of the evidence. Ann Surg Oncol. 2013;20(7): 2285–9.

[71] Schneider DF, et al. Lymph node metastases do not impact survival in follicular variant papillary thyroid cancer. Ann Surg Oncol. 2015;22(1): 158–63.

[72] Adam MA, et al. Presence and number of lymph node metastases are associated with compromised survival for patients younger than age 45 years with papillary thyroid cancer. J Clin Oncol. 2015;33(21): 2370–5.

[73] Grebe SK, Hay ID. Thyroid cancer nodal metastases: biologic significance and therapeutic considerations. Surg Oncol Clin N Am. 1996;5(1): 43–63.

[74] Sywak M, et al. Routine ipsilateral level VI lymphadenectomy reduces postoperative thyroglobulin levels in papillary thyroid cancer. Surgery. 2006;140(6): 1000–5; discussion 1005–7.

[75] Hughes DT, et al. Influence of prophylactic central lymph node dissection onpostoperative thyroglobulin levels and radioiodine treatment in papillary thyroid cancer. Surgery. 2010;148(6): 1100–6; discussion 1006–7.

[76] Zetoune T, et al. Prophylactic central neck dissection and local recurrence in papillary thyroid cancer: a meta-analysis. Ann Surg Oncol. 2010;17(12): 3287–93.

[77] Wang TS, et al. A meta-analysis of the effect of prophylactic central compartment neck dissection on locoregional recurrence rates in patients with papillary thyroid cancer. Ann Surg Oncol. 2013;20(11): 3477–83.

[78] Hartl DM, et al. Optimization of staging of the neck with prophylactic central and lateral neck dissection for papillary thyroid carcinoma. Ann Surg. 2012;255(4): 777–83.

[79] Rammal A, et al. Chyle leak: a rare complication post-hemithyroidectomy. case report and review of literature. Otolaryngol Pol. 2014;68(4): 204–7.

[80] Ywata de Carvalho A, Chulam TC, Kowalski LP. Long-term results of observation vs prophylactic selective level VI neck dissection for papillary thyroid carcinoma at a cancer center. JAMA Otolaryngol Head Neck Surg. 2015;141(7): 599–606.

[81] Myers EN, Carrau RL. Operative otolaryngology head and neck surgery. Philadelphia: Saunders/Elsevier; 2008.

[82] Roh JL, Kim JM, Park CI. Lateral cervical lymph node metastases from papillary thyroid carcinoma: pattern of nodal metastases and optimal strategy for neck dissection. Ann Surg Oncol. 2008;15(4): 1177–82.

[83] Farrag T, et al. Is routine dissection of level Ⅱ-B and V-A necessary in patients with papillary thyroid cancer undergoing lateral neck dissection for FNA-confirmed metastases in other levels. World J Surg. 2009;33(8): 1680–3.

[84] Randolph GW, et al. The prognostic significance of nodal metastases from papillary thyroid carcinoma can be stratified based on the size and number of metastatic lymph nodes, as well as the presence of extranodal extension. Thyroid. 2012;22(11): 1144–52.

[85] Castagna MG, et al. Limited value of repeat recombinant human thyrotropin (rhTSH)-stimulated thyroglobulin testing in differentiated thyroid carcinoma patients with previous negative rhTSH-stimulated thyroglobulin and undetectable basal serum thyroglobulin levels. J Clin Endocrinol Metab. 2008;93(1): 76–81.

[86] Kloos RT, Mazzaferri EL. A single recombinant human thyrotropin-stimulated serum thyroglobulin measurement predicts differentiated thyroid carcinoma metastases three to five years later. J Clin Endocrinol Metab. 2005;90(9): 5047–57.

[87] Pacini F, et al. Recombinant human thyrotropin-stimulated serum thyroglobulin combined with neck ultrasonography has the highest sensitivity in monitoring differentiated thyroid carcinoma. J Clin Endocrinol Metab. 2003;88(8): 3668–73.

[88] Tuttle RM, et al. Estimating risk of recurrence in differentiated thyroid cancer after total thyroidectomy and radioactive iodine remnant ablation: using response to therapy variables to modify the initial risk estimates predicted by the new American Thyroid Association staging system. Thyroid. 2010;20(12): 1341–9.

[89] Sakorafas GH, Sampanis D, Safioleas M. Cervical lymph node dissection in papillary thyroid cancer: current trends, persisting controversies, and unclarified uncertainties. Surg Oncol. 2010;19(2): e57–70.

译者评述

以肿瘤大小（tumor）、转移淋巴结（node）、远处转移（metastasis）为基本依据的甲状腺癌分期系统是甲状腺癌的预后分期，其简单易行，由美国肿瘤联合委员会（American Joint Committee on

Cancer，AJCC）制定，并且被美国甲状腺协会（ATA）和美国国立综合癌症网（NCCN）甲状腺癌指南引用和推荐。

本书出版后不久，AJCC 第 8 版甲状腺癌分期系统公之于世，继续采用以 TNM 分期原则，结合最新的甲状腺癌科学研究证据，主要对如下内容做出了相应修改：① 将分化型甲状腺癌预后所需的诊断年龄切点值从 45 岁增加至 55 岁。② 重新定义了 T_3 分期（通过组织学检测才能判断的微小甲状腺腺外侵犯从原 T_3 定义中删除），更改了未分化甲状腺癌的 T 分期。③ 将Ⅶ区淋巴结转移中的从侧方淋巴结转移（N_{1b}）更改为中央区淋巴结转移（N_{1a}）。④ 甲状腺髓样癌作为一个新的独立的章节，增加了肿瘤的基因突变、降钙素和癌胚抗原（CEA）的检测。该分期系统尽可能合理和精准，希望在全球范围为临床医生的决策及患者预后的判断提供更为精准的参考依据，值得关注。

第12章
甲状腺癌手术中外科医师经验的重要性

Importance of Surgeon Experience in the Surgical Management of Thyroid Cancer

Kathryn E. Coan and Tracy S. Wang

李　韬译，姜可伟　校

导　言

在 19 世纪晚期之前，甲状腺手术的并发症率和死亡率非常高，甚至出现了部分医疗机构禁止开展此类手术的局面[1]。然而，随着抗感染技术的出现、止血手段的改善以及外科医师的经验累积，目前甲状腺切除术已成为一种安全的手术方式，并在全球范围内得以开展。尽管当今甲状腺切除术的死亡率已经相当低，但甲状腺手术特异性的并发症，如喉返神经损伤和（或）甲状旁腺功能低下，仍给患者带来显著的影响。

关于多个外科亚专科的多种手术，均有文献证实医院和（或）外科医师手术量与患者结局直接相关[2-6]。最初报道的是心血管手术和重大肿瘤手术，如冠状动脉旁路移植手术、腹主动脉瘤手术、食管切除术和胰腺切除术，如今也有大量的文献证实，高手术量外科医师所实施的甲状腺切除术，不论是对良性还是恶性疾病患者，均有更好的预后

结果[2-4, 7, 8]。

世界范围内甲状腺癌的发病率均呈持续上升趋势，尤其在美国，2011 年甲状腺癌新发病例数较 2007 年增长了 4.4%[9]。美国癌症协会（American Cancer Society）估计，在 2015 年，甲状腺癌的新发病例数将超过 62 000 例，居女性癌症发病的第五位[9]。由于发病率的持续增长，高手术量外科医师实施的甲状腺切除手术效果更好这一结论，对于降低手术并发症和改善肿瘤预后而言，意义更为重大[8-12]。

历 史 展 望

一些关于"手术量-结局"相关性的有力证据，可追溯到当代甲状腺外科的演变时期。最早实施的甲状腺手术，是在 12、13 世纪，当时采用挂线、热熨斗和腐蚀性粉末等原始方法，伴有极高的并发症率和死亡率。鉴于这些技术粗糙，1850 年法国医学

院颁布禁令，全面禁止甲状腺切除手术的实施[1]。1886 年，外科医师 Samuel Cross 有一段评论曾经广受引用："甲状腺肿大时，切除它能为患者的生存带来获益吗？经验有力地告诉我们，不能！……如果有外科医师如此鲁莽地实施这项手术……他每操作一步均会伴随着大量的出血，他的患者若能活到他完成这项残忍的手术时就已足够幸运……没有一个正直且明智的外科医师会从事这项手术[1]。"

到 19 世纪后期，Theodor Billroth（1829—1894）和 Theodor Kocher（1841—1917）证明了，随着手术经验的增加，降低甲状腺切除术并发症率及死亡率是可能的。Billroth 是他那个时代杰出的外科医师，1880 年代早期，他被公认为最有经验的甲状腺外科医师之一。但是在 19 世纪 60 年代，他的前 20 例甲状腺切除术病例的死亡率也高达 40%。他随后中断了甲状腺手术 10 年，直到手术器械、技术和麻醉发生显著革新和改善。随后在 19 世纪 80 年代，他第二批患者的手术死亡率就降到了 8.3%。Theodor Kocher 被认为是"甲状腺外科之父"。在伯尔尼大学任职初期，他对 101 例甲状腺肿患者实施了手术，死亡率为 12.8%。随后的 250 例手术，其死亡率降到了 2.4%，并在 1917 年去世前几周，他还在瑞士外科大会上展示了他所实施的全部近 5 000 例甲状腺手术，死亡率仅在 0.5% 左右[1]。在美国，Charles Mayo（1865—1939）当时是最有经验的甲状腺外科医师，他认为增加手术经验和数量可以降低并发症率和死亡率。他对第一例甲状腺肿患者实施甲状腺切除术是在 1889 年，并且他所手术的最初 16 例患者的死亡率也高达 25%；随后，他对 234 例患者实施了甲状腺切除术，其死亡率则降至 6%；接下

来几年，他连续实施了 278 例甲状腺切除术，无一例死亡，仅有一例出现暂时性手足抽搐[1]。

甲状腺手术的并发症

如今，甲状腺手术的围手术期死亡已十分罕见。最常见的手术相关并发症有喉上/喉返神经损伤、甲状旁腺功能低下以及术后颈部血肿。甲状腺癌的发生呈现年轻化趋势，大部分患者确诊时年龄在 65 岁以下[9]。这些患者通常没有其他会增加术后并发症和死亡风险的合并症，重要的是，由于他们相对年轻、预期寿命长，喉返神经损伤和（或）甲状旁腺功能减退对他们生活质量的负面影响则会更为持久而显著。

甲状腺切除术最常见的并发症是继发于甲状旁腺功能减退的低钙血症。究其原因，可能来自手术中误切除了甲状旁腺，使得甲状旁腺血供被破坏或暂时性血供中断。不同研究报道的术后低钙血症的发生率存在很大差异，有报道称暂时性甲状旁腺功能减退的发生率高达 50%，永久性甲状旁腺功能减退的发生率在 0.5%～2%[13-15]，并且文献显示，甲状腺癌患者以及二次手术的患者，该并发症的发生率更高[10,16]。

另一个主要的手术相关并发症为喉上/喉返神经损伤。喉上神经外支损伤会导致声音疲劳、音域变窄以及唱歌困难。1953 年，歌剧演唱家 Amelita Galli-Curci 在甲状腺切除术后演艺生涯终止，很可能就与喉上神经损伤有关[17]。文献报道的喉上神经损伤发生率各不相同，总体为 0.9%～3%，出现这一现象的原因是研究者检测的方法各不相同，包括患者的主诉、肌电图检查和喉镜检查[18]。

喉返神经损伤的表现更明显，临床意义更大，尤其是双侧喉返神经损伤。单侧喉返神经损伤可导致声嘶、微量误吸和咳嗽，而双侧损伤则会导致失声和呼吸困难，严重时需要紧急气管切开[19]。既往报道的喉返神经损伤的发生率从 2% 到 12% 不等，通常是暂时性的，但需要 6～12 个月才能恢复，永久性损伤见于 0.4%～2% 的患者[10, 19, 20]。文献显示，Graves 病、甲状腺癌和甲状腺二次手术的患者喉返神经损伤的发生率更高[21]。一项研究纳入了 1993—2008 年间接受甲状腺切除术的患者共 871 644 例，术中均常规辨识神经，在术后 30 天内发现的喉返神经损伤总发生率为 1%。在这项研究中，因甲状腺癌而手术的患者与良性疾病患者相比，损伤率更高（2% vs. 0.6%；$P < 0.001$）[10]。

医院手术量、医师手术量和手术效果

手术并发症发生率与医院手术量呈反比，这一结论已得到普遍证实[22]。2002 年，Birkmeyer 等通过国家医疗保险索赔数据库和全国住院患者样本数据库（NIS）评估了 2 500 000 例手术，包括 6 种心血管手术和 8 种重大癌症手术。总体上，低手术量医院和高手术量医院比较，食管切除和胰腺切除手术患者的死亡率差异均超过 12%[3]。一项采用了监测、流行病学和随访登记结果（SEER）数据库的研究纳入了 5 013 例 65 岁以上并接受了重大癌症手术的病例，手术包括胰腺切除、食管切除、肝切除、肺切除或盆腔脏器切除，分析研究其医院手术量与患者 30 天死亡率的相关性。除肺切除术以外，所有术式的死亡率均随着医院手术量的上升而显著下降（$P < 0.05$），食管切除术中

这一现象最明显（低手术量医院 17.3% vs. 高手术量医院 3.4%）。校正了病例混合和患者因素后，医院低手术量仍与高死亡率呈显著相关性[2]。

既往文献还显示医师手术量与患者结局同样存在正相关关系，且该相关性独立于医院手术量这个因素。2003 年的一项研究，通过医疗保险索赔数据库评估了 474 108 例接受了心血管手术或癌症手术的患者。该作者发现，对于所研究的全部 8 种手术，医师手术量均与手术死亡率呈显著负相关，尤其是食管切除术和胰腺切除术。校正了医院手术量之后，对于低手术量医师，食管切除术的手术死亡危险性评估指标——比值比（odds ratio，OR）及 95% 置信区间（CI）为 1.8（1.13～2.87），胰腺切除术为 2.31（1.43～3.72）。对于主动脉瓣置换术，医师手术量对手术效果的影响比医院手术量更显著[4]。

Boudourakis 等开展了一项横断面研究，采用医疗保健费用和利用项目-全国住院病例样本（HCUP-NIS）数据库的出院数据，针对 1995—2005 年间一系列手术（结直肠手术、食管切除术、胃切除术、胰腺切除术、甲状腺切除术、冠状动脉旁路移植术和颈动脉内膜切除术）评估了高手术量医师的作用。在这项研究中，外科医师手术量高或低的分界点分别为 30 例和 9 例。在这 6 年间，高手术量医师施行这些手术的数量均呈显著增长，增长最显著的是胃切除术（54%）、胰腺切除术（31%）和甲状腺切除术（23%）。总体上，高手术量医师的病例未校正的死亡率和住院天数均显著低于低手术量医师（表 12-1）；经多因素分析，住院天数上的差异仍旧显著（表 12-2）[5]。对于甲状腺手术，该研究发现，不论是 1999 年还是 2005 年，高手术量医师的

表 12-1 不同年份和医师手术量的未校正结局比较

手　术	1999			2005		
	高	低	P 值[a]	高	低	P 值[a]
肿瘤手术						
结肠切除术						
死亡率（%）	1.3	3.5	<0.001	2.3	2.8	NS
LOS（平均天数）	8.5	10.0	<0.001	8.1	9.7	<0.001
食管切除术						
死亡率（%）	0.0	6.8	<0.05	0.6	8.8	<0.05
LOS（平均天数）	11.2	17.4	<0.001	12.5	18.5	<0.05
胃切除术						
死亡率（%）	4.0	6.6	NS	3.8	6.8	NS
LOS（平均天数）	11.4	14.0	<0.05	13.0	14.8	<0.05
肺叶切除术						
死亡率（%）	2.5	3.9	NS	1.4	3.3	<0.05
LOS（平均天数）	7.1	9.1	<0.001	6.4	8.9	<0.001
胰腺切除术						
死亡率（%）	2.5	10.3	<0.05	2.5	9.0	NS
LOS（平均天数）	13.3	20.6	<0.001	13.6	24.1	<0.001
甲状腺切除术						
死亡率（%）	2.5	7.1	<0.001	4.9	7.9	<0.001
LOS（平均天数）	1.4	2.4	<0.001	1.3	2.3	<0.001
心血管手术						
CABG						
死亡率（%）	2.4	4.1	<0.001	2.0	2.3	NS
LOS（平均天数）	8.9	9.7	<0.001	9.1	9.6	<0.001
CEA						
死亡率（%）	0.5	1.0	<0.05	0.2	0.4	NS
LOS（平均天数）	2.7	4.5	<0.001	2.3	3.9	<0.001

注：参考文献 [5] 授权转载。[a] NS：无统计学意义；LOS：住院天数；CABG：冠状动脉旁路移植术；CEA：颈动脉内膜切除术。

表 12-2　不同年份低手术量医师与高手术量医师增加的校正住院天数比较

术　式	1999		2005	
	优势比（CI）	P 值[a]	优势比（CI）	P 值[a]
肿瘤手术				
结肠切除术	2.3（1.5～3.6）	<0.001	1.0（0.7～1.3）	NS
胃切除术	1.2（0.4～4.1）	NS	1.3（0.5～3.2）	NS
肺叶切除术	1.2（0.6～2.5）	NS	1.3（0.5～3.2）	NS
甲状腺切除术	1.8（0.9～3.6）	NS	1.4（0.9～2.2）	NS
心血管手术				
CABG	1.4（1.1～1.8）	<0.05	0.9（0.6～1.3）	NS
CEA	1.2（0.5～3.2）	NS	2.3（0.6～8.1）	NS

注：参考文献［5］授权转载。[a] NS：无统计学意义；CI95%：95% 置信区间；CABG：冠动动脉旁路移植术；CEA：颈动脉内膜切除术。

手术并发症发生率均显著低于低手术量医师（1999 年 2.5% vs. 7.1%，$P < 0.001$；2005 年 4.9% vs. 7.96%，$P < 0.001$）。

外科专科化程度也与患者结局存在相关性。一项系统回顾分析了医院手术量、医师手术量以及医师的亚专科。该分析共找到 58 篇涉及医师手术量的文献，发现 74% 的文献均报道高手术量医师的手术结局更好。22 篇文献专门分析了医师的亚专科，大部分文献评估的是肿瘤外科和血管外科，只有 2 篇文献关注了内分泌外科。该回顾分析共涵盖 144 421 个病例。22 篇文献中有 20 篇（91%）均报道，对于同一项手术，外科专科医师的手术结局显著优于普外科医师。在 12 篇评估手术死亡率的文献中，有 11 篇（92%）发现专科医师的手术死亡率更低，而在 17 篇评估手术并发症的文献中，14 篇（82%）发现专科医师的手术并发症发生率更低。评估了亚专科化与住院天数相关性的所有研究均发现，专科医师手术患者的住院天数更短[6]。

医师手术量与甲状腺切除术

Sosa 等发表了第一篇专门针对甲状腺切除术的研究报道，专门探讨医师经验与短期临床结局和经济学结局的相关性[8]。作者回顾了美国某州 1991—1996 年间因良性或恶性疾病而接受甲状腺切除术的 5 860 例患者的资料。根据该州外科医师 6 年间的手术量分为 4 组（1～9 例、10～29 例、30～100 例和 >100 例）。接近 2/3 的外科医师平均每年施行不到 1 例甲状腺手术。手术量最高的组别中外科医师的数量不到总体的 1%，却有 14% 的手术是他们实施的。高手术量医师所做的甲状腺切除术往往更复杂（全甲状腺切除术的比例为 29%，而手术量最低的组别中仅为 15%），并且手术量最高的组别与最低的组别相比，其手术患者中甲状腺癌的比例更高（31% vs. 23%）。同时，手术量最高的组别手术并发症均明显低于其他组别，包括甲状腺手术特异性并发症，如喉返神经损伤和甲状旁腺功能减退，以及非特异性并发症，如药物反应（$P < 0.001$）。关于住院天数，不论是未校正的（2.8 天 vs. 1.7 天）还是校正了患者特征、术式、医院手术量和手术时期的（1.9 天 vs. 1.4 天），高手术量的组别住院时间均显著缩短。而根据手术指征分析，在 1 470 例甲状腺癌的手术中，不同手术量医师之间手术效果的差异仍旧存在。甲状腺癌患者的并发症发生率总体上均高于腺瘤患者（8.1% vs. 4.8%，$P < 0.001$）。手术量最高的组别中患者手术的并发症发生率为 4.7%，手术量最低的组别则为 12.9%

（$P < 0.001$），而住院天数分别为 1.4 天和 2.1 天（$P < 0.001$）（表 12-3）[8]。

一项 2010 年的研究应用马里兰卫生服务费用审查协会数据库评估了 19 年间（1990—2009）甲状腺手术的发展趋势，同时研究了医师手术量与并发症的相关性[7]。研究中，来自 51 所医院的超过 1 000 名外科医师共实施了 21 270 例甲状腺手术。以每年手术量 >24 例为标准，仅有 8 名外科医师被列为高手术量医师，而 888 名外科医师（85.9%）平均每年所做的甲状腺手术不超

表 12-3　不同诊断和手术量医师分组的校正后结局比较（参考文献［8］授权转载）

结　　局	诊　　断		
医师手术量	腺　瘤	其他良性疾病	癌
分组（例 / 年）	（$n = 1\ 381$）	（$n = 3\ 009$）	（$n = 1\ 470$）
并发症率	（%）	（%）	（%）
A（1～9 例）	5.7 NS	9.1[a]	12.9[c]
B（10～29 例）	5.0 NS	6.2[a]	8.0 NS
C（30～100 例）	4.2 NS	6.2[a]	9.4[a]
D（>100 例）	7.6 ref	6.0 ref	4.7 ref
住院天数	（天）	（天）	（天）
A（1～9 例）	1.7[c]	2.0[c]	2.1[c]
B（10～29 例）	1.6[b]	1.8[c]	1.8[a]
C（30～100 例）	1.5[b]	1.8[c]	1.9[c]
D（>100 例）	1.3 ref	1.5 ref	1.4 ref
住院费用	（美元）	（美元）	（美元）
A（1～9 例）	3 467 NS	4 068 NS	4 416[c]
B（10～29 例）	3 499 NS	3 696 NS	4 046[c]
C（30～100 例）	3 311[b]	3 591[b]	3 978 NS
D（>100 例）	3 911 ref	4 252 ref	3 553 ref

注：以上结局校正了医师数量和患者年龄、合并症、医院手术量以及手术时期。NS：无统计学意义；ref：多元回归模型中以虚拟变量计算 P 值的参照组。[a] 与 D 组（ref）相比 $P < 0.05$。[b] 与 D 组（ref）相比 $P < 0.01$。[c] 与 D 组（ref）相比 $P < 0.001$。

过 3 例。与 Sosa 等的研究相似，高手术量医师的手术并发症发生率显著低于其他的。高手术量医师所实施的手术，喉返神经损伤 [OR 0.46 (0.28～0.75)；$P = 0.002$] 和甲状旁腺功能减退 [OR 0.62 (0.50～0.66)；$P < 0.001$] 的发生风险均降低。由高手术量医师手术患者的住院时间缩短更显著 [OR 0.44 (0.50～0.66)；$P < 0.001$]。从甲状腺手术随时间的变化趋势中可以看到，由高手术量医师实施的甲状腺手术的占比，1990—1999 间为 15.7%，2000—2009 间增长至 30.9% [OR 3.69 (3.41～3.99)；$P < 0.001$]。高手术量医师实施全甲状腺切除术 [OR 2.5 (2.29～2.73)；$P < 0.001$] 和颈部淋巴结清扫术 [OR 1.86 (1.52～2.27)；$P < 0.001$] 的可能性更高。而有趣的是，在这项研究中甲状腺癌的手术是由高手术量医师实施的概率反而较低 [OR 0.89 (0.81～0.98)；$P = 0.01$] [7]。

Loya 等采用 NIS 的出院数据对上述关系进行了全国范围的评估。1993—2008 年间共有 871 664 名患者接受了甲状腺手术，外科医师根据年手术量分层（<3 例、4～9 例、9～23 例和 >23 例）。研究再一次证明，高手术量医师的手术并发症发生率低，不论是喉返神经损伤 [OR 0.7 (0.53～0.95)；$P = 0.024$] 还是术后低钙血症 [OR 0.7 (0.57～0.88)；$P = 0.002$] 均如此。在校正了医院手术量后，高手术量医师与低手术量者相比，实施全甲状腺切除术的可能性更大 [OR 1.4 (1.23～1.64)；$P < 0.001$] [10]。

医师手术量对甲状腺癌患者治疗效果的影响

分化型甲状腺癌患者的预后良好，2015 年据美国的统计表明，仅有 1 950 例死亡 [9]。因此，目前学界关注的重点已经从初期的手术及辅助治疗转向降低甲状腺癌复发。在一项应用国家癌症数据库的研究中，纳入了 1985—1998 年间超过 50 000 例的患者，总体复发率分别为 5 年 5.7% 和 10 年 9.4% [23]。美国甲状腺协会（ATA）的指南中关于分化型甲状腺癌（DTC）初始治疗的目标，强调了手术完整切除所有肿瘤侵犯区域的重要性，它对于预后具有决定性作用，同时还声明手术范围和外科医师经验是降低治疗相关并发症的关键 [24]。

ATA 的 DTC 指南强调，初始治疗目标是手术完整切除所有病灶，包括肿瘤可能侵犯的所有区域，并且提出这是影响预后的最重要因素，同时指出手术范围和医师经验对减少并发症至关重要 [24]。

ATA 的 DTC 详细诊疗指南中，对于肿瘤在 1 cm 以上或合并高危因素，如多灶、区域或远处转移、头颈部放射接触史、甲状腺癌家族史的甲状腺癌患者，推荐行甲状腺全切/近全切除术 [24]。已证实甲状腺全切除术可降低复发率并提高生存率 [23]，还能为术后辅助放射性碘（RAI）消融治疗提供条件，提高甲状腺球蛋白在复发监测中的应用价值 [24]。甲状腺切除术后放射性碘扫描中的残余摄取情况，可用于评估手术切除的质量 [12]。Schneider 等研究了术后初次扫描的残余摄取与疾病复发率和医师手术量的相关性。将每年实施甲状腺切除手术超过 20 例者定义为高手术量医师。研究共纳入 223 例患者，其中 21 例（9.4%）出现甲状腺癌复发。复发患者的残余摄取率 10 倍高于未复发者（$P = 0.001$）。高手术量医师所手术患者的残余摄取率（$P = 0.001$）和永久性并发症发生率均显著低于其他组 [12]。在另一项研究中，以放射性碘残余摄取作为工具，将甲状腺癌初次腺叶切除后补充甲状腺全切与直接全甲状腺切除进行对比，评估其手术根治的情况。研究发现，补充甲状腺全切术后，残余碘摄取的发生率显著高于直接甲状腺全切者（0.07% vs. 0.04%；$P = 0.04$）。而高手术量医师，也就是年手术量大于 20 例的医师所实施的补充甲状腺全切术，其术后残余碘摄取率（0.06%）显著低于低手术量医师（0.22%；$P = 0.04$）[25]。这些数据都提示，医师手术量会影响 DTC 患者的肿瘤学结局。

对于患者而言，二次手术的创伤更大，并且喉返神经损伤、甲状旁腺功能减退的发生风险更高，术后外观也可能更差。尽管有些二次手术是不可避免的，如腺叶切除术后确诊为癌而进行的补充全甲状腺切除术，但大部分二次手术是可能通过精确的术前分期和充分的初次手术范围来避免的。Mitchel 等回顾了 1999—2007 年间某医院数据，发现在共 189 例的甲状腺二次手术中，甲状腺癌的二次手术就有 134 例（71%），其中可避免的二次手术的情况，如有全甲状腺切除指征而仅做了部分甲状腺切除或淋巴结清扫不充分者，共 43 例。研究还发现其中 35 例（81%）就是由年手术量在 20 例以下的低手术量医院进行的。该研究还注意到，初次手术在低手术量医院进行的病例，喉返神经损伤的发生率（9%）显著高于在高手术量医院进行者（3%；$P < 0.05$）[26]。某三级医疗中心评估了 1992—2003 年间共 72 例甲状腺乳头状癌二次手术病例。因肿瘤残留而进行二次手术者（二次手术与初次手术间隔小于 6 个月）17 例（24%），因肿瘤复发者（二次手术与初次手术间隔大于 6 个月）55 例（76%）。因肿瘤残留而进行的二次手术中，作者认为有 14 例（82%）是有可能避免二次手术的，究其原因是初次术前影像学评估

不充分或手术切除不彻底。在肿瘤复发而二次手术的病例中，也有 14 例（25%）初次手术切除不彻底。其中包括 9 例（64%）初次仅进行了淋巴结摘除术（"摘草莓"方式）术，而其复发部位正是摘除手术操作的部位，还有 5 例（36%）初次手术前即发现淋巴结转移，但并没有进行任何形式的淋巴结清扫。总而言之，如果初次手术时遵照国家综合癌症网（NCCN）的诊疗指南进行，72 例患者中有 28 例（39%）分明是有可能避免二次手术的[27]。

外科医师经验与儿童甲状腺癌

甲状腺癌是儿童最常见的内分泌系统恶性肿瘤，尽管十分罕见[28]。SEER 数据库的数据显示，1973—2004 年这 31 年间，儿童甲状腺癌的发病年增长率为 1.1%[29]。与成人相比，儿童 DTC 在确诊时累及范围更广。40%～80% 的患儿在初次诊断时就已合并淋巴结转移，而成人仅为 20%～50%，同时有 20%～30% 的患儿出现远处转移[29]。彻底的手术切除是降低复发风险的关键。一项回顾性研究纳入了 329 例 21 岁以下的 DTC 患者，发现疾病无进展生存与术后颈部肿瘤残留存在直接相关性（$P = 0.001$）[30]。另一项类似的研究纳入了 235 例 18 岁以下的 DTC 患者，发现任何非全甲状腺切除的术式均与甲状腺床的局部复发风险升高显著相关 [OR 9.5（1.2～78.1）；$P = 0.04$][31]。

既往文献还显示，与成人相比，对儿童行甲状（旁）腺切除术后，其手术的并发症发生率更高。一项研究应用了 HCUP-NIS 数据库 1999—2005 年间的出院数据，共评估了 1 199 例 17 岁以下的甲状腺手术患者的结局。共有 1 094 例（91%）患者接受了

甲状腺切除术，其中 765 例（70%）是良性疾病，占绝大部分。将这 1 199 例患儿的队列与 96 002 例同样接受了甲状腺或甲状旁腺手术的成年患者进行了比较，结果发现甲状腺切除术后，儿童发生手术特异性并发症的比例更高（9.1% vs. 6.3%；$P < 0.01$）。不论是甲状腺手术还是甲状旁腺手术，0～6 岁儿童的并发症发生率均更高。另一项研究应用 HCUP–NIS 数据库 607 例 17 岁以下患儿的数据，评估了医师手术量与甲状腺切除术的结局。依据手术状况，外科医师被分为 3 档：高手术量医师（颈部手术年手术量 >30 例）、儿科专科医师（所治疗的患者超过 90% 在 17 岁以下）和其他医师（不满足高手术量或儿科专科的评判条件者）。高手术量医师组的住院时间最短（1.5 天），儿科专科组为 2.3 天，其他组为 2.0 天（$P < 0.05$）。同时，高手术量医师组的花费最低（12 474

美元），儿科专科组为 19 594 美元，其他组为 13 614 美元（$P < 0.05$）[32]。由于上述原因，NCCN 和 ATA 均推荐，儿童患者的手术应由甲状腺手术经验丰富的高手术量医师联合多学科专家组共同进行[33, 34]。

结　　论

甲状腺癌的发病率逐年升高，甲状腺手术量也随之增长。虽然还有很多甲状腺手术是由低手术量医师实施的，但似乎有转诊至更有经验的高甲状腺手术量医师的趋势。外科医师手术量对于改善结局的重要性，在减少甲状腺手术特异性并发症，如喉返神经损伤和甲状旁腺功能减退方面，已得到反复论证。高手术量医师的手术由于手术范围更充分而减少了不必要的二次手术，从而获得更好的肿瘤学结局，这在儿童和成人患者中均得到了证实。

参考文献

[1] Sakorafas GH. Historical evolution of thyroid surgery: from the ancient times to the dawn of the 21st century. World J Surg. 2010;34(8): 1793–804.

[2] Begg CB, Cramer LD, Hoskins WJ, Brennan MF. Impact of hospital volume on operative mortality for major cancer surgery. JAMA. 1998;280(20): 1747–51.

[3] Birkmeyer JD, Siewers AE, Finlayson EV, Stukel TA, Lucas FL, Batista I, et al. Hospital volume and surgical mortality in the United States. N Engl J Med. 2002;346(15): 1128–37.

[4] Birkmeyer JD, Stukel TA, Siewers AE, Goodney PP, Wennberg DE, Lucas FL. Surgeon volume and operative mortality in the United States. N Engl J Med. 2003;349(22): 2117–27.

[5] Boudourakis LD, Wang TS, Roman SA, Desai R, Sosa JA. Evolution of the surgeon-volume, patient-outcome relationship. Ann Surg. 2009;250(1): 159–65.

[6] Chowdhury MM, Dagash H, Pierro A. A systematic review of the impact of volume of surgery and specialization on patient outcome. Br J Surg. 2007;94(2): 145–61.

[7] Gourin CG, Tufano RP, Forastiere AA, Koch WM, Pawlik TM, Bristow RE. Volume-based trends in thyroid surgery. Arch Otolaryngol Head Neck Surg. 2010;136(12): 1191–8.

[8] Sosa JA, Bowman HM, Tielsch JM, Powe NR, Gordon TA, Udelsman R. The importance of surgeon experience for

clinical and economic outcomes from thyroidectomy. Ann Surg. 1998;228(3): 320–30.

[9] Society AC. Cancer facts & figures 2015. Atlanta: American Cancer Society; 2015. p. 2015.

[10] Loyo M, Tufano RP, Gourin CG. National trends in thyroid surgery and the effect of volume on short-term outcomes. Laryngoscope. 2013;123(8): 2056–63.

[11] Rosato L, Avenia N, Bernante P, De Palma M, Gulino G, Nasi PG, et al. Complications of thyroid surgery: analysis of a multicentric study on 14,934 patients operated on in Italy over 5 years. World J Surg. 2004;28(3): 271–6.

[12] Schneider DF, Ojomo KA, Chen H, Sippel RS. Remnant uptake as a postoperative oncologic quality indicator. Thyroid. 2013;23(10): 1269–76.

[13] Asari R, Passler C, Kaczirek K, Scheuba C, Niederle B. Hypoparathyroidism after total thyroidectomy: a prospective study. Arch Surg. 2008;143(2): 132–7; discussion 8.

[14] Cayo AK, Yen TW, Misustin SM, Wall K, Wilson SD, Evans DB, et al. Predicting the need for calcium and calcitriol supplementation after total thyroidectomy: results of a prospective, randomized study. Surgery. 2012;152(6): 1059–67.

[15] Pattou F, Combemale F, Fabre S, Carnaille B, Decoulx M, Wemeau JL, et al. Hypocalcemia following thyroid

surgery: incidence and prediction of outcome. World J Surg. 1998;22(7): 718–24.

[16] Lefevre JH, Tresallet C, Leenhardt L, Jublanc C, Chigot JP, Menegaux F. Reoperative surgery for thyroid disease. Langenbecks Arch Surg. 2007;392(6): 685–91.

[17] Marchese-Ragona R, Restivo DA, Mylonakis I, Ottaviano G, Martini A, Sataloff RT, et al. The superior laryngeal nerve injury of a famous soprano,Amelita Galli-Curci.Acta Otorhinolaryngol Ital. 2013;33(1): 67–71.

[18] Morton RP, Whitfield P, Al-Ali S. Anatomical and surgical considerations of the external branch of the superior laryngeal nerve: a systematic review. Clin Otolaryngol. 2006;31(5): 368–74.

[19] Jiang Y, Gao B, Zhang X, Zhao J, Chen J, Zhang S, et al. Prevention and treatment of recurrent laryngeal nerve injury in thyroid surgery. Int J Clin Exp Med. 2014;7(1): 101–7.

[20] Pisanu A, Porceddu G, Podda M, Cois A, Uccheddu A. Systematic review with meta-analysis of studies comparing intraoperative neuromonitoring of recurrent laryngeal nerves versus visualization alone during thyroidectomy. J Surg Res. 2014;188(1): 152–61.

[21] Chiang FY, Wang LF, Huang YF, Lee KW, Kuo WR. Recurrent laryngeal nerve palsy after thyroidectomy with routine identification of the recurrent laryngeal nerve. Surgery. 2005;137(3): 342–7.

[22] Luft HS, Bunker JP, Enthoven AC. Should operations be regionalized? The empirical relation between surgical volume and mortality. N Engl J Med. 1979;301(25): 1364–9.

[23] Bilimoria KY, Bentrem DJ, Ko CY, Stewart AK, Winchester DP, Talamonti MS, et al. Extent of surgery affects survival for papillary thyroid cancer. Ann Surg. 2007;246(3): 375–81; discussion 81–4.

[24] Haugen BR, Alexander EK, Bible KC, Doherty GM, Mandel SJ, Nikiforov YE, et al. 2015 American Thyroid Association Management Guidelines for adult patients with thyroid nodules and differentiated thyroid cancer: The American Thyroid Association Guidelines Task Force on thyroid nodules and differentiated thyroid cancer. Thyroid. 2016;26(1): 1–133.

[25] Oltmann SC, Schneider DF, Leverson G, Sivashanmugam T, Chen H, Sippel RS. Radioactive iodine remnant uptake after completion thyroidectomy: not such a complete cancer operation. Ann Surg Oncol. 2014;21(4): 1379–83.

[26] Mitchell J, Milas M, Barbosa G, Sutton J, Berber E, Siperstein A. Avoidable reoperations for thyroid and parathyroid surgery: effect of hospital volume. Surgery. 2008;144(6): 899–906; discussion –7.

[27] Kouvaraki MA, Lee JE, Shapiro SE, Sherman SI, Evans DB. Preventable reoperations for persistent and recurrent papillary thyroid carcinoma. Surgery. 2004;136(6): 1183–91.

[28] Dinauer CA, Breuer C, Rivkees SA. Differentiated thyroid cancer in children: diagnosis and management. Curr Opin Oncol. 2008;20(1): 59–65.

[29] Hogan AR, Zhuge Y, Perez EA, Koniaris LG, Lew JI, Sola JE. Pediatric thyroid carcinoma: incidence and outcomes in 1753 patients. J Surg Res. 2009;156(1): 167–72.

[30] Newman KD, Black T, Heller G, Azizkhan RG, Holcomb 3rd GW, Sklar C, et al. Differentiated thyroid cancer: determinants of disease progression in patients <21 years of age at diagnosis: a report from the Surgical Discipline Committee of the Children's Cancer Group. Ann Surg. 1998;227(4): 533–41.

[31] Handkiewicz-Junak D, Wloch J, Roskosz J, Krajewska J, Kropinska A, Pomorski L, et al. Total thyroidectomy and adjuvant radioiodine treatment independently decrease locoregional recurrence risk in childhood and adolescent differentiated thyroid cancer. J Nucl Med Off Pub Soc Nucl Med. 2007;48(6): 879–88.

[32] Tuggle CT, Roman SA, Wang TS, Boudourakis L, Thomas DC, Udelsman R, et al. Pediatric endocrine surgery: who is operating on our children? Surgery. 2008;144(6): 869–77; discussion 77.

[33] Waguespack SG, Francis G. Initial management and follow-up of differentiated thyroid cancer in children. J Natl Compr Canc Netw. 2010;8(11): 1289–300.

[34] Wells Jr SA, Asa SL, Dralle H, Elisei R, Evans DB, Gagel RF, et al. Revised American Thyroid Association guidelines for the management of medullary thyroid carcinoma. Thyroid. 2015;25(6): 567–610.

译者评述

　　甲状腺手术是最需精细操作且面临着诸多并发症的外科手术。甲状腺手术的发展历史见证了几代外科大师精益求精、不断降低并发症率和死亡率的进程。其中包括了"甲状腺外科之父"诺贝尔奖获得者 Theodor Kocher 和外科大师 Billroth 的伟大探索和研究历程。

　　甲状腺外科医师的专科化和手术量对于保证甲状腺疾病的精准诊治至关重要。本文从多方面论证了外科医师的手术量（如≥100例/年）对于改善甲状腺癌的预后结局，减少喉返神经损伤、喉上神经损伤以及甲状旁腺功能减退等并发症的巨大影响。本文还强调，大部分二次手术是可通过精确的术前分期和充分的初次手术范围来避免的，这需要医师具有丰富的经验。在儿童甲状腺癌，外科医师的手术量和专业经验同样至关重要，且能取得更好的疗效。

第13章

儿童甲状腺结节和
乳头状癌的处理

The Pediatric Thyroid Nodule and Papillary Thyroid Cancer Management

Scott A. Rivkees and Catherine A. Dinauer

闫　廷译，杨治力　校

导　　言

儿童甲状腺癌是一种少见的可治疗性疾病，预后良好[1-3]。绝大多数儿童甲状腺癌为甲状腺乳头状癌（papillary thyroid cancer, PTC），常表现为甲状腺结节[2-3]。与成人相比，儿童PTC常处于进展期，有更高的复发率，但死亡率低。幸运的是，即使出现转移，长期随访资料显示，DTC患儿的30年生存率也在90%～99%[4-6]。统计资料表明，即使有远处转移，儿童的死亡率也比成人更低[7]，而且肺转移可以长时间保持稳定[8]。良好的预后原因是，多数年轻患者为高分化的肿瘤类型、很少骨转移，以及放射性碘治疗（radioactive iodine, RAI）对多数转移的反应良好。对儿童甲状腺癌的处理，主要依据美国甲状腺协会最近修订的成人甲状腺癌[9]与已出版的儿童甲状腺癌两个指南[2]。

儿童甲状腺癌

1973—2014年的美国监测、流行病学及随访登记结果（SEER）数据库的统计资料有助于深入理解儿童甲状腺癌[1]。儿童人群中甲状腺癌是少见的：在小于10岁的儿童中，DTC的发生率为1/1 000 000；10～14岁的儿童中，DTC的发病率为1/200 000[1]；15～19岁的儿童中，DTC的发病率为每10万名女性4.1例，每10万男性0.9例[1, 10]。据美国儿童的甲状腺癌分类资料发现，经典型PTC为60%，滤泡型乳头状癌占23%，滤泡癌（FTC）占10%，髓样癌（MTC）占5%[1]。

与成年人相比，儿童PTC有更广泛的转移表现[5, 6, 11-18]。确诊时，40%～90%的患儿被发现有淋巴结受累[5, 6, 11-19]，而成人患者的比例为20%～50%[20]。远处转移最常见的是肺，儿童比例为15%～30%，而成人甲状腺癌为 2%[5, 6, 11-18, 21]。多病灶现象在儿童中更常见，约占儿童 PTC 的 40%。一般认为，这一现象是因为不同肿瘤细胞的克隆增殖而不是转移，即疾病的多灶性[22, 23]。

儿童甲状腺癌的危险因素

大多数 DTC 儿童中并未发现特有的危险因素。头和颈部暴露于低水平的辐射中被公认为 DTC 的诱因已超过 60 年[24, 25]。如果甲状腺暴露于小于 30 Gy（3000 cGy 或 Rad）的低剂量辐射环境中，可增加患癌风险，年龄越小风险逐渐升高[26-28]。从辐射暴露到确诊患癌的潜伏期通常是 10～20 年[25, 27, 28]。

有头颈部照射史的儿童是罹患甲状腺癌风险的最大群体之一。除了霍奇金淋巴瘤和非霍奇金淋巴瘤，甲状腺癌是儿童排名第二的常见恶性肿瘤[26, 29-32]。甲状腺癌还是白血病幸存者中排名第三的常见恶性肿瘤[26, 29-32]。

统计发现，10 岁前曾接受癌症治疗的儿童具有最高的罹患甲状腺癌的风险[30, 32]。辐射剂量未超过 30 Gy（3 000 cGy 或 Rad）时，DTC 的患病率呈线性增加；然而，随着剂量增加发病率却下降[26, 30-32]。该组中甲状腺癌发生的平均潜伏期为 10 年，范围为 5～20 余年[26, 30-33]。

儿童甲状腺癌在遗传性疾病中被发现。家族性非髓样分化型甲状腺癌（family nonmedullary differentiated thyroid cancer, FNMTC）是最常见的乳头状癌，家族中有两个或两个以上的人患 DTC 时可以诊断并被发现[34-37]。其他罕见遗传综合征可增加甲状腺癌患病风险，导致甲状腺乳头癌和滤泡癌患病率高于普通人群。Cowden 综合

征是罕见的常染色体显性遗传病，由 PTEN 基因突变引起，伴有黏膜表面错构瘤发生，同时并发 PTC 和 FTC[38-40]。Cowden 综合征表现为伞状 PTEN 肿瘤错构瘤综合征（PTHS），也包括 Bannayan-Riley-Ruvalcaba 和变形杆菌综合征[41]。另一种常染色体显性遗传病是 Gardner 综合征（家族性结肠直肠息肉病），与结肠多发性息肉有关，也伴发其他肿瘤包括 DTC[42-44]。Gardner 综合征是由染色体 5q21 的 APC 基因突变引起的[42, 43]。Werner 综合征由 WRN 基因（一种 DNA 解旋酶）突变引起，是一种非常罕见的常染色体隐性遗传疾病，其特征在于过早衰老[40]，该综合征与 DTC、黑素瘤和肉瘤的发生有关[40]。

结节的评估

儿童和青少年被检测出甲状腺结节时，应怀疑甲状腺癌。16 项研究针对儿童甲状腺结节的恶性率进行调查，结果发现 1 134 个结节有 299 个为癌症，恶性率为 26%[45]。发现甲状腺结节后，应查促甲状腺素（serum thyrotropin, TSH），评估游离甲状腺素、总甲状腺素；进行颈部超声检查；测量降钙素水平，以筛选占儿童甲状腺癌 3%～5% 的髓样癌[1, 46]。

提示恶性肿瘤的超声特征包括微钙化、不清楚的边缘、结节内血流量增加以及变异的回声[33, 47-49]。超声检查可以确定结节在甲状腺内的位置，并发现其他结节，评估是否存在颈侧区淋巴结受累[33, 47, 48]。尽管如此，仅依靠超声表现不能可靠区分良性和恶性病变。因此，对甲状腺结节和 TSH 正常或升高的患者，可采用细针穿刺（fine needle aspiration, FNA）活检[47]。

FNA 活检是评估甲状腺结节是否恶性的最准确手段[47]。与成年人一样，儿童甲状腺结节样本使用 Bethesda 系统描述甲状腺细胞病理学[50]。患儿的 FNA 报告[50, 51]具有与成年人类似的特异性和敏感性[52-54]。当 FNA 细胞学不能诊断或无法确定（Bethesda 标准 Ⅲ、Ⅳ）时，结节就难以被准确诊断，而这两种情况恶性可能接近 50%[55]。发生这种情况时，临床医师可以在 3～6 个月内重复超声检查和 FNA 活检，或者实施腺叶切除术。据 Bethesda 系统对儿童甲状腺结节预测价值的资料表明，当细胞学是 Bethesda 标准 Ⅲ 或Ⅳ时，提示儿童恶性肿瘤的风险可能比成人更高[2]。因此，儿童可能比成人更多被推荐手术治疗方式[冷冻切片和（或）手术组织学显示恶性时施行腺叶切除术并追加甲状腺切除术]。

超声引导下 FNA 活检尤其适用于儿童，因为部分小结节无法被触及且难以活检，有时难以确保样本充足——特别是面临复杂的囊性病变，其中必须充分采样固体成分[56]。当 FNA 在儿童中实施时，因为这是一个不常见的操作，可能需要儿科以外特殊的专业知识[49, 57]。

手　术　方　式

通过 FNA 活检诊断的 PTC 或疑似 PTC 患儿，其术前评估包括排除合并症的一般检查及甲状腺专有检查[2, 47, 58, 59]。甲状腺评估包括甲状腺的临床与生化状态评价，并结合详细的甲状腺与颈部区域影像学检查。颈部检查侧重于甲状腺大小、结节状态、气道状态以及颈部淋巴结的评估。理想情况下，手术医师应在术前评估患儿的声带功能，特别是有声带损害证据或颈部手术史者。

使用高分辨率探头（7.5 MHz 或更高）的颈部超声检查对甲状腺和颈中央与侧区检查[60-63]。手术前必须对左、右侧颈部进行详细的评估，并对任何可疑的淋巴结进行活检，以确定是否需要进行单侧或双侧颈部淋巴结改良根治清扫。当需要进一步了解潜在的颈部疾病时，可考虑使用增强 CT 或 MRI 进行成像。

在评估转移扩散和手术部位的淋巴分布时，淋巴结分区定位非常重要。淋巴结被分为 Ⅰ～Ⅵ区[47]。中央区（Ⅵ）是最常见的淋巴结扩散部位[64-66]，它是位于舌骨和胸骨与颈总动脉之间的区域[47]。

PTC 的手术方式包括全 / 近全甲状腺切除术以及甲状腺腺叶切除术[58]。全甲状腺切除术是指包膜外解剖，完全切除甲状腺[67, 68]。如果术中包膜外解剖会对喉返神经（recurrent laryngeal nerve, RLN）或甲状旁腺造成不可逆转的损伤，则可以切开包膜留下少量甲状腺组织，以避免损伤 RLN 或甲状旁腺，这被称为甲状腺近全切除术[67, 68]。研究表明，与全甲状腺切除术相比，腺叶切除术的复发率有所增加[11, 69-72]。因此，为了尽量减少复发风险，推荐对 PTC 患者的初次手术采用全甲状腺切除术[2]。

淋巴结清扫范围一直是被关注的问题[73, 74]。淋巴结转移在儿童 DTC 中普遍存在，因为多达 90% 的 DTC 患儿的淋巴结会被累及。此外，肿瘤复发最常见于喉气管区域的淋巴结[64]。重要的是，在多达 50% 的病例中，术前超声检查不能确定 PTC 的淋巴结转移[65, 75]，因此外科医师需要对中央区淋巴结进行术中探查，以明确是否需要进行同侧中央区（Ⅵ）以及对侧中央区淋巴结（Ⅵ）切除。

基于儿童和成人的资料，对于 DTC 患

儿，我们推荐初次手术方式为全或近全甲状腺切除并中央区淋巴结清扫术 [3]。此外，当术前 FNA 活检确定侧区淋巴结受累时，应行侧区淋巴结整块清扫。为了尽量减少并发症的风险，手术应该由经验丰富的甲状腺外科医师进行 [2]。

甲状腺癌分期

DTC 有多种术后分期系统。2006 年 ATA 指南认可美国癌症联合委员会和国际癌症联合会（American Joint Committee on Cancer, AJCC/Union International Contre le Cancer, UICC）分类系统 [47]，这个系统由医院进行肿瘤登记，并用来描述疾病程度和预测疾病死亡率 [47]。作为 <45 岁的甲状腺癌患者，所有儿童被分为 I 期（任何 T，任何 N，M_0）或 II 期（任何 T，任何 N，M_1）[47]。这种分期基础来源于死亡率的统计，并不用于区分儿童和成人 DTC 不同的治疗 [47, 59, 76]。2009 年 ATA 指南随后引入了一种系统，该系统对复发风险进行分层，旨在指导治疗以及限制并发症率 [2]。

考虑到颈淋巴结受累和远处转移 [2]，新出版的儿童 ATA 甲状腺癌指南提出了一项类似的儿童复发分层系统。ATA 儿童低危分层包括：癌症局限于甲状腺、无淋巴结受累或微小转移至中央区少数淋巴结。中危分层包括：中央区广泛受累（N_{1a}）或"最小"侧区淋巴结受累（N_{1b}）。这些患者有颈部残留或复发的危险，但远处扩散危险低。ATA 儿童高危患者包括那些有广泛侧区淋巴结受累（广泛 N_{1b}）或有侵袭性（T_4 肿瘤）的疾病。这些患者可能有远处转移（最可能是肺癌），是甲状腺癌残留和复发的高危人群。

放射性碘治疗

发现放射性碘（radioactive iodine, RAI，^{131}I 也被称为放射碘）可以杀死甲状腺肿瘤细胞，已有 60 多年历史 [3, 77, 78]。选择恰当的 ^{131}I 剂量治疗 DTC 有 3 种主要根据 [3]：① 基于骨髓毒性限度的应用活性 [79, 80]。② 能消融肿瘤的专有活性 [81]。③ 固定治疗活性 [82]，也称为经验剂量，可以或不可以基于患者的体重。虽然正式的剂量测定很有吸引力，但经验性的剂量测定更简单，并且被广泛使用。然而，后者可能导致对 DTC 患者的过度或不足治疗 [83, 84]。考虑到放射碘可能导致肺滞留相关性肺纤维化的风险 [24 h 时超过 100 mCi（3.7 GBq）] [85]，所选剂量应根据肺转移与治疗次数而个体化，特别是年龄较小的儿童 [86, 87]。

绝大多数儿童患者会有淋巴结受累 [11-15, 88]。在这种情况下，依据淋巴结转移的潜在范围 [66, 89, 90]，推测区域清扫后仍有残留的淋巴组织含有微转移灶。因此，对 DTC 并淋巴结受累的儿童进行 RAI 是有利的 [2]。

RAI 治疗应用于儿童的研究仅限于少数报道 [16, 21, 69-72, 91-103]。这些报道包括在回顾性分析中比较有无 RAI 治疗的结局的研究 [11, 69-71, 102]，没有对照组、以标准化方式治疗的患者 [76, 100, 104] 的研究，以及主题综述 [16, 21, 101, 103]。到目前为止，尚未在儿童中进行 RAI 治疗的随机对照研究或剂量反应研究。

大多数患有 DTC 的儿童伴有淋巴结转移，风险不低，应该假定患者有微转移。基于上述数据，我们建议应用 RAI 治疗中危或高危 [2] 儿童，以消除残留疾病，降低疾病复发风险。对于身体成熟的儿童应用 ^{131}I 的活性范围应为 100～200 mCi（3.7～7.4 GBq），年龄较小的儿童可以纠正为 1.35～2.7 mCi/kg（50～100 MBq/kg）。分析表明，至少 200 MBq/kg（5.4 mCi/kg）的治疗对大多数患者具有更高效能，而且没有超过骨髓耐受限度的风险 [105]。

^{131}I 治疗的实际问题

为了实现残余组织的 ^{131}I 摄取，需要升高 TSH [106]。对于服用左旋甲状腺素（levothyroxine, LT$_4$）的患者，应该在 RAI 治疗前 2～3 周停用药物，这一过程称为甲状腺激素撤离时期（th yroid hormone withdrawal, THW）[106, 107]。部分患者可以选择使用 0.7 µg/kg 的三碘甲腺原氨酸（triiodothyronine, LT$_3$）治疗至少 1 个月，治疗前停药 2 周 [106]。TSH>30 mU/L 似乎足以刺激 ^{131}I 在残留甲状腺和功能性转移病灶的摄取 [108]。

为了促进残余组织或残余肿瘤对 ^{131}I 的摄取，可以用重组人 TSH（recombinant human, rhTSH）短时间内实现 TSH 升高。通常情况下，患者连续两天接受 0.9 mg rhTSH 治疗，随后 24 h 或 48 h 给予 ^{131}I [109] 治疗。亟须强调的是，目前美国或欧洲的药物监管机构未能批准 rhTSH 用于儿童。尽管使用 rhTSH 可能减少与 ^{131}I 治疗相关的全身辐射暴露，但只有在临床研究显示其与 THW 疗效相当后，才能考虑将使用范围扩大到儿童人群。

在 ^{131}I 治疗前 2 周应坚持低碘饮食 [106]。在美国，碘摄入量为每天 160～177 µg [106, 110]。低碘饮食持续 1 周后，尿碘排泄量可下降 5～10 倍，导致残余组织中吸收放射量增加 1 倍 [106]。低碘饮食应在 RAI 治疗前 2 周开始，并持续到 ^{131}I 口服后 1 天 [106]。一些

网站提供了详细的饮食建议（http://www.thyca.org/rai.htm#diet）。

临床医师应注意，应避免给患者使用相关的含碘化合物。建议接触含碘化合物和 RAI 治疗间的最短间隔观察时间为：肥皂和磨砂膏，2 周；水溶性静脉造影剂，4 周；腔注射水溶性造影剂，8 周；胆囊造影剂，12 周 [106]。应避免碘含量高的药物，包括胺碘酮 [106]。如果怀疑患者存在碘过量，可以测量尿碘浓度 [47, 59]。

另一个潜在问题是肠道 ^{131}I 滞留造成的危害 [106]。当肠道 ^{131}I 活性很低时，机体半衰期为 14 h，而有大剂量肠道 ^{131}I 活性时则机体半衰期达到 22 h [106]。因此，患者每天进行一次或两次排便是很重要的。考虑到停用甲状腺激素导致便秘，必要时需使用缓泻药 [106]。

RAI 的风险

RAI 治疗用于儿童和成人的相关风险主要涉及第二原发恶性肿瘤（second primary malignancies, SPM）。SEER 数据库关于 SPM 的初步研究显示，包括 30 000 例曾接受 RAI 治疗的成年美国 DTC 患者的结果，^{131}I 治疗对 SPM 风险没有影响，但 RAI 暴露风险仅在部分患者得到评估 [111]。近来对 SEER 数据库重新评估后的结果表明，3 年潜伏期后，随着照射队列中的血液学和实体 SPM 的比率增加，^{131}I 可能具有微弱的致癌作用，但是未经照射组的 SPM 比率没有上升 [112]。最近有作者发现，用 ^{131}I 治疗低危甲状腺癌与 SPM 风险增加有关 [113]。

Verkooijen 进行的一项研究显示，SPM 的风险是升高的，但在 ^{131}I 治疗前后的升高程度相似 [114]。这些观察结果表明这些患者

具有恶性肿瘤的遗传易感性。

Rubino 评估了欧洲 DTC 患者队列的 SPM 风险[115]。对 1934—1995 年诊断的 6 841 例 DTC 患者平均在 44 岁时进行了放疗，17% 接受外部放疗，62% 接受 ^{131}I 治疗[115]，有 576 名患者被诊断为 SPM。与一般人群相比，SPM 风险增加了 27%[115]。这种风险与剂量有关，所有相关的肿瘤和白血病的发生与 ^{131}I 给药呈线性剂量-反应关系。当 ^{131}I 剂量分别大于 200 mCi（7.4 GBq）和 100 mCi（3.7 GBq）时发现实体瘤和白血病的风险增加[115]。在较低的 ^{131}I 活性中，SPM 风险增加得并不明显。

最近在一项综合研究中，Garsi 报道了 11 007 名 DTC 患者的研究资料，治疗后随访平均 14 年[116]。发现诊断时年龄超过 20 岁患者的 SPM 风险比普通人群高 25% 左右；然而，这种风险并不与大多数患者的 ^{131}I 治疗相关，而似乎与 DTC 相关，因为没有经过 RAI 治疗的 DTC 患者的 SPM 风险是 25%[116]。只有当 ^{131}I 的累积剂量超过 200 mCi（7.4 GBq）时才会出现 RAI 相关的 SPM 风险[116]。

另一项欧洲的 SPM 数据分析由 C. Rubino（个人通信）主持，其研究的患者人群在确诊时年龄 <20 岁，没有证据表明 ^{131}I 治疗后 SPM 的风险增加。目前，我们尚未发现有其他 ^{131}I 治疗与未接受 ^{131}I 治疗的儿童 DTC 患者群相似的分析结果[117]。

左旋甲状腺素治疗

甲状腺癌患者术后使用左旋甲状腺素是标准的治疗方法，因为 TSH 抑制治疗可以降低复发率[118, 119]。TSH 抑制的最佳程度在低风险患者中仍有争议，因为尚不清楚 TSH 分泌的完全抑制是否带来了益处[2]。

在成人中，超生理剂量的甲状腺激素（TH）对骨矿物质密度和心血管风险有长期不利影响[120, 121]。在儿童中，高水平的甲状腺激素可以对生长发育产生影响，同时也对行为和学习能力有深远的作用[122]。另一方面，与成人相比，儿童使用左旋甲状腺素的剂量通常基于体重，并给予相当高剂量，从而实现 TSH 抑制水平。迄今为止，DTC 患儿治疗性亚临床甲亢的疗效及其影响的研究尚未开展。

对于低危成人 DTC 患者，Biondi 推荐保持 TSH 水平在低水平的正常范围内（0.5～2.5 mU/L）[123, 124]。ATA 儿科指南专家组建议在低危患儿中保持 TSH 0.5～1.0 mU/L[2]，对于中高危患儿保持 TSH 0.1～0.5 mU/L，或 TSH<0.1 mU/L，原因是采用积极的抑制措施更能获益[47]。Baudin 提出了一项针对儿童的方案：首先将 TSH 水平抑制到小于 0.1 mU/L，然后允许 TSH 在患儿进入缓解期后升至 0.5 mU/L[125]。当考虑到大多数复发性 DTC 在初始治疗后 5 年内有进展，这些建议似乎适用于儿童[2, 126]。

在儿童中，药物依从性是一个公认的主要问题，尤其是青少年和年轻人，包括那些病情严重的患者[127-130]。尽管抑制 TSH 是可取的，但临床医师必须认识到 TSH 抑制可能难以在儿童人群中实施。

随 访

DTC 患儿的随访包括定期评估甲状腺激素水平、颈部超声检查以及测量 Tg 和必要时进行全身放射性碘扫描。Hung 和 Salaris[21] 提出了 DTC 儿童随访方案，这些方案经过一些修改后是合理的。关键问题是用于评估患者无病的标准——建议采用更灵敏的 Tg 检测,将检测不到的 Tg 水平作为无病状态的实践标准,而不是 Tg<2 μg/L。一般而言,对于低危患者推荐每 3～6 个月随访 1 次超声检查和 TSH 抑制下的低 Tg 水平,直至 2 年;对于中高危患者推荐至少 3 年。剂量改变后每 6 个月和 1～2 个月评估 1 次 FT_4 和 TSH 水平[47, 131]。

甲状腺球蛋白

Tg 水平的评估是 DTC 随访的主要内容[47, 59, 109]。rhTSH 或 THW 刺激下 Tg 水平被认为是评估疾病复发的标准[2, 47, 59, 109]。然而,可以用更高的灵敏度为 0.1 ng/dl 来检测,评估未刺激的水平[2]。当评估未刺激的 Tg 水平时,需测量 TSH 水平以评估是否处于未刺激水平。虽然 rhTSH 已用于儿童,并显示具有良好的安全性[132],但 rhTSH 用于 16 岁以下的儿童并未被 FDA 批准。

在成年人中,经刺激后 Tg 检测不到,则大多数患者没有被发现病灶[47]。如果 Tg 水平为 0.1～2.0 μg/L,则 30% 会有残留病灶,并指示后续颈部超声检查[47]。如果水平 Tg 为 2.0～10.0 μg/L,可能存在残留病灶,并指示后续颈部超声检查[47]。如果 Tg>10.0 ng/dl,则需要进行随访颈部超声检查以及可能的颈部和胸部 CT 或 MRI 扫描。如果影像学检查存在严重的颈部病灶,则需要再次手术[47];如果不存在,应考虑使用 100～150 mCi(3.7～5.5 GBq)的 [131]I 治疗[47]。

TgAb 的存在是 Tg 测量的混杂因素。在患有 DTC 的成人中,不到 10% 的患者最初 TgAb 高于正常水平[133]。在儿童群体中,TgAb 升高现象 /TgAb 阳性或自身免疫性甲状腺炎存在于 20%～80% 的个体中[5, 134, 135]。基于上述考量,评估治愈或复发的主要工具(Tg)可能难以用于儿童年龄组。然而,TgAb 滴度的变化趋势是疾病状态的替代指标,尽管其滴度本身并不能用于预测疾病程度。虽然许多 TgAb 阳性患者在手术和 RAI 治疗后转为 TgAb 阴性,但 44% 的患者在甲状腺全切除术后 5 年仍可能保持 TgAb 阳性[133, 136]。

超声检查

应每 6 个月进行 1 次超声检查,以评估是否存在残留甲状腺组织和淋巴结肿大[47]。因此,重要的是不仅要关注甲状腺床,而且要包括整个颈部,检查每个淋巴结分区。由于儿童通常有与感染相关的淋巴结病,因此可能需要每 3 个月进行一系列检查,以评估淋巴结是否代表潜在的转移灶。

对于持续或肿大的淋巴结、有异常特征的淋巴结包括淋巴门消失,呈非椭圆形状和(或)钙化的淋巴结,需行淋巴结 FNA 活检[47]。此外,Tg 水平应在淋巴结抽吸物中评估[137, 138],因为淋巴结中存在可测量的 Tg 水平提示存在转移。

诊断性全身显像

应用 2～5 mCi(0.06～0.18 GBq)[131]I 可以进行诊断性全身显像(diagnostic whole-body scintigraphy, dWBS)[139, 140]。过去常规进行 dWBS,而现在 dWBS 的适用对象更严格,即基于超声检查和(或)Tg 结果提示肿瘤持续或复发时,才选择性地执行 dWBS[2]。在胸部 X 线片或 CT 扫描未发现肺转移灶时进行 [131]I 扫描特别有用[21]。在 TgAb 阳性患者中,[131]I 扫描可能有助于鉴别潜在的残留疾病[139, 140]。对无淋巴结或远处转移的患者使用 dWBS 存在争议。某些团队通过进行至少 1 次 dWBS 并同时测量最后 1 次 ^{131}I 治疗后的 TSH 刺激后 Tg 水平，以确定残留组织完全消融和没有病理性 ^{131}I 累积。然而资料表明，^{131}I 扫描发现的残留与转移，仅仅比用 Tg 评估联合超声检查所获得的数据略微增加[139, 140]。

总　结

儿童 DTC 很少见，发病率为 1/1 000 000。在患儿人群中，DTC 占甲状腺癌病例数的 95%，通常伴有淋巴结转移，且复发率相对较高。

大量证据表明范围更广的手术与复发率降低相关。外科手术与并发症发生率相关，当由经验丰富的甲状腺外科医师实施手术时，可将并发症降至最低。有证据表明，正确应用 RAI 与低复发率有关。证据还表明，DTC 与增加 SPM 风险有关，这反映了患有 DTC 本身的内在因素。证据也表明，相对较高剂量的 ^{131}I 可能导致 SPM 风险增加，因此，需要权衡 ^{131}I 在预防癌症复发和癌症相关死亡方面已被证实的益处，以防潜在的长期风险。

基于以上信息，对儿童 DTC 的建议如下。

• 甲状腺全切术和中央区淋巴结清扫是 DTC 的首选手术方式。

• 手术应由经验丰富的甲状腺外科医师进行。

• RAI 治疗残余病灶，对于伴有淋巴结和远处转移的青少年患者应使用 100～200 mCi（3.7～7.4 GBq）的活性，或按 1.5～3 mCi/kg（50～100 MBq/kg）用于年龄较小的患儿。对于远处转移和复发性疾病的治疗，治疗前应考虑使用剂量，并可使用高达 5 mCi/kg（200 MBq/kg）的活性。

• 鉴于经验治疗的选择方便又实用，对肺部和其他部位转移性病灶或重复给药的儿童应考虑采用剂量限制或基于病灶的剂量测定。

• 对于有广泛侧区淋巴结或远处转移的患者，TSH 水平应保持在小于 0.1 mU/L，直到已知没有活动性病灶的证据。对于中危或复发的患者，TSH 可保持在 0.1～0.5 mU/L。对于甲状腺疾病局限且无淋巴结转移的患者，TSH 可保持在 0.5～1.0 mU/L，经过几年随访且无证据表明疾病进展或复发时，可缓解 TSH 抑制。

• DTC 患儿的长期随访非常重要，因为疾病可以在初步诊断和治疗数十年后复发。

• 考虑到 DTC 管理的复杂性，与治疗相关的潜在并发症以及随访的复杂性，儿童 DTC 由具有该领域专业知识的医师进行管理是非常重要的。

• 鉴于疾病侵袭性、治疗风险、长期随访和不能直接由成人处理方法推断，故儿童 DTC 的治疗还需深入研究。

参考文献

[1] Hogan AR, Zhuge Y, Perez EA, Koniaris LG, Lew JI, Sola JE. Pediatric thyroid carcinoma: incidence and outcomes in 1753 patients. J Surg Res. 2009;156(1): 167–72.

[2] Francis G, Waguespack SG, Bauer AJ, Angelos P, Benvenga S, Cerutti J, et al. Management guidelines for children with thyroid nodules and differentiated thyroid cancer the

American Thyroid Association Guidelines Task Force on Pediatric Thyroid Cancer. Thyroid. 2015;25: 716–59.

[3] Rivkees SA, Mazzaferri EL, Verburg FA, Reiners C, Luster M, Breuer CK, et al. The treatment of differentiated thyroid cancer in children: emphasis on surgical approach and radioac-tive iodine therapy. Endocr Rev. 2011;32(6):

798–826.

[4] Powers PA, Dinauer CA, Tuttle RM, Robie DK, McClellan DR, Francis GL. Tumor size and extent of disease at diagnosis predict the response to initial therapy for papillary thyroid carcinoma in children and adolescents. J Pediatr Endocrinol Metab. 2003;16(5): 693–702.

[5] O'Gorman CS, Hamilton J, Rachmiel M, Gupta A, Ngan BY, Daneman D. Thyroid cancer in childhood: a retrospective review of childhood course. Thyroid. 2010;20(4): 375–80.

[6] Rachmiel M, Charron M, Gupta A, Hamilton J, Wherrett D, Forte V, et al. Evidence-based review of treatment and follow up of pediatric patients with differentiated thyroid carcinoma. J Pediatr Endocrinol Metab. 2006;19(12): 1377–93.

[7] Brink JS, van Heerden JA, McIver B, Salomao DR, Farley DR, Grant CS, et al. Papillary thyroid cancer with pulmonary metastases in children: long-term prognosis. Surgery. 2000;128(6): 881–6; discussion 6–7.

[8] La Quaglia MP, Black T, Holcomb 3rd GW, Sklar C, Azizkhan RG, Haase GM, et al. Differentiated thyroid cancer: clinical characteristics, treatment, and outcome in patients under 21 years of age who present with distant metastases. A report from the Surgical Discipline Committee of the Children's Cancer Group. J Pediatr Surg. 2000;35(6): 955–9; discussion 60.

[9] Haugen BRM, Alexander EK, Bible KC, Doherty G, Mandel SJ, Nikiforov YE, et al. 2015 American Thyroid Association management guidelines for adult patients with thyroid nodules and differentiated thyroid cancer. Thyroid. 2016;26: 1–133.

[10] Howlader N NA, Krapcho M, Garshell J, Neyman N, Altekruse SF, Kosary CL, Yu M, Ruhl J, Tatalovich Z, Cho H, Mariotto A, Lewis DR, Chen HS, Feuer EJ, Cronin KA (eds) SEER Cancer Statistics Review, 1975–2010. http://seer.cancer.gov/csr/1975_2010/. 2013.

[11] Welch Dinauer CA, Tuttle RM, Robie DK, McClellan DR, Svec RL, Adair C, et al. Clinical features associated with metastasis and recurrence of differentiated thyroid cancer in children, adolescents and young adults. Clin Endocrinol (Oxf). 1998;49(5): 619–28.

[12] Reiners C, Demidchik YE. Differentiated thyroid cancer in childhood: pathology, diagnosis, therapy. Pediatr Endocrinol Rev. 2003;1 Suppl 2: 230–5; discussion 5–6.

[13] Chaukar DA, Rangarajan V, Nair N, Dcruz AK, Nadkarni MS, Pai PS, et al. Pediatric thyroid cancer. J Surg Oncol. 2005;92(2): 130–3.

[14] Okada T, Sasaki F, Takahashi H, Taguchi K, Takahashi M, Watanabe K, et al. Management of childhood and adolescent thyroid carcinoma: long-term follow-up and clinical characteristics. Eur J Pediatr Surg. 2006;16(1): 8–13.

[15] Thompson GB, Hay ID. Current strategies for surgical management and adjuvant treatment of childhood papillary thyroid carcinoma. World J Surg. 2004;28(12): 1187–98.

[16] Luster M, Lassmann M, Freudenberg LS, Reiners C. Thyroid cancer in childhood: management strategy, including dosimetry and long-term results. Hormones (Athens). 2007;6(4): 269–78.

[17] Dinauer C, Francis GL. Thyroid cancer in children. Endocrinol Metab Clin North Am. 2007;36(3): 779–806, vii.

[18] Dinauer CA, Breuer C, Rivkees SA. Differentiated thyroid cancer in children: diagnosis and management. Curr Opin Oncol. 2008;20(1): 59–65.

[19] Zimmerman D, Hay ID, Gough IR, Goellner JR, Ryan JJ, Grant CS, et al. Papillary thyroid carcinoma in children and adults: long-term follow-up of 1039 patients conservatively treated at one institution during three decades. Surgery. 1988;104(6): 1157–66.

[20] Zaydfudim V, Feurer ID, Griffin MR, Phay JE. The impact of lymph node involvement on survival in patients with papillary and follicular thyroid carcinoma. Surgery. 2008;144(6): 1070–7; discussion 7–8.

[21] Hung W, Sarlis NJ. Current controversies in the management of pediatric patients with welldifferentiated nonmedullary thyroid cancer: a review. Thyroid. 2002;12(8): 683–702.

[22] Sugg SL, Ezzat S, Rosen IB, Freeman JL, Asa SL. Distinct multiple RET/PTC gene rearrangements in multifocal papillary thyroid neoplasia. J Clin Endocrinol Metab. 1998;83(11): 4116–22.

[23] Shattuck TM, Westra WH, Ladenson PW, Arnold A. Independent clonal origins of distinct tumor foci in multifocal papillary thyroid carcinoma. N Engl J Med. 2005;352(23): 2406–12.

[24] Duffy PJF. Cancer of the thyroid in children: a report of twenty-eight cases. J Clin Endocrinol Metab. 1950;10: 1296–308.

[25] Winship T, Rosvoll RV. A study of thyroid cancer in children. Am J Surg. 1961;102: 747–52.

[26] Sigurdson AJ, Ronckers CM, Mertens AC, Stovall M, Smith SA, Liu Y, et al. Primary thyroid cancer after a first tumour in childhood (the Childhood Cancer Survivor Study): a nested case-control study. Lancet. 2005;365(9476): 2014–23.

[27] Dolphin GW. The risk of thyroid cancers following irradiation. Health Phys. 1968;15: 219–28.

[28] Ron E, Lubin J, Shore RE, Mabuchi K, Modan B, Pottern LM, et al. Thyroid Cancer after exposure to external radiation: a pooled analysis of seven studies. Radiat Res. 1995;141: 259–77.

[29] Sankila R, Garwicz S, Olsen JH, Dollner H, Hertz H, Kreuger A, et al. Risk of subsequent malignant neoplasms among 1,641 Hodgkin's disease patients diagnosed in childhood and adolescence: a population-based cohort study in the five Nordic countries. Association of the Nordic cancer registries and the Nordic society of pediatric hematology and oncology. J Clin Oncol. 1996;14(5): 1442–6.

[30] Davies SM. Subsequent malignant neoplasms in survivors of childhood cancer: Childhood Cancer Survivor Study (CCSS) studies. Pediatr Blood Cancer. 2007;48(7): 727–30.

[31] Maule M, Scelo G, Pastore G, Brennan P, Hemminki K, Pukkala E, et al. Risk of second malignant neoplasms after childhood central nervous system malignant tumours: an international study. Eur J Cancer. 2008;44(6): 830−9.

[32] Tucker MA, Jones PH, Boice Jr JD, Robison LL, Stone BJ, Stovall M, et al. Therapeutic radiation at a young age is linked to secondary thyroid cancer. The late effects study group. Cancer Res. 1991;51(11): 2885−8.

[33] Brignardello E, Corrias A, Isolato G, Palestini N, Cordero di Montezemolo L, Fagioli F, et al. Ultrasound screening for thyroid carcinoma in childhood cancer survivors: a case series. J Clin Endocrinol Metab. 2008;93(12): 4840−3.

[34] Malchoff CD, Malchoff DM. Familial papillary thyroid carcinoma. Cancer Treat Res. 2004;122: 381−7.

[35] Ozaki O, Ito K, Kobayashi K, Suzuki A, Manabe Y, Hosoda Y. Familial occurrence of differentiated, nonmedullary thyroid carcinoma. World J Surg. 1988;12(4): 565−71.

[36] Korber C, Geling M, Werner E, Mortl M, Mader U, Reiners C, et al. Incidence of familial non-medullary thyroid carcinoma in the patient register of the Clinic and Polyclinic of Nuclear Medicine, University of Wurzburg. Nuklearmedizin. 2000;39(1): 27−32.

[37] Hillenbrand A, Varhaug JE, Brauckhoff M, Pandev R, Haufe S, Dotzenrath C, et al. Familial nonmedullary thyroid carcinoma—clinical relevance and prognosis. A European multicenter study. Langenbecks Arch Surg. 2010;395: 851−8.

[38] Farooq A, Walker LJ, Bowling J, Audisio RA. Cowden syndrome. Cancer Treat Rev. 2010;36: 577−83.

[39] Blumenthal GM, Dennis PA. PTEN hamartoma tumor syndromes. Eur J Hum Genet. 2008;16(11): 1289−300.

[40] Richards ML. Familial syndromes associated with thyroid cancer in the era of personalized medicine. Thyroid. 2010;20(7): 707−13.

[41] Hobert JA, Eng C. PTEN hamartoma tumor syndrome: an overview. Genet Med. 2009;11(10): 687−94.

[42] Vriens MR, Suh I, Moses W, Kebebew E. Clinical features and genetic predisposition to hereditary nonmedullary thyroid cancer. Thyroid. 2009;19(12): 1343−9.

[43] Half E, Bercovich D, Rozen P. Familial adenomatous polyposis. Orphanet J Rare Dis. 2009;4: 22.

[44] Perrier ND, van Heerden JA, Goellner JR, Williams ED, Gharib H, Marchesa P, et al. Thyroid cancer in patients with familial adenomatous polyposis. World J Surg. 1998;22(7): 738−42; discussion 43.

[45] Niedziela M. Pathogenesis, diagnosis and management of thyroid nodules in children. Endocr Relat Cancer. 2006;13(2): 427−53.

[46] Cheung K, Roman SA, Wang TS, Walker HD, Sosa JA. Calcitonin measurement in the evaluation of thyroid nodules in the United States: a cost-effectiveness and decision analysis. J Clin Endocrinol Metab. 2008;93(6): 2173−80.

[47] Cooper DS, Doherty GM, Haugen BR, Kloos RT, Lee SL, Mandel SJ, et al. Management guidelines for patients with thyroid nodules and differentiated thyroid cancer. Thyroid. 2006;16(2): 109−42.

[48] Corrias A, Einaudi S, Chiorboli E, Weber G, Crino A, Andreo M, et al. Accuracy of fine needle aspiration biopsy of thyroid nodules in detecting malignancy in childhood: comparison with conventional clinical, laboratory, and imaging approaches. J Clin Endocrinol Metab. 2001;86(10): 4644−8.

[49] Mussa A, De Andrea M, Motta M, Mormile A, Palestini N, Corrias A. Predictors of malignancy in children with thyroid nodules. J Pediatr. 2015;167(4): 886−92 e1.

[50] Cibas ES, Ali SZ. The Bethesda system for reporting thyroid cytopathology. Thyroid. 2009;19(11): 1159−65.

[51] Baloch ZW, LiVolsi VA, Asa SL, Rosai J, Merino MJ, Randolph G, et al. Diagnostic terminology and morphologic criteria for cytologic diagnosis of thyroid lesions: a synopsis of the National Cancer Institute thyroid fine-needle aspiration state of the science conference. Diagnostic cytopathology. 2008;36(6): 425−37.

[52] Moslavac S, Matesa N, Kusic Z. Thyroid fine needle aspiration cytology in children and adolescents. Coll Antropol. 2010;34(1): 197−200.

[53] Kapila K, Pathan SK, George SS, Haji BE, Das DK, Qadan LR. Fine needle aspiration cytology of the thyroid in children and adolescents: experience with 792 aspirates. Acta Cytol. 2010;54(4): 569−74.

[54] Corrias A, Mussa A, Baronio F, Arrigo T, Salerno M, Segni M, et al. Diagnostic features of thyroid nodules in pediatrics. Arch Pediatr Adolesc Med. 2010;164(8): 714−9.

[55] Theoharis CG, Schofield KM, Hammers L, Udelsman R, Chhieng DC. The Bethesda thyroid fine-needle aspiration classification system: year 1 at an academic institution. Thyroid. 2009;19(11): 1215−23.

[56] Izquierdo R, Shankar R, Kort K, Khurana K. Ultrasound-guided fine-needle aspiration in the management of thyroid nodules in children and adolescents. Thyroid. 2009;19(7): 703−5.

[57] Rivkees SA. Evaluating the rare and predicting the worst: lessons for thyroid nodules. J Pediatr. 2015;167(4): 790−1.

[58] Carty SE, Cooper DS, Doherty GM, Duh QY, Kloos RT, Mandel SJ, et al. Consensus statement on the terminology and classification of central neck dissection for thyroid cancer. Thyroid. 2009;19(11): 1153−8.

[59] Cooper DS, Doherty GM, Haugen BR, Kloos RT, Lee SL, Mandel SJ, et al. Revised American Thyroid Association management guidelines for patients with thyroid nodules and differentiated thyroid cancer. Thyroid. 2009;19(11): 1167−214.

[60] Kouvaraki MA, Shapiro SE, Fornage BD, Edeiken-Monro BS, Sherman SI, Vassilopoulou-Sellin R, et al. Role of preoperative ultrasonography in the surgical management of patients with thyroid cancer. Surgery. 2003;134(6): 946−54; discussion 54−5.

[61] Solorzano CC, Carneiro DM, Ramirez M, Lee TM, Irvin 3rd GL. Surgeon-performed ultrasound in the management of thyroid malignancy. Am Surg. 2004;70(7): 576−80; discussion 80−2.

[62] Gonzalez HE, Cruz F, O'Brien A, Goni I, Leon A, Claure R, et al. Impact of preoperative ultrasonographic staging of the neck in papillary thyroid carcinoma. Arch Otolaryngol Head Neck Surg. 2007;133(12): 1258−62.

［63］Stulak JM, Grant CS, Farley DR, Thompson GB, van Heerden JA, Hay ID, et al. Value of preoperative ultrasonography in the surgical management of initial and reoperative papillary thyroid cancer. Arch Surg. 2006;141(5): 489−94; discussion 94−6.

［64］Gimm O, Rath FW, Dralle H. Pattern of lymph node metastases in papillary thyroid carcinoma. Br J Surg. 1998;85(2): 252−4.

［65］Bonnet S, Hartl DM, Travagli JP. Lymph node dissection for thyroid cancer. J Visc Surg. 2010;147(3): e155−9.

［66］Machens A, Hauptmann S, Dralle H. Lymph node dissection in the lateral neck for completion in central node-positive papillary thyroid cancer. Surgery. 2009;145(2): 176−81.

［67］Udelsman R, Lakatos E, Ladenson P. Optimal surgery for papillary thyroid carcinoma. World J Surg. 1996;20(1): 88−93.

［68］Udelsman R. Thyroid cancer surgery. Rev Endocr Metab Disord. 2000;1(3): 155−63.

［69］Demidchik YE, Demidchik EP, Reiners C, Biko J, Mine M, Saenko VA, et al. Comprehensive clinical assessment of 740 cases of surgically treated thyroid cancer in children of Belarus. Ann Surg. 2006;243(4): 525−32.

［70］Handkiewicz-Junak D, Wloch J, Roskosz J, Krajewska J, Kropinska A, Pomorski L, et al. Total thyroidectomy and adjuvant radioiodine treatment independently decrease locoregional recurrence risk in childhood and adolescent differentiated thyroid cancer. J Nucl Med. 2007;48(6): 879−88.

［71］Hay ID, Gonzalez-Losada T, Reinalda MS, Honetschlager JA, Richards ML, Thompson GB. Long-term outcome in 215 children and adolescents with papillary thyroid cancer treated during 1940 through 2008. World J Surg. 2010;34(6): 1192−202.

［72］Borson-Chazot F, Causeret S, Lifante JC, Augros M, Berger N, Peix JL. Predictive factors for recurrence from a series of 74 children and adolescents with differentiated thyroid cancer. World J Surg. 2004;28(11): 1088−92.

［73］Mazzaferri EL. A vision for the surgical management of papillary thyroid carcinoma: extensive lymph node compartmental dissections and selective use of radioiodine. J Clin Endocrinol Metab. 2009;94(4): 1086−8.

［74］Doherty GM. Prophylactic central lymph node dissection: continued controversy. Oncology (Williston Park). 2009; 23(7): 603−8.

［75］Bonnet S, Hartl D, Leboulleux S, Baudin E, Lumbroso JD, Al Ghuzlan A, et al. Prophylactic lymph node dissection for papillary thyroid cancer less than 2 cm: implications for radioiodine treatment. J Clin Endocrinol Metab. 2009;94(4): 1162−7.

［76］Leboulleux S, Baudin E, Hartl DW, Travagli JP, Schlumberger M. Follicular-cell derived thyroid cancer in children. Eur J Cancer. 2004;40(11): 1655−9.

［77］Seidlin SM, Oshry E, Yalow AA. Spontaneous and experimentally induced uptake of radioactive iodine in metastases from thyroid carcinoma; a preliminary report. J Clin Endocrinol Metab. 1948;8(6): 423−32.

［78］Coliez R. Results of examination of 85 cases of cancer of the thyroid with radioactive iodine. J Radiol Electrol Arch Electr Medicale. 1954;32: 881−95.

［79］Benua RS, Cicale NR, Sonenberg M, Rawson RW. The relation of radioiodine dosimetry to results and complications in the treatment of metastatic thyroid cancer. Am J Roentgenol Radium Ther Nucl Med. 1962;87: 171−82.

［80］Verburg FA, Hanscheid H, Biko J, Hategan MC, Lassmann M, Kreissl MC, et al. Dosimetry-guided high-activity (131) I therapy in patients with advanced differentiated thyroid carcinoma: initial experience. Eur J Nucl Med Mol Imaging. 2010;37(5): 896−903.

［81］Maxon HR, Thomas SR, Hertzberg VS, Kereiakes JG, Chen IW, Sperling MI, et al. Relation between effective radiation dose and outcome of radioiodine therapy for thyroid cancer. N Engl J Med. 1983;309: 937−41.

［82］Beierwaltes WH. The treatment of thyroid carcinoma with radioactive iodine. Semin Nucl Med. 1978;8(1): 79−94.

［83］Kulkarni K, Van Nostrand D, Atkins F, Aiken M, Burman K, Wartofsky L. The relative frequency in which empiric dosages of radioiodine would potentially overtreat or undertreat patients who have metastatic well-differentiated thyroid cancer. Thyroid. 2006;16(10): 1019−23.

［84］Van Nostrand D, Atkins F, Moreau S, Aiken M, Kulkarni K, Wu JS, et al. Utility of the radio-iodine whole-body retention at 48 hours for modifying empiric activity of 131−iodine for the treatment of metastatic well-differentiated thyroid carcinoma. Thyroid. 2009;19(10): 1093−8.

［85］Rall JE, Alpers JB, Lewallen CG, Sonenberg M, Berman M, Rawson RW. Radiation pneumonitis and fibrosis: a complication of radioiodine treatment of pulmonary metastases from cancer of the thyroid. J Clin Endocrinol Metab. 1957;17(11): 1263−76.

［86］Song H, He B, Prideaux A, Du Y, Frey E, Kasecamp W, et al. Lung dosimetry for radioiodine treatment planning in the case of diffuse lung metastases. J Nucl Med. 2006;47(12): 1985−94.

［87］Sgouros G, Song H, Ladenson PW, Wahl RL. Lung toxicity in radioiodine therapy of thyroid carcinoma: development of a dose-rate method and dosimetric implications of the 80−mCi rule. J Nucl Med. 2006;47(12): 1977−84.

［88］Scheumann GF, Gimm O, Wegener G, Hundeshagen H, Dralle H. Prognostic significance and surgical management of locoregional lymph node metastases in papillary thyroid cancer. World J Surg. 1994;18(4): 559−67; discussion 67−8.

［89］Dralle H, Machens A. Surgical approaches in thyroid cancer and lymph-node metastases. Best Pract Res Clin Endocrinol Metab. 2008;22(6): 971−87.

［90］Machens A, Hinze R, Thomusch O, Dralle H. Pattern of nodal metastasis for primary and reoperative thyroid cancer. World J Surg. 2002;26(1): 22−8.

［91］Samuel AM, Rajashekharrao B, Shah DH. Pulmonary metastases in children and adolescents with well-differentiated thyroid cancer. J Nucl Med. 1998;39(9): 1531−6.

［92］Bal CS, Kumar A, Chandra P, Dwivedi SN, Mukhopadhyaya S. Is chest x-ray or highresolution computed tomography scan of the chest sufficient investigation to detect pulmonary metastasis in pediatric differentiated thyroid cancer? Thyroid. 2004;14(3): 217−25.

[93] Dottorini ME, Vignati A, Mazzucchelli L, Lomuscio G, Colombo L. Differentiated thyroid carcinoma in children and adolescents: a 37-year experience in 85 patients. J Nucl Med. 1997;38(5): 669-75.

[94] Giuffrida D, Scollo C, Pellegriti G, Lavenia G, Iurato MP, Pezzin V, et al. Differentiated thyroid cancer in children and adolescents. J Endocrinol Invest. 2002;25(1): 18-24.

[95] Chow SM, Law SC, Mendenhall WM, Au SK, Chan PT, Leung TW, et al. Papillary thyroid carcinoma: prognostic factors and the role of radioiodine and external radiotherapy. Int J Radiat Oncol Biol Phys. 2002;52(3): 784-95.

[96] Collini P, Mattavelli F, Spinelli C, Massimino M. Treatment of sporadic nonmedullary thyroid carcinomas in pediatric age. Expert Rev Anticancer Ther. 2007;7(1): 23-30.

[97] Grigsby PW, Gal-or A, Michalski JM, Doherty GM. Childhood and adolescent thyroid carcinoma. Cancer. 2002;95(4): 724-9.

[98] Pazaitou-Panayiotou K, Kaprara A, Boudina M, Georgiou E, Drimonitis A, Vainas I, et al. Thyroid carcinoma in children and adolescents: presentation, clinical course, and outcome of therapy in 23 children and adolescents in Northern Greece. Hormones (Athens). 2005;4(4): 213-20.

[99] Lazarus JH. Guidelines for the use of radioiodine in the management of hyperthyroidism: a summary. Prepared by the Radioiodine Audit Subcommittee of the Royal College of Physicians Committee on Diabetes and Endocrinology, and the Research Unit of the Royal College of Physicians. Journal of the Royal College of Physicians of London. 1995;29(6): 464-9.

[100] Lazar L, Lebenthal Y, Steinmetz A, Yackobovitch-Gavan M, Phillip M. Differentiated thyroid carcinoma in pediatric patients: comparison of presentation and course between pre-pubertal children and adolescents. J Pediatr. 2009;154(5): 708-14.

[101] Pawelczak M, David R, Franklin B, Kessler M, Lam L, Shah B. Outcomes of children and adolescents with well-differentiated thyroid carcinoma and pulmonary metastases following (1)(3)(1)I treatment: a systematic review. Thyroid. 2010;20(10): 1095-101.

[102] Chow SM, Law SC, Mendenhall WM, Au SK, Yau S, Mang O, et al. Differentiated thyroid carcinoma in childhood and adolescence-clinical course and role of radioiodine. Pediatr Blood Cancer. 2004;42(2): 176-83.

[103] Parisi MT, Mankoff D. Differentiated pediatric thyroid cancer: correlates with adult disease, controversies in treatment. Semin Nucl Med. 2007;37(5): 340-56.

[104] Kalemba B, Rozkosz J, Wloch J, Jarzab B. Early results of 131I therapy of differentiated thyroid carcinoma in children. Endokrynol Diabetol Chor Przemiany Materii Wieku Rozw. 1998;4(1): 27-35.

[105] Verburg E, Biko J, Diebl S, Demidchik Y, Drozd V, Rivkees S, et al. I-131 activities as high as safely administrable for the treatment of children and adolescents with advanced differentiated thyroid cancer. JCEM. 2011;96(8): E1268-71.

[106] Maxon 3rd HR, Smith HS. Radioiodine-131 in the diagnosis and treatment of metastatic well differentiated thyroid cancer. Endocrinol Metab Clin North Am. 1990;19(3): 685-718.

[107] Huang SC, Wu VC, Lin SY, Sheu WH, Song YM, Lin YH, et al. Factors related to clinical hypothyroid severity in thyroid cancer patients after thyroid hormone withdrawal. Thyroid. 2009;19(1): 13-20.

[108] Edmonds CJ, Hayes S, Kermode JC, Thompson BD. Measurement of serum TSH and thyroid hormones in the management of treatment of thyroid carcinoma with radioiodine. Br J Radiol. 1977;50(599): 799-807.

[109] Pacini F, Schlumberger M, Dralle H, Elisei R, Smit JW, Wiersinga W. European consensus for the management of patients with differentiated thyroid carcinoma of the follicular epithelium. Eur J Endocrinol. 2006;154(6): 787-803.

[110] Caldwell KL, Jones R, Hollowell JG. Urinary iodine concentration: United States National Health and Nutrition Examination Survey 2001-2002. Thyroid. 2005;15(7): 692-9.

[111] Ronckers CM, McCarron P, Ron E. Thyroid cancer and multiple primary tumors in the SEER cancer registries. Int J Cancer. 2005;117(2): 281-8.

[112] Brown AP, Chen J, Hitchcock YJ, Szabo A, Shrieve DC, Tward JD. The risk of second primary malignancies up to three decades after the treatment of differentiated thyroid cancer. J Clin Endocrinol Metab. 2008;93(2): 504-15.

[113] Iyer NG, Morris LG, Tuttle RM, Shaha AR, Ganly I. Rising incidence of second cancers in patients with low-risk (T1N0) thyroid cancer who receive radioactive iodine therapy. Cancer. 2011;117: 4439-46.

[114] Verkooijen RB, Smit JW, Romijn JA, Stokkel MP. The incidence of second primary tumors in thyroid cancer patients is increased, but not related to treatment of thyroid cancer. Eur J Endocrinol. 2006;155(6): 801-6.

[115] Rubino C, de Vathaire F, Dottorini ME, Hall P, Schvartz C, Couette JE, et al. Second primary malignancies in thyroid cancer patients. Br J Cancer. 2003;89(9): 1638-44.

[116] Garsi JP, Rubino C, Lonn S, Schvartz C, Andruccioli M, Bardet S, et al. Impact of radioiodine treatment on the risk of second primary malignancy (SPM) following thyroid cancer: a European cohort study. 14th Annual International Thyroid Conference; Paris. 2010.

[117] Zanzonico PB. Radiation dose to patients and relatives incident to 131I therapy. Thyroid. 1997;7(2): 199-204.

[118] Cooper DS, Specker B, Ho M, Sperling M, Ladenson PW, Ross DS, et al. Thyrotropin suppression and disease progression in patients with differentiated thyroid cancer: results from the National Thyroid Cancer Treatment Cooperative Registry. Thyroid. 1998;8(9): 737-44.

[119] Burmeister LA, Goumaz MO, Mariash CN, Oppenheimer JH. Levothyroxine dose requirements for thyrotropin suppression in the treatment of differentiated thyroid cancer. J Clin Endocrinol Metab. 1992;75(2): 344-50.

[120] Batrinos ML. The problem of exogenous subclinical hyperthyroidism. Hormones (Athens). 2006;5(2): 119-25.

[121] Osman F, Gammage MD, Franklyn JA. Hyperthyroidism and cardiovascular morbidity and mortality. Thyroid. 2002;12(6): 483–7.

[122] Rivkees SA. Pediatric Graves' disease: controversies in management. Horm Res Paediatr. 2010;74: 305–11.

[123] Biondi B, Cooper DS. Benefits of thyrotropin suppression versus the risks of adverse effects in differentiated thyroid cancer. Thyroid. 2010;20(2): 135–46.

[124] Biondi B, Filetti S, Schlumberger M. Thyroid-hormone therapy and thyroid cancer: a reassessment. Nat Clin Pract Endocrinol Metab. 2005;1(1): 32–40.

[125] Baudin E, Do Cao C, Cailleux AF, Leboulleux S, Travagli JP, Schlumberger M. Positive predictive value of serum thyroglobulin levels, measured during the first year of follow-up after thyroid hormone withdrawal, in thyroid cancer patients. J Clin Endocrinol Metab. 2003;88(3): 1107–11.

[126] Verburg FA, Stokkel MP, Duren C, Verkooijen RB, Mader U, van Isselt JW, et al. No survival difference after successful (131)I ablation between patients with initially low-risk and highrisk differentiated thyroid cancer. Eur J Nucl Med Mol Imaging. 2010;37(2): 276–83.

[127] Sherry NA, Levitsky LL. Management of diabetic ketoacidosis in children and adolescents. Paediatr Drugs. 2008;10(4): 209–15.

[128] Costello I, Wong IC, Nunn AJ. A literature review to identify interventions to improve the use of medicines in children. Child Care Health Dev. 2004;30(6): 647–65.

[129] Falkenstein K, Flynn L, Kirkpatrick B, Casa-Melley A, Dunn S. Non-compliance in children post-liver transplant. Who are the culprits? Pediatr Transplant. 2004;8(3): 233–6.

[130] Beardon PH, McGilchrist MM, McKendrick AD, McDevitt DG, MacDonald TM. Primary non-compliance with prescribed medication in primary care. BMJ. 1993;307(6908): 846–8.

[131] Beck-Peccoz P, Persani L, LaFranchi S. Safety of medications and hormones used in the treatment of pediatric thyroid disorders. Pediatr Endocrinol Rev. 2004;2 Suppl 1: 124–33.

[132] Luster M, Handkiewicz-Junak D, Grossi A, Zacharin M, Taieb D, Cruz O, et al. Recombinant thyrotropin use in children and adolescents with differentiated thyroid cancer: a multicenter retrospective study. J Clin Endocrinol Metab. 2009;94(10): 3948–53.

[133] Mazzaferri EL, Robbins RJ, Spencer CA, Braverman LE, Pacini F, Wartofsky L, et al. A consensus report of the role of serum thyroglobulin as a monitoring method for low-risk patients with papillary thyroid carcinoma. J Clin Endocrinol Metab. 2003;88(4): 1433–41.

[134] Van Savell Jr H, Hughes SM, Bower C, Parham DM. Lymphocytic infiltration in pediatric thyroid carcinomas. Pediatr Dev Pathol. 2004;7(5): 487–92.

[135] Somnuke PH, Pusuwan P, Likitmaskul S, Santiprabhob J, Sawathiparnich P. Treatment outcome of Graves' disease in Thai children. J Med Assoc Thai. 2007;90(9): 1815–20.

[136] Rubello D, Casara D, Girelli ME, Piccolo M, Busnardo B. Clinical meaning of circulating antithyroglobulin antibodies in differentiated thyroid cancer: a prospective study. J Nucl Med. 1992;33(8): 1478–80.

[137] Bournaud C, Charrie A, Nozieres C, Chikh K, Lapras V, Denier ML, et al. Thyroglobulin measurement in fine-needle aspirates of lymph nodes in patients with differentiated thyroid cancer: a simple definition of the threshold value, with emphasis on potential pitfalls of the method. Clin Chem Lab Med. 2010;48(8): 1171–7.

[138] Kim MJ, Kim EK, Kim BM, Kwak JY, Lee EJ, Park CS, et al. Thyroglobulin measurement in fine-needle aspirate washouts: the criteria for neck node dissection for patients with thyroid cancer. Clin Endocrinol (Oxf). 2009;70(1): 145–51.

[139] Chao M. Management of differentiated thyroid cancer with rising thyroglobulin and negative diagnostic radioiodine whole body scan. Clin Oncol (R Coll Radiol). 2010;22(6): 438–47.

[140] Heston TF, Wahl RL. Molecular imaging in thyroid cancer. Cancer Imaging. 2010;10(1): 1–7.

译者评述

相比于成人甲状腺癌，儿童甲状腺癌具有独特的临床流行病学特征，所以其诊断、手术方式决策、同位素治疗、TSH抑制治疗以及随访均有别于成人处理。尤其印象深刻的是以下3个特征：① 儿童甲状腺结节中有近1/3为恶性，促使我们在临床工作中需更为积极关注儿童出现的甲状腺结节。② 儿童PTC在诊断时超过50%发现淋巴结转移，若加上术后随访发现的转移病例应更高，提示对儿童甲状腺癌进行淋巴结清扫术的必要性。③ 儿童甲状腺癌的肺转移率为成人的10倍，平均达到20%。虽然儿童肺转移对放射碘的亲和性强，但仍有放射碘治疗的相关问题，故需预测是否会肺转移进而进行个体化处理显得尤为重要。这三个方面强烈暗示儿童甲状腺癌有其独特的分子遗传学特征，深入研究将有利于儿童甲状腺癌的精准治疗。

第5部分

甲状腺乳头状癌的争议

CONTROVERSIES IN PAPILLARY THYROID CANCER

第14章
甲状腺乳头状微小癌
Papillary Thyroid Microcarcinomas

Jennifer R. Cracchiolo and Ashok R. Shaha

孙　滨译，丁　政校

导　言

　　甲状腺癌的发病率近年来迅速增加，甲状腺乳头状微小癌（PTMC）是本次讨论的重点，因为它们被认为是甲状腺癌发病率增加的主要原因。世界卫生组织将其定义为直径 <1 cm 的甲状腺乳头状癌，其代表了一种具有独特临床表现的病理种类。一度被称为"隐匿性乳头状癌"，由于影像学诊断技术的进步，这些肿瘤现在已能被普遍检测到，但其临床处理仍具有明显的争论性。鉴于大多数 PTMC 是惰性的并且呈现良性病变特征，一些转移病灶呈现出腺外侵犯以及带有与侵袭性疾病一致的分子突变。在本章中，我们将探讨这种甲状腺癌发病率的增加是由于筛查过度还是疾病的真正增加所致。讨论 PTMC 的管理和结果以及指导其治疗的风险因素，包括其分子层面。随着技术的不断发展和临床应用的增加，预计 PTMC 将成为甲状腺手术的重要组成部分。因此，PTMC 是分化型甲状腺癌治疗中高度关注的话题。

PTMC 高发病率

　　由于发达国家甲状腺乳头状微小癌发病率增加[1-4]，因此确定这是疾病的真正增加还是只是代表了诊断性检查的增加非常重要。Black 和 Welch 在 1993 年首次提出了一种过度诊断癌症的机制，该机制的核心是增加诊断检查，发现可能永远不会引起症状或死亡的亚临床疾病[5]。他们后来提出了 2 个癌症过度诊断的先决条件：① 存在无症状性疾病库。② 亚临床疾病的检测，如筛查[6]。Black 和 Welch 的过度诊断机制是否适用于甲状腺乳头状癌发病率的上升，这个问题不仅仅是一个学术问题。检查这种发病率增加的潜在驱动因素很重要，因为真正的增加需要努力去解决风险因素和病因。相反，如果是过度诊断推动这一趋势，那么必须与医疗界探讨应适当使用筛查和治疗手段。

　　PTMC 的增加为甲状腺癌发病率上升的主要原因。1988 年，1/4 的甲状腺乳头状癌直径 <1 cm。在 2008 年，这一比例增加到接近 40%[7]。在过去的 30 年中，甲状腺癌的

发病率增加了 1 倍，其中约一半是 PTMC [1]。在此期间，死亡率却保持稳定。这表明这些增加的病例不会转化为该疾病引起的死亡，而是代表亚临床疾病的一大群体，这似乎和 Black 和 Welch 过度诊断的首要先决条件吻合。其他组织学类型甲状腺癌的发病率未见增加，包括不常见的组织学类型，如滤泡型，髓样型和甲状腺未分化型癌。一些研究人员质疑死亡是否是关于 PTMC 讨论中的要点。

一方面，PTMC 是否惰性到不会导致死亡，另一方面是否该疾病具有症状。尸检研究表明，情况并非如此 [8-10]。Harach 等系统分析了 101 个甲状腺腺体后将甲状腺隐匿性乳头状癌说成是"正常"组织 [11]。在这项研究中，样本被切成 2～3 mm 的切片；发现 36% 的患者有无症状的甲状腺乳头状癌。他们后来推测，如果制备并检查更薄的切片，几乎所有的样品都能检测到 PTMC。当然，组织学取样本身有助于增加甲状腺癌的检测。当甲状腺全切除术中发现多灶性疾病时，这一点尤其重要。Neuhold 等报道甲状腺乳头状癌的检出率由甲状腺术后标本的组织学检查的准确性确定 [12]。本章后面将讨论多灶性疾病与 PTMC 的相关性。然而，总体而言，上述文献表明，如果你想要找到 PTMC，你就能找到。这进一步证实了"目前的情况是过度诊断而不是疾病本身增多引起"的观点。

影像学技术应用的增加成为偶然发现 PTMC 的重要来源，并成为 Black 和 Welch 过度诊断的第 2 个先决条件：亚临床疾病（如筛查）的检测。韩国甲状腺癌发病率急剧上升，医院开展包括甲状腺癌筛查和超声检查在内的健康检查项目，使这种现象得到了很好的解释。在这个筛查背景下，1993—2011 年，甲状腺癌的诊断增加了 15 倍，使甲状腺癌成为韩国诊断出的最常见的癌症类型 [2]。除了超声，影像学检查同样能检测 PTMC。在 Bahl 等的一项研究中，通过影像学确诊的 101 例"偶发瘤"中，初始检测的方式为 CT（36%）、PET–CT（27%）、超声（24%）、MRI（8%）、X 线片（3%）、奥曲肽扫描（1%）和超声心动图（1%） [13]。CT 的高检测率作为检查工具较为常用；具有较高空间分辨率的超声更能检测到 PTMC，应用在大约一半的患者中 [14, 15]。

在发现近 1 cm 的结节后，使用活检也可以对 PTMC 的诊断发挥作用。虽然没有特别指出，但通过细针穿刺（FNA）进行活检是一种简单及低风险的方式。尽管指南不支持这种做法，但操作简便性与甲状腺靠近皮肤解剖位置相结合，降低了进行甲状腺 FNA 活检的门槛，这种方法显露了更多无症状的隐匿性 PTMC，使得诊断数量不断增加。美国甲状腺协会（ATA）建议只有当结节 >1 cm 时才进行 FNA 评估 [16]。特别是，结节 >1 cm，超声检查发现可疑结节带有高度或中度风险，应进行 FNA 活检。ATA 同时建议，对于不符合这些标准的甲状腺结节，不需要诊断性 FNA。当然，临床特征（如相关淋巴结疾病）的存在，应该通过 FNA 进行评估 [17]。此外，PET 偶然发现的结节具有约 33% 的恶性风险，并且可能更具侵袭性。因此，即使它们 <1 cm，也应评估这些结节 [18, 19]。对于不符合 FNA 标准的结节，超声随访的时间应基于超声检查结果。对于有高度怀疑恶性的结节，ATA 建议每 6～12 个月进行一次影像学检查；对于有中度风险的结节，建议每 12～24 个月随访一次。不符合 FNA 检查标准的结节，即直径 <1 cm 的低风险结节（包括囊性或海

绵状外观），不需要常规超声检查随访 [17]。

总而言之，文献表明 PTMC 是"亚临床癌症群体"的代表 [20]。越来越多的检查导致 PTMC 的过度诊断，证据表明，这些 PTMC 恶性程度一般不进展——这些 PTMC 不太可能与临床相关或影响患者的生存。但是，一旦找到 PTMC，外科医师就会面临如何处理这个疾病的问题。当偶然发现 PTMC 时，这样的考虑可能会很复杂。了解肿瘤的分子生物学、侵袭性疾病的危险因素、有用的治疗策略以及 PTMC 的结果对于指导这些患者很有用，本章的其余部分将对此进行介绍。

甲状腺乳头状微小癌分子生物学

综上所述，大多数 PTMC 是惰性的；然而，有些却具有侵袭趋势和扩散习性。鉴定"恶性行为者"的分子特征将有助于减少惰性 PTMC 的过度治疗。Nikiforov 等在 77% 的侵袭性 PTMC（淋巴结转移或肿瘤复发）中检测到 BRAF V600E 突变，相比之下，33% 的非侵袭性 PTMC 发生 BRAF V600E 突变。虽然这一发现有意义，但仅 BRAF 突变还不足以用于准确的风险分层。重要的是，在 29 个侵袭性 PTMC 的系列分析中，8 个没有 BRAF 突变 [21]。当肿瘤位置、腺内肿瘤扩散 / 多灶癌以及肿瘤性纤维化在内的组织病理学特征共同被考虑时，诊断敏感性从 77% 提高到 96%，特异性从 68% 增加到 80%。其他研究发现多达 70% 的 PTMC 发生 BRAF 突变，并表明这种突变与局部复发的高风险相关，其次与甲状腺外侵犯和淋巴结转移，尤其是颈侧区淋巴结转移相关 [22]。高比例的 BRAF 阳性 PTMC 表明这种突变是甲状腺癌发生、发展的早期

事件。更重要的是，单从 BRAF 突变的高发生率考虑，一般而言，具有 BRAF 突变的类型具有良好甚至优良的预后，表明单独存在 BRAF 突变不足以预测 PTMC 的临床行为或指导其临床决策。

据报道，对于甲状腺乳头状癌，BRAF V600E 和 TERT 共同突变预示了具有侵袭性的遗传背景 [23]。然而，这对 PTMC 并不适用，因为 TERT 突变不论是否伴有 BRAF 突变都未被证实可预测侵袭性的临床特征。

目前，没有任何一种分子突变被证明可有效指导手术治疗以影响临床结果。二代测序如 ThyroseqV2 [24] 可能会提供一个更有用的预测工具，以帮助在未来直接管理 PTMC。

PTMC 的处理

对 PTMC 的管理还没有共识，因此，提出了一系列的选择性处理建议。从积极的随访观察 [25] 到甲状腺腺叶切除术 [26] 再到甲状腺全切除术以及择区性颈淋巴结清扫术（中央区或颈侧区）和（或）放射性碘治疗 [27]。

原发性肿瘤的手术处理

甲状腺全切除术是甲状腺乳头状癌的标准治疗方法；然而，切除部分腺体的手术操作是否适用于惰性 PTMC 尚不清楚。在临床决策中，必须考虑与小部分具有侵袭性 PTMC 相关的风险因素。ATA 指出，在无头颈部放射史或放射学检查史，或临床上有颈部淋巴结转移的情况下，腺叶切除术对于微小（<1 cm）、低风险、单灶的甲状腺内乳头状癌可能是足够的。因为有研究显示单侧腺叶切除术与甲状腺全切除术后患者的复

发率无差异[26, 28, 29]。支持甲状腺全切除术的通常集中于清除多灶癌。双侧和多灶性微小癌在甲状腺乳头状癌患者中常见。Untch等报道了一系列的研究，其中34%的患者发现有对侧肿瘤，其中89%是乳头状微小癌[30]。在这项研究中，对高分化型甲状腺癌患者进行了甲状腺全切除术，33%的多灶癌患者推荐随访观察而不是甲状腺全切除术。结合Nixon等的研究发现，只有4%实行腺叶切除的患者需要在后来完成甲状腺全切除术（继发于对侧疾病），这表明多灶性PTMC很少表现出临床症状[29]。其他研究则认为甲状腺全切除术可以使用甲状腺球蛋白和放射性碘（RAI）扫描进行更密切的随访。保留低危患者的对侧腺叶具有显著的益处，例如避免需要终身激素替代并减少了手术并发症[29, 31]。

颈部的手术处理

尽管大多数PTMC具有惰性，但在40%～60%的PTMC患者中发现有淋巴结转移[25, 32]。这引发了关于PTMC患者颈部处理的复杂性的讨论。虽然大多数临床医师认为颈部淋巴结清扫术适用于临床阳性淋巴结患者，但预防性颈淋巴清扫的作用尚不明确。重点放在颈部中央，尤其是接近原发病灶部位，关注局部区域的复发以及中央区再次手术的困难性（并发症增加）。此外，由于和甲状腺的解剖位置重叠，术前超声对中央淋巴结阳性的鉴定有一定的局限性[31]。因此，重视颈部中央区疾病的临床病理因素可能有助于鉴别有局部转移性疾病风险的患者。在最新的一项meta分析中，男性、年龄较小（<45岁）、肿瘤较大（>5 mm）、多灶性和甲状腺体外侵犯是颈部中央区淋巴结

转移的独立预测因子[33]。其他临床医师也将原发肿瘤的位置作为危险因素，在腺体的中间1/3的病灶是中央区颈淋巴结转移的危险因素[34]。已明确淋巴结转移是逐步发展的，中央淋巴结受累后累及侧方淋巴结。一些报道还指出中央区淋巴结的数目预示侧方淋巴结受累[35]。跳跃性病灶——中央区未转移但伴有颈侧区淋巴结累及的病灶较少见。在颈侧区，同侧中、低部位常常受累，而后三角区域受累很少见[32]。原发性病灶发病率增加与诊断工具使用增加有关，淋巴结转移的趋势也可能相似。对于大约1/3的分化型甲状腺癌患者，超声检测到的疾病在体检时并不明显[36]。

综上所述，这些研究表明，淋巴结转移在PTMC中较为常见并且具有与淋巴结转移相关的危险因素，超声通常能检测到体检未发现的淋巴结转移。然而，不太清楚的是，识别隐匿的淋巴结并对其处理是否会改变临床结果。

考虑到复发风险，治疗性颈淋巴结清扫对于临床上可触及淋巴结的处理异议较少。行治疗性颈淋巴结清扫的患者的复发现象比接受择区性颈淋巴结清扫的患者更常见[32, 37]，这支持我们采用治疗性颈淋巴结清扫术进行局部控制。然而，是否在术前和术中通过触诊和影像学结果进行预防性切除正常的淋巴结存在争议。接受择区性颈淋巴结清扫的PTMC患者与没有任何治疗干预的患者相比，具有相似的局部复发率[32]。这些数据表明，择区性颈淋巴结清扫没有额外的益处。其他的结论是，为了评估淋巴结状态并提供更准确的分期，应考虑中央区颈淋巴结清扫术，即使在没有器质性病变的患者中也应考虑[38, 39]。重要的是，对于接受中央区清扫术的患者，生存获益并未得到证

实[40-42]。这种讨论还必须考虑中央区清扫术的风险——即低钙血症和喉返神经损伤，当进行中央区清扫术时，上述并发症发生率更高[41, 43]。

放射性碘治疗

分化型甲状腺癌患者术后使用 RAI 比例增加[44]，这种模式是否适用于 PTMC 患者？首先，让我们考虑术后 RAI 的治疗目标。手术后初始剂量的 RAI 可用于清除甲状腺全切除术后的少量残留甲状腺组织（"清甲"），通过测量甲状腺球蛋白水平更易监测生化上的复发。它还可以通过识别未知的疾病（例如颈侧区疾病）来辅助初始分期。在这种情况下，RAI 可能理论上被认为是高分化癌的辅助治疗，根除手术后残留的病灶以减少复发。术后 RAI 的另一种用途是治疗已知的残余疾病。考虑到 PTMC 情况下的这些目标——包括 PTMC 患者的良好预后、局部和区域复发的低发生率以及腺叶切除术作为根治的可能性，可知少数 PTMC 患者将从 RAI 中获益。

ATA 指出，对于单灶癌 <1 cm 或多灶癌其所有病灶 <1 cm，且没有其他高危因素的患者，不建议 RAI 消融。这些建议来源于多项研究的数据。这些研究显示，对于肿瘤 <1.5 cm 且无高危疾病特征的患者，RAI 无益[44, 45]。在对 60 年间观察到的 900 个 PTMC 的分析中，Mayo 诊所发现 RAI 没有降低局部或远处复发率[28]。在同一回顾性队列研究中，RAI 并未明显影响淋巴结阳性患者的局部或远处复发率。根据现有证据，在低风险的 PTMC 患者中使用 RAI 是存在争议的。考虑到对低危患者进行 RAI 治疗时的风险收益，这一观点得到了 ATA 指南的支持。

积 极 随 访

尸检研究显示，许多死于非甲状腺癌的患者患有从未被诊断或检测到的 PTMC，从未出现症状，并且对患者的生活质量也没有影响。这些发现提示了这样一个问题：当这些肿瘤偶然发现并被确定为不具有高危特征时，是否应该仅在疾病进展时才进行积极观察和处理？ Yasuhiro Ito 及其同事在日本率先开展了主动随访 PTMC 的计划，并广泛宣传他们的经验。

他们的第一份报告发表在 2003 年。在 732 例患者通过 FNA 诊断为 PTMC 后，28% 选择了主动随访作为治疗策略[25]。主动监测只提供给没有不良特征的患者，包括高危的肿瘤位置，如气管和喉返神经。此外，分级高的肿瘤和淋巴结转移者是排除标准。在接受随访组中，76% 的肿瘤缩小或在随访期间保持稳定。由于医师或患者的意愿，大约 1/3 的这些患者继续接受手术治疗。此外，11% 的原发肿瘤增大，6% 的淋巴结在随访期间发生可疑转移。在一项旨在确定与疾病进展相关因素的研究中，Ito 等发现年轻与疾病进展的快慢相关[46]，重要的是在这项队列研究中，在年轻患者中观察到的更快的进展没有导致更差的结果。最近在 Kuma 医院的主动随访项目中，Oda 及其同事报道了 2 153 例诊断为低危甲状腺乳头状癌的患者[47]。其中 1 179 例选择主动监测，974 例选择立即手术。积极随访组中有 8% 的患者继续接受手术。尽管这些病例中的大多数是由于患者选择，但主动监测组中 2.3% 的患者原发肿瘤大小增加 ≥ 3 mm，0.5% 有淋巴结转移进展。没有报道远处转移，也没有患者死于甲状腺癌。在纪念 Sloan Kettering 癌症中心，Michael

Tuttle 及其同事在过去的 8 年里在一项主动监测项目中一直监测 PTMC 患者。大约有 200 例患者正在观察中,疾病处于稳定状态者近 95%。这些研究表明,对于仔细挑选的 PTMC 患者,主动随访是可行的。

当考虑将主动随访作为立即手术的替代方法时,采用风险分层方法可以帮助患者选择[48]。在具体处理中,应考虑 3 个内在关联但截然不同的方面:① 肿瘤特征。② 患者特征。③ 医疗团队特征。肿瘤特征包括超声评估以及考虑甲状腺内原发肿瘤的大小和位置、肿瘤的分子特征以及颈部淋巴结状态。例如,具有接近包围喉返神经的 PTMC 不适合主动随访。风险分层评估应考虑的患者因素包括年龄、生育潜力、甲状腺癌家族史以及患者配合主动随访的意愿。最后,还必须考虑医疗团队。多学科团队的能力和经验、颈部超声检查的质量以及临床医师治疗甲状腺癌的经验有助于风险分层。在考虑这 3 个方面后,可以将患者分类,描述它们是否适合进行随访:理想型、适合型和不适合型。表 14-1

是 Brito、Ito、Miyauchi 和 Tuttle 总结的用于治疗 PTMC 患者决策的风险分层方法。

ATA 指南现指出,虽然一般建议手术用于活检证实的甲状腺癌,但主动随访的处理方法可被考虑为立即手术的替代方法[16]。目前正在研究此方案是否可以在其他情况下成功实施。

总　　结

PTMC 在增长,有证据表明,发病率的上升与诊断检查的增加有关。因此,我们需要研究如何处理这种在大多数情况下是惰性的疾病。未来,分子标志物可能会有助于决定哪些肿瘤需要积极治疗,哪些可以积极观察。目前,在采用风险分层和循证方法后,对合适的 PTMC 患者只进行积极随访的保守方式处理是安全和有效的。随着初级医疗机构中诊疗技术的应用增加,深入了解 PTMC 的自然病程对于管理这种常见但很少致命的疾病具有重要意义。

表 14-1　甲状腺乳头状微小癌积极随访的风险分层方法

观察类型	肿瘤特征	患者特征	医疗团队特征
理想型	孤立结节,边界清晰,包绕甲状腺正常组织,超声征象稳定,无甲状腺外侵犯,无转移征象	>60 岁,选择观察并知晓未来可能手术干预,配合随访,无其他需要手术的合并症	具有经验的多学科团队,具有经验的超声医师,前瞻性数据收集,确保系统地进行随访
适合型	多病灶,被膜下病灶远离喉返神经,伴有难以随访的病征(甲状腺炎、多发性甲状腺结节),PET 阳性疾病	中年,具有甲状腺肿瘤家族史,生育需求	具有经验的甲状腺外科医师或内分泌科专家,具有颈部超声技术
不适合型	组织学表现侵略性,被膜下病灶靠近喉返神经,EXE=甲状腺外侵犯,侵犯周围结构,转移性征象	<18 岁,无法配合随访,不愿意选择随访策略	甲状腺癌处理经验有限,无颈部超声技术

注:改编自 Brito 等[48]。

参考文献

[1] Davies L, Welch HG. Increasing incidence of thyroid cancer in the United States, 1973−2002. JAMA. 2006;295(18): 2164−7.

[2] Ahn HS, Kim HJ, Welch HG. Korea's thyroid-cancer "epidemic"--screening and overdiagnosis. N Engl J Med. 2014;371(19): 1765−7.

[3] Colonna M, et al. A time trend analysis of papillary and follicular cancers as a function of tumour size: a study of data from six cancer registries in France (1983−2000). Eur J Cancer. 2007;43(5): 891−900.

[4] Rego-Iraeta A, et al. Time trends for thyroid cancer in northwestern Spain: true rise in the incidence of micro and larger forms of papillary thyroid carcinoma. Thyroid. 2009;19(4): 333−40.

[5] Black WC, Welch HG. Advances in diagnostic imaging and overestimations of disease prevalence and the benefits of therapy. N Engl J Med. 1993;328(17): 1237−43.

[6] Welch HG, Black WC. Overdiagnosis in cancer. J Natl Cancer Inst. 2010;102(9): 605−13.

[7] Davies L, Welch HG. Current thyroid cancer trends in the United States. JAMA Otolaryngol Head Neck Surg. 2014;140(4): 317−22.

[8] Vanderlaan WP. The occurrence of carcinoma of the thyroid gland in autopsy material. N Engl J Med. 1947;237(7): 221.

[9] Bondeson L, Ljungberg O. Occult thyroid carcinoma at autopsy in Malmo. Swed Cancer. 1981;47(2): 319−23.

[10] Sobrinho-Simoes MA, Sambade MC, Goncalves V. Latent thyroid carcinoma at autopsy: a study from Oporto. Port Cancer. 1979;43(5): 1702−6.

[11] Harach HR, Franssila KO, Wasenius VM. Occult papillary carcinoma of the thyroid. A "normal" finding in Finland. A systematic autopsy study. Cancer. 1985;56(3): 531−8.

[12] Neuhold N, et al. Incidental papillary microcarcinoma of the thyroid--further evidence of a very low malignant potential: a retrospective clinicopathological study with up to 30 years of follow-up. Ann Surg Oncol. 2011;18(12): 3430−6.

[13] Bahl M, et al. Trends in incidentally identified thyroid cancers over a decade: a retrospective analysis of 2,090 surgical patients. World J Surg. 2014;38(6): 1312−7.

[14] Ezzat S, et al. Thyroid incidentalomas. Prevalence by palpation and ultrasonography. Arch Intern Med. 1994;154(16): 1838−40.

[15] Desser TS, Kamaya A. Ultrasound of thyroid nodules. Neuroimaging Clin N Am. 2008;18(3): 463−78, vii.

[16] Haugen BR, et al. 2015 American Thyroid Association management guidelines for adult patients with thyroid nodules and differentiated thyroid cancer: the American Thyroid Association Guidelines Task Force on thyroid nodules and differentiated thyroid cancer. Thyroid. 2016;26(1): 1−133.

[17] American Thyroid Association Guidelines Taskforce on Thyroid, N., et al., Revised american thyroid association management guidelines for patients with thyroid nodules and differentiated thyroid cancer. Thyroid. 2009;19(11): p. 1167−214.

[18] Are C, et al. FDG-PET detected thyroid incidentalomas: need for further investigation? Ann Surg Oncol. 2007;14(1): 239−47.

[19] Katz SC, Shaha A. PET-associated incidental neoplasms of the thyroid. J Am Coll Surg. 2008;207(2): 259−64.

[20] Hoang JK, Nguyen XV, Davies L. Overdiagnosis of thyroid cancer: answers to five key questions. Acad Radiol. 2015;22(8): 1024−9.

[21] Niemeier LA, et al. A combined molecular-pathologic score improves risk stratification of thyroid papillary microcarcinoma. Cancer. 2012;118(8): 2069−77.

[22] Virk RK, et al. BRAFV600E mutation in papillary thyroid microcarcinoma: a genotype-phenotype correlation. Mod Pathol. 2013;26(1): 62−70.

[23] Xing M, et al. BRAF V600E and TERT promoter mutations cooperatively identify the most aggressive papillary thyroid cancer with highest recurrence. J Clin Oncol. 2014;32(25): 2718−26.

[24] Nikiforov YE, et al. Highly accurate diagnosis of cancer in thyroid nodules with follicular neoplasm/suspicious for a follicular neoplasm cytology by ThyroSeq v2 next-generation sequencing assay. Cancer. 2014;120(23): 3627−34.

[25] Ito Y, et al. An observation trial without surgical treatment in patients with papillary microcarcinoma of the thyroid. Thyroid. 2003;13(4): 381−7.

[26] Lee J, et al. Long-term outcomes of total thyroidectomy versus thyroid lobectomy for papillary thyroid microcarcinoma: comparative analysis after propensity score matching. Thyroid. 2013;23(11): 1408−15.

[27] Kucuk NO, et al. Treatment for microcarcinoma of the thyroid--clinical experience. Clin Nucl Med. 2007;32(4): 279−81.

[28] Hay ID, et al. Papillary thyroid microcarcinoma: a study of 900 cases observed in a 60−year period. Surgery. 2008;144(6): 980−7; discussion 987−8.

[29] Nixon IJ, et al. Thyroid lobectomy for treatment of well differentiated intrathyroid malignancy. Surgery. 2012;151(4): 571−9.

[30] Untch BR, et al. Oncologic outcomes after completion thyroidectomy for patients with well-differentiated thyroid carcinoma. Ann Surg Oncol. 2014;21(4): 1374−8.

[31] Leboulleux S, et al. Ultrasound criteria of malignancy for cervical lymph nodes in patients followed up for differentiated thyroid cancer. J Clin Endocrinol Metab. 2007;92(9): 3590−4.

[32] Wada N, et al. Lymph node metastasis from 259 papillary thyroid microcarcinomas: frequency, pattern of occurrence and recurrence, and optimal strategy for neck dissection. Ann Surg. 2003;237(3): 399−407.

[33] Qu N, et al. Risk factors for central compartment lymph node metastasis in papillary thyroid microcarcinoma: a meta-analysis. World J Surg. 2015;39(10): 2459–70.

[34] Xiang D, et al. Papillary thyroid microcarcinomas located at the middle part of the middle third of the thyroid gland correlates with the presence of neck metastasis. Surgery. 2015;157(3): 526–33.

[35] Zeng RC, et al. Number of central lymph node metastasis for predicting lateral lymph node metastasis in papillary thyroid microcarcinoma. Head Neck. 2014;36(1): 101–6.

[36] Kouvaraki MA, et al. Role of preoperative ultrasonography in the surgical management of patients with thyroid cancer. Surgery. 2003;134(6): 946–54; discussion 954–5.

[37] Hughes CJ, et al. Impact of lymph node metastasis in differentiated carcinoma of the thyroid: a matched-pair analysis. Head Neck. 1996;18(2): 127–32.

[38] Lee SH, et al. Predictive factors for central compartment lymph node metastasis in thyroid papillary microcarcinoma. Laryngoscope. 2008;118(4): 659–62.

[39] Caliskan M, et al. Role of prophylactic ipsilateral central compartment lymph node dissection in papillary thyroid microcarcinoma. Endocr J. 2012;59(4): 305–11.

[40] Ito Y, et al. Clinical significance of metastasis to the central compartment from papillary microcarcinoma of the thyroid. World J Surg. 2006;30(1): 91–9.

[41] Roh JL, Park JY, Park CI. Total thyroidectomy plus neck dissection in differentiated papillary thyroid carcinoma patients: pattern of nodal metastasis, morbidity, recurrence, and postoperative levels of serum parathyroid hormone. Ann Surg. 2007;245(4): 604–10.

[42] Bardet S, et al. Macroscopic lymph-node involvement and neck dissection predict lymph-node recurrence in papillary thyroid carcinoma. Eur J Endocrinol. 2008;158(4): 551–60.

[43] Cavicchi O, et al. Transient hypoparathyroidism following thyroidectomy: a prospective study and multivariate analysis of 604 consecutive patients. Otolaryngol Head Neck Surg. 2007;137(4): 654–8.

[44] Hay ID, et al. Papillary thyroid carcinoma managed at the Mayo Clinic during six decades (1940–1999): temporal trends in initial therapy and long-term outcome in 2444 consecutively treated patients. World J Surg. 2002;26(8): 879–85.

[45] Mazzaferri EL. Thyroid remnant 131I ablation for papillary and follicular thyroid carcinoma. Thyroid. 1997;7(2): 265–71.

[46] Ito Y, et al. Patient age is significantly related to the progression of papillary microcarcinoma of the thyroid under observation. Thyroid. 2014;24(1): 27–34.

[47] Oda H, et al. Incidences of unfavorable events in the management of low-risk papillary micro-carcinoma of the thyroid by active surveillance versus immediate surgery. Thyroid. 2016;26(1): 150–5.

[48] Brito JP, et al. A clinical framework to facilitate risk stratification when considering an active surveillance alternative to immediate biopsy and surgery in papillary microcarcinoma. Thyroid. 2016;26(1): 144–9.

译者评述

甲状腺乳头状微小癌，由于其检出率和（或）真实发病率快速上升，引起甲状腺外科、超声介入、医学界、患者、医疗保险、新闻媒体、政府和社会的广泛关注和高度重视。微小癌灶虽然统一<10 mm，相对惰性，属于亚临床疾病，有过度诊断之嫌，但是部分微小癌可以侵犯周围器官（如喉返神经、气管、食管），出现声嘶，可以发生气管旁淋巴结转移，甚至颈侧方淋巴结转移，少数还可以悄然出现肺和骨转移，严重威胁患者生命，需要积极手术治疗、放射性碘治疗及内分泌抑制治疗。

对于微小癌合理的处理，除考虑病灶的大小、位置、淋巴结是否转移，以及不断研究反映浸润转移潜能的分子标志物外，还要考虑患者和医疗因素。本文尤其提出，积极随访的风险分层将PTMC分为理想型、适合型、不适合型，也可参阅中国抗癌协会甲状腺癌专业委员会提出的PTMC随访适应证和处理策略。

第15章
低危甲状腺乳头状癌的手术处理
Surgical Management of Low-Risk Papillary Thyroid Cancer

Jonathan Mark and David L. Steward

康 杰 牛亦奇 译，樊友本 校

导 言

低危甲状腺乳头状癌（low-risk papillary thyroid cancer，低危 PTC）手术治疗的正确术式目前尚存争议。对甲状腺结节患病率的调查表明，可触及的结节占 2%～6%，超声发现占 19%～35%，尸检数据占 8%～65% [1]。影像技术使用渐增及灵敏度增高，使偶然发现的甲状腺结节数量增加，其中一部分为细胞学诊断的 PTC。美国国家癌症研究所的监测、流行病学和随访（SEER）数据库数据显示，在过去 10 年间，新发甲状腺癌病例平均每年增加 5%，但 2002—2012 年的病死率却没有改变 [2]。鉴于生存情况和发病率的数据，减少惰性病灶行甲状腺手术的数量成为可能。关于低危 PTC 手术方法的具体决策点可在甲状腺腺叶切除术（thyroid lobectomy, TL）和甲状腺全切除术（total thyroidectomy, TT）之间选择。

为了在本章讨论更详细，低危 PTC 的定义见表 15-1，其描述了 2015 年 ATA 风险分层系统。甲状腺微小癌请参阅第 14 章。

低危 PTC 的术前诊断包括肿瘤 <4 cm 且无甲状腺外侵犯（cT_1 或 cT_2），无临床淋巴结转移证据（cN_0）。单侧的低危患者才最适合行 TL 术式。被选为行 TL 术式的单侧低危 PTC 患者，应在术前告知患者并达成一致共识：当术中发现肉眼可见的甲状腺外侵犯以及淋巴结转移时，可能行 TT 术式。此外，患者必须了解，当病理结果为高危肿瘤或随后对侧腺叶 / 淋巴结复发时，可能需行甲状腺全切除术。

对于单侧低危 PTC 行 TL 术式后，甲状腺全切除术并不必要。TL 术后，低危 PTC 应符合以下所有标准：无局部或远处转移，所有肉眼可见肿瘤已切除，局部组织或结构无肿瘤侵犯，肿瘤非侵袭性细胞特征（如高细胞状、岛状、柱状细胞癌），无淋巴血管侵犯以及临床和病理学 N_0 或小于等于 5 个病理证实的 N_{1a} 微小转移灶（最大直径 <0.2 cm）。

支持 TL 术式的主要论据包括围手术期并发症率低、局部复发或总生存率无差异和甲状腺激素替代治疗的依赖更低。反对 TL 术式的主要论点包括更依赖超声监测、无法

表 15-1　ATA 2015 年风险分层系统。TL 术式治疗低危 PTC 的适宜性很大程度上依赖于使用适当的风险分层来选择合适的患者，其中复发风险是一个连续过程，分层为三层分类分期系统

ATA 低危 PTC（以下所有）
无局部或远处转移
所有肉眼可见肿瘤已切除
肿瘤未侵犯局部组织或结构
肿瘤非侵袭性细胞特征（例如高细胞状、岛状、柱状细胞癌）
如行 ^{131}I 治疗，在第一次治疗后全身 RAI 扫描时，甲状腺床外无 RAI 阳性转移灶
无血管侵犯
临床 N_0 或小于等于 5 个病理证实的 N_{1a} 微小转移灶（最大直径 <0.2 cm）
甲状腺内，包膜内的滤泡状甲状腺乳头状癌
甲状腺内，分化良好的滤泡状甲状腺癌伴包膜侵犯，无或微血管侵犯（少于 4 个病灶）
甲状腺内，乳头状微小癌，单灶或多灶，包括 *BRAF* V600E 突变（如已知）
ATA 中危
显微镜下肿瘤侵犯甲状腺周围软组织
首次治疗后全身 RAI 扫描发现颈部 RAI 阳性转移灶
侵袭性细胞特征（例如高细胞状、岛状、柱状细胞癌）
PTC 伴血管侵犯
临床 N_1 或大于 5 枚病理性 N_1 但相关淋巴结最大直径 <3 cm
甲状腺外侵犯和 *BRAF* V600E 突变（如已知）的多灶性乳头状微小癌
ATA 高危
肉眼可见肿瘤侵犯甲状腺周围软组织（大量甲状腺外侵犯）
肿瘤未完全切除
远处转移
术后血 Tg 提示远处转移
病理性 N_1 且任何转移性淋巴结 / 最大直径 >3 cm
广泛血管侵犯的滤泡状甲状腺癌（多于 4 个血管侵袭灶）

使用放射性碘治疗（RAI）以及可能需要追加甲状腺全切除术。而 TT 术式的支持论点包括无须再次手术、易于监测甲状腺球蛋白（Tg）、需要时可行 RAI 治疗，以及处理所有潜在的对侧腺叶疾病。反对 TT 术式的论据包括围手术期并发症高（包括喉返神经和甲状旁腺的风险）和依赖甲状腺激素替代治疗。

围手术期并发症

最近的研究表明，手术的结果与手术数量有关。Sosa 等发现手术数量越大越有利于患者的手术结果，特别是喉返神经损伤和伤口并发症[3]；尤其在行 TT 术式的甲状腺癌患者中更为明显。在 Sosa 等的横断面分析中，包括了 1991—1996 年在马里兰州全州范围内所有接受甲状腺切除术的患者。外科医师按每年的甲状腺切除术例数分为不同等级：1～9 例、10～29 例、30～99 例和 ≥ 100 例。高手术量外科医师在所有组中施行了数量最多的甲状腺全切除术，并且更有可能对恶性肿瘤患者进行手术。与低手术量外科医师相比，高手术量外科医师获得更好的手术效果；但 TT 术总并发症发生率仍高于 TL 术[3]。

在 2003—2009 年全国住院患者样本（美国最大的全费住院护理数据库）进行的一项横断面研究中，包括了所有接受 TT 和 TL 术式的良、恶性疾病的成年患者。这项研究分析了手术医师的手术量，年手术量少于 10 例甲状腺切除术的定义为低手术量，年手术量多于 99 例的定义为高手术量。回顾了 62 722 例手术：良性病例大多数施行的是 TT 术式（57.9%），TT 术式的并发症风险增加至 20.4%，而 TL 术式为 10.8%（$P < 0.000\ 1$）。高手术量的外科医师操作的手术仅占总手术量的 5.0%，但其手术的 62.6% 为 TT 术式。高手术量的甲状腺外科医师在实施 TL 后并发症率为 7.6%，而低手术量的外科医师的并发症率为 11.8%。对于 TT，高手术量外科医师并发症率为 14.5%，而低手术量的外科医师发生并发症率为 24.1%。这个结果具有显著性差异（比值比 1.53，95% 置信区间 1.12～2.11，$P = 0.008\ 3$），低手术量外科医

师进行手术更可能在 TT 后出现并发症。即使高手术量外科医师进行手术，外科医师也应该与患者进行交流，并应仔细考虑 TT 与 TL 的相对优势和风险[4]。

TL 后追加手术后的手术风险与近全切除术或者 TT 相似。Erdem 等研究了 8 年间分化型甲状腺癌患者的结局，其中 141 例患者行追加甲状腺切除术，92 例患者为原发性肿瘤。永久性喉返神经麻痹和永久性甲状旁腺功能减退症的发生率在两组间相似。追加甲状腺切除组为 3.5% 和 4.2%，原发 TT 组为 3.3% 和 4.3%[5]。

监测：RAI 与长期超声随访

许多研究中心正在更加高选择地使用 RAI，结合更多地依赖颈部超声及血清甲状腺球蛋白（Tg）来监测疾病的复发。如已知的高风险肿瘤的病例，总体策略是术后应用 RAI 治疗，那么 TT 是必要的。然而，在中、低危患者中，选用 RAI 更苛刻，而对颈部超声使用的增加有可能取代对 TT 的需求，但在过去完成 TT 的，仅用于方便 RAI 消融和随访。此外，诊断性全身 RAI 扫描越来越少，对颈部超声检查更加依赖。

Vaisman 等的回顾性研究中，对 289 例 PTC > 1 cm、选择 TL 或 TT 未行 RAI 清甲的患者，用超声检查监测复发或持续性的结构性病变。血清 Tg 的变化无法确定是否存在持续 / 复发性器质性病变。本研究中复发患者并无症状。结构性病变由超声检查发现并通过活检确认，但没有相应的 Tg 升高[6]。在手术治疗不追加 RAI 的低危 PTC 中，与 Tg 比较，超声是更合适的监测方式。对侧腺叶的超声监测相对简单；然而，超声对颈部淋巴结监测需更加细致，同时缺乏超声的

专业知识可能会限制 TL 在某些地区的应用。

精确选择标准下 TL 与 TT 总体生存差异

已经证明用选择性的因素来识别低危患者，无论用 TL 或 TT 治疗，长期结果相似。在 Bilimoria 等的研究中，并未获得关于甲状腺腺外侵犯、切除的完整性以及其他影响生存和复发因素的数据。目前还不清楚基于选择标准的低危 PTC 使用 TL 的频率以及 TL 在高危患者中的应用频率。高危患者行 TL 的原因包括严重的合并症、无法完全切除或担心对侧喉返神经的状态。在 Haigh 的一项研究中，7% 的 TL 患者伴有甲状腺外侵犯，其中 8% 具有由年龄、转移、范围和大小（AMES）分类系统确定的高危征象。此外，5% 的肿瘤直径 >5 cm，1% 合并远处转移 [7]。在 Mendelsohn 分析的 TL 患者中，1%～2% 接受外放射治疗 [14]。在由 Haigh、Bilimoria 和 Kiernan 发表的系列文章中，接受 TL 的 12%～20% 的患者接受放射性碘治疗 [7, 8, 9]。但是，将系列研究结果推广到个体患者总是会遇到困难。至少，对接受 TL 而不想采取全切的患者，必须了解到术中由于发现恶性程度较高的病变和需要做放射性碘治疗，可能变为 TT 或追加甲状腺全切除术。

新的证据表明，通过适当的患者选择，对于低危 PTC 患者，TL 足够达到治疗要求。Adam 等对 1998—2006 年接受甲状腺手术的 61 775 例患者进行了追踪分析，证实在对疾病的复杂性和严重程度相关的变量进一步调整，在考虑患者并发症、肿瘤多灶性、甲状腺外侵犯、淋巴结转移、远处转移和完整切除后，发现 Bilimoria 研究中 1～4 cm

PTC 患者接受 TT 后的总生存优势不复存在。同样，当将该组细分为 1～2 cm 和 2～4 cm PTC 亚组时，也未观察到整体生存优势 [10]。

Matsuzu 等回顾了 1986—1995 年在日本接受 TL 治疗的 1 088 例甲状腺乳头状癌患者，肿瘤直径最大可达 10 cm，85% 以上直径 >1 cm，术后未接受 RAI 治疗。多发性单侧肿瘤患者接受 TL 治疗，双腺叶或双侧疾病远处转移的患者行 TT 治疗。有趣的是，在术前已诊断 PTC 的情况下，无论是否有任何淋巴结转移的证据，均常规行中央区和颈侧区（Ⅱ～Ⅴ级）淋巴结清扫。对于术前未通过细胞学检查明确诊断的疑似乳头状癌，只行中央区清扫，对术前诊断为良性疾病的患者不进行淋巴结清扫。5.5% 行单纯中央区颈淋巴结清扫术，82.5% 行中央和侧颈淋巴结清扫术，其中 86% 的患者发现有病理性淋巴结转移。手术后 25 年，残留甲状腺无复发生存率为 93.5%，局部淋巴结无复发生存率为 90.6%，远处无复发转移生存率为 93.6%。10 年的特异性存活率为 99.4%，25 年时为 95.2%。初次手术时的年龄、性别、原发肿瘤大小、甲状腺外侵犯和临床淋巴结转移与残余甲状腺无复发生存率无相关性。残余甲状腺 25 年复发率为 6.5%。可能由于手术策略造成选择偏倚，因此颈淋巴结清扫范围的作用并不明确 [11]。

2015 年 ATA 指南发表之前，有研究旨在明确低危的甲状腺癌患者行 TT 与 TL 的结果差异。这些论文的结论对于确定当前的低危标准非常有用，但由于它们结合了现在可能被认为是中危或高危特征的内在因素，必须对其进行详细解读。

Mendelsohn 分析了 22 724 例在 SEER 数据库中进行甲状腺乳头状癌手术的患者，平均随访时间为 9.1 年。在控制肿瘤大小后，TT 和 TL 之间无生存差异。TL 的 10 年生存期为 89.4%，TT 则为 90.8%。TL 的特定生存率为 98.4%，TT 为 97.5%。有些患者因肿瘤 >4 cm 而接受 TL 治疗。在 2 428 例肿瘤 >4 cm 的患者中，534 例采用了 TL。在 1 cm 或更大肿瘤的亚组分析中，TL 和 TT 组之间没有显著差异。此外，在这项研究中，一些高危患者也行 TL 治疗。1.6% 的患者接受了外放射治疗，16% 有甲状腺外侵犯，9% 的患者肿瘤 >4 cm，20% 接受了 RAI 消融[12]。

Haigh 等对 1988—1995 年 SEER 数据库进行分析，并使用年龄、转移、范围和大小（AMES）风险分类将甲状腺乳头状癌患者分为低危和高危组。低危组包括所有年龄较小合并甲状腺内癌灶的患者（女性 ≤ 50 岁，男性 ≤ 40 岁）以及所有甲状腺内直径 <5 cm 的癌且无远处转移的老年患者。低危患者 TT 后 10 年生存率为 89%，而部分甲状腺手术后为 91%。年龄较大、男性、肿瘤较大、淋巴结转移以及缺乏放射性碘与死亡率较高相关。在高危患者中，TT 术后 10 年存活率为 72%，而接受部分甲状腺手术者为 78%。他们的结论是，PTC 患者的生存率并不受甲状腺切除范围的影响，且在低危和高危组中预后结果相似[7]。

一项来自 MSKCC 癌症中心 Nixon 等的研究回顾了 889 例在 1986—2005 年患有 pT_1 和 pT_2 高分化甲状腺癌接受手术治疗的患者，538 例患者（59%）接受了 TT 治疗，528 例患者（41%）接受了 TL 治疗。10 年总生存率为 92%，疾病特异性生存率为 99%，无复发生存率为 98%。分析显示，总体生存时间在手术切除范围方面没有显著差异，但年龄 45 岁以上和男性患者表现出更差的总体生存率。TL 和 TT 组比较局部或区域复发无差异。该队列由 90% 乳头状

组织病理学、6% 滤泡状和 4% Hürthle 细胞患者组成。高细胞型也包括在内，此型预后较差。在这篇讨论中，残留甲状腺恶性肿瘤的进展是指对侧复发而不是局部复发。初始 TL 治疗的 382 例患者中有 21 例患者立即行甲状腺切除术，14 例患者（4%）迟些时候追加甲状腺切除术，但实际上只有 9 例患者（2.7%）在对侧腺叶发生了恶性肿瘤。如果他们将残留腺叶的恶性肿瘤复发归为局部复发，则局部复发率仅为 2%。作者总结认为，pT_1 和 pT_2 N_0 分化型甲状腺癌患者可以仅仅行 TL 治疗[13]。同样，尽管这项研究确实包括了一些非低危患者，但其结果为选择性患者行 TL 的手术选择提供了一些参考。

局 部 复 发

PTC 的多灶性会导致选择 TL 治疗的病例有可能增加对侧腺叶的复发，Grant、Hay 和 Mazzaferri 的研究[14, 15, 16] 就反映了这种情况。通过应用选择性针对低危患者的标准，行 TL 后可达到低于 1%～4% 的局部复发率和低于 10% 的追加甲状腺全切除术率。

在 Vaisman 等的回顾性研究中，在 289 例 PTC（大部分患者直径 >1 cm），选择 TL 或 TT 而不接受 RAI 消融的患者中，随访其复发或持续性器质性病变。经过 5 年的中位随访后，2.3%（5/217）行 TT 但不接受 RAI 残留消融的患者出现器质性复发，而接受 TL 的患者则为 4.2%（3/72）。原发肿瘤的大小、颈部淋巴结转移和 ATA 风险类别均为统计学预测复发的指标[6]。正如上文在总体生存时间章节讨论的那样，在长期随访期间只有少数发展的复发病灶被检测出并处理，并且对生存没有影响[6, 11, 13]。此外，对需要治疗的风险差异和数量评估表明，约

25 例患者将不得不接受 TT 以防止对侧复发，这可以后期追加甲状腺全切除术。

FLUS 和滤泡状肿瘤的分子标记

一些临床医师使用商业可获得的分子研究和细胞学分析来协助确定是否应该观察患者，或者通过 TL 或 TT 进行手术治疗。排除偏倚的测试可能有助于避免手术活检。如果分子标记将患者划分为 ATA 低危类别，单侧甲状腺切除术是一种合适的手术选择。如果 TL 对于低危 PTC 的疗效得到肯定，那么可能不再需要其他因素来判断选择单侧切除术还是全切除术。这将改变测试的效用，最大限度地帮助决定观察或选择单侧甲状腺切除术。

患 者 偏 好

以循证医学为指导，帮助患者与医师进行医疗决策。可根据当地的医疗资源和患者的个别担忧做出一般准则例外的决策。

经 济 成 本

Leiker 等比较了 TL 术式加术中冰冻切片以及细胞学可疑为 PTC 患者行 TT 术式的成本。其结果是由成本效用比作为美元 / 质量调整后的生活年所决定的。他们得出结论，首次就行 TT 术式对患者来说更具成本效益，这主要是因为在"良性"冷冻诊断后需追加甲状腺切除术。然而，当并发症达到不可接受的水平时，则首选 TL 术式[17]。新的指南提倡在低危 PTC 病例中放弃全切除术，TL 术式作为另一种选择可能更具成本效益。已经表明，TT 术后在医院过夜观察的可能性 2 倍于 TL 术后。当根据甲状腺切除范围分层时，日间手术的费用始终低于需留院过夜观察的费用[18]。随访监测成本是必须考虑的另一项指标。TT 和 TL 术式后超声监测是必要的，但 TT 术式的成本可能更高，因为如果行 RAI 治疗，这部分患者就需行刺激性 Tg 检测和 RAI 扫描。

选择性同侧中央区淋巴结清扫

中央区颈淋巴结清扫将在第 16 章进行详细讨论，但仍值得在此提及。在术中识别出明显淋巴结转移（cN_{1a}）的情况下，应行治疗性中央区淋巴结清扫以根除所有临床可检测疾病，并可能中转为 TT 术式[19]。在没有临床发现淋巴结转移（cN_0）的情况下，选择性同侧中央区淋巴结清扫的好处尚不确定，但其可以提供精确的病理性淋巴结分期，如果为 pN_{1a} 疾病，需行甲状腺全切除术或追加甲状腺切除以便于行术后放射性碘治疗。

结 论

单侧甲状腺切除术应在低危单侧 PTC 手术治疗中发挥越来越大的作用。单侧 TL 术式可降低围手术期并发症率，但并未增加恰当选择病例患者（$cT_{1\sim2}N_0M_0$）局部复发率。单侧 TL 术式和 TT 术式间总体生存率并无统计学差异。必须告知患者可能根据结果中转 TT 术式或术后追加甲状腺切除术。选择性同侧中央区淋巴结清扫术对精确的病理分期的作用尚不确定，但术中检查甲状腺外侵犯和（或）明显淋巴结转移是极为重要的。TL 术式后，对超声监测的依赖性增加，因为 Tg 在对侧甲状腺腺叶存在时并不敏感及非特异性。

参考文献

[1] Adam MA, Pura J, Gu L, et al. Extent of surgery for papillary thyroid cancer is not associated with survival: an analysis of 61,775 patients. Ann Surg. 2014;260: 601–5; discussion 605–7.

[2] Bilimoria KY, Bentrem DJ, Ko CY, et al. Extent of surgery affects survival for papillary thyroid cancer. Ann Surg. 2007;246: 375–81; discussion 381–4.

[3] Dean DS, Gharib H. Epidemiology of thyroid nodules. Best Pract Res Clin Endocrinol Metab. 2008;22: 901–11.

[4] Erdem E, Gulcelik MA, Kuru B, Alagol H. Comparison of completion thyroidectomy and primary surgery for differentiated thyroid carcinoma. Eur J Surg Oncol. 2003;29: 747–9.

[5] Grant CS, Hay ID, Gough IR, Bergstralh EJ, Goellner JR, McConahey WM. Local recurrence in papillary thyroid carcinoma: is extent of surgical resection important? Surgery. 1988;104: 954–62.

[6] Haigh PI, Urbach DR, Rotstein LE. Extent of thyroidectomy is not a major determinant of survival in low- or high-risk papillary thyroid cancer. Ann Surg Oncol. 2005;12: 81–9.

[7] Hauch A, Al-Qurayshi Z, Randolph G, Kandil E. Total thyroidectomy is associated with increased risk of complications for low- and high-volume surgeons. Ann Surg Oncol. 2014;21: 3844–52.

[8] Haugen BR, Alexander EK, Bible KC, et al. 2015 American Thyroid Association Management guidelines for adult patients with thyroid nodules and differentiated thyroid cancer: the American Thyroid Association guidelines task force on thyroid nodules and differentiated thyroid cancer. Thyroid. 2016;26(1): 1–133.

[9] Hay ID, Grant CS, Bergstralh EJ, Thompson GB, van Heerden JA, Goellner JR. Unilateral total lobectomy: is it sufficient surgical treatment for patients with AMES low-risk papillary thyroid carcinoma? Surgery. 1998;124: 958–64; discussion 964–6.

[10] Leiker AJ, Yen TW, Cheung K, Evans DB, Wang TS. Cost analysis of thyroid lobectomy and intraoperative frozen section versus total thyroidectomy in patients with a cytologic diagnosis of "suspicious for papillary thyroid cancer". Surgery. 2013;154: 1307–13; discussion 1313–4.

[11] Marino M, Spencer H, Hohmann S, Bodenner D, Stack Jr BC. Costs of outpatient thyroid surgery from the University HealthSystem Consortium (UHC) database. Otolaryngol Head Neck Surg. 2014;150(5): 762–9. doi: 10.1177/0194599814521583. Epub 2014 Feb 4.

[12] Matsuzu K, Sugino K, Masudo K, et al. Thyroid lobectomy for papillary thyroid cancer: long-term follow-up study of 1,088 cases. World J Surg. 2014;38: 68–79.

[13] Mazzaferri EL, Kloos RT. Clinical review 128: current approaches to primary therapy for papillary and follicular thyroid cancer. J Clin Endocrinol Metab. 2001;86: 1447–63.

[14] Mendelsohn AH, Elashoff DA, Abemayor E, St John MA. Surgery for papillary thyroid carcinoma: is lobectomy enough? Arch Otolaryngol Head Neck Surg. 2010;136: 1055–61.

[15] Nixon IJ, Ganly I, Patel SG, et al. Thyroid lobectomy for treatment of well differentiated intrathyroid malignancy. Surgery. 2012;151: 571–9.

[16] Sosa JA, Bowman HM, Tielsch JM, Powe NR, Gordon TA, Udelsman R. The importance of surgeon experience for clinical and economic outcomes from thyroidectomy. Ann Surg. 1998;228: 320–30.

[17] Vaisman F, Shaha A, Fish S, Michael Tuttle R. Initial therapy with either thyroid lobectomy or total thyroidectomy without radioactive iodine remnant ablation is associated with very low rates of structural disease recurrence in properly selected patients with differentiated thyroid cancer. Clin Endocrinol (Oxf). 2011;75: 112–9.

[18] Howlader N, Noone AM, Krapcho M, Garshell J, Miller D, Altekruse SF, Kosary CL, Yu M, Ruhl J, Tatalovich Z, Mariotto A, Lewis DR, Chen HS, Feuer EJ, Cronin KA, editors. SEER Cancer Statistics Review, 1975–2012, National Cancer Institute. Bethesda, MD. http://seer.cancer.gov/csr/1975_2012/, based on November 2014 SEER data submission, posted to the SEER web site, April 2015.

[19] Kiernan CM, Parikh AA, Parks LL, etal. Use of Radioiodine after Thyroid Lobectomy in patients with differentiates Thyroid Cancer. Does it change outcome? J Am Coll Surg. 04/2015;220(4).

译者评述

　　本文清楚界定低危 PTC：肿瘤 <4 cm 且无甲状腺外侵犯（cT₁ 或 cT₂），所有肉眼可见肿瘤已切除，肿瘤表现为非侵袭性细胞特征（如高细胞状、岛状、柱状细胞癌），无淋巴血管侵犯，临床和病理学 N₀ 或小于等于 5 个病理证实的 N₁ₐ 微小转移灶（最大直径 <0.2 cm），且无远处转移。

　　低危 PTC 手术方式虽存争议，西方推荐单侧甲状腺切除术（TL），其可降低围手术期并发症率，对适当选择病例其局部复发率和生存率与全切除术（TT）相比无明显差别。只是强调术中通过探查腺体是否外侵，或肉眼是否能观察到淋巴结肿大，来考虑 TT 或中央区清扫，或以后根据病理追加全切除术。

国内低危 PTC 主要以"两个至少"为准：即患侧腺叶切除加患侧中央区淋巴结常规清扫，对微小癌是足够的，但对 2～4 cm 大小肿瘤采用 TL 或 TT 仍莫衷一是。

本文反复强调并发症与手术范围成正比，与年手术例数成反比，说明甲状腺外科专科培训和专科化非常重要。

译者认为，目前的 PTC 低危诊断标准和精准处理尚待完善，但相信基础研究的突破、大数据的分析以及人工智能在甲状腺领域的探索，将会有助于这个问题的良好解决。

第16章
甲状腺乳头状癌患者中央区淋巴结的处理

Management of Central Compartment Lymph Nodes in Patients with Papillary Thyroid Carcinoma

Joy C. Chen and Christopher R. McHenry

邓先兆 译，樊友本 林佳伟 校

导 言

本章主要综述甲状腺乳头状癌患者颈部中央区淋巴结转移的处理以及其对复发和生存率的影响。既往已经介绍颈部中央区清扫的解剖边界，并对临床诊断中央区淋巴结阴性的甲状腺乳头状癌患者是否有必要行预防性中央区清扫（pCCND）进行过争论。对术后碘放射治疗更多的限制性使用是目前主要的发展趋势之一[1]。本文将对术后碘放射治疗的有效性、安全性及优势的评估进行探讨，这将有助于低危甲状腺乳头状癌患者术后碘放射治疗的管理。为临床诊断中央区淋巴结阴性的甲状腺乳头状癌患者仅行甲状腺切除而非甲状腺切除加预防性中央区淋巴结清扫提供进一步的支持。

颈部中央区解剖

按照 ATA 外科工作组定义，中央区左、右边界为颈总动脉，上界为舌骨，下界为无名动脉水平[2]（图 16-1）。中央区淋巴结包括喉前、气管前、气管旁Ⅵ区以及无名动脉旁Ⅶ区淋巴结。文献对解剖下界没有统一规定，可定义为胸骨切迹、无名动脉、无名静脉。为了获得更好的预后，建议在不增加并发症的前提下将Ⅶ区淋巴结连同Ⅵ区一并清扫[3]。常规行经颈胸腺切除和无名动脉"骨骼化"能更好地完成淋巴结清扫。

治疗性中央区淋巴结清扫定位为对肉眼可见或临床诊断为中央区淋巴结转移患者行中央区清扫。PTC 患者肉眼淋巴结转移与高复发率密切相关[4]。在一项大样本的人群病例对照研究中，Lundgren 及其同事研究发现，45 岁以上患者存在区域淋巴结转移时死亡率相应增加[5]。证据表明对肉眼可见淋巴结患者行淋巴结清扫可减少复发和死亡率[4, 6, 7]。总之，大家普遍同意，临床可见中央区淋巴结肿大时，在行甲状腺切除时应同时行中央区淋巴结清扫。

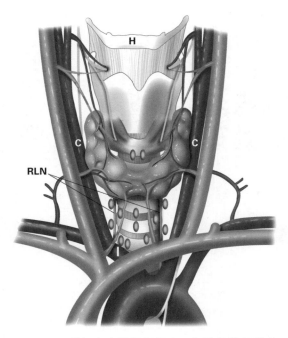

图 16-1　颈部中央区解剖标志。切除的淋巴结包括喉前（上至甲状腺峡部）、气管前（峡部以下、气管前）、气管旁（沿喉返神经）和无名动脉的淋巴结。H：舌骨；I：无名（头臂）动脉；C：颈总动脉；RLN：喉返神经

　　预防性淋巴结清扫是指对术前临床体检、影像学检查和术中评估无证据证实该区域淋巴结转移的患者行颈淋巴结清扫。支持行预防性中央区淋巴结清扫的基本原因有：① 减少中央区淋巴结复发，避免因中央区淋巴结转移再次手术，再手术潜在会使并发症增高。② 较低的术后血清 Tg 水平。③ 有助于术后碘放射治疗的选用及 ^{131}I 剂量的优化。反对行中央区淋巴结清扫的理由为：没有肿瘤学证据表明预防性清扫预后优于仅行甲状腺全切除术患者。

　　一些专家倾向推荐对临床淋巴结阴性患者行同侧预防性中央区淋巴结清扫[8]。同侧预防性中央区淋巴结清扫范围包括喉前、气管前及肿瘤同侧气管旁淋巴结。对侧气管旁不做清扫。行同侧预防性中央区淋巴结清

扫的合理性在于，清扫了最有可能被肿瘤波及的中央区淋巴结，同时可减少喉返神经损伤和甲状旁腺功能减退的发生。

中央区、颈侧区淋巴结术前超声分期

　　肉眼可见的淋巴结转移是指体检、术中探查及超声影像发现的转移淋巴结。肉眼转移淋巴结占 PTC 患者约 35%[9-12]。而镜下淋巴结转移是指体检、影像学检查和术中评估无法发现的转移。38%～80% 的 PTC 患者有隐匿的镜下淋巴结转移[13, 14]。预防性清扫报道微小淋巴结转移平均直径为 0.35 cm[15, 16]。

　　ATA 推荐对 PTC 患者甲状腺切除前行中央区和颈侧区超声检查[17]。术前体检会漏诊高达 40% 的肉眼可见淋巴结转移患者[18, 19]，因此，超声检查是处理 PTC 患者重要步骤之一。Stulak 及其同事对 PTC 患者使用超声评估的研究发现，14% 的患者有体检无法扪及、肉眼可见的转移淋巴结[20]。

　　镜下和肉眼淋巴结转移对术后复发率和死亡率影响不尽相同。镜下淋巴结转移不影响患者生存率，与肉眼可见淋巴结转移相比术后复发率也低得多。肉眼淋巴结转移与高复发率密切相关[5]，同时增加 45 岁以上患者的疾病特异死亡率[5, 21, 22]。

　　异常淋巴结超声特征包括：直径 >1 cm、正常脂肪门消失、圆形不规则（长、短径之比 <1.5）、回声不均匀、微钙化、高血流信号和囊性变[23-25]。超声对颈侧区淋巴结转移检查的敏感性高于中央区（82%～94% vs. 30%～60%）[26-29]。对于 TNM 分期而言，PTC 的术前超声分期对 N 分期总的准确性大约为 71.3%[26]。

超声也可用于对颈部可疑淋巴结的超声引导下细针穿刺活检。细胞学标本可用于评估是否存在恶性肿瘤细胞。在细胞学不确定情况下，术前穿刺液中甲状腺球蛋白检测有助于可靠鉴别转移淋巴结 [30]。

中央区淋巴结清扫适应证：推荐与争议

治疗性中央区淋巴结清扫是针对体检、影像学检查、术中评估发现的肉眼可见且活检证实的转移淋巴结。对肉眼可见转移淋巴结行区域淋巴结清扫可明显降低复发率和死亡率的风险 [6]。与预防性清扫不同，所有大的内分泌学会均建议对临床淋巴结阳性患者行治疗性清扫 [2, 17, 19, 31-34]。

预防性中央区淋巴结清扫历史上起源于散发性和家族性髓样癌患者的治疗术式。2006 年 ATA 甲状腺结节和分化型甲状腺癌诊治指南引入预防性淋巴结清扫，指南推荐所有 PTC 患者均可考虑淋巴结清扫 [17]。2006 年以前，PTC 患者的治疗不考虑行预防性中央区清扫。据说该推荐基于公正的证据（即预防性中央区清扫）能改善健康结局，因此，推荐强度等级为 B。在 ATA 指南发表同时，欧洲甲状腺协会对分化型甲状腺癌发表共识指出：没有证据表明预防性中央区淋巴结清扫可改善复发及预后，但确实为疾病提供了精确的分级，从而为后续治疗、随访提供指导 [35]。因此，这成了一个极具争议的问题。

2009 年修订版 ATA 指南发表时进行了改进 [33]。新提出的推荐是，对临床未发现的中央区淋巴结，可施行预防性单侧或双侧中央区淋巴结清扫，特别是进展期的原发肿瘤（T_3 或 T_4）。这一新的推荐仅基于专家建议，因此推荐强度等级降为 C。最新发表于 2015 年的 ATA 指南指出，对临床淋巴结阴性的患者强烈推荐甲状腺全切除术，不行预防性清扫，且该推荐基于中等质量证据，反而预防性清扫是基于低质量证据，系弱推荐 [19]。很显然，自 2006 年以来，我们对临床淋巴结阴性是否行预防性清扫又转回到了从前。

血清甲状腺球蛋白

甲状腺癌术后推荐监测血清甲状腺球蛋白（Tg），有助于侦察甲状腺癌复发。目前，尚不清楚甲状腺全切除术加预防性中央区淋巴结清扫术后血清 Tg 水平是否低于单行甲状腺全切除术。有报道称预防性中央区淋巴结清扫可降低术后血清 Tg 水平 [8]。然而，并不清楚这是中央区清扫的结果还是甲状腺全切除术更为彻底的结果。另一些研究报道，甲状腺全切除术加预防性清扫与单纯全切除术之间 Tg 水平没有明显差异 [36, 37]。另外，相比 Tg 水平的正常化，Tg 水平的动态变化对侦察甲状腺癌复发更重要。

局域复发

有关术后颈部中央区淋巴结的复发率的报道不一。PTC 患者肉眼可见淋巴结转移的复发率高于镜下淋巴结转移 [4]。据报道，肉眼可见淋巴结转移的复发率在 10%～42% [38-42]。Wada 及其同事曾叙述，与行预防性清扫的无明显淋巴结转移患者相比，可触摸的异常颈淋巴结患者术后淋巴结复发风险显著增高（17% vs. 0.43%）[40]。这与其他研究报道临床 N_1 患者具有更高的淋巴结复发率一致 [38, 39]，无论是在年轻患者还是老年患者 [41]。

在临床阴性淋巴结患者中，无论是否

进行预防性中央区淋巴结清扫，其中央区复发率为 2%～3%；仅行全切除术患者复发率为 0～12%，而全切除术加预防性清扫复发率是 0～11%（表 16-1）[8, 37, 39, 42-55]。在仅行甲状腺全切除术和甲状腺全切除术加预防性清扫两组之间中央区淋巴结复发率没有显著的差异。一项关于 PTC 患者的大样本的 meta 分析表明：甲状腺全切除术加预防性清扫中央区复发率为 1.9%，而仅行甲状腺全切除术中央区复发率为 1.7%[56]。还有两项大样本的 meta 分析也支持两组之间局域复发无差异[13, 14]。基于目前可获得的文献

信息，中央区淋巴结清扫适用于肉眼可见淋巴结转移。与此相反，现有的证据表明，中央区隐匿性镜下淋巴结转移很少能变成临床明显的淋巴结，因此几乎没有临床意义。

生存率

在一项大型基于人群的病例对照研究中，Lundgren 及其同事表明，≥ 45 岁的区域淋巴结转移患者的死亡率上升[5]。有证据显示，对于肉眼可见淋巴结转移患者行淋巴结清扫术可减少复发率和死亡率[4, 6, 7]。总之，一般认为临床明显的中央区淋巴结转

表 16-1　PTC 患者甲状腺全切除术 vs. 全切除术加中央区淋巴结清扫术后中央区复发率

	甲状腺全切除术后复发	全切除术 + 中央区淋巴结清扫术后复发	平均 * 随访时间
Barcynzski 等 [43]	7.8%（22/282）	0.6%（2/358）	10 年
Bardet 等 [42]	5.6%（22/391）	11.1%（4/36）	69 个月 *
Besic 等 [44]	0%（0/83）	0%（0/6）	56 个月
Costa 等 [45]	3.4%（4/118）	3.2%（4/126）	47 vs. 64 个月
Gemsenjager 等 [39]	2.3%（2/88）	5.6%（4/71）	8.1 年
Hartl 等 [46]	12%（11/91）	3%（2/155）	6.3 年
Hughes 等 [37]	3.1%（2/65）	2.6%（2/78）	27.5 vs. 19.1 个月
Lang 等 [47]	0%（0/103）	0%（0/82）	39.1 vs. 31.1 个月
Lee 等 [48]	3.9%（4/104）	3.3%（5/153）	49 vs. 55 个月
Moo 等 [49]	5.6%（2/36）	2.2%（1/45）	3.1 年
Moreno 等 [50]	2.3%（3/133）	1.7%（2/119）	71.5 个月
Roh 等 [51]	0%（0/49）	0%（0/148）	36 个月
Roh 等 [52]	4.1%（3/73）	2.5%（1/40）	52 个月
Sywak 等 [8]	1.8%（7/391）	0%（0/56）	70 vs. 24.5 个月
Sadowski 等 [53]	1.4%（4/281）	0%（0/180）	38.8 个月
Ywata de Carvalho 等 [54]	1.5%（7/478）	3.9%（4/102）	69.7 个月
Zhang 等 [55]	8.3%（9/108）	2.2%（3/134）	66 vs. 61 个月

注：* 中位数。

移患者应行中央区淋巴结清扫。

曾经，一项瑞典单一研究被引用来支持预防性中央区淋巴结清扫可改善生存率这样的观点[57]。这是一项 195 例 PTC 患者的回顾性研究，其中 175 例患者行甲状腺全切除术或近全切除术加气管前和气管旁淋巴结清扫[6]。该研究与之前两项斯堪的那维亚的研究[58,59] 对比显示，作者报道疾病特异性死亡率是 1.6%，而挪威为 8.4%，芬兰为 11%。

瑞典的研究具有 2 个大的局限性[57]。首先，它包括所有中央区淋巴结清扫，没有明确区分治疗性清扫和预防性清扫。第二，死亡率比较存在问题。在挪威研究中，15 例死于 PTC 患者中的 12 例因发病较晚只行了姑息性手术[58]。如果排除这 12 例患者，其疾病特异性死亡率为 1.9%；Tisell 及其同事研究将远处转移排除在外，疾病特异性死亡率是 1.6%[6]，两者相似。与挪威（1971—1989 年）、瑞士（1970—1989 年）研究相比，芬兰的研究更为早期（1956—1979 年），有关甲状腺切除及淋巴结清扫范围、同位素治疗的资料要么不完全，要么没有提供[59]。

碘放射治疗

回顾性研究表明，对 PTC 患者行预防性淋巴结清扫实施准确分期，可以用来帮助确定是否需行 RAI 治疗和所用 ^{131}I 的剂量[37,46]。Hughes 及其同事对临床淋巴结阴性的 PTC 患者行甲状腺全切除术和全切除术加预防性淋巴结清扫对比。预防性清扫患者中 62% 有中央区淋巴结转移[37]。甲状腺全切除术加预防性清扫患者中 ^{131}I 剂量（150 mCi）显著高于仅行甲状腺全切除术患者（30 mCi）。然而，即便是预防性清扫加高剂量 ^{131}I，治疗后 1 年局域复发和 Tg 水平两组之间并无

明显差异。更多研究证实预防性清扫后需更高的 ^{131}I 剂量。Hartl 及其同事报道，与仅行甲状腺全切除术（30 mCi）相比，甲状腺全切除术加预防性中央区清扫和Ⅲ、Ⅳ区颈淋巴结清扫需更高剂量 ^{131}I（100 mCi）[46]。Bonnet 及其同事在一项回顾性研究中发现，对临床阴性淋巴结的 PTC 患者行预防性清扫和侧区清扫后进行淋巴结分期，有 21.7% 的患者改变决定为行 ^{131}I 消融[60]。你或许可以从这些研究中得出结论，预防性中央区清扫对决定 ^{131}I 的剂量很有价值。另一个结论是，预防性中央区淋巴结清扫导致服用更大剂量的 ^{131}I，但没有明显的临床获益。

最近，Viola 及其同事完成了一项前瞻性随机对照研究，以了解预防性中央区淋巴结清扫在临床淋巴结阴性 PTC 患者中的作用[61]。患者随机分为单纯性甲状腺全切除术、甲状腺全切除术加中央区淋巴结清扫两组。本研究的主要疗效终点是评估 5 年后甲状腺消融率、疾病持续状态和复发率。次要终点是评估两组之间并发症以及预防性中央区淋巴结清扫对疾病分期的影响。经过 5 年的随访，临床上淋巴结阴性的 PTC 患者仅行甲状腺全切除组，需要更多剂量的 ^{131}I，且永久性甲状旁腺功能减退发生率较低，但与甲状腺全切除术加中央区清扫组相比预后无明显差异。几乎 50% 的患者有镜下淋巴结转移。作者得出结论鉴别中央区淋巴结镜下转移不能改善癌症相关结局，但能减少重复 ^{131}I 治疗的必要。

然而，^{131}I 消融对镜下淋巴结转移的有效性尚不清楚。Sawka 及其同事发现 ^{131}I 消融治疗对镜下淋巴结转移患者减少复发或死亡没有任何意义[62]。^{131}I 消融治疗有限，部分原因为高达 30% 的 PTC 患者不吸碘[63]。

Lamartina 及其同事近期通过文献系统

综述，对 ATA 中、低危分化型甲状腺癌术后消融在分期、随访和复发的证据进行研究，得出了一些重要的结论[64]。首先，很清楚的是，碘消融治疗对于低危甲状腺癌患者是没有价值的，因为已被证明对减少复发没有益处。此外，与 131I 全身扫描相比，超声结合血清 Tg 监测对鉴别疾病残留是等效的，甚至很可能更优。

假设，预防性中央区淋巴结清扫对镜下淋巴结转移患者术后 131I 治疗的选择有一定价值。颈部中央区淋巴结转移患者被归类为中等复发风险[65]。有一些研究显示术后 RAI 对中度风险 PTC 患者减少复发有一些好处，但大多数研究表明没有益处。显然，无论是否行术后 131I 治疗，复发率均很低。同样重要的是考虑 RAI 的潜在副作用，包括干眼症、慢性或复发性结膜炎、继发于急（慢）性涎腺炎的口干、短暂的味觉和嗅觉丧失、恶心、呕吐、鼻出血、骨髓抑制、短暂卵巢或睾丸衰竭、继发性恶性肿瘤。在中等风险的 PTC 患者中（尤其是那些因为镜下淋巴结转移存在而被升期的癌症患者）行甲状腺全切除术加或不加预防性中央区清扫复发率较低，联合 131I 治疗是否降低复发率尚有疑问，同时中央区淋巴结清扫导致较高并发症，131I 治疗潜在的副作用助推仅行甲状腺全切除术而不做中央区清扫。

中央区淋巴结清扫并发症

与仅行甲状腺全切除术相比，全切除术加预防性中央区清扫术后短暂性低钙血症的发生率明显增高[13, 14, 56]。大部分研究显示，甲状腺全切除术加预防性中央区清扫术后喉返神经损伤率与永久性甲状旁腺功能减退率高于仅行甲状腺全切除术，然而，在统计学上没有显著的差异。表 16-2

列举中央区淋巴结清扫术后所报道的并发症率[37, 39, 48, 52, 54, 55, 61, 66, 67]。

Giordano 及其同事对临床淋巴结阴性 PTC 患者进行回顾性研究，行甲状腺全切除术加双侧中央区清扫，喉返神经永久性损伤的发生率高于仅行甲状腺全切除术，但差异无统计学意义[68]。他们报道，在甲状腺全切除术和双侧中央区清扫患者中永久性甲状旁腺功能减退发生率（16%）高于仅行甲状腺全切除术的患者（6%）。多项其他样本较小的报道表明，甲状腺全切除术加双侧中央区清扫，喉返神经永久性损伤率和永久性甲状旁腺功能减退发生率高于单纯甲状腺切除术[37, 39, 52, 54, 55, 61, 67]。然而大多数研究因力度不够无明显统计学意义。

韩国最近完成了一项临床淋巴结阴性 PTC 患者的前瞻性研究。他们发现，甲状腺全切除术加中央区清扫与单纯甲状腺全切除术的患者相比，患者暂时性低钙血症的发生率更高，复发率无差异（3.3% vs. 3.9%）[48]。其永久性声带麻痹、永久性甲状旁腺功能减退、出血和血肿的发生率均增高，虽然这些差异没有统计学意义。

值得注意的是，大多数研究预防性中央区清扫并发症率的报道都是来自手术量大的中心或外科医师。然而，在实践中，大多数 PTC 甲状腺手术是由未接受专科医师培训或内分泌外科手术量不大的外科医师完成的[69, 70]。因此，实际并发症率很可能高于文献报道。

中央区淋巴结再手术

通过术后血清 Tg 监测，越来越多地发现到 PTC 复发。如肉眼可见复发推荐手术切除[19, 33]。PTC 行甲状腺全切除术后最常见的颈部中央区再手术适应证是残留转移病

表 16-2　中央区淋巴结清扫并发症

	喉返神经麻痹		永久性甲状旁腺功能减退症	
	仅行甲状腺全切除术	全切除术 + 中央区淋巴结清扫	仅行甲状腺全切除术	全切除术 + 中央区淋巴结清扫
Gemsenjager 等 [39]	0%（0/71）	5.6%（4/88）	0%（0/71）	1.4%（1/88）
Hughes 等 [37]	3.1%（2/65）	0%（0/78）	0%（0/65）	2.6%（2/78）
Pereira 等 [66]	—	0%（0/43）	—	4.6%（2/43）
Roh 等 [52]	0%（0/73）	4.9%（4/82）	2.7%（2/73）	3.6%（3/82）
Rosenbaum 和 McHenry [67]	1.1%（1/88）	0%（0/22）	0%（0/88）	4.5%（1/22）
Viola 等 [61]	8.0%（7/98）	4.3%（4/98）	8.0%（7/98）	19.4%（18/98）
Ywata de Carvalho 等 [54]	6.1%（29/478）	11.8%（12/102）	2.3%（11/478）	11.8%（12/102）
Zhang 等 [55]	0.9%（1/108）	1.5%（2/134）	0%（0/108）	1.5%（2/134）

灶。疾病复发常见于颈部淋巴结，手术区域软组织中一般少见[71]。一项研究发现，尽管 20% 的复发再手术是由于疾病的生物侵袭性引起的，但高达 20% 的再手术可因外科技术的改进或术前超声病灶定位而被避免[72]。人们担心颈部中央区再次手术会增加喉返神经损伤和甲状旁腺功能减退的风险。然而，专业的内分泌团队（如悉尼大学和加利福尼亚大学旧金山分校）报道，在初次甲状腺切除术后因转移病灶行再次中央区淋巴结清扫术并不增加其并发症[73, 74]。

结　　论

颈部中央区临床上存在淋巴结转移的患者应行中央区淋巴结清扫，以期降低复发率和改善生存率。对于临床淋巴结阴性的患者，颈部中央区的低复发率与中央区清扫后并发症潜在增加超过常规预防性中央区清扫的潜在获益。预防性中央区淋巴结清扫对决定是否进行 [131]I 辅助治疗有价值与否暂无定论。颈部中央区的复发患者最好由内分泌外科专家进行处理。

参考文献

[1] McHenry CR, Stulberg JJ. Prophylactic central compartment neck dissection for papillary thyroid cancer. Surg Clin North Am. 2014;94(3): 529–40.

[2] Carty SE, Cooper DS, Doherty GM, et al. Consensus statement on the terminology and classification of central neck dissection for thyroid cancer. Thyroid. 2009;19(11): 1153–8.

[3] Wang LY, Versnick MA, Gill AJ, Lee JC, Sidhu SB, Sywak MS, Delbridge LW. Level VII is an important component of central neck dissection for papillary thyroid cancer. Ann Surg Oncol. 2013;20(7): 2261–5.

[4] Scheumann GF, Gimm O, Wegener G, Hundeshagen H, Dralle H. Prognostic significance and surgical management of locoregional lymph node metastases in papillary thyroid cancer. World J Surg. 1994;18: 559–67.

[5] Lundgren CI, Hall P, Dickman PW, Zedenius J. Clinically significant prognostic factors for differentiated thyroid carcinoma: a population-based, nested case-controlled study.

Cancer. 2006;106: 524–31.

[6] Tisell LE, Nilsson B, Mölne J, et al. Improved survival of patients with papillary thyroid cancer after surgical microdissection. World J Surg. 1996;20(7): 854–9.

[7] White ML, Gauger PG, Doherty GM. Central neck dissection in differentiated thyroid cancer. World J Surg. 2007;31: 895–904.

[8] Sywak M, Cornford L, Roach P, et al. Routine ipsilateral level VI lymphadenectomy reduces postoperative thyroglobulin levels in papillary thyroid cancer. Surgery. 2006;140(6): 1000–5; discussion 1005–7.

[9] Schlumberger M. Papillary and follicular thyroid carcinoma. N Engl J Med. 1998;338: 297–306.

[10] Noguchi S, Murakami N. The value of lymph-node dissection in patients with differentiated thyroid cancer. Surg Clin North Am. 1987;67: 251–61.

[11] Cranshaw IM, Carnaille B. Micrometastases in thyroid cancer. An important finding? Surg Oncol. 2008;17(3): 253–8.

[12] Randolph GW, Duh QY, Heller KS, et al. The prognostic significance of nodal metastases from papillary thyroid carcinoma can be stratified based on the size and number of metastatic lymph nodes, as well as the presence of extranodal extension. Thyroid. 2012;22(11): 1144–52.

[13] Shan CX, Zhang W, Jiang DZ, et al. Routine central neck dissection in differentiated thyroid carcinoma: a systematic review and meta-analysis. Laryngoscope. 2012;122(4): 797–804.

[14] Wang TS, Cheung K, Farrokhyar F, et al. A meta-analysis of the effect of prophylactic central compartment neck dissection on locoregional recurrence rates in patients with papillary thyroid cancer. Ann Surg Oncol. 2013;20(11): 3477–83.

[15] So YK, Son YI, Hong SD, et al. Subclinical lymph node metastasis in papillary thyroid microcarcinoma: a study of 551 resections. Surgery. 2010;148(3): 526–31.

[16] Roh JL, Kim JM, Park CI. Central cervical nodal metastasis from papillary thyroid microcarcinoma: pattern and factors predictive of nodal metastasis. Ann Surg Oncol. 2008;15(9): 2482–6.

[17] Cooper DS, Doherty GM, Haugen BR, et al. Management guidelines for patients with thyroid nodules and differentiated thyroid cancer. Thyroid. 2006;16(2): 109–42.

[18] Kouvaraki MA, Shapiro SE, Fornage BD, Edeiken-Monro BS, Sherman SI, Vassilopoulou-Sellin R, Lee JE, Evans DB. Role of preoperative ultrasonography in the surgical management of patients with thyroid cancer. Surgery. 2003;134(6): 946–54; discussion 954–5.

[19] Haugen BR, Alexander EK, Bible KC, Doherty G, Mandel SJ, Nikiforov YE, Pacini F, Randolph G, Sawka A, Schlumberger M, Schuff KG, Sherman SI, Sosa JA, Steward D, Tuttle RM, Wartofsky L. 2015 American Thyroid Association Management Guidelines for adult patients with thyroid nodules and differentiated thyroid cancer. Thyroid. 2016;26: 1–133 [Epub ahead of print].

[20] Stulak JM, Grant CS, Farley DR, et al. Value of preoperative ultrasonography in the surgical management of initial and reoperative papillary thyroid cancer. Arch Surg. 2006;141: 489–94; discussion 494–6.

[21] Sugitani I, Fujimoto Y, Yamada K, Yamamoto N. Prospective outcomes of selective lymph node dissection for papillary thyroid carcinoma based on preoperative ultrasonography. World J Surg. 2008;32(11): 2494–502.

[22] Podnos YD, Smith D, Wagman LD, Ellenhorn JD. The implication of lymph node metastasis on survival in patients with well-differentiated thyroid cancer. Am Surg. 2005;71: 731–4.

[23] Lew JI, Solorzano CC. Use of ultrasound in the management of thyroid cancer. Oncologist. 2010;15(3): 253–8.

[24] Rosario PW, de Faria S, Bicalho L, et al. Ultrasonographic differentiation between metastatic and benign lymph nodes in patients with papillary thyroid carcinoma. J Ultrasound Med. 2005;24: 1385–9.

[25] Kuna SK, Bracic I, Tesic V, Kuna K, Herceg GH, Dodig D. Ultrasonographic differentiation of benign from malignant neck lymphadenopathy in thyroid cancer. J Ultrasound Med. 2006;25: 1531–7; quiz 1538–40.

[26] Park JS, Son KR, Na DG, Kim E, Kim S. Performance of preoperative sonographic staging of papillary thyroid carcinoma based on the sixth edition of the AJCC/UICC TNM classification system. AJR Am J Roentgenol. 2009;192(1): 66–72.

[27] Hwang HS, Orloff LA. Efficacy of preoperative neck ultrasound in the detection of cervical lymph node metastasis from thyroid cancer. Laryngoscope. 2011;121(3): 487–91.

[28] Morita S, Mizoguchi K, Suzuki M, et al. The accuracy of (18)[F]-fluoro-2-deoxy-D-glucose-positron emission tomography/computed tomography, ultrasonography, and enhanced computed tomography alone in the preoperative diagnosis of cervical lymph node metastasis in patients with papillary thyroid carcinoma. World J Surg. 2010;34(11): 2564–9.

[29] Choi JS, Kim J, Kwak JY, et al. Preoperative staging of papillary thyroid carcinoma: comparison of ultrasound imaging and CT. AJR Am J Roentgenol. 2009;193(3): 871–8.

[30] Cunha N, Rodrigues F, Curado F, Ilhéu O, Cruz C, Naidenov P, Rascão MJ, Ganho J, Gomes I, Pereira H, Real O, Figueiredo P, Campos B, Valido F. Thyroglobulin detection in fine-needle aspirates of cervical lymph nodes: a technique for the diagnosis of metastatic differentiated thyroid cancer. Eur J Endocrinol. 2007;157(1): 101–7.

[31] Robbins KT, Shaha AR, Medina JE, et al. Consensus statement on the classification and terminology of neck dissection. Arch Otolaryngol Head Neck Surg. 2008;134(5): 536–8.

[32] National Comprehensive Cancer Network. Thyroid carcinoma. 2012. Available at: http://www. nccn.org/professionals/physician_gls/. Accessed 8 July 8 2015.

[33] Cooper DS, Doherty GM, Haugen BR, et al. Revised American Thyroid Association management guidelines for

patients with thyroid nodules and differentiated thyroid cancer. Thyroid. 2009;19(11): 1167–214.

[34] Perros P, editor. British Thyroid Association, Royal College of Physicians. Guidelines for the management of thyroid cancer. In: Report of the Thyroid Cancer Guidelines Update Group. 2nd ed. London: Royal College of Physicians; 2007.

[35] Pacini F, Schlumberger M, Dralle H, Elisei R, Smit JW, Wiersinga W. European consensus for the management of patients with differentiated thyroid carcinoma of the follicular epithelium. Eur J Endocrinol. 2006;154(6): 787–803.

[36] Yoo D, Ajmal S, Gowda S, et al. Level VI lymph node dissection does not decrease radioiodine uptake in patients undergoing radioiodine ablation for differentiated thyroid cancer. World J Surg. 2012;36(6): 1255–61.

[37] Hughes DT, White ML, Miller BS, Gauger PG, Burney RE, Doherty GM. Influence of prophylactic central lymph node dissection on postoperative thyroglobulin levels and radioiodine treatment in papillary thyroid cancer. Surgery. 2010;148: 1100–6.

[38] Ito Y, Tomoda C, Uruno T, Takamura Y, Miya A, Kobayashi K, Matsuzuka F, Kuma K, Miyauchi A. Preoperative ultrasonographic examination for lymph node metastasis: usefulness when designing lymph node dissection for papillary microcarcinoma of the thyroid. World J Surg. 2004;28: 498–501.

[39] Gemsenjager E, Perren A, Seifert B, et al. Lymph node surgery in papillary thyroid carcinoma. J Am Coll Surg. 2003;197(2): 182–90.

[40] Wada N, Duh QY, Sugino K, Iwasaki H, Kameyama K, Mimura T, Ito K, Takami H, Takanashi Y. Lymph node metastasis from 259 papillary thyroid microcarcinomas: frequency, pattern of occurrence and recurrence, and optimal strategy for neck dissection. Ann Surg. 2003;237: 399–407.

[41] Wada N, Masudo K, Nakayama H, Suganuma N, Matsuzu K, Hirakawa S, Rino Y, Masuda M, Imada T. Clinical outcomes in older or younger patients with papillary thyroid carcinoma: impact of lymphadenopathy and patient age. Eur J Surg Oncol. 2008;34: 202–7.

[42] Bardet S, Malville E, Rame JP, Babin E, Samama G, De Raucourt D, Michels JJ, Reznik Y, Henry-Amar M. Macroscopic lymph-node involvement and neck dissection predict lymph-node recurrence in papillary thyroid carcinoma. Eur J Endocrinol. 2008;158: 551–60.

[43] Barczyński M, Konturek A, Stopa M, Nowak W. Prophylactic central neck dissection for papillary thyroid cancer. Br J Surg. 2013;100(3): 410–8.

[44] Besic N, Zgajnar J, Hocevar M, Petric R. Extent of thyroidectomy and lymphadenectomy in 254 patients with papillary thyroid microcarcinoma: a single-institution experience. Ann Surg Oncol. 2009;16(4): 920–8.

[45] Costa S, Giugliano G, Santoro L, et al. Role of prophylactic central neck dissection in cN0 papillary thyroid cancer Il ruolo dello svuotamento profilattico del compartimento centrale del collo. Acta Otorhinolaryngol Ital. 2009;29:

61–9.

[46] Hartl DM, Mamelle E, Borget I, Leboulleux S, Mirghani H, Schlumberger M. Influence of prophylactic neck dissection on rate of retreatment for papillary thyroid carcinoma. World J Surg. 2013;37(8): 1951–8.

[47] Lang BH, Yih PC, Shek TW, et al. Factors affecting the adequacy of lymph node yield in prophylactic unilateral central neck dissection for papillary thyroid carcinoma. J Surg Oncol. 2012;106(8): 966–71.

[48] Lee DY, Oh KH, Cho JG, Kwon SY, Woo JS, Baek SK, Jung KY. The benefits and risks of prophylactic central neck dissection for papillary thyroid carcinoma: Prospective Cohort Study. Int J Endocrinol. 2015;2015: 571480.

[49] Moo TA, McGill J, Allendorf J, et al. Impact of prophylactic central neck lymph node dissection on early recurrence in papillary thyroid carcinoma. World J Surg. 2010;34(6): 1187–91.

[50] Moreno MA, Edeiken-Monroe BS, Siegel ER, et al. In papillary thyroid cancer, preoperative central neck ultrasound detects only macroscopic surgical disease, but negative findings predict excellent long-term regional control and survival. Thyroid. 2012;22(4): 347–55.

[51] Roh JL, Park JY, Park CI. Prevention of postoperative hypocalcemia with routine oral calcium and vitamin D supplements in patients with differentiated papillary thyroid carcinoma undergoing total thyroidectomy plus central neck dissection. Cancer. 2009;115(2): 251–8.

[52] Roh JL, Park JY, Park CI. Total thyroidectomy plus neck dissection in differentiated papillary thyroid carcinoma patients: pattern of nodal metastasis, morbidity, recurrence, and postoperative levels of serum parathyroid hormone. Ann Surg. 2007;245(4): 604–10.

[53] Sadowski BM, Snyder SK, Lairmore TC. Routine bilateral central lymph node clearance for papillary thyroid cancer. Surgery. 2009;146(4): 696–703; discussion 703–5.

[54] Ywata de Carvalho A, Chulam TC, Kowalski LP. Long-term results of observation vs prophylactic selective level VI neck dissection for papillary thyroid carcinoma at a cancer center. JAMA Otolaryngol Head Neck Surg. 2015;141(7): 599–606.

[55] Zhang L, Liu Z, Liu Y, Gao W, Zheng C. The clinical prognosis of patients with cN0 papillary thyroid microcarcinoma by central neck dissection. World J Surg Oncol. 2015;13: 138.

[56] Zetoune T, Keutgen X, Buitrago D, et al. Prophylactic central neck dissection and local recurrence in papillary thyroid cancer: a meta-analysis. Ann Surg Oncol. 2010; 17(12): 3287–93.

[57] Mazzaferri EL, Robbins RJ, Spencer CA, et al. A consensus report of the role of serum thyroglobulin as a monitoring method for low-risk patients with papillary thyroid carcinoma. J Clin Endocrinol Metab. 2003;88(4): 1433–41. Review.

[58] Salvesen H, Njølstad PR, Akslen LA, Albrektsen G, Søreide O, Varhaug JE. Papillary thyroid carcinoma: a multivariate

analysis of prognostic factors including an evaluation of the p-TNM staging system. Eur J Surg. 1992;158(11–12): 583–9.

[59] Kukkonen ST, Haapiainen RK, Franssila KO, Sivula AH. Papillary thyroid carcinoma: the new, age-related TNM classification system in a retrospective analysis of 199 patients. World J Surg. 1990;14(6): 837–41; discussion 841–2.

[60] Bonnet S, Hartl D, Leboulleux S, et al. Prophylactic lymph node dissection for papillary thyroid cancer less than 2 cm: implications for radioiodine treatment. J Clin Endocrinol Metab. 2009;94(4): 1162–7.

[61] Viola D, Materazzi G, Valerio L, et al. Prophylactic central compartment lymph node dissection in papillary thyroid carcinoma: clinical implications derived from the first prospective randomized controlled single institution study. J Clin Endocrinol Metab. 2015;100(4): 1316–24.

[62] Sawka AM, Rilkoff H, Tsang RW, et al. The rationale of patients with early-stage papillary thyroid cancer for accepting or rejecting radioactive iodine remnant ablation. Thyroid. 2013;23(2): 246–7.

[63] Durante C, Haddy N, Baudin E, et al. Long-term outcome of 444 patients with distant metastases from papillary and follicular thyroid carcinoma: benefits and limits of radioiodine therapy. J Clin Endocrinol Metab. 2006;91(8): 2892–9.

[64] Lamartina L, Durante C, Filetti S, Cooper DS. Low-risk differentiated thyroid cancer and radioiodine remnant ablation: a systematic review of the literature. J Clin Endocrinol Metab. 2015;100(5): 1748–61.

[65] Tuttle RM, Tala H, Shah J, et al. Estimating risk of recurrence in differentiated thyroid cancer after total thyroidectomy and radioactive iodine remnant ablation: using response to therapy variables to modify the initial risk estimates predicted by the new American Thyroid Association staging system. Thyroid. 2010;20(12): 1341–9.

[66] Pereira JA, Jimeno J, Miquel J, Iglesias M, Munné A, Sancho JJ, Sitges-Serra A. Nodal yield, morbidity, and recurrence after central neck dissection for papillary thyroid carcinoma. Surgery. 2005;138(6): 1095–100; discussion 1100–1.

[67] Rosenbaum MA, McHenry CR. Central neck dissection for papillary thyroid cancer. Arch Otolaryngol Head Neck Surg. 2009;135(11): 1092–7.

[68] Giordano D, Valcavi R, Thompson GB, et al. Complications of central neck dissection in patients with papillary thyroid carcinoma: results of a study on 1087 patients and review of the literature. Thyroid. 2012;22(9): 911–7.

[69] Stavrakis AI, Ituarte PH, Ko CY, et al. Surgeon volume as a predictor of outcomes in inpatient and outpatient endocrine surgery. Surgery. 2007;142(6): 887–99; discussion: 887–99.

[70] Saunders BD, Wainess RM, Dimick JB, et al. Who performs endocrine operations in the United States? Surgery. 2003; 134(6): 924–31.

[71] Wang T, Dubner S, Sznyter L, et al. Incidence of metastatic well-differentiated thyroid cancer in cervical lymph nodes. Arch Otolaryngol Head Neck Surg. 2004;130: 110–3.

[72] Onkendi EO, McKenzie TJ, Richards ML, Farley DR, Thompson GB, Kasperbauer JL, Hay ID, Grant CS. Reoperative experience with papillary thyroid cancer. World J Surg. 2014;38(3): 645–52.

[73] Alvarado R, Sywak MS, Delbridge L, Sidhu SB. Central lymph node dissection as a secondary procedure for papillary thyroid cancer: is there added morbidity? Surgery. 2009;145: 514–8.

[74] Shen WT, Ogawa L, Ruan D, Suh I, Kebebew E, Duh QY, Clark OH. Central neck lymph node dissection for papillary thyroid cancer: comparison of complication and recurrence rates in 295 initial dissections and reoperations. Arch Surg. 2010;145(3): 272–5.

译者评述

对于甲状腺乳头状癌（PTC），2006年ATA指南首次推荐预防性中央区淋巴结清扫，2009年改为可行预防性清扫，2015年又回到原点不推荐常规行预防性清扫。其主要原因有：① 预防性中央区清扫增加喉返神经损伤、甲状旁腺功能减退等并发症的风险。② 预防性清扫并不延长患者生存率。

我国2012年《甲状腺结节和分化型甲状腺癌》对于PTC手术明确提出"两个至少"：即至少行患者腺叶全切除术，至少行患者中央区淋巴结清扫。众多文献报道显示PTC（包含PTMC）中央区淋巴结转移率可高达50%。基于我们上海市交通大学甲状腺中心和全国经验，对于甲状腺专科医师而言，附加单侧中央区淋巴结清扫所致并发症率，与单纯甲状腺全切除术相比，并无明显升高，手术时间仅延长15分钟左右，这与专科化培训、中国人较瘦、神经监测和纳米炭的合理使用、严格的质控密切相关。同时，中央区淋巴结清扫有利于术后病理分期，有利于术后Tg随访，有利于减少术后放射性[131]I的选用，有利于[131]I剂量选择。因此，我们仍建议对PTC患者常规行预防性至少一侧中央区淋巴结清扫，同时我们也力主甲状腺癌手术最好由经验丰富的甲状腺专科医师来施行。

第17章
持续性和复发性颈淋巴结转移的处理

The Management of the Persistent and Recurrent Cervical Lymph Node Metastases

J.D. Pasternak and W.T. Shen

严佶祺 吕 恬 译，严佶祺 樊友本 校

导 言

虽然在过去的 10 年内，分化型甲状腺癌的发病率已持续增长，但疾病死亡率仍然相当低[1]。虽然患者很少死于这种疾病，但在初次治疗之后仍有肿瘤持续存在或复发的风险。这章我们着重讨论惰性的分化型甲状腺癌初次治疗后复发病灶的问题，而区分残留性病灶还是复发性病灶就是其中的难点。Wada 等研究提示对于没有临床或影像学转移证据的甲状腺癌患者而言，大多数患者的局部淋巴结内都存在微小的转移病灶[2]。美国大样本数据显示低危组分化型甲状腺癌的临床复发率在 2%～6%[3, 4]，而高危组临床复发率在 20%～40%，微小转移风险更高（将近 90% 确诊）[1, 5, 6]。大约 85% 分化型甲状腺癌是甲状腺乳头状癌，其主要转移至颈部淋巴结，大多数复发病灶存在于颈部。值得一提的是，即使多数分化型甲状腺癌患者并不会死于这类疾病，他们仍会采取多种手段监测复发，而一旦发现病灶复发，即采取多种干预措施来控制疾病扩散。这章中我们着重探讨分化型甲状腺癌患者初次手术治疗之后复发病灶一经发现，甲状腺专家采取的监测和治疗策略。

复发病灶的检测

美国甲状腺协会（ATA）2009 年版指南首次提出了预测甲状腺癌患者复发风险的危险分层。对于低危组甲状腺癌只有 9% 的复发率，而高危组甲状腺癌患者有 69% 的复发风险概率[7-10]。因此，高危组应积极随访和严密监测。一些研究团队提出了最佳随访间隔时间，包括成本-效益因素。Wu 等研究表明，对于低危组患者，在术后 5 年无瘤生存随访之后，推荐随访时间间隔为 3 年，但这并不适用于高危组患者[11]。

对于低危组甲状腺癌治疗，最新的 ATA 指南推荐行甲状腺腺叶切除术或甲状腺次全切除术。可能最后结局是一样的，但这样的话，分化型甲状腺癌术后随访的生活质量会有很大限度的提高。因甲状腺全切除术和放射性碘治疗的广泛应用，甲状腺专科医师可以使用血清甲状腺球蛋白（Tg）和高频颈部超声作为主要监测手段。当越来越多的甲状腺癌患者仅行甲状腺腺叶切除术，临床医师应重新修改 Tg 的临界值。新版 ATA 指南对于这些患者的术后随访提供了良好的建议，并且减少使用放射性碘治疗成了北美地区甲状腺癌治疗的新趋势[12]。

何 时 干 预

大约 20% 的甲状腺癌患者行甲状腺全切除术后 1 年会出现血清 Tg 水平增高的现象，但只有 1/3 将发展成器质性病变，剩下的患者仍保持无瘤状态并且血清 Tg 水平会随着时间而下降[13, 14]。Durante 等的研究表明，患者甲状腺全切除术后即使不进行放射性碘治疗，血清 Tg 水平在未来的 5～7 年内仍将下降。对于复发病灶的检测，颈部超声仍是监控甲状腺癌最好的方法[15]。一旦检测到颈部的复发病灶，对临床医师来说最重要的是决定是否需要进一步干预或治疗。正如将要讨论的，一些病灶可能不需要治疗甚至无法取样用以诊断。在瘢痕组织中再次手术所增加的风险与局部控制转移性甲状腺癌的目标之间，需要经过妥善权衡。最后，多项研究结果表明，对于直径 ≥ 8 mm 的中央组（第 Ⅵ 组）淋巴结和直径 ≥ 10 mm 的颈侧区（第 Ⅱ～Ⅴ 组）淋巴结，推荐可以将手术干预作为治疗策略之一。即使有这些量化的建议，临床医师还需要考虑很多变量，包括喉返神经功能的情况、甲状旁腺的完整保留、患者的并存疾患和巨大或远处转

移病灶。如果计划行手术切除，条件允许时术前推荐对可疑病灶行细针穿刺活检。在下文中，我们将探讨对于颈部复发的高分化型甲状腺癌的手术治疗。

如 何 干 预

再次颈部清扫手术

对于复发的分化型甲状腺癌计划行再次手术，术前影像学检查最重要。很多外科医师在手术前会对颈部所有区域进行淋巴结超声检查，以查找复发病灶。最新版的 ATA 指南提到，横断面影像检查对于这些患者的术前评估同样重要。目前很多临床中心使用计算机断层扫描成像（CT），或者结合超声检查。CT 提供了颈部以及周围结构（包括气管和锁骨）的横断面图像，可进一步了解解剖变异，经常可看到上纵隔的特征（第 Ⅶ 组）。近年来研究表明，颈部 CT 扫描在复发性甲状腺癌的术前评估中应作为超声检查的补充，特别在于其能更精确地定位病灶[16, 17]。一旦计划施行再次手术，其相关风险应与患者妥善交代，并且完善声带功能的术前评估[12]。

1. 手术方法

患者麻醉成功后平卧于手术台上，颈部后仰，上肢固定。在再次手术过程中，作者推荐使用神经监测系统，因为初次手术区域的解剖结构常会变得扭曲紊乱。当患者摆好体位时，术中超声的应用可以极大地帮助实时监测病灶的位置。正如之前 Harari 等研究表明，我们建议超声引导下向可疑淋巴结里注入 1 ml 1:5 稀释的亚甲蓝溶液，用以确保可疑病灶包含在手术标本内。如果有数枚可疑淋巴结，向淋巴结的头端和尾端分别注入亚甲蓝溶液有助于

引导手术医师在颈部致密的瘢痕组织中切除病变淋巴结[18]。正如本章开头描述的，ATA 在分化型甲状腺癌的管理指南中推荐，淋巴结的切除应按照颈部分区进行，并且避免单枚淋巴结摘除。术中注射亚甲蓝可以确保手术医师完整切除包含可疑病变的颈部区域（图 17–1）。

2. 颈部中央区

作为包围着甲状腺的颈部区域，颈部中央区（第Ⅵ组）是分化型甲状腺癌持续或复发最常见的区域。20% 颈部淋巴结的复发都发生在这个区域。我们界定这个区域以颈动脉鞘为外界，舌骨为上界，胸骨上切迹或头臂干为下界。除了甲状腺以外，这个区域还包含喉返神经、甲状旁腺和淋巴组织。中央区淋巴结包括喉前淋巴结（Delphian 淋巴结）、气管前淋巴结和以颈动脉鞘为外界的气管旁淋巴结。复发性甲状腺癌最常发生在这个区域，再次手术可能造成这个区域重要结构功能受损，应由经验丰富的外科医师操作

以保障安全。据统计，再次中央区淋巴结清扫手术时喉返神经有 0% 可能永久损伤[19-25]和 21% 暂时损伤的风险[20]。术后低钙血症的发生率报道为 0～24%[20-26]。表 17–1 列举了再次颈部清扫手术的术后并发症的概况。

相比初次手术，再次手术风险更大，再次手术的范围大小应由肿瘤负荷决定。淋巴结清扫应围绕颈部分区进行，而确切的分区和侧区清扫应由具体的复发类型决定。如果复发病灶局限在一侧颈部，推荐行单侧而非双侧清扫[12]。如果复发病灶遍及颈部中央区，则推荐行双侧清扫，清扫过程中需注意保护与淋巴组织关系密切的喉返神经和甲状旁腺。

3. 再次颈外侧区淋巴结清扫手术

如上所述，再次复发的分化型甲状腺癌颈外侧区淋巴结清扫手术应包含复发病灶在内的颈部区域清扫，而避免单枚淋巴结摘除。诚然，有效且安全的清扫手术最重要的是依赖于外科医师的经验和判断，充分评估手术范围的风险和获益。和中央区淋巴结清

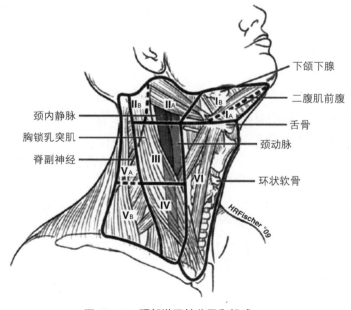

图 17–1　颈部淋巴结分区和组成

表 17-1　再次颈部中央区淋巴结清扫术后并发症（回顾性文献分析）

作　者	患者总数（n）	喉返神经麻痹		低 钙 血 症	
		暂时性（%）	永久性（%）	暂时性（%）	永久性（%）
Farrag 等 [20]	33	21	0	6	0
Clayman 等 [19]	63	2	0	19	18[a]
Alvarado 等 [23]	193	3	0.6	11	2
Shen 等 [21]	106	4.7	1.9	23.6	0.9
Tufano 等 [26]	120		14.2[a]	10	2.5
Shah 等 [22]	82	2	2	20	7
Lang 等 [25]	50	6	1	14	0
Onkendi 等 [21]	410		2[b]，0.5[c]		3

注：[a] 永久性＋持久性。[b] 喉返神经因肿瘤侵犯而被切断。[c] 意外损伤。

扫相同的是，颈外侧区淋巴结清扫的再次手术会带来比初次手术更大的手术风险。再次手术时需重视的颈外侧区域的重要结构包括颈动脉鞘，发出喉返神经分支的迷走神经、副神经和病灶周围的其他神经血管结构。总之，颈部分区清扫可以减少 80% 甲状腺癌患者的实体肿瘤负荷，即使术前血清 Tg 水平没有降到低水平范围内者，仍可以降低血清 Tg 水平达 90%[27, 28]。

复发性分化型甲状腺癌的非手术治疗策略

除了正规的颈部淋巴结清扫手术，临床医师对于治疗复发性的、可采用局部治疗的分化型甲状腺癌的经验也在不断积累。2 种被认为效果好的主要方法是乙醇注射和射频消融（RFA）。现在已发表的大样本研究表明乙醇注射和射频消融对于治疗分化型甲状腺癌的复发病灶是安全、有效的。目前为止

样本数最大的一项来自挪威的研究介绍了 109 例淋巴结复发经过乙醇注射治疗后，在 38 个月的随访过程中，84% 的复发病灶可以持续消失[29]。尽管在这项研究中很多患者需要用乙醇再次治疗，但这仍可以在不需要全身麻醉的情况下于门诊完成，也没有明显的副作用。射频消融对于复发性病灶也可以有好的疗效，一些研究表明，高达 60% 的复发性淋巴结在射频消融治疗后消失。射频消融治疗的特有并发症是皮肤的热灼伤[30]。尽管需要长期的临床研究来评估临床效果和对患者生存率的影响，一些研究结果已显示其有应用前景。

远处复发病灶

由于分化型甲状腺癌预后好，所以远处转移较少，尤其是低危组甲状腺癌。然而，不幸的是，有时我们很难预测远处转移，最后需要由临床医师决定何时采取干预措

施[31]。横断面影像学检查，特别是增强 CT 扫描，最有助于判断转移病灶。因为肺是远处转移的最常见部位，故颈部和胸部 CT 扫描有助于量化肿瘤负荷。氟代脱氧葡萄糖正电子发射计算机断层扫描（FDG-PET）已被用于帮助确定远处转移病灶的数量。最近有研究建议那些由于失分化而不摄碘的甲状腺癌患者可能可以通过这种方法更好地发现病灶[32, 33]。已证实远处转移的患者根据甲状腺肿瘤的分化程度不同，仍有机会获得良好的长期生存。一个集合了外科医师、内分泌科医师、放射肿瘤学专家、药物肿瘤学专家、核医学科医师、放射科专家的多学科协作团队将帮助患者获得最佳的治疗结果[34]。

结　论

尽管幸运眷顾，分化型甲状腺癌有着良好的预后，但患者仍有可能肿瘤复发。复发病灶最常发生在颈部，建议采取并发症少的手术治疗方法。针对局部复发的甲状腺癌处理有一些新的治疗方法，但仍需要更大型的长期研究来验证这些治疗方法与患者生存间的相关性。高危组或是有临床扩散转移征兆的甲状腺癌患者建议行横断面影像扫描去排除远处转移病灶，并予以相应处理。总之，一个多学科团队共同参与制订以患者为中心的治疗策略，对复发性甲状腺癌患者而言是最好的照护。

参考文献

[1] Ahn HS, Kim HJ, Welch HG. Korea's thyroid-cancer "epidemic"-screening and overdiagnosis. N Engl J Med. 2014;371(19): 1765-7.

[2] Wada N, Duh QY, Sugino K, Iwasaki H, Kameyama K, Mimura T, Ito K, Takami H, Takanashi Y. Lymph node metastasis from 259 papillary thyroid microcarcinomas: frequency, pattern of occurrence and recurrence, and optimal strategy for neck dissection. Ann Surg. 2003;237(3): 399-407.

[3] Mazzaferri EL. Management of low-risk differentiated thyroid cancer. Endocr Pract. 2007;13: 498-512.

[4] Hay ID. Management of patients with low-risk papillary thyroid carcinoma. Endocr Pract. 2007;13: 521-33.

[5] Qubain SW, Nakano S, Baba M, Takao S, Aikou T. Distribution of lymph node micrometastasis in pN0 well-differentiated thyroid carcinoma. Surgery. 2002;131: 249-56.

[6] Arturi F, Russo D, Giuffrida D, Ippolito A, Perrotti N, Vigneri R, Filetti S. Early diagnosis by genetic analysis of differentiated thyroid cancer metastases in small lymph nodes. J Clin Endocrinol Metab. 1997;82: 1638-41.

[7] Tuttle RM, Tala H, Shah J, Leboeuf R, Ghossein R, Gonen M, Brokhin M, Omry G, Fagin JA, Shaha A. Estimating risk of recurrence in differentiated thyroid cancer after total thyroidectomy and radioactive iodine remnant ablation: using response to therapy variables to modify the initial risk estimates predicted by the new American Thyroid Association staging system. Thyroid. 2010;20: 1341-9.

[8] Vaisman F, Momesso D, Bulzico DA, Pessoa CH, Dias F,

Corbo R, Vaisman M, Tuttle RM. Spontaneous remission in thyroid cancer patients after biochemical incomplete response to initial therapy. Clin Endocrinol (Oxf). 2012;77: 132-8.

[9] Castagna MG, Maino F, Cipri C, Belardini V, Theodoropoulou A, Cevenini G, Pacini F. Delayed risk stratification, to include the response to initial treatment (surgery and radioiodine ablation), has better outcome predictivity in differentiated thyroid cancer patients. Eur J Endocrinol. 2011;165: 441-6.

[10] Pitoia F, Bueno F, Urciuoli C, Abelleira E, Cross G, Tuttle RM. Outcomes of patients with differentiated thyroid cancer risk-stratified according to the American thyroid association and Latin American thyroid society risk of recurrence classification systems. Thyroid. 2013;23: 1401-7.

[11] Wu JX, Beni CE, Zanocco KA, Sturgeon C, Yeh MW. Cost-effectiveness of long-term every three-year versus annual postoperative surveillance for low-risk papillary thyroid cancer. Thyroid. 2015;25(7): 797-803.

[12] Haugen BR, Alexander EK, Bible KC, Doherty G, Mandel SJ, Nikiforov YE, Pacini F, Randolph G, Sawka A, Schlumberger M, Schuff KG, Sherman SI, Sosa JA, Steward D, Tuttle RM, Wartofsky L. 2015 American Thyroid Association Management guidelines for adult patients with thyroid nodules and differentiated thyroid cancer. Thyroid. 2015; 26(1): 1-133.

[13] Baudin E, Do CC, Cailleux AF, Leboulleux S, Travagli JP, Schlumberger M. Positive predictive value of serum

thyroglobulin levels, measured during the first year of follow-up after thyroid hormone withdrawal, in thyroid cancer patients. J Clin Endocrinol Metab. 2003;88: 1107−11.

[14] Padovani RP, Robenshtok E, Brokhin M, Tuttle RM. Even without additional therapy, serum thyroglobulin concentrations often decline for years after total thyroidectomy and radioactive remnant ablation in patients with differentiated thyroid cancer. Thyroid. 2012;22: 778−83.

[15] Torlontano M, Crocetti U, Augello G, D'Aloiso L, Bonfitto N, Varraso A, Dicembrino F, Modoni S, Frusciante V, Di Giorgio A, Bruno R, Filetti S, Trischitta V. Comparative evaluation of recombinant human thyrotropin-stimulated thyroglobulin levels, 131I whole-body scintigraphy, and neck ultrasonography in the follow-up of patients with papillary thyroid microcarcinoma who have not undergone radioiodine therapy. J Clin Endocrinol Metab. 2006; 91(1): 60−3.

[16] Kim E, Park JS, Son KR, Kim JH, Jeon SJ, Na DG. Preoperative diagnosis of cervical metastatic lymph nodes in papillary thyroid carcinoma: comparison of ultrasound, computed tomography, and combined ultrasound with computed tomography. Thyroid. 2008;18: 411−8.

[17] Lesnik D, Cunnane ME, Zurakowski D, Acar GO, Ecevit C, Mace A, Kamani D, Randolph GW. Papillary thyroid carcinoma nodal surgery directed by a preoperative radiographic map utilizing CT scan and ultrasound in all primary and reoperative patients. Head Neck. 2014;36(2): 191−202.

[18] Harari A, Sippel RS, Goldstein R, Aziz S, Shen W, Gosnell J, Duh QY, Clark OH. Successful localization of recurrent thyroid cancer in reoperative neck surgery using ultrasound-guided methylene blue dye injection. J Am Coll Surg. 2012;215(4): 555−61.

[19] Clayman GL, Shellenberger TD, Ginsberg LE, et al. Approach and safety of comprehensive central compartment dissection in patients with recurrent papillary thyroid carcinoma. Head Neck. 2009;31: 1152−63.

[20] Farrag TY, Agrawal N, Sheth S, et al. Algorithm for safe and effective reoperative thyroid bed surgery for recurrent/persistent papillary thyroid carcinoma. Head Neck. 2007;29: 1069−74.

[21] Onkendi EO, McKenzie TJ, Richards ML, Farley DR, Thompson GB, Kasperbauer JL, Hay ID, Grant CS. Reoperative experience with papillary thyroid cancer. World J Surg. 2014;38(3): 645−52. doi: 10.1007/s00268−013−2379−9.

[22] Shah MD, Harris LD, Nassif RG, et al. Efficacy and safety of central compartment neck dissection for recurrent thyroid carcinoma. Arch Otolaryngol Head Neck Surg. 2012;138: 33−7.

[23] Alvarado R, Sywak MS, Delbridge L, et al. Central lymph node dissection as a secondary procedure for papillary thyroid cancer: is there added morbidity? Surgery. 2009;145: 514−8.

[24] Tufano RP, Bishop J, Wu G. Reoperative central compartment dissection for patients with recurrent/persistent papillary thyroid cancer: efficacy, safety, and the association of the BRAF mutation. Laryngoscope. 2012;122: 1634−40.

[25] Lang BH, Lee GC, Ng CP, et al. Evaluating the morbidity and efficacy of reoperative surgery in the central compartment for persistent/recurrent papillary thyroid carcinoma. World J Surg. 2013;37: 2853−9.

[26] Shen WT, Ogawa L, Ruan D, et al. Central neck lymph node dissection for papillary thyroid cancer: comparison of complication and recurrence rates in 295 initial dissections and reoperations. Arch Surg. 2010;145: 272−5.

[27] Urken ML, Milas M, Randolph GW, Tufano R, Bergman D, Bernet V, Brett EM, Brierley JD, Cobin R, Doherty G, Klopper J, Lee S, Machac J, Mechanick JI, Orloff LA, Ross D, Smallridge RC, Terris DJ, Clain JB, Tuttle M. A review of the management of recurrent and persistent metastatic lymph nodes in well differentiated thyroid cancer: a multifactorial decision making guide created for the Thyroid Cancer Care Collaborative. Head Neck. 2015;37: 605−14.

[28] Steward DL. Update in utility of secondary node dissection for papillary thyroid cancer. J Clin Endocrinol Metab. 2012;97: 3393−8.

[29] Heilo A, Sigstad E, Fagerlid KH, Haskjold OI, Groholt KK, Berner A, Bjoro T, Jorgensen LH. Efficacy of ultrasound-guided percutaneous ethanol injection treatment in patients with a limited number of metastatic cervical lymph nodes from papillary thyroid carcinoma. J Clin Endocrinol Metab. 2011;96: 2750−5.

[30] Baek JH, Kim YS, Sung JY, Choi H, Lee JH. Locoregional control of metastatic well-differentiated thyroid cancer by ultrasound-guided radiofrequency ablation. AJR Am J Roentgenol. 2011;197: W331−6.

[31] Hay ID, Hutchinson ME, Gonzalez-Losada T, McIver B, Reinalda ME, Grant CS, Thompson GB, Sebo TJ, Goellner JR. Papillary thyroid microcarcinoma: a study of 900 cases observed in a 60-year period. Surgery. 2008;144: 980−7.

[32] Palmedo H, Bucerius J, Joe A, et al. Integrated PET/CT in differentiated thyroid cancer: diagnostic accuracy and impact on patient management. J Nucl Med. 2006;47: 616−24.

[33] Schreinemakers JM, Vriens MR, Munoz-Perez N, et al. Fluorodeoxyglucose-positron emission tomography scan-positive recurrent papillary thyroid cancer and the prognosis and implications for surgical management. World J Surg Oncol. 2012;10: 192.

[34] Rosenthal MS, Angelos P, Cooper DS, Fassler C, Finder SG, Hays MT, Tendler B, Braunstein GD. Clinical and professional ethics guidelines for the practice of thyroidology. Thyroid. 2013;23: 1203−10.

译者评述

　　和文献统计相似，我们发现，甲状腺癌术后中央区和颈外侧区的淋巴结复发概率基本相同，而同时累计可以达到 60%，再手术困难不小，需要强调初次手术的术前准确评估和操作规范性。

　　中央区复发，可能是中央区下界清扫不到位，下界未到无名动脉水平，或遗漏右侧喉返神经深面的淋巴结。优先寻找初次手术未曾"涉足"的解剖间隙，如可以在胸骨上窝处低位打开颈白线，找到胸腺后再向外侧颈血管鞘拓展，或者从颈前肌群与胸锁乳突肌之间辨认颈动脉鞘。在瘢痕组织中辨识、保护喉返神经和甲状旁腺相当艰难，有条件时宜用神经监测设备，对于可疑的甲状旁腺应借助冰冻病理或 PTH 监测并辅以自体移植。

　　颈侧区复发，如为未清扫过的区域复发，推荐区域整块切除，至少包括Ⅱ、Ⅲ、Ⅳ区，如为清扫过的区域复发，完整清扫包含复发病灶的分区，而避免单枚淋巴结摘除。术前评估应关注肌间、Ⅱ B区、Ⅴ区、Ⅳ区静脉角深面和颈丛神经根间淋巴结，这些"边边角角"的淋巴结，容易遗漏。需谙熟颈部血管、胸导管、淋巴导管、副神经、颈丛、臂丛、膈神经解剖和行径，而且有熟练处理血管意外损伤的能力。

第18章
妊娠期甲状腺结节和分化型甲状腺癌

Thyroid Nodular Disease and Thyroid Cancer During Pregnancy

Trevor E. Angell and Erik K. Alexander

陈　曦译，陈　曦校

甲状腺结节很常见，虽然不同年龄和性别其患病率差异颇大。大多数研究证实，甲状腺结节发生率：女性与男性比超过 4:1[1]。随着年龄进展，新发和多发结节不断形成，但年轻女性存在大量甲状腺结节病兆亦是不争的事实。对甲状腺结节的评估主要为了发现甲状腺癌，尤其是挑出那些将对健康产生危害的甲状腺癌，以指导进一步治疗。妊娠本身会对甲状腺生理带来明显的影响[2]，妊娠对结节形成、恶性肿瘤转化和肿瘤的生物学行为的影响都要考虑。临床实践中还需考虑妊娠妇女接受手术可能存在的风险和潜在禁忌证。本章主要讨论计划妊娠和正处于妊娠期的女性的甲状腺结节和甲状腺癌。我们首先关注甲状腺结节，包括其患病率、临床评估和妊娠期的处理，随后我们将讨论甲状腺癌。

20%～50% 的成年人群存在甲状腺结节[3]，随着年龄增长会产生新的和多发的结节[4]。碘缺乏会增加人群甲状腺结节患病率，在过去半个世纪，美国和世界各地都实行了补碘的策略。由于甲状腺结节生长缓慢[5]，大多数在妊娠期新发现的结节其实在妊娠前就已存在。虽然良性和恶性的甲状腺结节都会随着时间推移而长大，但多数较为缓慢，需以年计。但结节内出血、囊性变，可使结节迅速增大。人口统计发现，过去 40 年间，美国妇女妊娠的平均年龄在不断推迟，最新数据显示妇女在 30 岁以后才考虑怀孕[6]。考虑到结节发生率随年龄增长而增加，可以预见将来妊娠妇女的甲状腺结节会越来越多见。

正常生理状况下，妊娠可对甲状腺结节的形成和生长带来一定的影响，尽管在临床上不一定有显著意义。Kung 及其团队对 221 例新妊娠的患者在妊娠期进行一系列的超声检查，从妊娠早期到妊娠晚期，患甲状腺结节的患者增加了近 10%[7]。当然，新发现的结节大多数都非常小，直径在 5 mm 以下。另一项类似的对照研究发现，曾经妊娠妇女的甲状腺结节患病率高于无妊娠史的对照者[8]。应当强调的是，这种妊娠期甲状腺结节形成在临床上并无太大意义，无须为此而常规进行妊娠期甲状腺良性结节的监测。

妊娠期甲状腺结节的评估

妊娠期甲状腺结节的评估和非妊娠患者类似，有少许特殊[9]。需采集完整的病史，需关注一些特异性的、少见的却提示高风险的征象，如持续的声音嘶哑、颈部疼痛或新出现的颈部淋巴结肿大。需询问患者幼年是否曾暴露于电离辐射，或是否有甲状腺癌家族史，这两者均增加罹患甲状腺癌的可能。体格检查应明确甲状腺结节的大小、部位和特性。如发现坚如磐石的结节，与周围组织粘连固定，吞咽时出现憋喘，或有新出现且持续存在的淋巴结肿大，均需特别注意。初步的临床评价后，对怀疑存在甲状腺结节的妊娠妇女应给予超声检查。因为超声无电离辐射，故用于妊娠期检查安全而无禁忌。超声评估需包括所有探及结节的风险判断，如囊性成分、回声模式、微钙化和不规则的边界，因为需依靠这些特征来考虑恶性风险[10]。同时应检测血清促甲状腺激素（TSH）。只要 TSH 不是低于正常，就可考虑对临床关注结节行超声引导的细针穿刺（UG-FNA）。哪些结节需要穿刺，可根据公开发表的临床指南[9]来决定。一般而言，直径 >1 cm 的结节，如果合并异常的超声征象，需考虑穿刺；对超声认为恶性风险低或很低的结节，可选择直径 >1.5～2.0 cm 时进行穿刺。纯囊性的结节无须穿刺，因为它们是良性的。UG-FNA 在妊娠期也是安全的，一般仅需皮下利多卡因局麻。UG-FNA 的副作用，除了局部轻度的淤青，其他都非常少见，而穿刺细胞学检查对甲状腺癌的诊断有极大价值。

目前仍无高质量的数据来说明妊娠对甲状腺结节穿刺细胞学检查的影响。大多数结节都是在妊娠前即存在，虽然可以在妊娠期

被发现，细针穿刺细胞学检查的结果和一般年轻未妊娠人群相仿[11]。接近 70% 的甲状腺结节为细胞学良性，5%～10% 为细胞学恶性，近 5% 无法诊断。同时有 15%～20% 的结节穿刺涂片被归为细胞学不确定，在这些涂片中可见恶性相关的异常征象，但未达到诊断细胞学恶性的足够标准。这些结节应根据 Bethesda 系统被归类[12]于意义不明确的细胞非典型病变（AUS）、滤泡状肿瘤（FN），或可疑甲状腺乳头状癌（SUSP）。这些结节中的 20%～70% 可能在后续的组织病理学检查中被诊断为恶性。

妊娠期发现的甲状腺结节应根据超声和细胞学检查结果决定治疗方案。一般而言，大多数妊娠期发现的甲状腺癌都呈惰性表现[8, 13]。所以对细胞学不确定或恶性的结节可采取相对保守的策略。Moosa 及其同事对 589 例新诊断的甲状腺癌患者进行了病例对照研究，对比了其中 61 例妊娠期诊断患者和 528 例非妊娠期诊断患者[14]。对妊娠患者处理延迟了 15 个月，虽然延迟了治疗，但并未引起不良后果。但也有相反情形的报道，然而其结果难以解释。Messuti 及其同事发现，在妊娠期或稍晚诊断的甲状腺癌术后有更高的残留或复发率[15]；术后 ^{131}I 清甲时，血清甲状腺球蛋白水平往往 >10 ng/ml，使人质疑初次手术的范围是否足够，并导致生化不完全反应这样的后果。Vannucchi 等的研究也提出了同样的疑问[16]。这样的结果可能归因于首次手术的不彻底，但不能驳斥先前大宗病例分析所证实的相对安全性。在该领域进一步的探究非常重要，因为较之非妊娠妇女，妊娠期甲状腺手术增加了手术和住院期的风险。Kuy 等调查了 1999—2004 年 31 356 例接受甲状腺或甲状旁腺手术的女性[17]，妊娠期妇女的

手术并发症发生率（23.9% vs. 10.4%）、住院天数（2 天 vs. 1 天）和总费用（6 873 美元 vs. 5 963 美元）均高于非妊娠期对照组。

妊娠期性质不明确结节的处理

细胞学性质不明确的结节既不能归于良性也不能归于恶性，造成诊断困难。新近数据显示 Bethesda 分类除了能简单预测恶性风险外，还能提供预后信息。Liu 及其同事连续研究了近 1 000 例甲状腺癌病例，回顾性比较了术前细胞学分类和最终组织病理报告 [18]，发现低风险的性质不明确的病变，如不典型增生、细胞非典型病变（AUS），或可疑甲状腺恶性肿瘤（SUSP）更可能提示甲状腺乳头状癌的低风险变异，也就是较低的转移或复发风险。而细胞学分类为恶性的结节，则有较高的乳头状癌高细胞变异的风险，远处转移更常见。综合这些数据，对妊娠期细胞学性质不明确的甲状腺结节，可能还是采用相对谨慎和保守的方案更为合适。更何况还有许多这样的结节切除后被病理证实为良性。即使为恶性，细胞学诊断 AUS 的结节也更可能是低危的甲状腺癌。对低危的、分化良好的甲状腺癌延迟至分娩后再处理带来的潜在危害是很小的，而妊娠期手术并发症的风险则更值得关注。

在非妊娠妇女的研究中，对细胞学性质不明确的甲状腺结节进行分子学诊断是提高术前甲状腺癌诊断的有效手段 [19, 20]。但由于临床数据匮乏且可能误导诊断，这样的检测并不推荐应用于妊娠期妇女。更值得注意的是，已有的以 RNA 为基础的基因表达测试（如 Afirma GEC）可检测超过 160 种基因，其中一些基因表达与局部肿瘤环境直接相关，而也有一些基因表达可能受妊娠期激素水平变化影响。所以在妊娠这种特定情形下，Afirma GEC 检测结果将被认为是不可靠的而规避。另一个不同的分子学方法是单基因（DNA）组合突变检测。许多商业公司（如 miRInform Thyroid, Thyroseq）为临床提供该方法的检测。在非妊娠妇女的临床诊疗中，癌基因的突变，如 BRAF、RAS，或其他，还有 RET : PTC 的融合产物和 PPAX8 : PPARγ 的融合产物，都能被上述方法测出并提示结节良性或恶性 [21]。虽然这些体细胞的突变较少受妊娠影响，但在妊娠妇女中基于 DNA 的检测并未被开展。

临床实践发现，BRAF V600E 突变已在非妊娠人群中被证实颇有预测恶性病变的价值。有观点认为 BRAF V600E 突变可能影响手术范围，所以自然假设基因检测是合理而必须的。然而对其他基因突变意义的解读，仍需谨慎，尤其是 RAS 癌基因（如 KRAS、NRAS 和 HRAS）。虽然体细胞 RAS 突变增加了结节恶性的可能，最新的数据显示 RAS 突变也经常出现在良性甲状腺结节中。Medici 及其同事在一项小样本研究中发现，许多 RAS 阳性但细胞学良性的结节在超声多年密切随访中并不表现为恶性行为 [22]。而且重复细针穿刺细胞学检查也没有发现良性结节转变为恶性的依据。也就是说，在一个甲状腺结节中发现一种新的基因突变不能笼统地说这样的结节就是恶性的。总之，由于缺乏可用的调查数据及对结果准确性的担忧，目前对妊娠妇女的细胞学性质不明确的结节行分子学检测仍不被推荐。

甲状腺癌和妊娠

对大多数妊娠早期通过穿刺发现甲状腺乳头状癌的患者，应该进行超声的初次

评估和定期随访 [9]。如果超声发现肿瘤有增大趋势、气管或食管受侵犯，或淋巴结转移，应考虑手术。如果可以选择，手术一般在妊娠 24～26 周进行，此时流产风险最小。而大多数低危的、可控的、分化良好的病变很少进展，可以将手术安全地推迟到产后。数据显示，妊娠期发现的甲状腺乳头状癌和非妊娠妇女的病变表现并无差异 [13, 23]。在妊娠后半程发现的分化良好的甲状腺癌因同样的原因可将手术推迟到产后进行。即使延迟 1 年手术，对复发和生存率亦无不良影响 [13]。当然，如果是少见的侵袭性强的甲状腺恶性肿瘤，如髓样癌、低分化癌，或未分化癌，不建议推迟处理。这种情况下，即使是在妊娠期，积极的治疗也是必要的，但具体方案需要个体化。如果一个低危的肿瘤性结节在妊娠期不手术而密切随访，应把血清 TSH 控制在 <2 mU/L 的目标值 [24]。如果 TSH 水平高于这个目标值，建议服用甲状腺素制剂，一般从每天 50～75 μg 的剂量开始。4 周后再次测定血清 TSH 水平。做此推荐是基于两方面考虑：首先，TSH 是甲状腺组织生长（无论是结节还是甲状腺癌）的刺激因素，降低血清 TSH 水平减少了对肿瘤生长的刺激。第二，大量数据显示，妊娠期维持正常母体甲状腺功能对规避胎儿和妊娠不良事件非常重要 [25]，TSH 最好控制在 2.5～3.0 mIU/L 以下。

对很多非妊娠期的分化良好型甲状腺癌患者，手术后常辅以 131I 的核素治疗 [9]。非常重要的是，这种放射性药物在妊娠期是禁忌的，不能应用，因为辐射可直接带给发育中的胎儿致畸风险。而且妊娠晚期胎儿已发育有功能的甲状腺腺体，母体接受的 131I 会穿透胎盘而损害胎儿的甲状腺组织。因分化型甲状腺癌而接受甲状腺手术后的患者，如果发现怀孕了，应定期复查、随访和接受 TSH 抑制治疗。如果有指征进行放射性碘治疗，也应推迟到产后，最好是哺乳结束后。

妊娠期妇女甲状腺癌随访中，监测母体血清甲状腺球蛋白往往是最敏感的发现肿瘤复发或残留的指标。如果患者没有接受过 131I 清甲，母体血清甲状腺球蛋白浓度 <2 IU/L 可认为没有活跃的病灶。如果甲状腺球蛋白 >2 IU/L，或甲状腺球蛋白水平持续上升，则可能是甲状腺癌复发的信号 [26]。此时，需要完善全面的检查，包括颈部超声，来确定病灶位置。另有近 20% 的患者存在抗甲状腺球蛋白抗体干扰 [27]。这些抗体并不致病，却影响甲状腺球蛋白的测定分析，使结果不准确。几乎所有实验室在测定甲状腺球蛋白之前都会初筛甲状腺球蛋白抗体。如果存在有干扰的抗体，血清甲状腺球蛋白就没有必要被测定，因为会产生假阴性结果。

妊娠期甲状腺激素水平的变化

医务工作者全面了解妊娠期甲状腺激素的生理改变是非常重要的，尤其是患者需要考虑甲状腺手术切除时。妊娠期甲状腺激素的产生平均约增加 40% [28]。激素分泌的增长是持续的，母体 TSH 和妊娠时特有的人绒毛膜促性腺激素都刺激甲状腺激素分泌增加。如果患者甲状腺功能不全，需要甲状腺素治疗，或甲状腺被手术切除了，就无法产生内源性的甲状腺激素分泌增加，不能及时保证妊娠期对甲状腺激素需求的增加，可能产生母体和胎儿的甲状腺功能减退，这时就需要增加甲状腺激素的治疗剂量，并密切监测以保证维持恰当的血清 TSH 水平。妊娠对甲状腺激素需求的增长在妊娠早期即开始，并已被仔细研究[28]。接着这种需求线性增加，至妊娠 16～20 周时达到最大。妊娠中期后，甲状腺激素需求的增加达到平台期，持续至分娩。产后，甲状腺激素的需求回归到妊娠前水平。

对所有患甲状腺结节的妊娠期妇女都应监测甲状腺功能，这在临床上很重要[25]。同样，需仔细询问用药史，确认是否用过甲状腺素制剂。如果存在甲状腺功能不全，或考虑进行甲状腺切除手术的，应给予左旋甲状腺素，维持正常甲状腺功能至目标值。如有甲状腺功能减退，或在妊娠前半程即计划行甲状腺手术的，每 3～4 周就该测定一次母体血清 TSH，直至妊娠 20 周。根据每次验血结果调整左旋甲状腺素剂量，维持血清 TSH 水平 <2.5 mIU/L 的目标值。对甲状腺功能正常的、拟在妊娠期接受甲状腺切除的患者，术后应可给予全部估计替代量的左旋甲状腺素，大约每千克体重需 1.7 μg 左旋甲状腺素。2～3 周后复查血清 TSH 浓度，并调整药物剂量。

总之，临床上很多甲状腺结节会发生于妊娠期。大多数结节无症状，只是在一个需要特别照护的时期被发现了而已。妊娠期发现了甲状腺结节，可按非妊娠人群的常规进行初步评估，只是对妊娠妇女不建议行分子学的检测，不能应用放射性药物和试剂，如 [131]I。妊娠期能安全地进行超声扫描和超声引导下的细针穿刺，并为鉴别是否为甲状腺癌提供重要依据。但对妊娠期的甲状腺手术需持更为保守的态度。大多数妊娠期发现的细胞学诊断恶性或性质不明确的甲状腺结节，即使推迟 6～12 个月处理，也无明显增大，不会对患者和胎儿产生潜在风险。相反，对妊娠妇女进行甲状腺手术必然增加风险。所以，做出甲状腺手术的决定必须个体化，权衡任何干预和密切随访之间的利弊。在罕见情况下，高危的疾病需要在妊娠期进行甲状腺切除。如果必须，建议在妊娠 24～26 周前进行甲状腺手术，并由经验丰富的甲状腺外科医师执刀。术前及术后需密切监测甲状腺激素水平，因为妊娠本身对甲状腺激素的需求是增加的。母体血清 TSH 水平在妊娠前半程需被常规测定，并将左旋甲状腺素的剂量调整到维持 TSH 浓度 2.5 mIU/L 以下。综上所述，对这个特殊的人群，根据现有指南和临床路径，平衡利弊，加强监护，多能使妊娠妇女和发育中的胎儿都得到理想的结局。

声明：Angell 医师接受了 Veracyte 公司提供给 Brigham and Woman 医院的科研资助。Alexander 医师担任了 Asuragen 公司和 Veracyte 公司的顾问。

参考文献

[1] Frates MC, Benson CB, Doubilet PM, Kunreuther E, Contreras M, Cibas ES, Orcutt J, Moore FD, Larsen PR, Marqusee E, Alexander EK. Prevalence and distribution of carcinoma in patients with solitary and multiple thyroid nodules on sonography. J Clin Endocrinol Metab. 2006;91(9): 3411–7.

[2] Burrow GN, Fisher DA, Larsen PR. Maternal and fetal thyroid function. N Engl J Med. 1994;331(16): 1072–8.

[3] Guth S, Theune U, Aberle J, Galach A, Bamberger CM. Very high prevalence of thyroid nodules detected by high frequency (13 MHz) ultrasound examination. Eur J Clin Invest. 2009;39: 699–706.

[4] Kwong N, Medici M, Angell TE, Liu X, Marqusee E, Cibas ES, Krane JF, Barletta JA, Kim MI, Reed Larsen P, Alexander EK. The influence of patient age on thyroid nodule formation, multinodularity, and thyroid cancer risk. J Clin Endocrinol Metab. 2015;100: 4434–40.

[5] Durante C, Costante G, Lucisano G, Bruno R, Meringolo F, Paciaroni A, Puxeddu E, Torlontano M, Tumino S, Attard M,

Lamartina L, Nicolucci A, Filetti S. The natural history of benign thyroid nodules. JAMA. 2015;313(9): 926-35.

[6] Martin JA, Hamilton BE, Osterman MJK, Curtin SC, Mathews TJ. National vital statistics report. Vol 64(1). January 15, 2015. Accessed online at: http://www.cdc.gov/nchs/data/nvsr/nvsr64/nvsr64_01.pdf.

[7] Kung AW, Chau MT, Lao TT, Tam SC, Low LC. The effect of pregnancy on thyroid nodule formation. J Clin Endocrinol Metab. 2002;87(3): 1010-4.

[8] Karger S, Schötz S, Stumvoll M, Berger F, Führer D. Impact of pregnancy on prevalence of goitre and nodular thyroid disease in women living in a region of borderline sufficient iodine supply. Horm Metab Res. 2010;42(2): 137-42.

[9] Haugen BR, Alexander EK, Bible KC, Doherty G, Mandel SJ, Nikiforov YE, Pacini F, Randolph G, Sawka A, Schlumberger M, Schuff KG, Sherman SI, Sosa JA, Steward D, Tuttle RM, Wartofsky L. 2016 American Thyroid Association Management Guidelines for adult patients with thyroid nodules and differentiated thyroid cancer. Thyroid. 2016;1: 1-133. [Epub ahead of print].

[10] Moon HJ, Sung JM, Kim EK, Yoon JH, Youk JH, Kwak JY. Diagnostic performance of grayscale US and elastography in solid thyroid nodules. Radiology. 2012;262: 1002-13.

[11] Yassa L, Cibas ES, Benson CB, Frates MC, Doubilet PM, Gawande AA, Moore FD, Kim BW, Nose V, Marqusee E, Larsen PR, Alexander EK. Long-term assessment of a multidisciplinary approach to thyroid nodule diagnostic evaluation. Cancer Cytopathology. 2007;111(6): 508-16.

[12] Crippa S, Mazzucchelli L, Cibas ES, Ali SZ. The Bethesda System for reporting thyroid fineneedle aspiration specimens. Am J Clin Pathol. 2010;134: 343-4.

[13] Rosen IB, Korman M, Walfish PG. Thyroid nodular disease in pregnancy: current diagnosis and management. Clin Obstet Gynecol. 1997;40: 81-9.

[14] Moosa M, Mazzaferri EL. Outcome of differentiated thyroid cancer diagnosed in pregnant women. J Clin Endocrinol Metab. 1997;82: 2862-6.

[15] Messuti I, Corvisieri S, Bardesono F, Rapa I, Giorcelli J, Pellerito R, Volante M, Orlandi F. Impact of pregnancy on prognosis of differentiated thyroid cancer: clinical and molecular features. Eur J Endocrinol. 2014;170: 659-66.

[16] Vannucchi G, Perrino M, Rossi S, Colombo C, Vicentini L, Dazzi D, Beck-Peccoz P, Fugazzola L. Clinical and molecular features of differentiated thyroid cancer diagnosed during pregnancy. Eur J Endocrinol. 2010;162: 145-51.

[17] Kuy S, Roman SA, Desai R, Sosa JA. Outcomes following thyroid and parathyroid surgery in pregnant women. Arch Surg. 2009;144(5): 399-406.

[18] Liu X, Medici M, Kwong N, Angell TE, Marqusee E, Kim MI, Larsen PR, Cho NL, Nehs MA, Ruan DT, Gawande A, Moore Jr F, Barletta J, Krane JF, Cibas ES, Yang T, Alexander EK. Bethesda categorization of thyroid nodule cytology and prediction of thyroid cancer type and prognosis. Thyroid. 2016;26(2): 256-61.

[19] Beaudenon-Huibregtse S, Alexander EK, Guttler RB, Hershman JM, Babu V, Blevins TC, Moore P, Andruss B, Labourier E. Centralized molecular testing for oncogenic gene mutations complements the local cytopathologic diagnosis of thyroid nodules. Thyroid. 2014;10: 1479-87.

[20] Alexander EK, Kennedy GC, Baloch ZW, Cibas ES, Chudova D, Diggans J, Friedman L, Kloos RT, LiVolsi VA, Mandel SJ, Raab SS, Rosai J, Steward DL, Walsh PS, Wilde JI, Zeiger MA, Lanman RB, Haugen BR. Preoperative diagnosis of benign thyroid nodules with indeterminate cytology. N Engl J Med. 2012;367: 705-15.

[21] Nikiforov YE, Ohori NP, Hodak SP, Carty SE, LeBeau SO, Ferris RL, Yip L, Seethala RR, Tublin ME, Stang MT, Coyne C, Johnson JT, Stewart AF, Nikiforova MN. Impact of mutational testing on the diagnosis and management of patients with cytologically indeterminate thyroid nodules: a prospective analysis of 1056 FNA samples. J Clin Endocrinol Metab. 2011;96(11): 3390-7.

[22] Medici M, Kwong N, Angell TE, Marqusee E, Kim MK, Frates MC, Benson CB, Cibas ES, Barletta JA, Krane JF, Ruan DT, Cho NL, Gawande AA, Moore Jr FD, Alexander EK. The variable phenotype and low-risk nature of RAS-positive thyroid nodules. BMC Med. 2015;13: 184-9.

[23] Herzon FS, Morris DM, Segal MN, Rauch G, Parnell T. Coexistent thyroid cancer and pregnancy. Arch Otolaryngol Head Neck Surg. 1994;120: 1191-3.

[24] McLeod DS, Watters KF, Carpenter AD, Ladenson PW, Cooper DS, Ding EL. Thyrotropin and thyroid cancer diagnosis: a systematic review and dose-response meta-analysis. J Clin Endocrinol Metab. 2012;97: 2682-92.

[25] Stagnaro-Green A, Abalovich M, Alexander EK, Azizi F, Mestman J, Negro R, Nixon A, Pearce EN, Soldin OP, Sullivan S, Wiersinga W. Guidelines of the American Thyroid Association for the diagnosis and management of thyroid disease during pregnancy and postpartum. Thyroid. 2011;21: 1081-125.

[26] Webb RC, Howard RS, Stojadinovic A, Gaitonde DY, Wallace MK, Ahmed J, Burch HB. The utility of serum thyroglobulin measurement at the time of remnant ablation for predicting disease-free status in patients with differentiated thyroid cancer: a meta-analysis involving 3947 patients. J Clin Endocrinol Metab. 2012;97: 2754-63.

[27] Latrofa F, Ricci D, Montanelli L, Rocchi R, Piaggi P, Sisti E, Grasso L, Basolo F, Ugolini C, Pinchera A, Vitti P. Lymphocytic thyroiditis on histology correlates with serum thyroglobulin autoantibodies in patients with papillary thyroid carcinoma: impact on detection of serum thyroglobulin. J Clin Endocrinol Metab. 2012;97: 2380-7.

[28] Alexander EK, Marqusee E, Lawrence J, Jarolim P, Fischer GA, Larsen PR. Timing and magnitude of increases in levothyroxine requirements during pregnancy in women with hypothyroidism. N Eng J Med. 2004;351(3): 25-33.

译者评述

　　由于甲状腺结节常见且好发于女性，妊娠期甲状腺结节并不少见，超声和甲状腺功能是初步评估方法，无创、有效且必要。超声引导的细针穿刺细胞学检查诊断价值高，可在妊娠妇女中安全进行。对绝大多数甲状腺功能正常的、超声考虑良性的结节，无须特殊处理。对超声怀疑恶性的结节，如果临床诊断为乳头状癌，尤其是没有淋巴结转移的乳头状微小癌，可密切随访，甚至将细针穿刺细胞学检查也推迟到产后进行，因为即使明确诊断也会考虑延迟手术干预。我们多例妊娠期低危甲状腺癌均是在分娩后，甚至母乳喂养一段时间后手术，效果良好。在甲状腺功能检查中建议包括降钙素测定，万一是甲状腺髓样癌，则侵袭性较强，需要相对积极的处理，更需要排除遗传性，以防所怀胎儿亦有累及。较之甲状腺结节，即使是分化型甲状腺癌，妊娠期的甲状腺功能异常更需干预，以维持母体正常的生理功能，保障胎儿的健康发育。

第19章
声音与血钙的围手术期处理

The Perioperative Management of the Voice and Serum Calcium Levels

David T. Hughes and Paul G. Gauger

王圣明 译，王家东 校

美国每年有近 100 000 例甲状腺手术。有经验的外科医师完成的甲状腺手术并发症低、恢复期相对短。甲状腺切除术最常见的并发症包括术后出血、手术部位感染、甲状旁腺功能减退、喉返神经和（或）喉上神经外支损伤。在多数手术量大的中心，报道的甲状腺手术并发症发生率为 <1%～5%。持续影响患者生活质量的并发症包括神经损伤导致的声音功能障碍和甲状旁腺功能减退导致的低钙血症。本章讨论的是甲状腺切除术后声音与血钙水平的围手术期处理。

甲状腺手术中声音的围手术期处理

解剖

人的声音是由呼出气体通过声带膜部运动引起波的振动而产生。声带膜部有不同程度的内收和外展，通过不同张力而产生多种音频和声调。声带向内及向两侧的运动由喉返神经（RLN）及喉上神经支配的喉部固有肌肉产生。声带内收肌包括甲杓肌、环杓

侧肌及杓间肌，而环杓后肌产生外展。上述肌肉由 RLN 通过不同神经元而支配（图19-1）。杓斜肌在吞咽时关闭喉咙入口，也由喉返神经支配。因此喉返神经损伤时会引起误吸。环甲肌通过改变声带紧张度来产生音调的高低变化，其接受喉上神经外支（EBSLN）支配。

熟悉喉返神经与喉上神经外支的解剖对避免术中神经损伤是极其重要的。迷走神经与舌咽神经及舌下神经一起经颈静脉孔出颅腔。沿颈动脉鞘下行至两侧颈内静脉及颈动脉间。右喉返神经由迷走神经在上纵隔处分出，绕右锁骨下动脉返折，继而沿气管食管沟上行入喉。左喉返神经由左迷走神经在主动脉弓水平分出，绕动脉韧带返折，继而沿气管食管沟上行入喉（图 19-2）。右喉返神经在颈部由纵隔上行入喉时相较左侧路径略更斜一些，左喉返神经一般在左甲状腺腺叶后气管食管沟中直接上行。喉返神经经下咽缩肌下缘入喉，支配喉部固有肌肉。

喉返神经未返折（喉不返）是一种胚胎异常，在约 0.5% 的右喉返神经及 0.04% 的

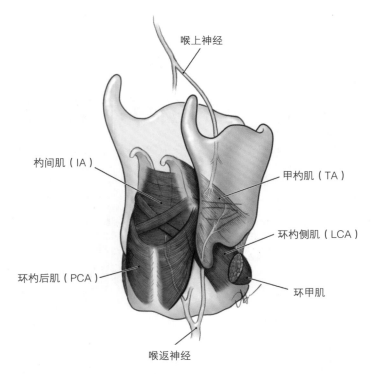

图 19-1 喉部解剖（引自 *Operative techniques in Laryngology* by Clark A. Rosen and C. Blake Simpson. Published by Springer.）

左喉返神经中发生。右喉返神经未返折与动脉血管畸形相关：无名动脉缺失，右颈总动脉及右锁骨下动脉直接由主动脉弓发出。这一畸形中，右锁骨下动脉是主动脉弓最远分支，在食管后穿行。这可能与其对食管后壁压迫产生的吞咽困难相关（食管受压性吞咽困难）。左喉返神经未返折是更罕见的畸形，与逆位产生的右置的主动脉弓及动脉韧带位移至右边相关。

甲状腺切除术中一定要辨认出喉返神经以防止损伤。喉返神经直径在 1～3 mm。从甲状腺下极解剖分离至 Zuckerkandl 结节与 Berry 韧带时，在甲状腺下极的下方可显示、辨别出喉返神经。巨大甲状腺肿或胸骨后甲状腺会使喉返神经辨认困难，结扎甲状腺上极血管有助于辨认由颅端向尾端方向走

行的神经。喉返神经与甲状腺下动脉的解剖关系变化多样，所以在靠近 Berry 韧带结扎甲状腺下动脉及其分支时要多加小心（图 19-3）。Zuckerkandl 结节是由靠近 Berry 韧带处的甲状腺组织后突所致，与喉返神经关系密切，当甲状腺肿大或有结节时，喉返神经常走行于该结节前方，故易损伤。喉返神经常在其接近入喉处分叉为前、后两支，分别具有感觉与运动功能[1]。两支均需要非常小心地追踪保护。

术中注意事项

常与喉返神经损伤相关的手术包括甲状腺切除术、甲状旁腺切除术、前路进入的颈椎手术、颈部食管手术和上纵隔的手术。在甲状腺手术量大的中心报道的损伤率为

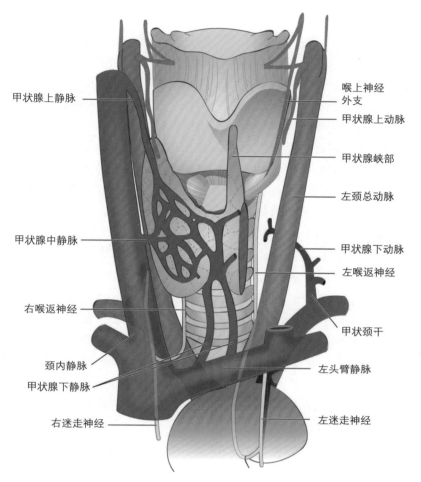

图 19-2　喉返神经及喉上神经解剖（引自 *Color atlas of thyroid surgery* by Yeo-kyu Youn, Kyu Eun Lee and June Young Choi. Published by Springer.）

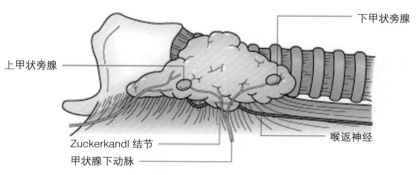

图 19-3　喉返神经解剖及其与 Berry 韧带的关系（引自 *Grennfield's surgery: scientific principles and practice 5th ed.*）

1%～5%；然而，喉返神经损伤在术后声音轻微变化的患者中可能不易发现，因此，由于漏报，实际损伤率可能更高。这也是围手术期常规喉镜检查的依据之一。

喉返神经的功能失用或牵拉损伤常发生在解剖分离靠近喉返神经入喉处的 Zuckerkandl 结节及 Berry 韧带过程中。由于甲状腺下动脉及其远端分支与 Berry 韧带附近的 RLN 密切相关，甲状腺向内或向前牵引时会发生 RLN 牵拉损伤。RLN 解剖上完整而功能丧失，神经功能通常会在术后数周至数月恢复。术中神经监测可识别喉返神经损伤，表现为在损伤近端行神经刺激时喉返神经功能丧失，而在没有神经监测的情况下，常错误地认为解剖外形完整的神经具有正常的神经功能。在发生了神经损伤时，行对侧甲状腺手术应慎重决定，在某些病例让喉返神经功能适当恢复的分期手术可防止双侧神经损伤。连续迷走神经刺激对实时监测即将发生的神经损伤可能有用，当神经波形幅度和潜伏期降低及信号丢失时，神经损伤明显 [2]。小心分离喉返神经、持续关注组织及神经的张力、避免靠近神经烧灼或使用能量器械、避免大块结扎，在大多数情况下可减少创伤性损伤。

在处理侵袭性甲状腺癌时，术中切断喉返神经可在有意或无意时发生。发现无意中切断 RLN 时，如果神经长度没有缺损，应该术中尽量神经修复。通过充分移动喉返神经远端及近端来进行神经再吻合并进行神经鞘修复以尽量保留神经张力。据报道，在犬模型中，喉返神经切断再吻合可使喉的内收功能恢复约 50% [3]。长段的喉返神经切断后不能直接进行神经吻合，可使其远端吻合至同侧颈神经，也取得了一些成功 [4, 5]。对于恶性肿瘤浸润神经相关的麻痹声带，术中

应切除一段喉返神经以期达到肿瘤完全切除的目的，因为即使保留神经，术后声带功能不会再恢复。然而，术前 RLN 功能正常，在甲状腺切除术中发现分化型甲状腺癌累及神经，应在切除所有肉眼可见的病灶基础上尝试保留神经。切缘阴性但有持续微小病灶在术后通过放射性碘、TSH 抑制及在某些情况下的外照射放疗常常能达到足够治疗。在这种情况下，放大视野下行急性神经松解并与肿瘤分开可能非常有帮助。

术中神经监测

甲状腺切除术中喉返神经和喉上神经外支的术中神经监测可以通过几种市场上提供的神经监测系统来实施。神经监测涉及用气管导管外表面上的电极或术中植入环甲肌内的针式电极对声带运动或喉部肌肉动作电位进行测量。用 0.3～3 mA 的电流刺激喉返神经将产生声带内收和可被电极测量到的诱发电位。刺激喉上神经外支会产生环甲肌的抽动，并可同样地产生可被气管导管电极测到的诱发电位。在甲状腺切除术中的神经监测有助于辨认喉返神经和喉上神经外支；但这不能取代外科技术及正常解剖和解剖变异的知识，对变异的解剖需要我们持续辨认神经并保护声带功能。术中神经监测可准确测定解剖上完整的喉返神经功能失用与丧失。在近 100% 的患者中，喉返神经术中刺激产生 200 μV 以上的诱发电位预示术后声带功能正常（真阴性），而术中信号丢失可能与神经功能障碍或监测系统的技术故障有关（通常由于气管内监测导管的位置不好），因此术中信号丢失与约 72% 患者的声带麻痹相关 [6]。了解神经监测提供的神经损伤信息（在排除系统故障后，确认是真实的信号丢失）对于术中决定是同期行对侧甲状腺切除（有引起双

侧神经功能障碍的风险），还是待神经功能恢复后分期追加另一半侧腺叶切除（完成计划好的甲状腺全切除术）有重要意义 [7]。病理（如良性或恶性）在这一决策中也很重要。

多项研究及 meta 分析显示神经损伤率与术中神经监测与否无差异；然而如前所述，它可能会改善对神经损伤的辨认，随之而来改变术中处理和决策实施 [8-12]。很多该技术的倡导者还提出该技术可使术者更加自信，使手术迅速完成，同时也是一种有价值的教学辅助手段。神经监测在神经损伤风险增加和解剖层次改变的甲状腺再次手术时会特别有用。

神经功能障碍的诊断

单侧的喉返神经功能障碍通常表现为伴有声音虚弱及呼吸声的声音嘶哑（发音困难）。这通常伴有患者讲话时由于发声过程中声带内收不完全而造成气急的抱怨。由于声带不能紧闭，故咳嗽有种"牛叫似的"声音，没有尖锐冲击的起爆音。喝水时的误吸也很常见，尤其是在单侧声带功能障碍的急性期或老年患者中。单侧 RLN 麻痹时，对侧声带一定程度上的内收通常可使声音接近正常，因此单纯依靠症状和主观语音质量在判断神经功能时可能会不准确。其他具有正常神经功能的发声困难的原因包括病毒感染、反流性咽炎、喉息肉或喉癌，在喉镜下确认声带运动正常时应考虑过度发声。

观察声带运动有 3 种主要方式：直接喉镜、间接喉镜和纤维喉镜。直接喉镜通常需要全身麻醉，但可以联合应用硬质管镜以治疗声带疾病。在约 50% 患者中，可以运用口腔镜、光源、向前牵拉舌行间接喉镜观察喉部。纤维喉镜，无论有无成像系统，都可在无须镇静的情况下提供持续且完整的声带观察，但需额外的器材费用。纤维鼻咽镜易

于教学且可在门诊条件下应用，鼻腔局部雾化麻醉，通常与羟甲唑啉或苯肾上腺素联用使血管收缩。

单侧喉返神经麻痹在喉镜下的典型表现包括喉旁正位的真声襞伴前置的杓状软骨及声带运动的缺失（图 19-4）。喉上神经外支功能障碍导致相关声带的弯曲伴难以解释的张力缺失。双侧喉返神经麻痹将引起两侧声带居中伴有固定声带间的狭孔，导致一些患者出现喘鸣和气道狭窄。

频闪检查（声波检查）使振动期间声带可视化，并且可增加喉镜的诊断敏感性，特别是在评估喉上神经外支损伤时。在频闪检查过程中，光线以物体振动的频率闪烁，从而使物体呈现静止或缓慢振动的状态。高速数字记录提升了频闪仪的功能，以便进行诊断分析。

在喉上神经外支损伤的情况下，与具备功能的对侧声带相比，受影响的声带呈现松弛、弯曲和缩短的状态。

经皮喉部超声最近被认为是一种额外的评估声带功能的方法。应用类似于甲状腺超声的线性探头，但使用更低的频率（8～10 mHz）和更高的增益变化，静态和动态的声带及室带可以用超声直视（图 19-5）。TVC 的可视化对于恰当评估声带运动是必须的。超声的敏感度明显低于喉镜，不大可能替代喉镜；然而超声是一种有用的、无创的筛查甲状腺手术患者围手术期喉返神经功能的方法 [13, 14]。

术前检查声带功能应按常规或个体情况开展。具有明显术前发声功能障碍、有侵袭性甲状腺恶性肿瘤风险或颈部手术史的患者，其喉返神经有损伤风险，故术前声带评估尤其有用。一般而言，患者自述的发声功能障碍对神经功能障碍的预判价值较差，而有经验的外科医师记录声音异常，选用喉镜筛查可能更有特异性 [15]。

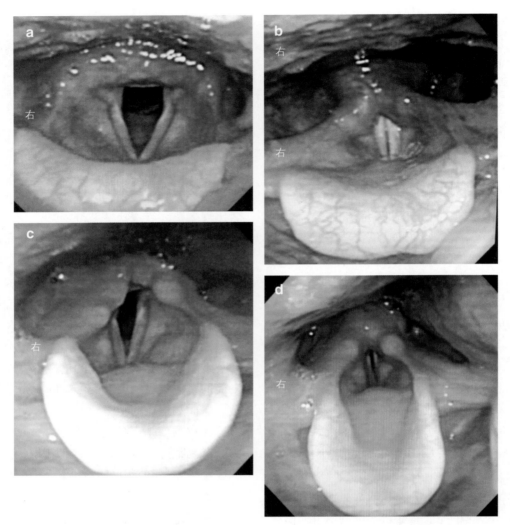

图 19-4　纤维喉镜下正常声带位置及麻痹的右声带，伴完全呼吸及发声。注意正中位置的麻痹右声带、前位的构状软骨、缩短的声带及伴有右喉返神经麻痹的声门间隙。a. 呼吸时的正常声带；b. 发声时的正常声带；c. 右喉返神经麻痹时的呼吸；d. 右喉返神经麻痹时的发声

声带功能障碍的治疗

　　与喉返神经或喉上神经外支损伤相关的声带功能障碍的治疗方法包括语音疗法和手术治疗。语音疗法通常由语言病理学家提供，包括帮助改变音调、增加呼吸支持和声音响度的干预措施，及找到合适的头颈位置以获得最佳发音的技术，例如将头转向一侧或移动甲状软骨。语音疗法对术后神经失用患者立即进行尤其有用，使得损伤的神经有时间自然恢复。对于语言治疗未达到预期声音质量的患者，超过失用的神经功能有望恢复的适当时间后（通常 6 个月），患者仍有持续的声带麻痹，可以考虑手术。如果误吸趋势明显，有必要进行吞咽治疗。

　　声带麻痹的手术治疗方法包括喉注射成形术和喉部框架手术。这些治疗的主要目

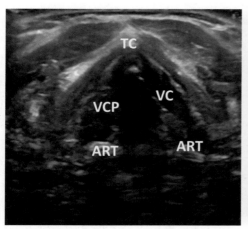
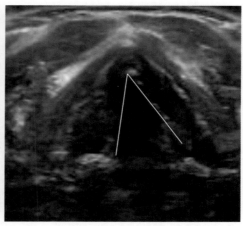

图 19-5　经皮喉部超声。呼吸中的麻痹右声带及正中旁的右真声襞位置。TC：甲状软骨；VC：声带；ART：构状软骨；VCP：声带麻痹

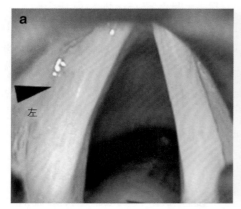
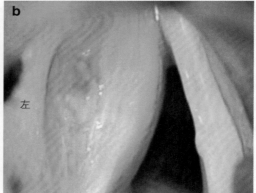

图 19-6　甲状软骨注射成形术。a. 箭头表示具有弯曲外形的麻痹的左侧声带；b. 注射甲状软骨成形术后麻痹的声带具有更接近正中的位置，改善了发声时的声门闭合

标是纠正正中旁麻痹的声带与对侧功能正常的声带之间的发声间隙。将麻痹的声带居中至接近正中的位置可以改善发声间隙，且有助于产生更接近正常的声音，同时也能改善由于喉功能不全引起的误吸。甲状软骨成形术（注射喉成形术）是在侧方将注射材料注入声带使声带向内侧移动，从而改善发声时的声门间隙（图 19-6）。注射材料可以是暂时性的（透明质酸、去细胞真皮、明胶海绵或胶原）或永久性的（羟基磷灰石、脂肪或

聚四氟乙烯）。注射喉成形术常可在门诊采用局麻通过纤维喉镜完成。甲状软骨成形术（喉部框架手术）通过在甲状软骨上开窗手术后将硅胶或 Gore-tex 植入物从侧面植入到声带（图 19-7）。这可以起到代替麻痹的内侧声带的作用，以保证足够的声门关闭。有时会增加同侧构状软骨向内侧位和前方的旋转，以增加声带后方的间隙。甲状软骨成形术使声带居中并改善声带长度，然后产生更接近正常的声音。在甲状腺病变手术完成

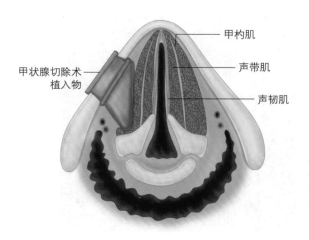

图 19-7 I 型甲状软骨成形术——右侧甲状软骨成形术，植入物使得右声襞居中

后才考虑甲状软骨成形术（如果甲状腺切除术有必要，其完成之前先不行甲状软骨成形术）。

在双侧声带麻痹的情况下，要解决的主要问题是扩开双侧旁正中位麻痹的声带间的小气道。气管切开术应考虑标准护理，尤其是在术后早期，因许多神经损伤实际上是神经功能失用，会随着时间的推移而恢复，患者声带功能将恢复正常并能最终拔管。对于持续性双侧声带麻痹伴喘鸣的患者，应考虑针对气道阻塞的手术治疗。声带切开术是通过横向弯曲切口将麻痹的声带切开，以牵引远离杓状软骨，从而通过组织回缩使气道扩大。声带切开术旨在提供呼吸功能和发声功能，以使最终能够拔管，并保留一定程度的发音功能。因为没有切除明显的声带组织，因此在急性神经损伤时可进行声带切开。

在经验丰富的外科医师手里，甲状腺切除术是一种安全的手术，喉返神经或喉上神经外支损伤率低；但当发生损伤时，最佳治疗方案还是需要多学科方法以改善预后。

甲状腺术后血钙的处理

在双侧甲状腺切除术后，10%～40%的患者会发生一过性甲状旁腺功能减退，但永久的甲状旁腺功能减退仅发生在 1%～3% 的患者中[16]。甲状腺手术后甲状旁腺功能减退的实际发生率难以明确界定，在不同文献中其定义也不同：低血钙症状的出现，甲状旁腺功能减退的生化指标证据［低钙伴或不伴低甲状旁腺激素（PTH）］，需要补充钙和（或）维生素 D。推荐增加钙摄入预防骨质疏松使其定义复杂化。甲状腺全切除术或之前行过一侧甲状腺腺叶切除而追加甲状腺全切除术时保留有活性的甲状旁腺组织可以预防术后甲状旁腺功能减退症。无意中破坏甲状旁腺的血供导致其局部缺血或无意中切除甲状旁腺，均会导致术后甲状旁腺激素水平低，随后引起低钙血症。甲状旁腺功能减退发生率受患者因素、疾病状况和手术技术的影响。

低钙血症及相关的异常表现

低钙血症在生化上定义为血清钙或离子钙水平低于正常值下限（通常为血清钙 <8.5 mg/dl，离子钙 <1.1 mmol/L）。低钙血症通常发生在双侧甲状腺切除术后，此时术后 PTH 水平降至低水平或 12～65 pg/ml 的正常范围以下；但低钙血症通常在手术中甲状旁腺损伤后延迟 12～72 小时发生。甲状旁腺激素极短的半衰期（3～5 分钟）使得术后即刻可对低甲状旁腺激素水平进行检测，有些学者会在术后即刻常规检测甲状旁腺激素水平，来判断低钙血症的风险，故而可以调整术后钙和维生素 D 的补充，详细讨论见下文[17, 18]。血钙水平受到蛋白结合的影响，因此在低蛋白血症情况下纠正的钙水平会

显著升高，公式为：校正钙水平 ＝ ｛0.8 ×
［正常白蛋白水平－患者白蛋白值（g/dl）］＋
血清钙水平（mg/dl）｝。离子钙不与蛋白结
合，因此不受血清蛋白水平影响。

低钙血症的症状通常在血钙及离子钙
水平低于正常范围以下时出现。但每例患者
可有不同的症状甚至没有症状。低钙血症
的症状通常表现为神经肌肉过敏引起的口
周和手部的麻木和刺痛（感觉异常），偶尔
也表现在脚上。神经精神症状通常包括疲
劳、易激怒、焦虑和抑郁，在术后急性期常
难以界定。在严重的低钙血症（通常血清
钙 <7.0 mg/dl 或离子钙 <0.8 mmol/L）的情
况下，可能发生手足抽搐、肌肉痉挛、喉部
痉挛、局灶或全身性癫痫发作。心律失常如
尖端扭转型室性心动过速可能由 QT 间期延
长所致。2 种传统的低钙血症激发试验包括
Chvostek 征，即通过敲击耳前的面神经引起
面部肌肉的收缩，以及 Trousseau 征，即将
上臂血压袖带充气致局部缺血而诱发手足痉
挛。大多数轻症低钙血症可以通过口服钙剂
加或不加维生素 D 来处理，不过大部分两
者都补充。当症状从感觉异常进展到手足抽
搐而口服钙剂和维生素 D 无效果时，需要
以一种半紧急的方式住院行肠外静脉途径补
充钙剂。

由甲状旁腺功能减退引起的低钙血症
会引起相关的电解质异常，包括高磷血症和
某些情况下的低镁血症。如果患者肾功能正
常，高磷血症通常会随着钙水平的纠正而恢
复。由于诱导甲状旁腺激素抵抗，低镁血症
可致难治性低钙血症，应用镁替代疗法及补
充钙剂治疗。镁替代治疗可快速纠正低钙血
症，并使甲状旁腺激素增多，这提示镁可能
影响甲状旁腺激素的释放。低镁血症的治疗
常是改善严重术后低钙血症的关键因素。

术前注意事项

患者因素，如 Graves 病、桥本甲状腺
炎、胃旁路手术史、儿童期、妊娠期、哺乳
期和补救性二次手术等，与术后甲状旁腺功
能减退的风险增加相关[19]。如果具有多个
危险因素，风险可以叠加。与 Graves 病相
关的甲亢可增加骨代谢，继而导致与甲状旁
腺切除术后继发甲状旁腺功能亢进相似的骨
饥饿综合征。桥本甲状腺炎通常与颈中央区
反应性淋巴结肿大相关，这可能会使术中甲
状旁腺的识别和保护更加困难，从而增加术
后甲状旁腺功能减退的风险。额外的颈中央
区淋巴结清扫术也可能因增加手术操作而增
加甲状旁腺功能减退的风险，在某些情况
下，淋巴结清扫术后需要重新移入下位甲状
旁腺[20]。儿童期、妊娠期和哺乳期可能会
增加钙代谢和钙需求，导致甲状腺切除术后
低钙血症的发生率增加。对于复发的甲状腺
肿或甲状腺癌的颈中央区再次手术可使甲状
旁腺难以鉴别，而之前的手术可能已经损伤
了甲状旁腺。

术前维生素 D 缺乏对于术后甲状旁腺
功能减退的影响是有争议的。而一些单中
心回顾性研究显示，术前血清 25-羟基维生
素 D 水平不足（<25 nmol/L）不增加甲状腺
切除术后低钙血症概率[21, 22]，但其他研究
表明术后低钙血症的发生率显著增加[23-25]。
在甲状腺切除术前对确认的维生素 D 缺乏
行替代治疗似乎是合理的，因与可能的获
益相比，风险低。胆钙化醇（D3）似乎比
麦角钙化醇（D2）在增加血清 25-羟基维生
素 D 水平方面略微更有效[26]。维生素 D 缺
乏可用 8～12 周的 D3 方案治疗，如 25-羟
基维生素 D 水平在 12～30 nmol/L，则用
1 000～2 000 IU/d 进行纠正，如 25-羟基
维生素 D 水平 <12 nmol/L，则用 30 000～

50 000 IU/w 进行纠正，但治疗不必延误手术。

术中注意事项

甲状腺切除术中对甲状旁腺及其血供的确认对术后甲状旁腺功能的保护非常重要。上甲状旁腺来源于第 4 对咽囊，随正常胎儿发育下降到甲状腺上极后方，然后再停留在甲状腺下动脉的上方、喉返神经后侧及外侧。下甲状旁腺来源于第 3 对咽囊，并最终下降至甲状腺下极附近，与甲状腺胸腺韧带密切相关，有时可以下降至上纵隔。约 80% 的上甲状旁腺对称，而约 70% 的下甲状旁腺对称。上、下甲状旁腺的血供通常来源于甲状腺下动脉的分支，在甲状腺切除术中应注意避免结扎近心端动脉以防甲状旁腺缺血。上甲状旁腺也可能接受一些来自甲状腺上动脉的血供。甲状腺切除术中被膜精细解剖有助于避免甲状旁腺损伤，且在某些情况下可以保护沿甲状腺包膜走行的小蒂血管。常规的甲状腺切除术通常不会遇到异位甲状旁腺，除非甲状旁腺在甲状腺内，这通常要由病理学家在检查标本时确定。

甲状腺切除术中丧失血供的或无意切除的甲状旁腺自体植入是一种相对成熟的技术，旨在保护甲状旁腺功能。尽管对再植甲状旁腺的总体存活率的了解不多，但再植的组织在血供充分重建时可恢复产生甲状旁腺激素的能力。甲状腺切除术后甲状旁腺变得苍白或黯淡可能是发生了缺血，应仔细检查血管蒂是否完整，如果蒂不完整，应对这些甲状旁腺进行再植。如果腺体肿胀黯淡，这可能是由于静脉肿胀引起，一旦包膜被锐性切开，情况可能会改善。植入方法有多种：其中一种方法是将甲状旁腺切成 <1 mm 的碎片，然后将其植入血供良好的肌腹中，如胸锁乳突肌、带状肌群、胸大肌或肱桡肌。

另一种方法是将甲状旁腺组织在生理盐水中磨碎，再将悬液注射入血供良好的肌腹中。形态正常的甲状旁腺腺体可再植入任何容易操作且血供丰富的肌肉，通常通过甲状腺切除术切口完成，腺瘤样或肿大的甲状旁腺应重新植入更容易触及的肌肉内，如肱桡肌或胸大肌，以便日后要再次切除。患者再植的甲状旁腺数量越多，暂时性甲状旁腺功能减退的发生率可能会越高；然而，再植的好处可能是降低永久性甲状旁腺功能减退的风险，因此尽管再植后短期内低钙血症发生率增加，但患者似乎长期获益[27]。由于暂时性低钙血症的风险增加，需自体植入超过 2 个甲状旁腺的患者可考虑在术后补充更大剂量的钙和（或）维生素 D。没有很好的数据说明自体植入多少数量的甲状旁腺腺体具有活性功能；因此，应尽可能地在甲状腺切除术中原位保留有活力的甲状旁腺组织。

术后注意事项

甲状腺切除术后可采取多种形式对低钙血症进行监测，从简单识别症状，到基于术后钙和甲状旁腺激素水平计算的钙和维生素 D 补充。通常双侧甲状腺切除术后钙水平最低点出现在术后 12～36 小时，这意味着许多患者在出院后出现症状。治疗暂时性甲状旁腺功能减退的钙和维生素 D 补充剂包括两大类：一般的补充剂和基于钙和（或）PTH 水平精确补充剂。钙和维生素 D 补充的一般目的是为了避免甲状腺切除术后几周内常发生的暂时性甲状旁腺功能减退症状。因为摄入足够的钙和维生素 D 可以缓解大多数低钙血症症状，所以补充的总体目标是维持正常血钙、避免低钙血症和高钙血症。

钙和维生素 D 补充

由甲状旁腺功能减退引起的术后低钙血症的预防和治疗集中在充足的补钙、肠内吸收和骨钙动员。补钙的选择包括加或不加维生素 D 等多种形式。大剂量补钙的副作用包括便秘、腹胀、恶心，以及某些情况下过度补充导致的高钙血症引起的症状，如极度口渴和过度排尿、肌肉疼痛、心律失常和疲劳。补充钙可能会阻碍甲状腺激素的吸收，因此甲状腺激素与钙应在空腹时分开服用。钙剂通常反映总钙和元素钙的量，随制剂而变化。元素钙是可供吸收的钙，碳酸钙中 40% 为元素钙；因此 600 mg 碳酸钙提供 240 mg 元素钙；柠檬酸钙中 20% 为元素钙，故 600 mg 柠檬酸钙提供 120 mg 元素钙。补充钙和维生素 D 有多种方案：

（1）碳酸钙（os-cal, tums）：含 40% 的元素钙，有多种形式，易在药店购买，且最便宜。碳酸钙可能比其他形式的钙更容易发生便秘。和食物一起服用吸收更好，在胃酸较低的情况下可能吸收不良。剂量范围为每天 100～3 000 mg。

（2）柠檬酸钙（citracal）：含 20% 元素钙，多种形式，易在药店购买，一般较碳酸钙略贵一些。有没有和食物一起服用都能很好吸收，且可在低胃酸情况下更好吸收，如在服用质子泵抑制剂或胃旁路术后的患者中。剂量范围为每天 1 000～3 000 mg。

（3）葡萄糖酸钙（静脉注射）：在对口服补钙不敏感的低钙血症中，肠外输注葡萄糖酸钙可迅速纠正低钙血症并缓解其相关症状。考虑到静脉注射有组织坏死的风险，氯化钙不推荐通过外周血管输注。葡萄糖酸钙含有 9% 的元素钙，剂量范围为 1～2 g，一般通过 50 ml 的 5% 右旋糖溶液输注 20 分钟。葡萄糖酸钙连续输液可以与口服方案联合使用，并基于血清钙的水平而静脉滴注，直至能够口服足量的钙。

（4）维生素 D₃（胆钙化醇）：可以单独使用维生素 D₃ 补充剂或加入其他钙剂来改善钙的吸收。维生素 D 缺乏的患者在甲状腺切除术前或术后应给予足量的维生素 D₃（一般为 1 000～2 000 IU/d 或 50 000 IU/w，持续 8～12 周）。当单独使用维生素 D₃ 时，每剂 1 000～200 000 IU；当与其他钙剂联合使用时，每剂 200～400 IU。麦角钙化醇（维生素 D₂）可以类似的剂量范围使用；然而，一些研究表明，维生素 D₂ 在维持血清 25-羟基维生素 D 水平方面上效果低于维生素 D₃ [26, 28]。

（5）骨化三醇（1, 25-二羟基胆钙化甾醇）：骨化三醇是维生素 D 的激素活性代谢物，增加肠道钙吸收和肾小管对钙的重吸收，并可能通过破骨细胞的活化作用来增加骨骼中的钙释放。在术后暂时性甲状旁腺功能减退时，联合使用较高剂量的钙剂与骨化三醇可发生明显的高钙血症。然而由于骨化三醇的半衰期为 5～8 小时，相对较短，在停药几天内其作用可以消退。骨化三醇首次给药后对血清钙的影响可延迟 72 小时产生，在一些情况下采用 1～2 μg 的维持剂量。每天使用 0.25～2 μg 的剂量，可一次给药，也可分次给药。骨化三醇可以口服或静脉注射方式给药。

常规补充钙和维生素 D

对双侧甲状腺切除术后的所有患者常规进行补钙加或不加维生素 D₃ 或骨化三醇，目的是为了在术后暂时性甲状旁腺功能减退期间防止低钙血症及其相关症状。随着甲状旁腺最初的缺血缓解（通常在术后几周内），补钙方案就可以停止。常规补钙的优点包括其成本效益好，避免了大多数患者的症状，且易于实施，术后早期无须进行 PTH 测定。其缺点包括联合使用钙剂和较高剂量的骨化三醇时有相对低风险的高钙血症及钙剂的副作用，还包括便秘和恶心等最常见的消化道并发症。认为暂时性甲状旁腺功能减退期间的低钙血症会刺激甲状旁腺组织恢复的观点只是推测性的，没有数据支持；故常规补钙对甲状旁腺功能恢复似乎没有危害。

低钙血症处理流程

作为双侧甲状腺切除术后常规补钙的选择方法，几组研究已根据术后即刻的钙和 PTH 水平提出了操作流程，以指导合适的补钙。总的来说，这些研究表明术后即刻 PTH 水平 <10～15 pg/ml 预示低钙血症，故需要补钙 [17, 18, 29, 30]（图 19-8）。这些算法的优点是更能明确地将补钙应用在那些只有低

钙血症风险的患者，和能够测定钙及骨化三醇剂量，以及使那些 PTH 水平最低、发展为低钙血症风险最高的患者避免出现低钙血症症状。

永久性甲状旁腺功能减退的处理

永久性甲状旁腺功能减退的定义是在甲状腺手术后甲状旁腺激素水平降低超过 6～12 个月，需要持续补钙来维持血清钙水平。即使暂时性甲状旁腺功能减退的发生率相对较高，为 20%～40%，双侧甲状腺切除术后永久性甲状旁腺功能减退发生率仍然较低，为 1%～3% [16]。这表明尽管术后甲状旁腺功能常发生短暂的障碍，但在应对手术创伤时有相当的复原能力。治疗永久性甲状旁腺功能减退的目标是防止低钙血症症状，同时避免过度补充钙剂而引起的并发症，包括高钙血症、高钙尿症相关的肾结石和异位钙化。血清钙的目标值为正常低值或略低于

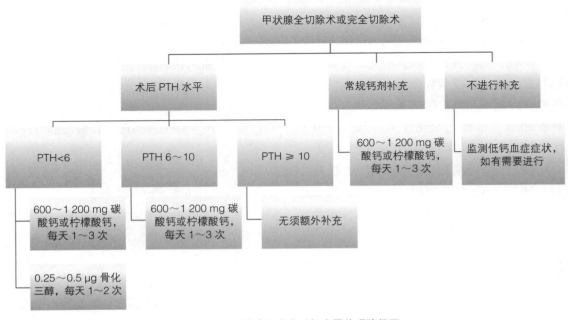

图 19-8　甲状腺切除术后钙水平处理路径图

正常下限的水平，通常为 8～8.5 mg/dl。有人提出目标为 24 小时尿钙分泌 <7.5 mmol，同时钙磷代谢物 <55 mg²/dl² [31]。避免低钙血症症状需要以碳酸钙或柠檬酸钙的形式补充钙，除了通过饮食摄入之外，还需每天补充 1 000～2 000 mg 元素钙。每天 1 次或分 2 次摄入 0.25～2 μg 的骨化三醇可以降低维持足够血清钙水平的元素钙的量，这在多数永久性甲状旁腺功能减退患者中是必须的。可使用 12.5～50 mg/d 的氢氯噻嗪通过增强肾小管钙重吸收来控制高钙尿症，且还可有效降低日常元素钙需要量。假如足够的补钙不能很好地控制高磷血症纠正低钙血症，肠道磷酸盐结合剂可能会有用。

通过标准钙治疗而不能维持稳定血钙和尿钙的患者，注射重组 PTH 1—84 可能有用。重组 PTH 通过皮下注射，每天 1 次给药，同时密切监测并口服钙剂调整，同时给予维生素 D 可有效降低口服钙剂的需要量，降低尿钙及血磷水平，同时提升骨代谢 [32]。重组 PTH 1—84（Natpara®）目前仅推荐在单独补充钙剂及维生素 D 不能很好控制血钙水平的患者中使用，推荐注射剂量为 25～100 μg/d，且需要在开始用药后密切监测血钙水平。

应密切随访长期甲状旁腺功能减退接受治疗的患者，因为尽管有稳定的治疗方案，但急性事件（如胃肠炎、血容量改变、妊娠）仍可破坏钙水平。随访期间应注意包括肾结石、组织或器官钙化和骨代谢缺陷在内的相关异常。

甲状腺切除术后的并发症并不常见，主要为喉返神经和甲状旁腺损伤的影响。与神经功能失用或暂时性甲状旁腺功能减退相关的暂时的并发症分别影响约 5% 和 30% 的患者，而仅约 2% 的患者受长期影响。甲状腺切除术避免声音和甲状旁腺功能障碍明显受到外科医师的专业水平、患者因素和甲状腺疾病状态的影响。

参考文献

[1] Kandil E, Abdelghani S, Friedlander P, Alrasheedi S, Tufano RP, Bellows CF, Slakey D. Motor and sensory branching of the recurrent laryngeal nerve in thyroid surgery. Surgery. 2011;150: 1222−7.

[2] Phelan E, Schneider R, Lorenz K, Dralle H, Kamani D, Potenza A, Sritharan N, Shin J, Randolph G. Continuous vagal IONM prevents recurrent laryngeal nerve paralysis by revealing initial EMG changes of impending neuropraxic injury: a prospective, multicenter study. Laryngoscope. 2014;124: 1498−505.

[3] Paniello RC, Rich JT, Debnath NL. Laryngeal adductor function in experimental models of recurrent laryngeal nerve injury. Laryngoscope. 2015;125: E67−72.

[4] Li M, Chen S, Wang W, Chen D, Zhu M, Liu F, Zhang C, Li Y, Zheng H. Effect of duration of denervation on outcomes of ansa-recurrent laryngeal nerve reinnervation. Laryngoscope. 2014;124: 1900−5.

[5] Wang W, Chen D, Chen S, Li D, Li M, Xia S, Zheng H. Laryngeal reinnervation using ansa cervicalis for thyroid surgery-related unilateral vocal fold paralysis: a long-term outcome analysis of 237 cases. PLoS One. 2011;6: e19128.

[6] Genther DJ, Kandil EH, Noureldine SI, Tufano RP. Correlation of final evoked potential amplitudes on intraoperative electromyography of the recurrent laryngeal nerve with immediate post-operative focal fold function after thyroid and parathyroid surgery. JAMA Otolaryngol Head Neck Surg. 2014;140: 124−8.

[7] Fontenot TE, Randolph GW, Setton TE, Alsaleh N, Kandil E. Does intraoperative nerve monitoring reliably aid in staging of total thyroidectomies? Laryngoscope. 2015;125(9): 2232−5.

[8] Higgins TS, Gupta R, Ketcham AS, Sataloff RT, Wadsworth JT, Sinacori JT. Recurrent laryngeal nerve monitoring versus identification alone on post-thyroidectomy true vocal fold palsy: a meta-analysis. Laryngoscope. 2011;121: 1009−17.

[9] Pisanu A, Porceddu G, Podda M, Cois A, Uccheddu A. System review with meta-analysis of studies comparing intraoperative neuromonitoring of recurrent laryngeal nerves versus visualization alone during thyroidectomy. J Surg Res. 2014;188: 152−61.

[10] Sari S, Erbil Y, Sumer A, Agcaoglu O, Bayraktar A, Issever H, Ozarmagan S. Evaluation of recurrent laryngeal nerve monitoring in thyroid surgery. Int J Surg. 2010;8: 474−8.

[11] Barczynski M, Konturek A, Cichon S. Randomized clinical trial of visualization versus neuro-monitoring of recurrent laryngeal nerves during thyroidectomy. Br J Surg. 2009;96: 240−6.

[12] Dionigi G, Boni L, Rovera F, Bacuzzi A, Dionigi R. Neuromonitoring and video-assisted thyroidectomy: a prospective randomized case-control evaluation. Surg Endosc. 2009;23: 996−1003.

[13] Wong KP, Lang BH, Ng SH, Cheung CY, Chan CT, Lo CY. A prospective, assessor-blind evaluation of surgeon-performed transcutaneous laryngeal ultrasonography in vocal cord examination before and after thyroidectomy. Surgery. 2013;154: 1158−64.

[14] Carneiro-Pla D, Miller BS, Wilhelm SM, Milas M, Gauger PG, Cohen MS, Hughes DT, Solorzano CC. Feasibility of surgeon-performed transcutaneous vocal cord ultrasonography in identifying vocal cord mobility: a multi-institutional experience. Surgery. 2014;156: 1597−602.

[15] Lee CY, Long KL, Eldridge RJ, Davenport DL, Sloan DA. Preoperative laryngoscopy in thyroid surgery: do patients' subjective voice complaints matter? Surgery. 2014;156: 1477−82.

[16] Reeve T, Thompson NW. Complications of thyroid surgery: how to avoid them, how to manage them, and their possible effect on the whole patient. World J Surg. 2000;24: 971−5.

[17] Selberherr A, Scheuba C, Riss P, Niederle B. Postoperative hypoparathyroidism after thyroidectomy: efficient and cost-effective diagnosis and treatment. Surgery. 2015;157: 349−53.

[18] Cayo AK, Yen TW, Misustin SM, Wall K, Wilson SD, Evans DB, Wang TS. Predicting the need for calcium and calcitriol supplementation after total thyroidectomy: results of a prospective, randomized study. Surgery. 2012;152: 1059−67.

[19] Mckenzie TJ, Chen Y, Hodin RA, et al. Recalcitrant hypocalcemia after thyroidectomy in patients with previous Roux-en-Y gastric bypass. Surgery. 2013;154: 1300−6; discussion 1306.

[20] Hughes DT, White ML, Miller BS, Gauger PG, Burney RE, Doherty GM. Influence of prophylactic central lymph node dissection on postoperative thyroglobulin levels and radioiodine treatment in papillary thyroid cancer. Surgery. 2010;148: 1100−6; discussion 1006−7.

[21] Nhan C, Dolev Y, Mijovic T, Rivera JA, Kallai-Sanfacon MA, Mlynarek AM, Payne RJ. Vitamin D deficiency and the risk of hypocalcemia following total thyroidectomy. J Otolaryngol Head Neck Surg. 2012;41: 401−6.

[22] Lang BH, Wong KP, Cheung CY, Fong YK, Chan DK, Hung GK. Does preoperative 25−hyroxyvitamin D status significantly affect the calcium kinetics after total thyroidectomy? World J Surg. 2013;37: 1592−8.

[23] Al-Khatib T, Alhubaiti AM, Althubaiti A, Mosli HH, Alwasiah RO, Badawood LM. Severe vitamin D deficiency: a significant predictor of early hypocalcemia after total thyroidectomy. Otolaryngol Head Neck Surg. 2015;152: 424−31.

[24] Erbil Y, Bozbora A, Ozbey N, Issever H, Aral F, Ozarmagan S, Tezelman S. Predictive value of age and serum parathromone and vitamin d3 levels for postoperative hypocalcemia after total thyroidectomy for nontoxic multinodular goiter. Arch Surg. 2007;142: 1182−7.

[25] Kirkby-Bott J, Markogiannakis H, Skandarajah A, Cowan M, Fleming B, Palazzo F. Preoperative vitamin D deficiency predicts post-operative hypocalcemia after total thyroidectomy. World J Surg. 2011;35: 324−30.

[26] Binkley N, Gemar D, Engelke J, Gangnon R, Ramamurthy R, Krueger D, Drezner MK. Evaluation of ergocalciferol or cholecalciferol dosing, 1,600 IU daily or 50,000 IU monthy in older adults. J Clin Endocrinol Metab. 2011;96: 981−8.

[27] Palazzo FF, Sywak MS, Sidhu SB, Barraclough BH, Delbridge LW. Parathyroid auto transplantation during total thyroidectomy−does the number of glands transplanted affect outcome? World J Surg. 2005;29: 629−31.

[28] Armas LA, Hollis BW, Heaney RP. Vitamin D2 is much less effective than vitamin D3 in humans. J Clin Endocrinol Metab. 2004;89: 5387−91.

[29] Carr A, Yen T, Fareau G, Cayo A, Misustin S, Evans D, Wang T. A single parathyroid hormone level obtained 4 hours after total thyroidectomy predicts the need for postoperative calcium supplementation. J Am Chem Soc. 2014;219: 757−64.

[30] Wiseman JE, Mossanen M, Ituarte PH, Bath JM, Yeh MW. An algorithm informed by the parathyroid hormone level reduces hypocalcemic complications of thyroidectomy. World J Surg. 2010;34: 532−7.

[31] Bilezikian JP, Khan A, Potts Jr JT, et al. Hypoparathyroidism in the adult: epidemiology, diagnosis, pathophysiology, target-organ involvement, treatment, and challenges for future research. J Bone Miner Res. 2011;26: 2317−37.

[32] Mannstadt M, Clarke BL, Vokes T, Brandi ML, Ranganath L, Fraser WE, Lakatos P, Bajnok L, Carceau R, Mosekilde L, Lagast H, Choback D, Bilezikian JP. Efficacy and safety of recombinant human parathyroid hormone (1−84) in hypoparathyroidism (REPLACE): a double-blind, placebo-controlled, randomized, phase 3 study. Lancet Diabetes Endocrinol. 2013;1: 275−83.

译者评述

　　甲状腺结节尤其是甲状腺癌发病率快速升高，甲状腺手术迅猛增多，而现代社会患者对肿瘤不仅要求治愈，而且对手术后的生活质量要求也在提高，希望"完美"恢复。可能或长或短、或轻或重影响甲状腺术后生活质量的关键就是本章所探讨的主题：防治两大常见的重要并发症（喉神经损伤和甲状旁腺损伤）。

　　作者先仔细介绍了甲状腺和喉的应用解剖、操作要点、喉返神经术中实时监测、不同神经损伤情况的处理策略和麻痹声带的修复；又详述甲状旁腺的应用解剖，甲状旁腺及血运的保护，术后低钙血症的病理生理、预判、正确处理、如何选用钙片（对患者也很实用），非常有助于明显减少声嘶和手麻抽搐（因有时疾病严重，也可存在解剖生理方面个体变异等，国内外目前均无法完全避免）。喉神经和甲状旁腺的保护无论怎样重视和强调都不过分，本章的论述全面系统、资料新、实用性强，值得初级和中级甲状腺外科医师反复阅读借鉴，也值得高级医师和研究者进一步探讨。有兴趣者还可参阅中国医师协会甲状腺外科医师委员会编写的《甲状腺及甲状旁腺手术中神经电生理监测临床指南（中国版）》和《甲状腺手术中甲状旁腺保护专家共识》。

第 **6** 部分

甲状腺术后放射性碘治疗，激素治疗和监测

POST-THYROIDECTOMY RADIOIODINE THERAPY, HORMONAL THERAPY AND SURVEILLANCE

第20章
分化型甲状腺癌术后"清甲"治疗
Initial Radioiodine Ablation

Rebecca L. Weiss and Angela M. Leung

沈晨天 译，罗全勇 校

导 言

19 世纪早期，法国科学家 Bernard Courtois 和 Joseph-Louis Gay-Lussac 发现了碘元素[1]，此后，大量的科学研究发现了碘与甲状腺肿的发生存在关联，且在 1896 年，Bauman 等发现了碘可以聚集于甲状腺[2]。尽管外照射放射治疗早就被运用于各种转移性恶性肿瘤的治疗，直至 20 世纪 40 年代临床医师才开始利用 [131]I（RAI，放射性碘）治疗分化型甲状腺癌（即放射性核素内照射治疗）。1944 年，Frantz 等首次报道放射治疗（包括外照射和放射性碘内照射治疗）用于治疗一例女性转移性甲状腺癌患者[3]，该患者接受放射性碘治疗后，Geiger 计数器探测到了该患者的甲状腺床部位以及骨转移部位均有放射性摄取，尸检报告提示，放射性碘聚集在分化良好的甲状腺癌组织中，而分化较差的甲状腺癌组织中则未见明显摄取[3]。

在过去的几十年中，放射性碘的临床运用越来越多。在美国，所有分化型甲状腺癌患者接收 RAI 治疗的比例从 1990 年的 40.5% 上升至 2008 年的 65%[4]；其中在低危患者中，比例从 1973 年的 3.3% 上升至 2006 年的 38.1%[5, 6]。依据 SEER 数据库，年轻甲状腺癌患者（<25 岁）甲状腺全切除术后接受 [131]I "清甲"治疗的比例从 1973 年的 4% 上升至 2008 年的 62%[7]，然而 1988—2007 年老年患者接受 [131]I 辅助治疗的比例则维持在 20% 左右[8]。

钠碘同向转运体

钠碘同向转运体（NIS）基因于 1996 年由 Carrasco 及其同事成功克隆[9]。NIS 蛋白是一种跨膜蛋白，包括 13 个跨膜区域，由 643 个氨基酸组成[10]。该跨膜蛋白的功能是从血液中转运碘至甲状腺滤泡细胞，是甲状腺激素合成过程中的重要环节。NIS 在甲状腺癌中的表达变异较大，有学者发现 NIS 在乳头状以及滤泡状甲状腺癌中的表达低于正常甲状腺组织；而有些学者则发现 NIS 在乳头状甲状腺癌中的表达反而升高[11]。当碘在甲状腺癌中的摄取降低时，甲状腺扫描可呈"冷结节",提示病灶无碘摄取功能[11]。然而,促甲状腺激素(TSH)可以上调 NIS 的表达,从而促进碘的摄取[11, 12]。放射性碘的给药方式是口服,其在胃及小肠被吸收入血,后由 NIS 转运至甲状腺,其生物学行为与稳定性碘一致[13]。

^{131}I 治疗分化型甲状腺癌的目标

^{131}I 在分化型甲状腺癌的治疗中具有重要作用,包括"清甲"治疗、辅助治疗以及转移性病灶治疗 3 个方面。甲状腺癌术后,^{131}I 治疗可以清除正常残留甲状腺组织("清甲"),从而使得甲状腺球蛋白(Tg)作为肿瘤标志物的特异性增加,以便于随访监测[4]。通常正常甲状腺组织的摄碘能力大于肿瘤组织,去除残留甲状腺组织后理论上可以增加肿瘤组织对碘的摄取,因此通过"清甲"可增加 ^{131}I 扫描发现复发以及转移灶的敏感性[14-17]。同时,^{131}I 辅助治疗可以清除残留甲状腺内的微小病灶,从而降低复发的可能性。最后,^{131}I 还可以有效实现分化型甲状腺癌远处转移灶的诊疗一体化。

分化良好的甲状腺癌（WDTC）危险分层

美国甲状腺协会(ATA)推荐 WDTC 患者术后常规进行分期及分层,以评估患者死亡风险从而指导下一步 ^{131}I 治疗决策的选择(单纯"清甲"、辅助治疗以及转移性病灶治疗)[18, 19]。这些分期以及分层系统主要包括:美国癌症协会(AJCC)的 TNM 分期[20]、Mayo 医学中心的 MACIS 系统[21]以及 ATA 的危险分层系统。这些风险评估系统的综合运用可以有效预测甲状腺全切除

术后 WDTC 患者行 ^{131}I 治疗的获益[19]。

2009 年 ATA 指南中开始提出根据复发风险将 WDTC 分为低危、中危以及高危[18]。低危患者应符合以下条件:肉眼可见肿瘤完全切除、无局部侵犯、非不良病理类型、无血管侵犯、"清甲"治疗后全身碘扫描未见甲状腺床外非正常生理性摄取。根据 2015 年最新版 ATA 指南,具有微小淋巴结转移的患者也归入低危(转移个数 ≤ 5 个且最大径 <0.2 cm)[19]。2015 年版 ATA 指南同时也把腺内包膜内滤泡性乳头状甲状腺癌、包膜内或只有微血管侵犯的滤泡状甲状腺癌以及腺内乳头状微小癌均归为低危一类[19]。2009 年版 ATA 指南的中危因素包括软组织微小侵犯、"清甲"治疗后全身碘扫描可见甲状腺床外非正常生理性摄取、血管侵犯、侵袭性病理类型（Hürthle 细胞型、高细胞型、柱状细胞型以及岛细胞型）[18, 22]。2015 年版 ATA 指南对此也进行了修改,把以下情况也视为中危:颈部淋巴结转移（临床分期为 N_1 或者虽然病理提示大于 5 枚淋巴结转移但最大径均 <3 cm）、1～4 cm 腺内乳头状甲状腺癌（即使存在 BRAF 突变）、多灶性乳头状微小癌伴有腺体外侵犯（即使存在 BRAF 突变）[19]。2009 年版指南中的高危因素包括已知有远处转移性病灶、有周围软组织肉眼可见血管侵犯、术后有较大肿瘤残留或者术后 Tg 提示存在远处转移性病灶[18]。2015 年版指南也对高危因素进行了修改,把以下情况也视为高危:转移性淋巴结最大径 ≥ 3 cm、大于 4 处血管侵犯或者包膜外血管侵犯性滤泡状甲状腺癌[19]。

2015 年版 ATA 新指南除了重新对危险分层系统进行了修改以外,同时强调了患者危险分层应根据临床随访以及治疗后反应等实际情况进行动态评估。Tuttle 以及

Vaisman 等提出根据治疗反应的危险分层系统，但是该评价体系的临床实用性需待后续研究进一步验证[19, 22, 23]。根据以上研究结果，2015 年版 ATA 新指南中也提出治疗后反应评估系统（动态危险分层）[19]：

- 完全反应：无疾病存在证据，包括生化指标（血清学）、临床表现以及结构影像学 3 个方面。

- 不完全反应（血清学）：无可探测的结构性病灶，但生化指标提示疾病存在，包括血清 Tg 或者 TgAb 异常升高。

- 不完全反应（结构影像学）：有影像学可观察到的、持续存在的或者新出现的局灶性或远处转移性病灶。

- 反应不确切：生化指标（血清学）以及结构影像学均为非特异性表现，即综合分析后仍无法判断者。

¹³¹I"清甲"治疗的患者选择

根据 ATA 指南推荐，所有高危患者[19]、所有原发肿瘤最大径 >4 cm 的患者以及肿瘤最大径在 1～4 cm 但具有中危特征的患者（比如侵袭性病理类型、淋巴结转移等）均应行 ¹³¹I"清甲"治疗[19]。但是，如果患者只进行了单侧腺叶切除，则不推荐直接进行 ¹³¹I"清甲"治疗[19]。

对于中危以及低危 DTC 患者是否应行 ¹³¹I"清甲"治疗，目前尚存争议，需要更多的循证医学证据进一步明确。目前 ATA 指南不常规推荐多灶性乳头状微小癌以及低危 DTC 患者行 ¹³¹I"清甲"治疗，但对于中危患者根据实际情况可考虑行 ¹³¹I"清甲"治疗[19]。美国甲状腺癌治疗学组开展了一项共纳入 4 941 例甲状腺癌患者、平均随访时间为 6 年的研究，以期阐明 RAI 治疗是

否可以降低 DTC 复发风险[24]，他们的研究结果显示仅 AJCC Ⅲ期的患者可从 ¹³¹I 治疗中获益。其他一些学者则认为，即使是低危患者，¹³¹I 治疗后也可能获益，原因在于上述研究平均随访时间仅为 6 年，而低危患者的复发通常需要更长时间[25]。

当然另有一些学者则提出，在低危患者中使用 ¹³¹I 治疗属于过度治疗，因为这部分患者不管是否行 ¹³¹I 治疗，其复发风险似乎是一致的[4, 26]。最近的一篇系统性综述指出，低危患者行 ¹³¹I"清甲"治疗后，获益不明显[4]。这篇综述把低危情况进一步分为微小肿瘤和大肿瘤，纳入的文献中有一篇回顾性研究报道了在低危微小肿瘤患者中，经 RAI 治疗后无明显获益；对于低危大肿瘤患者，一系列研究也显示类似的结果，即经 RAI 治疗后未见明显获益[4]。另外一篇回顾性研究结果也表明，低危 DTC 患者，经过 10 年长期随访后发现，单纯手术治疗以及手术 +¹³¹I"清甲"后患者的复发率差异无统计学意义[26]。

另外，近期一项纳入超过 21 000 例乳头状甲状腺癌（PTC）患者的回顾性研究分析了 RAI 治疗是否可使中危患者获益[27]。这项研究对于中危的定义为：原发肿瘤 >4 cm 但无淋巴结转移或者原发肿瘤 <4 cm 但有 1 枚淋巴结转移。值得注意的是，研究者们排除了侵袭性病理类型肿瘤，比如 Hürthle 细胞亚型以及高细胞亚型等，但是在 ATA 指南中这些均属于中危一类。结果发现，在中危 PTC 患者中经 RAI 治疗后复发风险相对降低了 29%；亚组分析显示，年龄 <45 岁的患者经 RAI 治疗后复发风险相对降低了 36%。这一结果显得尤为重要，因为目前 ATA 指南对于 <45 岁患者行 RAI 治疗的推荐相对保守[19]。因此，该项研究提示，¹³¹I 治疗可使相对年轻的中危 PTC 患者获益[27]。

^{131}I "清甲" 治疗前的 TSH 刺激

促甲状腺激素（TSH）刺激后可促进甲状腺组织摄取更多的碘，因此可以有效提高 ^{131}I 治疗疗效。虽然至今没有严格的随机对照研究来评估 ^{131}I "清甲" 治疗前 TSH 的最佳值，但一些非随机对照研究结果提示，治疗前 TSH 应至少 >30 mIU/L [28, 29]。值得注意的是，虽然目前尚缺乏研究证据证明低水平 TSH 刺激是否能足以获得较好的 "清甲" 疗效，但不少文献中也引用了最佳 TSH 刺激水平为 25～30 mIU/L [18, 30-33]。

目前有 2 种方法用于刺激 TSH 升高：停服甲状腺激素（THW）以及人源性重组 TSH 的使用（rhTSH）。对于 THW，患者可在治疗前停服左旋甲状腺素（LT$_4$）4～6 周，或者停服三碘甲腺原氨酸（T$_3$）2 周。如使用 rhTSH，患者可保持正常甲状腺功能（无须停服甲状腺激素）直至肌内注射 rhTSH，注射分 2 次：第 1 次注射在 "清甲" 治疗前 2 天，第 2 次注射在治疗前同一天。无论采取何种方式，患者均被要求在治疗前行低碘饮食，这对于获得良好治疗效果十分重要。^{131}I 的摄取与血液中稳定性碘的含量成反比，因此如果患者血液中含有较高水平的稳定性碘，则对 ^{131}I 的摄取将会大大减少，从而无法获得良好治疗效果。正如 1986 年切尔诺贝利核反应堆爆炸后，部分地区居民被要求服用大剂量的稳定性碘，从而降低甲状腺的放射性碘暴露 [13]。因此，患者在接受 ^{131}I 治疗前均应低碘饮食 2～3 周，但是最近研究结果显示，低碘饮食 1 周或已足够 [34]。

THW 或者使用 rhTSH 都可以获得满意的 "清甲" 成功率。表 20-1 列出了一些比较 2 种方法的前瞻性研究。其中两项最大样本量的研究结果显示，不管使用何种刺激 TSH 的方法，"清甲" 的成功率在 86%～92% [35, 36]。来自英国的 Mallick 等的研究共纳入了 421 例患者，TSH 刺激使用的是 THW 或者是 rhTSH，"清甲" 治疗剂量为高或者低剂量，患者随访包括治疗后 6～9 个月行碘扫描以及血清 Tg 的检测；作者对比后发现 THW 或者使用 rhTSH 的 "清甲" 成功率差异并无统计学意义，分别为 86.7% 以及 87.1%。该研究中 "清甲" 的成功定义为：碘扫描阴性 + 刺激性 Tg<0.2 ng/ml [36]。同样，Schlumberger 等 [35] 在法国开展的一项共纳入 684 例患者的多中心临床研究结果显示，THW 或者使用 rhTSH 后 "清甲" 成功率分别为 92.9% 以及 91.7%，两者相似 [35]。该研究中 "清甲" 成功的定义为：甲状腺超声阴性 + 刺激性 Tg<0.1 ng/ml 或者碘扫描阴性 [35]。但是，上述研究均没有比较患者的远期预后，比如疾病的复发率等。发表于 2013 年的一篇文献比较了 THW 或者使用 rhTSH 用于刺激 TSH 且经 ^{131}I 进行 "清甲" 治疗后患者的远期预后，平均随访时间为 10 年，结果显示两组的复发率未见统计学差异 [37]。

使用 rhTSH 的优势在于无须停服甲状腺激素，即不会出现甲状腺功能减退症状，比如疲劳、流泪、便秘、体重增加以及怕冷等，从而提高了患者的生活质量。当然，有研究表明，患者 "清甲" 治疗 3 个月后，经 THW 或者使用 rhTSH 的患者生活质量无明显差异 [38]。另有一些研究表明，如使用 rhTSH 刺激 TSH 水平升高后 "清甲" 治疗的患者接受的全身辐射剂量低于经 THW 刺激的患者，原因是 rhTSH 使用后 ^{131}I$^-$ 离子的肾脏清除更快 [29, 39]。另外，停服甲状腺激素，促进 TSH 升高时间较长，有可能促进肿瘤的生长 [31, 40]。同时，在某些特殊情况下，即使停服 LT$_4$ 几周后，由于残留甲状

表 20-1　停服甲状腺激素（THW）或者使用 rhTSH 的 ^{131}I "清甲"成功率的比较

研究者	时间	总病例数	rhTSH 组	THW 组	"清甲"成功的定义	随访时长	rhTSH 组"清甲"成功率	THW 组"清甲"成功率	P
Lee 等[73]	2010	291	69	222	碘扫描以及颈部超声阴性 +Tg<1.0 ng/ml	12 个月	63（91.3%）	203（91.4%）	0.206 1
Mallick 等[36]	2012	421	210	211	碘扫描阴性 +Tg<2.0 ng/ml	6～9 个月	183（87.1%）	183（86.7%）	0.26
Molinaro 等[37]	2013	120	70	50	颈部超声阴性 + 刺激性 Tg<1.0 ng/ml+TgAb 阴性	10 年	47（67.1%）	37（74%）	0.53
Pacini 等[37,74]	2005	63	32	28	碘扫描阴性	8 个月	24（75%）	24（85.7%）	0.3
Schlumberger 等[35]	2012	684	348	336	颈部超声阴性 +Tg<1.0 ng/ml	6～10 个月	319（91.7%）	312（92.9%）	不明

腺功能强大或者转移性病灶可分泌甲状腺激素等，均可导致血清 TSH 难以上升 [41]。

rhTSH 的劣势在于其价格昂贵且并非所有医院均可获得。过去，有些医保公司也并未将其纳入医保范围，但目前该情况有所好转。rhTSH 的副作用主要包括头痛以及恶心 [31]。然而，就如 THW 一样，rhTSH 的使用也可能促进甲状腺肿瘤细胞的生长，从而压迫周围组织，比如呼吸道以及周围神经等，进而引发呼吸困难或者神经压迫相应症状 [41]。另外，对于高危 DTC 患者或者伴有广泛淋巴结转移的患者，由于缺少相应的循证医学证据，现有指南并不推荐使用 rhTSH 进行 131I 治疗前准备 [19]。

131I "清甲" 治疗前的核医学显像

过去，"清甲" 治疗前，患者需行全身碘扫描（131I 或者 123I），用于判断残留腺体的大小、发现转移性病灶，从而评估该患者是否需要行 131I 治疗以及确定治疗剂量及次数等 [42, 43]。2009 年版 ATA 指南中也推荐以下几种情况需行治疗前碘扫描：无法从出院小结以及颈部超声报告中判断残留甲状腺组织大小者、治疗前碘扫描很可能改变患者治疗策略者 [18]。但是许多学者则提出，治疗前碘扫描可能导致 "顿抑" 效应，从而影响后续 131I 治疗 [43]。研究表明，"顿抑" 效应的出现是由于甲状腺滤泡细胞 NIS 基因表达下调所致 [44]。也有研究表明，尽管 "顿抑" 效应不明显，但是经过治疗前碘扫描的患者 131I "清甲" 成功率降低 [45]。其他一些反对行治疗前碘扫描的学者则认为，治疗后碘扫描对于远处转移性病灶的探测更敏感。

治疗前碘扫描也有一定的临床价值，可改变部分患者的治疗决策，比如一名患者

在治疗前碘扫描发现了颈部淋巴结转移性病灶，则会相应增加 131I 治疗剂量。一项纳入 355 例 DTC 患者的回顾性研究发现，治疗前碘扫描可至少改变 50% 患者的后续治疗方案，其中发现局部或远处转移灶的占 18%，未见摄取的占 6%，发现淋巴结转移的占 14% [42]。另一项回顾性研究使用 123I 进行治疗前扫描，共纳入 122 例患者，结果发现可改变 25% 患者的治疗决策，作者提出治疗前碘扫描不仅可以判断残留甲状腺组织的大小，还可以辅助鉴别诊断颈部淋巴结转移并可发现远处转移性病灶 [43]。

131I "清甲" 治疗的剂量

131I "清甲" 治疗剂量理论上应为最低有效剂量，这样可以有效降低因辐射暴露而发生的第二原发恶性肿瘤的风险。对高危患者，比如存在大范围血管侵犯或存在已知转移性病灶者，临床上通常使用较高剂量治疗。而对中危患者，经 RAI 治疗后，复发率可降低 29% [27]。目前 ATA 指南推荐使用 30 mCi 131I 用于低危或者中危伴低危特征患者的 "清甲" 治疗 [19]。然而，对于中危 PTC 患者，131I 治疗剂量的选择尚存争议。来自韩国的一项回顾性研究结果显示，在中危患者（肿瘤最大径 <2 cm 伴有显微镜下腺体外侵犯）使用低剂量或者高剂量治疗后，"清甲" 成功率未见明显差异；平均 5 年随访后，两组的复发率也未见明显差异 [46]。另一项纳入 1 298 例 WDTC 的回顾性研究结果显示，相比于高剂量组，年龄 >45 岁的患者如使用低剂量 131I 治疗则其疾病相关死亡率明显上升 [4, 47]。

131I "清甲" 治疗剂量选择到目前为止仍存有争议，各研究结果并不一致（表 20-2）。

表 20-2　高剂量以及低剂量 [131]I "清甲" 治疗成功率的比较

研究者	时间	总病例数	高剂量组 RAI ≥ 50 mCi	低剂量组 RAI<50 mCi	"清甲"成功的定义	随访时长	高剂量组"清甲"成功率	低剂量组"清甲"成功率	P
Caglar 等[50]	2012	108	55	53	颈部超声以及碘扫描阴性+Tg<0.2 ng/ml	6~12个月	35 (64%)	32 (60%)	>0.05
Fallahi 等[48]	2012	341	170	171	碘扫描阴性+Tg<2.0 ng/ml+TgAb<100 IU/ml	12个月	117 (68.8%)	71 (41.5%)	未说明
Han 等[46]	2014	176	80	96	颈部超声阴性+Tg 以及 TgAb 阴性	1~7年	72 (90%)	93 (97%)	0.75
Maenpaa 等[49]	2008	151	77	81	碘扫描阴性+Tg<1 ng/ml	4~8个月	43 (56%)	42 (52%)	0.61
Mallick 等[36]	2012	421	207	214	碘扫描阴性+Tg<2.0 ng/ml	6~9个月	184 (88.9%)	182 (85%)	0.24
Pilli 等[51]	2007	72	36	36	碘扫描阴性+Tg<1 ng/ml	6~8个月	29 (80.6%)	31 (86.1%)	未说明
Schlumberger 等[35]	2012	684	337	347	颈部超声阴性+Tg<1.0 ng/ml	6~10个月	307 (91.1%)	331 (93.5%)	未说明

Fallahi 等报道使用高剂量"清甲"成功率较高[48]，且值得注意的是，首次使用相对低剂量治疗后通常需要行第二次治疗，才可"清甲"成功，这样反而增加了患者的辐射暴露。然而，Maenpaa 等研究发现使用 30 mCi 或者 100 mCi 的"清甲"成功率是一致的，且经过 51 个月的随访后两组的复发率也未见差异[49]。其他很多研究也得到了类似的结果[35, 36, 46, 50, 51]。

如前所述，对于高危 PTC 患者，比如存在大范围血管侵犯或存在已知转移性病灶者，[131]I 治疗通常使用高剂量[52, 53]。但是具体的最佳剂量究竟是多少，目前也并未明确。有些研究表明，在这些患者中使用高剂量[131]I 治疗并不能明显获益，因为高剂量[131]I 的使用可增加辐射相关死亡率[54]。甚至有研究提出，即使是高危患者，比如原发肿瘤 >4 cm 或伴淋巴结转移者，可能也只需用低剂量[131]I 进行治疗（比如 30 mCi）[55]。

[131]I "清甲"治疗后的随访

[131]I 口服治疗后 1 周左右，患者应至少行一次全身[131]I 扫描（WBS）检查。治疗后[131]I 扫描可以清楚显示残留甲状腺或者肿瘤以及一些可以摄取碘的转移性病灶[17, 56]。如果病灶不摄取碘则需考虑其他治疗手段。

"清甲"治疗后，患者随访中应常规进行血清 Tg、TgAb 检测以及颈部超声检查。ATA 指南推荐治疗后 6～12 个月，应进行颈部超声检查以及刺激性 Tg 和 TgAb 检测，以判断"清甲"是否成功[19]，如刺激性 Tg<1 ng/ml 且 TgAb 阴性，则提示"清甲"成功[19, 35, 37]。有些单位也会在治疗后 6～12 个月再行一次全身[131]I 扫描，用于进一步判断"清甲"的效果，如甲状腺床摄碘率低于 0.1% 且刺激性 Tg（THW 或者 rhTSH）<1～2 ng/ml，则提示"清甲"成功[35, 36, 50]。

[131]I "清甲"治疗的注意事项

[131]I 治疗前应尽量与患者沟通治疗的相关注意事项，做好宣教工作。医师应告知患者，[131]I 口服后会吸收进入体液，应多饮水以加快[131]I 的排出；治疗后应避免与家属亲密接触，特别是家中有婴幼儿或者妊娠的患者，应严格限制患者与其亲密接触数天至数周[57]。如患者为住院治疗，一般应等患者体内辐射剂量符合相关规定后才可准予出院[57, 58]。

[131]I 治疗的副作用以及并发症

尽管[131]I 治疗的耐受性良好，但也有一定的副作用以及并发症，主要包括唾液腺功能障碍、不孕及可能的继发恶性肿瘤（表 20-3）[7, 59, 60]。[131]I 口服后的治疗初期，30% 的患者可出现唾液腺功能障碍[61]。由于唾液腺腺体细胞表达 NIS，唾液腺可以浓聚碘，浓度可达血液中的 7～700 倍，因此[131]I 治疗后，放射性碘浓聚于唾液腺，从而造成唾液腺功能障碍[61, 62]。酸糖的使用可能通过促进腺体分泌从而对唾液腺具有一定的保护作用。[131]I 治疗后患者还可以出现味觉障碍、恶心呕吐、鼻腔刺激或口腔炎等，也可出现血细胞降低的情况，但通常为亚临床白细胞和（或）血小板减少[25, 61]。上述症状以及副作用通常在[131]I 被生理性排泄后逐渐缓解且具有自限性。

然而，[131]I 治疗也可引起相应的慢性副作用，比如慢性唾液腺炎、口干症、鼻泪管功能障碍、长期的骨髓抑制以及更年期提

表 20-3　131I 治疗的急性和慢性副作用及并发症

急 性 副 作 用	慢 性 副 作 用
恶心	慢性唾液腺炎
呕吐	口干症
短暂性唾液腺炎	第二原发恶性肿瘤：白血病、乳腺癌、睾丸癌、涎腺导管癌等
味觉异常	不孕
头痛	生育延迟
急性骨髓抑制	
短暂性卵巢衰竭	
短暂性睾丸衰竭	
鼻出血	

前等[61, 63-65]；生育延迟以及不孕等也有报道[60, 64, 66, 67]。甲状腺癌患者经131I 治疗后（特别是大剂量），第二原发恶性肿瘤的风险或可增加，包括白血病、肾细胞癌、唾液腺癌以及乳腺癌等[7, 64, 68, 69]。如年轻患者，131I 治疗组的第二原发恶性肿瘤风险是未经131I 治疗组的 1.42 倍，最常见的为肾细胞癌、唾液腺癌以及白血病[7]。近期的一项meta 分析（纳入了来自美国以及欧洲的研究）结果提示，成人甲状腺癌患者经131I 治疗后，第二原发恶性肿瘤的风险是未经治疗者的 1.19 倍，且最短可在治疗后 2～3 年内出现[69]。

使用131I 治疗甲状腺功能亢进症也被报道与乳腺癌的发生风险相关[70]。但是最近研究发现使用131I 治疗甲亢或者甲状腺癌与乳腺癌的发生风险并无直接关系[71]。同样，近期一项来自韩国的回顾性研究（共纳入了 6 000 例女性甲状腺癌患者）发现，131I治疗并不会增加乳腺癌的发生风险[72]，即使是使用了高剂量131I，在年轻患者中也是如此。

结　　论

131I 在分化型甲状腺癌的治疗中具有重要作用，包括"清甲"治疗、辅助治疗以及转移性病灶治疗 3 个方面。虽然131I 是WDTC 治疗中的重要环节，但是有些研究发现其并不能使低危患者获益；而对于中危患者，是否应行131I 治疗，学界尚存争议。今后仍需具有长期随访结果的研究，比如复发率、死亡率等，来进一步明确131I 治疗的有效性、必要性以及短期和长期风险。

参考文献

[1] Kaiho T. Iodine chemistry and applications. Hoboken: Wiley; 2015. p. xiv–636.

[2] Portulano C, Paroder-Belenitsky M, Carrasco N. The Na+/ I- symporter (NIS): mechanism and medical impact. Endocr Rev. 2014;35(1): 106–49.

[3] Frantz VK, Ball RP, Keston AS, Palmer WW. Thyroid

carcinoma with metastases: studied with radioactive iodine. Ann Surg. 1944;119(5): 668–89.

[4] Lamartina L, Durante C, Filetti S, Cooper DS. Low-risk differentiated thyroid cancer and radioiodine remnant ablation: a systematic review of the literature. J Clin Endocrinol Metab. 2015;100(5): 1748–61.

[5] Sacks W, Wong RM, Bresee C, Braunstein GD. Use of evidence-based guidelines reduces radioactive iodine treatment in patients with low-risk differentiated thyroid cancer. Thyroid. 2015;25(4): 377–85.

[6] Iyer NG, Morris LG, Tuttle RM, Shaha AR, Ganly I. Rising incidence of second cancers in patients with low-risk (T1N0) thyroid cancer who receive radioactive iodine therapy. Cancer. 2011;117(19): 4439–46.

[7] Marti JL, Jain KS, Morris LG. Increased risk of second primary malignancy in pediatric and young adult patients treated with radioactive iodine for differentiated thyroid cancer. Thyroid. 2015;25(6): 681–7.

[8] Marvin K, Parham K. Differentiated thyroid cancer in people aged 85 and older. J Am Geriatr Soc. 2015;63(5): 932–7.

[9] Dai G, Levy O, Carrasco N. Cloning and characterization of the thyroid iodide transporter. Nature. 1996;379(6564): 458–60.

[10] Chung JK, Youn HW, Kang JH, Lee HY, Kang KW. Sodium iodide symporter and the radioiodine treatment of thyroid carcinoma. Nucl Med Mol Imaging. 2010;44(1): 4–14.

[11] Kogai T, Taki K, Brent GA. Enhancement of sodium/iodide symporter expression in thyroid and breast cancer. Endocr Relat Cancer. 2006;13(3): 797–826.

[12] Kogai T, Endo T, Saito T, Miyazaki A, Kawaguchi A, Onaya T. Regulation by thyroid-stimulating hormone of sodium/iodide symporter gene expression and protein levels in FRTL-5 cells. Endocrinology. 1997;138(6): 2227–32.

[13] Brent GA, Koenig RJ. Chapter 39. Thyroid and anti-thyroid drugs. In: Brunton LL, et al., editors. Goodman & Gilman's the pharmacological basis of therapeutics. 12th ed. New York: McGraw-Hill; 2011. p. Web.

[14] Eustatia-Rutten CF, Smit JW, Romijn JA, van der Kleij-Corssmit EP, Pereira AM, Stokkel MP, et al. Diagnostic value of serum thyroglobulin measurements in the follow-up of differentiated thyroid carcinoma, a structured meta-analysis. Clin Endocrinol (Oxf). 2004;61(1): 61–74.

[15] Smanik PA, Ryu KY, Theil KS, Mazzaferri EL, Jhiang SM. Expression, exon-intron organization, and chromosome mapping of the human sodium iodide symporter. Endocrinology. 1997;138(8): 3555–8.

[16] Kollecker I, von Wasielewski R, Langner C, Müller JA, Spitzweg C, Kreipe H, et al. Subcellular distribution of the sodium iodide symporter in benign and malignant thyroid tissues. Thyroid. 2012;22(5): 529–35.

[17] Vaisman F, Carvalho DP, Vaisman M. A new appraisal of iodine refractory thyroid cancer. Endocr Relat Cancer. 2015;22(6): R301–10.

[18] Cooper DS, Doherty GM, Haugen BR, Hauger BR, Kloos RT, Lee SL, et al. Revised American Thyroid Association management guidelines for patients with thyroid nodules and differentiated thyroid cancer. Thyroid. 2009;19(11): 1167–214.

[19] Haugen BR, Alexander EK, Bible KC, Doherty G, Mandel SJ, Nikiforov YE, et al. 2015 American Thyroid Association Management Guidelines for adult patients with thyroid nodules and differentiated thyroid cancer. Thyroid. 2016 Jan;26(1): 1–133.

[20] Tran Cao HS, Johnston LE, Chang DC, Bouvet M. A critical analysis of the American Joint Committee on Cancer (AJCC) staging system for differentiated thyroid carcinoma in young patients on the basis of the Surveillance, Epidemiology, and End Results (SEER) registry. Surgery. 2012;152(2): 145–51.

[21] Hay ID, Bergstralh EJ, Goellner JR, Ebersold JR, Grant CS. Predicting outcome in papillary thyroid carcinoma: development of a reliable prognostic scoring system in a cohort of 1779 patients surgically treated at one institution during 1940 through 1989. Surgery. 1993;114(6): 1050–7; discussion 7–8.

[22] Tuttle RM, Tala H, Shah J, Leboeuf R, Ghossein R, Gonen M, et al. Estimating risk of recurrence in differentiated thyroid cancer after total thyroidectomy and radioactive iodine remnant ablation: using response to therapy variables to modify the initial risk estimates predicted by the new American Thyroid Association staging system. Thyroid. 2010;20(12): 1341–9.

[23] Vaisman F, Shaha A, Fish S, Michael Tuttle R. Initial therapy with either thyroid lobectomy or total thyroidectomy without radioactive iodine remnant ablation is associated with very low rates of structural disease recurrence in properly selected patients with differentiated thyroid cancer. Clin Endocrinol (Oxf). 2011;75(1): 112–9.

[24] Carhill AA, Litofsky DR, Ross DS, Jonklaas J, Cooper DS, Brierley JD, et al. Long-term outcomes following therapy in differentiated thyroid carcinoma: NTCTCS registry analysis 1987–2012. J Clin Endocrinol Metab. 2015;100(9): 3270–9; JC20151346.

[25] Ain KB. Radioiodine-remnant ablation in low-risk differentiated thyroid cancer: pros. Endocrine. 2015;50(1): 61–6.

[26] Bal C, Ballal S, Soundararajan R, Chopra S, Garg A. Radioiodine remnant ablation in low-risk differentiated thyroid cancer patients who had R0 dissection is an over treatment. Cancer Med. 2015;4(7): 1031–8.

[27] Ruel E, Thomas S, Dinan M, Perkins JM, Roman SA, Sosa JA. Adjuvant radioactive iodine therapy is associated with improved survival for patients with intermediate-risk papillary thyroid cancer. J Clin Endocrinol Metab. 2015;100(4): 1529–36.

[28] Edmonds CJ, Hayes S, Kermode JC, Thompson BD. Measurement of serum TSH and thyroid hormones in the management of treatment of thyroid carcinoma with radioiodine. Br J Radiol. 1977;50(599): 799–807.

[29] Carvalho MR, Ferreira TC, Leite V. Evaluation of whole-body retention of iodine-131 ((131)I) after postoperative remnant ablation for differentiated thyroid carcinoma-thyroxine with-drawal versus rhTSH administration: a retrospective comparison. Oncol Lett. 2012;3(3): 617–20.

[30] Mazzaferri EL, Kloos RT. Using recombinant human TSH in the management of well-differentiated thyroid cancer: current strategies and future directions. Thyroid. 2000;10(9): 767–78.

[31] Mazzaferri EL, Massoll N. Management of papillary and follicular (differentiated) thyroid cancer: new paradigms using recombinant human thyrotropin. Endocr Relat Cancer. 2002;9(4): 227–47.

[32] Kronenberg H, Williams RH. Williams textbook of endocrinology. 11th ed. Philadelphia: Saunders/Elsevier; 2008. p. xix–1911.

[33] Hugo J, Robenshtok E, Grewal R, Larson S, Tuttle RM. Recombinant human thyroid stimulating hormone-assisted radioactive iodine remnant ablation in thyroid cancer patients at intermediate to high risk of recurrence. Thyroid. 2012;22(10): 1007–15.

[34] Lee M, Lee YK, Jeon TJ, Chang HS, Kim BW, Lee YS, et al. Low iodine diet for one week is sufficient for adequate preparation of high dose radioactive iodine ablation therapy of differentiated thyroid cancer patients in iodine-rich areas. Thyroid. 2014;24(8): 1289–96.

[35] Schlumberger M, Catargi B, Borget I, Deandreis D, Zerdoud S, Bridji B, et al. Strategies of radioiodine ablation in patients with low-risk thyroid cancer. N Engl J Med. 2012;366(18): 1663–73.

[36] Mallick U, Harmer C, Yap B, Wadsley J, Clarke S, Moss L, et al. Ablation with low-dose radioiodine and thyrotropin alfa in thyroid cancer. N Engl J Med. 2012;366(18): 1674–85.

[37] Molinaro E, Giani C, Agate L, Biagini A, Pieruzzi L, Bianchi F, et al. Patients with differentiated thyroid cancer who underwent radioiodine thyroid remnant ablation with low-activity ^{131}I after either recombinant human TSH or thyroid hormone therapy withdrawal showed the same outcome after a 10–year follow-up. J Clin Endocrinol Metab. 2013;98(7): 2693–700.

[38] Tu J, Wang S, Huo Z, Lin Y, Li X, Wang S. Recombinant human thyrotropin-aided versus thyroid hormone withdrawal-aided radioiodine treatment for differentiated thyroid cancer after total thyroidectomy: a meta-analysis. Radiother Oncol. 2014;110(1): 25–30.

[39] Ravichandran R, Al Saadi A, Al Balushi N. Radioactive body burden measurements in (131) iodine therapy for differentiated thyroid cancer: effect of recombinant thyroid stimulating hormone in whole body (131)iodine clearance. World J Nucl Med. 2014;13(1): 56–61.

[40] Maini CL, Sciuto R, Tofani A, Rosito I, Franciotti G, Pisano L. Thyroid-stimulating hormone (TSH) suppression in differentiated thyroid carcinoma: combined treatment with triiodothyronine and thyroxine. Eur J Cancer. 1994;30A(14): 2184–5.

[41] Luster M, Lippi F, Jarzab B, Perros P, Lassmann M, Reiners C, et al. rhTSH-aided radioiodine ablation and treatment of differentiated thyroid carcinoma: a comprehensive review. Endocr Relat Cancer. 2005;12(1): 49–64.

[42] Van Nostrand D, Aiken M, Atkins F, Moreau S, Garcia C, Acio E, et al. The utility of radioiodine scans prior to iodine 131 ablation in patients with well-differentiated thyroid cancer. Thyroid. 2009;19(8): 849–55.

[43] Chen MK, Yasrebi M, Samii J, Staib LH, Doddamane I, Cheng DW. The utility of I-123 pretherapy scan in I-131 radioiodine therapy for thyroid cancer. Thyroid. 2012;22(3): 304–9.

[44] Nordén MM, Larsson F, Tedelind S, Carlsson T, Lundh C, Forssell-Aronsson E, et al. Down-regulation of the sodium/iodide symporter explains 131I-induced thyroid stunning. Cancer Res. 2007;67(15): 7512–7.

[45] Chalstrey LJ, Benjamin B. High incidence of breast cancer in thyroid cancer patients. Br J Cancer. 1966;20(4): 670–5.

[46] Han JM, Kim WG, Kim TY, Jeon MJ, Ryu JS, Song DE, et al. Effects of low-dose and high-dose postoperative radioiodine therapy on the clinical outcome in patients with small differentiated thyroid cancer having microscopic extrathyroidal extension. Thyroid. 2014;24(5): 820–5.

[47] Verburg FA, Mader U, Reiners C, Hanscheid H. Long-term survival in differentiated thyroid cancer is worse after low-activity initial post-surgical 131I therapy in both high- and low-risk patients. J Clin Endocrinol Metab. 2014;99(12): 4487–96.

[48] Fallahi B, Beiki D, Takavar A, Fard-Esfahani A, Gilani KA, Saghari M, et al. Low versus high radioiodine dose in postoperative ablation of residual thyroid tissue in patients with differentiated thyroid carcinoma: a large randomized clinical trial. Nucl Med Commun. 2012;33(3): 275–82.

[49] Mäenpää HO, Heikkonen J, Vaalavirta L, Tenhunen M, Joensuu H. Low vs. high radioiodine activity to ablate the thyroid after thyroidectomy for cancer: a randomized study. PLoS One. 2008;3(4): e1885.

[50] Caglar M, Bozkurt FM, Akca CK, Vargol SE, Bayraktar M, Ugur O, et al. Comparison of 800 and 3700 MBq iodine-131 for the postoperative ablation of thyroid remnant in patients with low-risk differentiated thyroid cancer. Nucl Med Commun. 2012;33(3): 268–74.

[51] Pilli T, Brianzoni E, Capoccetti F, Castagna MG, Fattori S, Poggiu A, et al. A comparison of 1850 (50 mCi) and 3700 MBq (100 mCi) 131-iodine administered doses for recombinant thyrotropin-stimulated postoperative thyroid remnant ablation in differentiated thyroid cancer. J Clin Endocrinol Metab. 2007;92(9): 3542–6.

[52] Menzel C, Grunwald F, Schomburg A, Palmedo H, Bender H, Spath G, et al. "High-dose" radioiodine therapy in advanced differentiated thyroid carcinoma. J Nucl Med. 1996;37(9): 1496–503.

[53] Gao YC, Lu HK. Outcome after high-dose radioiodine therapy for advanced differentiated thyroid carcinoma in childhood. Endocr Res. 2009;34(4): 121–9.

[54] Haq MS, McCready RV, Harmer CL. Treatment of advanced differentiated thyroid carcinoma with high activity radioiodine therapy. Nucl Med Commun. 2004;25(8): 799–805.

[55] Rosário PW, Calsolari MR. Thyroid ablation with 1.1 GBq (30 mCi) iodine-131 in patients with papillary thyroid carcinoma at intermediate risk for recurrence. Thyroid. 2014;24(5): 826–31.

[56] Sherman SI, Tielens ET, Sostre S, Wharam MD, Ladenson PW. Clinical utility of posttreatment radioiodine scans in the management of patients with thyroid carcinoma. J Clin Endocrinol Metab. 1994;78(3): 629–34.

[57] Rémy H, Coulot J, Borget I, Ricard M, Guilabert N, Lavielle F, et al. Thyroid cancer patients treated with 131I: radiation dose to relatives after discharge from the hospital. Thyroid. 2012;22(1): 59–63.

[58] Pacilio M, Bianciardi L, Panichelli V, Argirò G, Cipriani C. Management of 131I therapy for thyroid cancer: cumulative dose from in-patients, discharge planning and personnel requirements. Nucl Med Commun. 2005;26(7): 623–31.

[59] Ko KY, Kao CH, Lin CL, Huang WS, Yen RF. (131) I treatment for thyroid cancer and the risk of developing salivary and lacrimal gland dysfunction and a second primary malignancy: a nationwide population-based cohort study. Eur J Nucl Med Mol Imaging. 2015;42(8): 1172–8.

[60] Hyer S, Vini L, O'Connell M, Pratt B, Harmer C. Testicular dose and fertility in men following I(131) therapy for thyroid cancer. Clin Endocrinol (Oxf). 2002;56(6): 755–8.

[61] Klein Hesselink EN, Links TP. Radioiodine treatment and thyroid hormone suppression therapy for differentiated thyroid carcinoma: adverse effects support the trend toward less aggressive treatment for low-risk patients. Eur Thyroid J. 2015;4(2): 82–92.

[62] Spitzweg C, Joba W, Schriever K, Goellner JR, Morris JC, Heufelder AE. Analysis of human sodium iodide symporter immunoreactivity in human exocrine glands. J Clin Endocrinol Metab. 1999;84(11): 4178–84.

[63] Jonklaas J. Nasal symptoms after radioiodine therapy: a rarely described side effect with similar frequency to lacrimal dysfunction. Thyroid. 2014;24(12): 1806–14.

[64] Edmonds CJ, Smith T. The long-term hazards of the treatment of thyroid cancer with radioiodine. Br J Radiol.

1986;59(697): 45–51.

[65] Alexander C, Bader JB, Schaefer A, Finke C, Kirsch CM. Intermediate and long-term side effects of high-dose radioiodine therapy for thyroid carcinoma. J Nucl Med. 1998;39(9): 1551–4.

[66] Mazzaferri EL. Gonadal damage from 131I therapy for thyroid cancer. Clin Endocrinol (Oxf). 2002;57(3): 313–4.

[67] Wu JX, Young S, Ro K, Li N, Leung AM, Chiu HK, et al. Reproductive outcomes and nononcologic complications after radioactive iodine ablation for well-differentiated thyroid cancer. Thyroid. 2015;25(1): 133–8.

[68] Adjadj E, Rubino C, Shamsaldim A, Le MG, Schlumberger M, de Vathaire F. The risk of multiple primary breast and thyroid carcinomas. Cancer. 2003;98(6): 1309–17.

[69] Sawka AM, Thabane L, Parlea L, Ibrahim-Zada I, Tsang RW, Brierley JD, et al. Second primary malignancy risk after radioactive iodine treatment for thyroid cancer: a systematic review and meta-analysis. Thyroid. 2009;19(5): 451–7.

[70] Metso S, Auvinen A, Huhtala H, Salmi J, Oksala H, Jaatinen P. Increased cancer incidence after radioiodine treatment for hyperthyroidism. Cancer. 2007;109(10): 1972–9.

[71] Verkooijen RB, Smit JW, Romijn JA, Stokkel MP. The incidence of second primary tumors in thyroid cancer patients is increased, but not related to treatment of thyroid cancer. Eur J Endocrinol. 2006;155(6): 801–6.

[72] Ahn HY, Min HS, Yeo Y, Ma SH, Hwang Y, An JH, et al. Radioactive iodine therapy did not significantly increase the incidence and recurrence of subsequent breast cancer. J Clin Endocrinol Metab. 2015;100(9): 3486–93; JC20142896.

[73] Lee J, Yun MJ, Nam KH, Chung WY, Soh EY, Park CS. Quality of life and effectiveness comparisons of thyroxine withdrawal, triiodothyronine withdrawal, and recombinant thyroid-stimulating hormone administration for low-dose radioiodine remnant ablation of differentiated thyroid carcinoma. Thyroid. 2010;20(2): 173–9.

[74] Pacini F, Ladenson PW, Schlumberger M, Driedger A, Luster M, Kloos RT, et al. Radioiodine ablation of thyroid remnants after preparation with recombinant human thyrotropin in differentiated thyroid carcinoma: results of an international, randomized, controlled study. J Clin Endocrinol Metab. 2006;91(3): 926–32.

译者评述

本文详细介绍了 ^{131}I 治疗用于"清甲"的原理、目的、患者的选择、治疗前准备、剂量的确定以及相关副作用等。作者强调了 ^{131}I 在分化型甲状腺癌（DTC）治疗中的靶向治疗有效性，包括"清甲"治疗、辅助治疗以及转移性病灶治疗（一致公认）3 个方面。

译者认为，随着甲状腺外科治疗的规范化以及技术的精湛化，如患者已经进行了甲状腺全切除术或近全切除术，对于仍有复发风险的中、低危患者，均可行 ^{131}I "清甲"治疗：①"清甲"治疗后，提高了甲状腺球蛋白作为肿瘤标志物的特异性和敏感性，以便于患者长期随访监测。②"清甲"治疗的同时，^{131}I 治疗也起到了辅助治疗的作用，尤其对于多灶性甲状腺癌患者，可降低患者复发风险。③ 一般"清甲"治疗的剂量不高于 100 mCi，该剂量下 ^{131}I 治疗的副作用轻微，临床容易控制，基本上无第二原发肿瘤风险及其他远期副作用。④ 随着 rhTSH 的应用，停药引起的甲减相关风险也得到了很好的解决，即使使用停服 LT$_4$ 的方法来刺激 TSH，患者的甲减症状也会在治疗后因恢复服用 LT$_4$ 而得到快速的改善，而对于大多数中、低危患者，高水平的 TSH 刺激促进肿瘤生长的风险较低。⑤ 由于 DTC 通常生长缓慢，不少患者（包括低危患者）在 DTC 发现初期就极有可能存在临床难以发现的微小残留或转移性病灶，而 ^{131}I 治疗对于微小病灶的治疗更为有效。因此，^{131}I 早期治疗可以改善这部分患者的长期预后。

总之，目前 ^{131}I 对高危患者和转移灶治疗肯定得益，但"清甲"治疗的争议主要集中在中、低危患者以及治疗剂量的确定，美国 ATA 指南近来对于 ^{131}I 治疗的推荐逐渐趋于保守；但是，欧洲等地的相关指南以及共识对于 ^{131}I 治疗的推荐则更加积极。相信目前正在开展的英、法、德三项相关前瞻性研究将会使这些问题的答案更为清晰。

第21章
复发 / 转移性甲状腺癌的 ^{131}I 治疗

Treatment of Recurrent/Metastatic Thyroid Cancer with Radioactive Iodine

Naykky Singh Ospina and M. Regina Castro

程　林 译，陈立波 校

导　言

近 30 年来，全球（包括美国）甲状腺癌发病率显著升高，约 14/10 万[1, 2]。新发病例中以甲状腺乳头状微小癌为主，且女性多见；而甲状腺癌死亡率仍然保持较低水平，较前无明显变化[1, 2]。

手术是分化型甲状腺癌治疗的基本方法，且术后可应用 ^{131}I 进行诊断及治疗[3, 4]。应用 ^{131}I 的原理在于：甲状腺滤泡细胞在甲状腺激素的合成过程中，可经钠碘转运体从循环中摄取碘以提供底物[5]。^{131}I 治疗包括残甲消融、对无法手术的局部残留或复发性甲状腺癌的治疗以及对甲状腺癌远处转移灶的治疗[3, 4]。1990—2008 年，随着甲状腺癌发病率升高，^{131}I 治疗也随之增多，56% 的分化型甲状腺癌患者曾接受 ^{131}I 治疗；医院的患者可承载量及疾病的临床特征（包括肿瘤大小）是影响 ^{131}I 治疗的决定性因素[6]。

本章主要讲述如何在复发 / 残留及转移性甲状腺癌患者中合理使用 ^{131}I，包括指征把握和治疗前准备，并总结治疗潜在的并发症。

复发 / 持续性甲状腺癌的诊断

尽管大部分分化型甲状腺癌患者都有良好的长期生存预期，但是仍有 5%～35% 的患者会出现局部复发[4, 7, 8]。初次手术时肿块大、病灶多、腺外浸润以及颈部淋巴结转移等因素均会增加复发风险，高达 70% 的复发都是在颈部[4, 7-10]。其余常出现的转移部位为肺和骨[8]。因此，对于此类患者，长期监测对疾病及时诊断和治疗至关重要[4, 7]。

血清甲状腺球蛋白在甲状腺癌长期监测中的作用

甲状腺球蛋白（Tg）是甲状腺滤泡细胞生产的一种糖蛋白，是甲状腺激素合成的底物[11, 12]。甲状腺切除术后 Tg 水平即降低，^{131}I 残甲消融后 Tg 水平可低至无法测出[4, 7, 13]。血清 Tg 的组织特异性强，使其成为可靠的肿瘤标志物以监测分化型甲状腺癌的生化复发 [11]。基于血清 Tg 水平与疾病进展的相关性，Tg 的检测有助于识别高危复发患者 [14, 15]。血清 Tg 联合颈部超声已成为目前最基本的监测手段 [4, 7, 16]。考虑到部分患者体内存在 Tg 抗体以及一些病灶失分化的情况，临床信息对 Tg 水平的正确解释至关重要 [4, 7, 11, 17]。全身碘扫描 [14]、CT 扫描以及 ^{18}F–FDG PET–CT 扫描 [14, 16] 等其他影像学检查通常需要结合 Tg 水平来指导治疗 [4, 7]。方法学上，是采用刺激性 Tg，还是现行高灵敏度非刺激性 Tg 检测方法，目前还存在争议 [11]。一项纳入 122 例低复发风险患者的研究表明，甲状腺超声联合非刺激性 Tg 与刺激性 Tg 均可监测复发，其阳性预测值无显著区别 [18]。Persoon 等也有类似发现，他们对 118 例低复发危险度患者使用刺激性 Tg 和非刺激性 Tg 监测复发，前者的复发检出率仅高出后者 0.8%，没有统计学差异 [19]。就疗效随访而言，目前指南建议，Tg 可用于大多数患者的随访，但对于反应不确切或反应不完全患者仍应保留刺激性 Tg 的应用 [4]。因此，血清 Tg 水平检测联合颈部超声作为一种无创手段，可应用于大多数复发病例，无须在所有患者中进行 ^{131}I 全身扫描 [4]。多个研究表明，经过甲状腺手术以及 ^{131}I 消融的中危或高危 DTC 患者，若 Tg 和颈部超声均为阴性，则 ^{131}I 全身扫描无法提供额外有用信息 [20, 21]。

影像学检查在 DTC 患者随访中的作用

颈部超声是疑似复发病例首选的显像模式，是检测最常见的复发部位（甲状腺床和颈部淋巴结）最敏感的方法 [22]。有研究表明，在低复发风险患者中，低血清 Tg 水平联合正常的甲状腺超声对复发有很高的阴性预测价值 [23]。反之，当血清 Tg 升高时，则需要进行进一步影像学检查来确认肿瘤复发的区域及累及程度，找出可使用 ^{131}I 治疗的病灶部位 [23]。在这些患者中，可先使用胸部 CT 和 ^{131}I 全身扫描，如果上述检查结果为阴性，则应进行 FDG–PET 扫描 [22]。在肺转移病例中，胸部 CT 的检出率可达 80%～90%，即使病灶大小只有 3～6 mm [24, 25]。

^{131}I 全身扫描可以探查到甲状腺床和转移部位摄碘病灶（非 DTC 患者不适用），见图 21–1（骨转移）和图 21–2（肺转移）[16]。残余甲状腺大小、肿瘤对碘的亲和力、碘服用剂量以及肿瘤负荷等均可影响 ^{131}I 全身扫描的敏感性和特异性 [16]。

FDG–PET 通常应用于 Tg 升高而 ^{131}I 全身扫描阴性的患者 [4, 26]。此类患者中，FDG–PET 可为约 10% 的患者提供增益信息 [26]。一篇关于 FDG–PET 诊断复发 / 转移性甲状腺癌的综述发现，虽然 FDG–PET 灵敏度变异较大（45%～100%），但是其特异性良好（90%～100%）。肿瘤负荷情况、FDG–PET 之前是否进行过其他影像学检查以及转移灶的位置等因素都是引起灵敏度变异较大的可能原因 [27]。9%～54% 患者的临床决策受到 FDG–PET 结果的影响。与其他影像诊断模式相比，FDG–PET 在复发、转移性甲状腺癌的诊断优势及其在内的最具性价比诊断方案尚不明确 [26, 27]。

分化型甲状腺癌 ^{131}I 治疗的适应证

^{131}I 可用于治疗临床获益大于潜在风险的分化型甲状腺癌。适应证如下：① 术后残甲消融。② 微小转移灶的辅助治疗。③ 不适合手术的局部复发。④ 转移灶的治

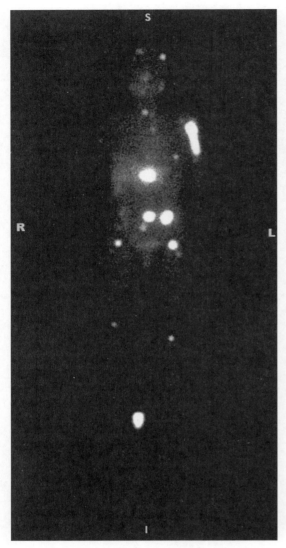

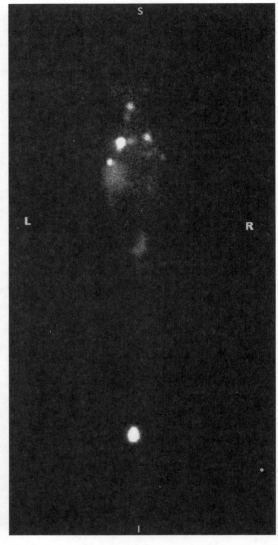

图 21-1　全身 [123]I 扫描显示，左侧肱骨近端大量的放射性碘摄取。其他转移区域亦有显示，如右侧髂骨、左侧骨骼近端、右侧第 5 肋骨、右侧第 9 肋骨等

图 21-2　全身 [123]I 扫描显示，下颈部和肺有局灶性的放射性碘摄取病灶

疗 [4]。前 2 种适应证在本书第 23 章中会有阐述，本章着重讲述复发、转移性分化型甲状腺癌的治疗。

[131]I 治疗的原理

　　DTC 术后局部复发常见于颈前、颈侧淋巴结，远处转移多见于肺、骨，较少见于

肾脏、肝脏、颅脑 [4, 8]。大部分区域淋巴结病变发生于术后最初几年，表明这并不一定是真性局部复发，很有可能是转移淋巴结的持续存在和继续进展 [4, 8, 28]。从外科的角度来讲，区分局部复发和淋巴结转移十分重要。局部复发定义为软组织内新形成的肿瘤，而淋巴结转移是淋巴结内边界清

晰的病变 [28]。

观察、[131]I 治疗、再手术及放疗都可应用于局部复发病例 [4, 28]。亦有一些中心采用经皮酒精消融治疗复发于甲状腺床或颈部淋巴结的病例 [29, 30]。[131]I 治疗通常适用于具有治疗指征但不适合手术治疗的患者 [4, 31]。

局部复发和患者预后（譬如病死率）可能存在关联。一项纳入约 6 000 例患者的大型研究提示，在长期随访过程中，7% 的患者出现局部淋巴结复发，2% 出现肺转移，0.6% 出现骨转移，DTC 相关死亡率为 1% [32]。年龄超过 55 岁、腺外浸润、转移灶大是致甲状腺癌患者死亡的最重要影响因素。因此，该作者建议对复发且有腺外浸润证据的老年患者使用更为积极的处理手段 [32]。另一项纳入 201 例 DTC 患者的研究发现，尽管单因素分析中局部复发和远处转移均与病死率增加相关，但多因素分析提示仅远处转移与病死率升高相关 [33]。

一项纳入约 1 000 例 DTC 患者的研究中，[131]I 全身扫描发现了 42 例肺部转移患者，[131]I 治疗后 7 例获得疾病稳定，10 例肿瘤消失，所用 [131]I 平均累计活度为 410 ± 240 mCi [34]。Samaan NA 等经过对 101 例甲状腺癌肺转移患者的随访，发现碘摄取阳性者 5 年和 10 年生存率均高于阴性者 [35]；此外，另外一项纳入 444 例转移性甲状腺癌的研究（223 例肺转移，114 例骨转移，82 例同时存在肺、骨转移）发现：[131]I 治疗有效患者的 10 年生存率约 92%，而无效患者的 10 年生存率仅为 19%。上述患者在最初的 2 年中每 3～9 个月进行剂量为 100 mCi 的 [131]I 治疗（TSH 刺激状态下），随后每年重复一次，直至 [131]I 全身碘扫描阴性。最终，43% 的患者全身碘扫描阴性（[131]I 剂量 100～600 mCi），其中，大部分为肿瘤分化

良好、病变范围局限的年轻患者。与肺转移瘤 74% 的缓解率相比，骨转移瘤的缓解率仅为 17% [36]。

[131]I 治疗准备

为增强 [131]I 治疗的疗效，常通过以下 2 个方面进行 [131]I 治疗前准备：① 消耗体内碘池。② 提高 TSH 水平 [4, 12]。

低碘饮食

当前指南推荐 [131]I 治疗前严格限制碘的摄入，以消耗体内碘池、增加甲状腺细胞摄取 [131]I 的能力 [4]。系统性综述和 meta 分析研究表明，低碘饮食可以降低尿碘的水平、增加 [131]I 摄取，并有可能提高疗效。通常建议限制食物中的碘摄入量（≤ 50 μg/d），持续 1～2 周 [37]。常规做法是避免摄入碘盐和其他富碘食物，比如海带、紫菜和一些贝类等。有研究通过测定 125 例患者 24 小时和随机尿碘含量发现，低碘饮食 15 天即可耗尽体内碘池 [38]。

然而也有一些研究发现，低碘饮食与临床获益并不存在相关性 [39]。

提高 TSH

目前认为刺激 TSH 升高至 30 IU/L 以上可以增加甲状腺肿瘤细胞对 [131]I 的摄取，从而提高 [131]I 疗效。当前，多采用如下 2 个措施提高体内 TSH 水平：① 停用甲状腺激素（THW）。② 给予人重组 TSH（rhTSH）[3, 4, 40]。

THW 有多种方案可供选择，包括：① [131]I 治疗前 3 周停服左旋甲状腺素。② 降低左旋甲状腺素的用量，并于 3 周后终止，然后换成短半衰期的 T_3 口服 2～4 周，并于 [131]I 治疗前停用 2 周。上述方法在甲减程度及

TSH 达标时间上没有显著差别。停用甲状腺素的主要副作用是一些可以预知的甲减症状 [3, 41-43]。

rhTSH 通常是 THW 的替代方案。虽然美国 FDA 已经批准其用于诊断和残甲消融前的准备，但是并未批准其用于转移灶的治疗前准备 [12]。131I 残甲消融前 2～3 天使用 rhTSH 即可，无须停服左旋甲状腺素。该方法可有效避免甲减症状，但费用较高。另外，就安全性和疗效而言，暂无转移性甲状腺癌患者使用该方案的长期研究报道 [3]。一些小规模研究经验表明，rhTSH 可用于不能耐受 THW、THW 后 TSH 不达标以及由于某些医学原因不能使用 THW 的病例；研究同时表明 rhTSH 是安全的，多数情况下并不增加患者的肿瘤负荷 [44, 45]。目前 ATA 指南指出尽管暂时没有充分证据推荐 rhTSH 用于所有的转移性甲状腺癌病例，但是可以选择性应用于高危医源性甲减（如患者有多种合并症）和由于垂体疾病导致 TSH 无法升高这 2 种情形 [4, 44, 45]。

在安全性及疗效方面，目前尚无 rhTSH 和 THW 治疗复发 / 转移性甲状腺癌患者的随机对照研究可供参考。一项有关 rhTSH 的观察性研究发现，75% 的患者治疗后 131I 扫描阳性，65% 的病例出现部分或完全缓解 [46]。另有一些观察性研究比较了上述准备方案，发现均具可行性，且预后相似。比如一项针对 DTC 颈部转移的研究（64 例使用 rhTSH，20 例使用 THW）发现两者在治疗成功率上并无统计学差异 [47]。Klubo-Gwiezdzinska 等随访了 56 例远处转移性甲状腺癌患者 72 个月，发现 2 种方法在临床应答和无进展生存期上均无差异 [48]。一项长达 5.5 年的随访研究发现无论是 rhTSH 刺激、THW，还是 THW 后 rhTSH 刺激，患者的总生存率并无统计学差异 [49]。

具体使用哪种方法取决于患者的临床特征（如年龄、合并症、潜在的甲减相关并发症等）和其他的相关因素（如费用等）。

131I 剂量决策

转移性 DTC 患者 131I 使用剂量可根据经验，也可参照血液及全身辐射耐受剂量上限，亦可基于肿瘤辐射剂量学 [4, 12]。目前暂无不同剂量决策方法在疗效和安全性方面的随机对照研究供参考。根据经验，局部病灶用 100～150 mCi（腺外浸润需提高剂量），肺转移用 150～200 mCi（转移灶高摄取者适当减低剂量，以避免肺损伤）。只要存在 131I 摄取，上述治疗可以每 6～12 个月重复一次 [4, 12]。

另一种剂量决策方式是实现肿瘤区域辐射剂量最大化的计算剂量法，同时限制 48 小时后体内残留放射性活度不超过 80 mCi，或者根据骨髓的最大耐受剂量（约 200 cGy）计算 [4, 12]。尽管有证据表明这种剂量决策方法的潜在优势，但目前仅在少数中心应用。一项纳入 535 例正常肾功能患者的研究发现，200 mCi 的经验剂量在 70 岁以下患者中有 8%～15% 会超过最大耐受量，高达 22%～38% 的 70 岁及以上的患者超过最大耐受量 [50]。另一项纳入 127 例患者的研究指出，100～300 mCi 的经验剂量会造成 1%～22% 的患者超过最大耐受量，同时造成 78%～98% 的患者有可能接受了过高的剂量，该研究证实了临床实践中剂量决策法的重要意义 [51]。

131I 在不摄碘病灶治疗上的价值

对 Tg 升高，但已知或者可疑转移灶诊断性 131I 全身扫描阴性的患者进行经验性 131I 治疗尚存争议。目前尚无随机对照试验研究证实此类患者接受 [131]I 治疗后可获益。一篇纳入 13 项观察性研究的系统性综述指出，Tg 水平升高但诊断性 [131]I 全身扫描阴性患者使用 [131]I 治疗后，Tg 水平下降了 62%，有 56% 的患者治疗后 [131]I 全身扫描表现为阳性，该结果证实此类患者接受 [131]I 治疗有可能取得临床获益 [52]。对碘扫描阴性而对未接受 [131]I 治疗的研究汇总发现，其中 5 项研究中共 44% 的患者在随访过程中出现 Tg 水平的下降，而另外 2 项研究纳入的患者并没有出现 Tg 水平的下降或降至正常。因此，对此类患者使用 [131]I 治疗能否获益还需更为严格的比较研究以便得出更令人信服的结论 [52]。在另一项针对 Tg 阳性、诊断性 [131]I 全身扫描阴性病例的研究（42 例接受 [131]I 治疗，28 例未接受 [131]I 治疗）发现，治疗组中 70% 的患者第一次碘治疗后 [131]I 全身扫描阳性。其中，56% 肺转移和 60% 颈部淋巴结转移的患者在随访中表现为 Tg 水平的正常和 [131]I 全身扫描的好转。未治疗组中，70% 的病例在随访过程中 Tg 逐渐探测不到 [53]。对此，目前的建议如下：如果患者影像学检查阴性且 Tg 水平较低（THW 时 Tg<10 ng/dl，或者 rhTSH 时 Tg<5 ng/dl）时，可以观察；反之，当 Tg 水平显著升高或者上升迅速但并未找出明确适合局部治疗（手术、酒精消融、外照射等）的病灶时，还应进行经验性的 [131]I 治疗 [4]。

治疗后 [131]I 扫描

尽管当前 ATA 指南明确建议甲状腺癌患者应进行治疗后 [131]I 扫描，但业内对 [131]I 治疗后扫描的作用仍存争议 [4]。一项纳入 93 例 DTC 患者的 143 次 [131]I 全身扫描（治疗后 5～12 天）的研究发现，22% 的病例治疗前后显像结果并不一致。其中，9% 的病例出现新的转移灶（肺和颈淋巴结）。另外，12% 的病例在原有转移区域有新发病灶。作者认为，大部分病例虽然无须因新发摄取改变治疗策略，但是治疗后扫描可帮助确认疗效以及颈部淋巴结转移情况 [54]。另一项纳入 177 例患者的研究中，治疗前后显像一致率高达 94%。11 例（6%）不一致的患者中，6 例新发甲状腺床病灶，3 例新发颈部淋巴结病灶，1 例新发肺部病灶，1 例新发骨骼病灶。其中，仅 2 例患者（1%）因为前后显像的不一致（新发肺和骨病灶）而改变了临床决策 [55]。

[131]I 治疗的并发症及副作用

DTC 患者是否应接受 [131]I 治疗，需要评估其获益及风险。[131]I 治疗通常耐受性较好，但是也可出现一些急、慢性副作用 [56, 57]。

50%～70% 的患者可出现急性的恶心、呕吐。这些症状常发生于治疗后最初几小时，并在 1～2 天内缓解 [57]。

唾液腺炎症是另一个重要的副作用，可导致约 30% 的成年患者发生口干，这可能是唾液腺从血浆中摄取大量的 [131]I 所致 [56]。[131]I 治疗后，约 60% 的患者会出现唾液腺功能不良，大部分出现在治疗后的 6 个月内。其发生率随 [131]I 使用剂量上升而上升 [56, 58]。

一篇囊括两项大型观察性研究的系统性综述发现，与没有接受过 [131]I 治疗的患者相比，[131]I 治疗相关继发肿瘤和白血病的发生率有所升高，但其他特定肿瘤的发生风险并没有上升 [59]。

其他副作用包括骨髓抑制、低钠血症、少精症、鼻泪管堵塞等 [56, 57]。放射性肺纤维化出现于肺转移灶 [131]I 高摄取且 [131]I 剂量较高时 [23]。

结　论

^{131}I 是治疗复发 / 转移性 DTC 病灶患者的一种有效手段。治疗前应低碘饮食（耗尽碘池）并提升 TSH 水平（rhTSH 或者 THW）。可根据经验或辐射剂量学进行 ^{131}I 使用量决策。治疗前应当充分告知患者潜在的急、慢性副作用。

参考文献

[1] Davies L, Welch HG. Current thyroid cancer trends in the United States. JAMA Otolaryngol Head Neck Surg. 2014;140(4): 317–22. doi: 10.1001/jamaoto.2014.1.

[2] Pellegriti G, Frasca F, Regalbuto C, Squatrito S, Vigneri R. Worldwide increasing incidence of thyroid cancer: update on epidemiology and risk factors. J Cancer Epidemiol. 2013;2013: 965212. doi: 10.1155/2013/965212.

[3] Lepoutre-Lussey C, Deandreis D, Leboulleux S, Schlumberger M. Postoperative radioactive iodine administration for differentiated thyroid cancer patients. Curr Opin Endocrinol Diabetes Obes. 2014;21(5): 363–71. doi: 10.1097/MED.0000000000000100.

[4] Haugen BR, Alexander EK, Bible KC, Doherty GM, Mandel SJ, Nikiforov YE, Pacini F, Randolph GW, Sawka AM, Schlumberger M, Schuff KG, Sherman SI, Sosa JA, Steward DL, Tuttle RM, Wartofsky L. 2015 American Thyroid Association Management Guidelines for Adult Patients with Thyroid Nodules and Differentiated Thyroid Cancer: the American Thyroid Association Guidelines Task Force on Thyroid Nodules and Differentiated Thyroid Cancer. Thyroid. 2016;26(1): 1–133. doi: 10.1089/thy.2015.0020.

[5] Carvalho DP, Ferreira AC. The importance of sodium/iodide symporter (NIS) for thyroid cancer management. Arq Bras Endocrinol Metabol. 2007;51(5): 672–82.

[6] Haymart MR, Banerjee M, Stewart AK, Koenig RJ, Birkmeyer JD, Griggs JJ. Use of radioactive iodine for thyroid cancer. JAMA. 2011;306(7): 721–8. doi: 10.1001/jama.2011.1139.

[7] Cooper DS, Doherty GM, Haugen BR, Kloos RT, Lee SL, Mandel SJ, Mazzaferri EL, McIver B, Pacini F, Schlumberger M, Sherman SI, Steward DL, Tuttle RM. Revised American Thyroid Association management guidelines for patients with thyroid nodules and differentiated thyroid cancer. Thyroid. 2009;19(11): 1167–214. doi: 10.1089/thy.2009.0110.

[8] Mazzaferri EL, Kloos RT. Clinical review 128: current approaches to primary therapy for papillary and follicular thyroid cancer. J Clin Endocrinol Metab. 2001;86(4): 1447–63. doi: 10.1210/jcem.86.4.7407.

[9] Scheffel RS, Zanella AB, Antunes D, Dora JM, Maia AL. Low recurrence rates in a cohort of differentiated thyroid carcinoma patients: a referral center experience. Thyroid. 2015;25(8): 883–9. doi: 10.1089/thy.2015.0077.

[10] Suh YJ, Kwon H, Kim SJ, Choi JY, Lee KE, Park YJ, Park do J, Youn YK. Factors affecting the locoregional recurrence of conventional papillary thyroid carcinoma after surgery: a retrospective analysis of 3381 patients. Ann Surg Oncol. 2015;22(11): 3543–9. doi: 10.1245/s10434–015–4448–9.

[11] Giovanella L, Clark PM, Chiovato L, Duntas L, Elisei R, Feldt-Rasmussen U, Leenhardt L, Luster M, Schalin-Jantti C, Schott M, Seregni E, Rimmele H, Smit J, Verburg FA. DIAGNOSIS OF ENDOCRINE DISEASE Thyroglobulin measurement using highly sensitive assays in patients with differentiated thyroid cancer: a clinical position paper. Eur J Endocrinol. 2014;171(2): R33–46. doi: 10.1530/Eje-14–0148.

[12] Jonklaas J. Role of radioactive iodine for adjuvant therapy and treatment of metastases. J Natl Compr Canc Netw. 2007;5(6): 631–40.

[13] Schlumberger M, Baudin E. Serum thyroglobulin determination in the follow-up of patients with differentiated thyroid carcinoma. Eur J Endocrinol. 1998;138(3): 249–52.

[14] Giovanella L, Ceriani L, Suriano S, Ghelfo A, Maffioli M. Thyroglobulin measurement before rhTSH-aided 131I ablation in detecting metastases from differentiated thyroid carcinoma. Clin Endocrinol (Oxf). 2008;69(4): 659–63. doi: 10.1111/j.1365–2265.2008.03244.x.

[15] Toubeau M, Touzery C, Arveux P, Chaplain G, Vaillant G, Berriolo A, Riedinger JM, Boichot C, Cochet A, Brunotte F. Predictive value for disease progression of serum thyroglobulin levels measured in the postoperative period and after (131)I ablation therapy in patients with differentiated thyroid cancer. J Nucl Med. 2004;45(6): 988–94.

[16] Aygun N. Imaging of recurrent thyroid cancer. Otolaryngol Clin North Am. 2008;41(6): 1095–106. doi: 10.1016/j.otc.2008.05.003. viii.

[17] Westbury C, Vini L, Fisher C, Harmer C. Recurrent differentiated thyroid cancer without elevation of serum thyroglobulin. Thyroid. 2000;10(2): 171–6.

[18] do Rosario PWS, Borges MAR, Fagundes TA, Franco ACHM, Purisch S. Is stimulation of thyroglobulin (Tg) useful in low-risk patients with thyroid carcinoma and undetectable Tg on thyroxin and negative neck ultrasound? Clin Endocrinol (Oxf). 2005;62(2): 121–5. doi: 10.1111/j.1365–2265.2005.00212.x.

[19] Persoon AC, Jager PL, Sluiter WJ, Plukker JT, Wolffenbuttel BH, Links TP. A sensitive Tg assay or rhTSH stimulated Tg: what's the best in the long-term follow-up of patients with differentiated thyroid carcinoma? PLoS One. 2007;2(8): e816. doi: 10.1371/journal.pone.0000816.

[20] Rosario PW, Furtado Mde S, Mineiro Filho AF, Lacerda RX, Calsolari MR. Value of diagnostic radioiodine whole-body scanning after initial therapy in patients with differentiated thyroid cancer at intermediate and high risk for recurrence. Thyroid. 2012;22(11): 1165−9. doi: 10.1089/thy.2012.0026.

[21] de Meer SG, Vriens MR, Zelissen PM, Borel Rinkes IH, de Keizer B. The role of routine diagnostic radioiodine whole-body scintigraphy in patients with high-risk differentiated thyroid cancer. J Nucl Med. 2011;52(1): 56−9. doi: 10.2967/jnumed.110.080697.

[22] Hoang JK, Sosa JA, Nguyen XV, Galvin PL, Oldan JD. Imaging thyroid disease: updates, imaging approach, and management pearls. Radiol Clin North Am. 2015;53(1): 145−61. doi: 10.1016/j.rcl.2014.09.002.

[23] Al-Qahtani KH, Al Asiri M, Tunio MA, Aljohani NJ, Bayoumi Y, Munir I, AlAyoubi A.Nasolacrimal duct obstruction following radioactive iodine 131 therapy in differentiated thyroid cancers: review of 19 cases. Clin Ophthalmol. 2014;8: 2479−84. doi: 10.2147/OPTH. S71708.

[24] Kucuk ON, Gultekin SS, Aras G, Ibis E. Radioiodine whole-body scans, thyroglobulin levels, 99mTc-MIBI scans and computed tomography: results in patients with lung metastases from differentiated thyroid cancer. Nucl Med Commun. 2006;27(3): 261−6.

[25] Piekarski JD, Schlumberger M, Leclere J, Couanet D, Masselot J, Parmentier C. Chest computed tomography (CT) in patients with micronodular lung metastases of differentiated thyroid carcinoma. Int J Radiat Oncol Biol Phys. 1985;11(5): 1023−7.

[26] Lal G, Fairchild T, Howe JR, Weigel RJ, Sugg SL, Menda Y. PET-CT scans in recurrent or persistent differentiated thyroid cancer: is there added utility beyond conventional imaging? Surgery. 2010;148(6): 1082−9. doi: 10.1016/j.surg.2010.09.015; discussion 1089−1090.

[27] Leboulleux S, Schroeder PR, Schlumberger M, Ladenson PW. The role of PET in follow-up of patients treated for differentiated epithelial thyroid cancers. Nat Clin Pract Endocrinol Metab. 2007;3(2): 112−21. doi: 10.1038/ncpendmet0402.

[28] Grant CS. Recurrence of papillary thyroid cancer after optimized surgery. Gland Surg. 2015;4(1): 52−62. doi: 10.3978/j.issn.2227−684X.2014.12.06.

[29] Lewis BD, Hay ID, Charboneau JW, McIver B, Reading CC, Goellner JR. Percutaneous ethanol injection for treatment of cervical lymph node metastases in patients with papillary thyroid carcinoma. AJR Am J Roentgenol. 2002;178(3): 699−704. doi: 10.2214/ajr.178.3.1780699.

[30] Lim CY, Yun JS, Lee J, Nam KH, Chung WY, Park CS. Percutaneous ethanol injection therapy for locally recurrent papillary thyroid carcinoma. Thyroid. 2007;17(4): 347−50. doi: 10.1089/thy.2006.0251.

[31] Magarey MJ, Freeman JL. Recurrent well-differentiated thyroid carcinoma. Oral Oncol. 2013;49(7): 689−94. doi: 10.1016/j.oraloncology.2013.03.434.

[32] Ito Y, Kudo T, Kobayashi K, Miya A, Ichihara K, Miyauchi A. Prognostic factors for recurrence of papillary thyroid carcinoma in the lymph nodes, lung, and bone: analysis of 5,768 patients with average 10−year follow-up. World J Surg. 2012;36(6): 1274−8. doi: 10.1007/s00268−012−1423−5.

[33] Patron V, Hitier M, Bedfert C, Le Clech G, Jegoux F. Occult lymph node metastases increase locoregional recurrence in differentiated thyroid carcinoma. Ann Otol Rhinol Laryngol. 2012;121(5): 283−90.

[34] Ilgan S, Karacalioglu AO, Pabuscu Y, Atac GK, Arslan N, Ozturk E, Gunalp B, Ozguven MA. Iodine-131 treatment and high-resolution CT: results in patients with lung metastases from differentiated thyroid carcinoma. Eur J Nucl Med Mol Imaging. 2004;31(6): 825−30. doi: 10.1007/s00259−004−1460−x.

[35] Samaan NA, Schultz PN, Haynie TP, Ordonez NG. Pulmonary metastasis of differentiated thyroid carcinoma: treatment results in 101 patients. J Clin Endocrinol Metab. 1985;60(2): 376−80. doi: 10.1210/jcem-60−2−376.

[36] Durante C, Haddy N, Baudin E, Leboulleux S, Hartl D, Travagli JP, Caillou B, Ricard M, Lumbroso JD, De Vathaire F, Schlumberger M. Long-term outcome of 444 patients with distant metastases from papillary and follicular thyroid carcinoma: benefits and limits of radioiodine therapy. J Clin Endocrinol Metab. 2006;91(8): 2892−9. doi: 10.1210/jc.2005−2838.

[37] Sawka AM, Ibrahim-Zada I, Galacgac P, Tsang RW, Brierley JD, Ezzat S, Goldstein DP. Dietary iodine restriction in preparation for radioactive iodine treatment or scanning in well-differentiated thyroid cancer: a systematic review. Thyroid. 2010;20(10): 1129−38. doi: 10.1089/thy.2010.0055.

[38] Padovani RP, Maciel RM, Kasamatsu TS, Freitas BC, Marone MM, Camacho CP, Biscolla RP. Assessment of the effect of two distinct restricted iodine diet durations on urinary iodine levels (collected over 24 h or as a single-spot urinary sample) and Na(+)/I(−) symporter expression. Eur Thyroid J. 2015;4(2): 99−105. doi: 10.1159/000433426.

[39] Jury HPT, Castagna MG, Fioravanti C, Cipri C, Brianzoni E, Pacini F. Lack of association between urinary iodine excretion and successful thyroid ablation in thyroid cancer patients. J Clin Endocr Metab. 2010;95(1): 230−7. doi: 10.1210/jc.2009−1624.

[40] Schlumberger M, Lacroix L, Russo D, Filetti S, Bidart JM. Defects in iodide metabolism in thyroid cancer and implications for the follow-up and treatment of patients. Nat Clin Pract Endocrinol Metab. 2007;3(3): 260−9. doi: 10.1038/ncpendmet0449.

[41] Leboeuf R, Perron P, Carpentier AC, Verreault J, Langlois MF. L-T3 preparation for whole-body scintigraphy: a randomized-controlled trial. Clin Endocrinol (Oxf). 2007;67(6): 839−44. doi: 10.1111/j.1365−2265.2007.02972.x.

[42] Lim DJ, Kim WB, Kim BH, Kim TY, Jo YS, Kang HC, Park YJ, Yi KH, Shong M, Kim IJ, Park do J, Kim SW, Chung JH, Lee J, Koong SS, Shong YK. Differences in physicians' and patients' perception of acute hypothyroid symptoms

induced by thyroid hormone withdrawal in thyroid cancer patients: a multicenter survey in Korea. Eur Thyroid J. 2015;4(1): 48–54. doi: 10.1159/000371512.

[43] Marturano I, Russo M, Spadaro A, Latina A, Malandrino P, Regalbuto C. Comparison of conventional L-thyroxine withdrawal and moderate hypothyroidism in preparation for whole-body 131–I scan and thyroglobulin testing. J Endocrinol Invest. 2015;38(9): 1017–22. doi: 10.1007/s40618–015–0318–3.

[44] Luster M, Lassmann M, Haenscheid H, Michalowski U, Incerti C, Reiners C. Use of recombinant human thyrotropin before radioiodine therapy in patients with advanced differentiated thyroid carcinoma. J Clin Endocr Metab. 2000;85(10): 3640–5. doi: 10.1210/jc.85.10.3640.

[45] Robbins RJ, Driedger A, Magner J. Recombinant human thyrotropin-assisted radioiodine therapy for patients with metastatic thyroid cancer who could not elevate endogenous thyrotropin or be withdrawn from thyroxine. Thyroid. 2006;16(11): 1121–30. doi: 10.1089/thy.2006.16.1121.

[46] Luster M, Lippi F, Jarzab B, Perros P, Lassmann M, Reiners C, Pacini F. rhTSH-aided radioiodine ablation and treatment of differentiated thyroid carcinoma: a comprehensive review. Endocr Relat Cancer. 2005;12(1): 49–64. doi: 10.1677/erc.1.00830.

[47] Tuttle RM, Lopez N, Leboeuf R, Minkowitz SM, Grewal R, Brokhin M, Omry G, Larson S. Radioactive iodine administered for thyroid remnant ablation following recombinant human thyroid stimulating hormone preparation also has an important adjuvant therapy function. Thyroid. 2010;20(3): 257–63. doi: 10.1089/thy.2009.0401.

[48] Klubo-Gwiezdzinska J, Burman KD, Van Nostrand D, Mete M, Jonklaas J, Wartofsky L. Radioiodine treatment of metastatic thyroid cancer: relative efficacy and side effect profile of preparation by thyroid hormone withdrawal versus recombinant human thyrotropin. Thyroid. 2012;22(3): 310–7. doi: 10.1089/thy.2011.0235.

[49] Tala H, Robbins R, Fagin JA, Larson SM, Tuttle RM. Five-year survival is similar in thyroid cancer patients with distant metastases prepared for radioactive iodine therapy with either thyroid hormone withdrawal or recombinant human TSH. J Clin Endocrinol Metab. 2011;96(7): 2105–11. doi: 10.1210/jc.2011–0305.

[50] Tuttle RM, Leboeuf R, Robbins RJ, Qualey R, Pentlow K, Larson SM, Chan CY. Empiric radioactive iodine dosing regimens frequently exceed maximum tolerated activity levels in elderly patients with thyroid cancer. J Nucl Med. 2006;47(10): 1587–91.

[51] Kulkarni K, Van Nostrand D, Atkins F, Aiken M, Burman K, Wartofsky L. The relative frequency in which empiric dosages of radioiodine would potentially overtreat or undertreat patients who have metastatic well-differentiated thyroid cancer. Thyroid. 2006;16(10): 1019–23. doi: 10.1089/thy.2006.16.1019.

[52] Chao M. Management of differentiated thyroid cancer with rising thyroglobulin and negative diagnostic radioiodine whole body scan. Clin Oncol (R Coll Radiol). 2010;22(6): 438–47. doi: 10.1016/j.clon.2010.05.005.

[53] Pacini F, Agate L, Elisei R, Capezzone M, Ceccarelli C, Lippi F, Molinaro E, Pinchera A.Outcome of differentiated thyroid cancer with detectable serum Tg and negative diagnostic (131)I whole body scan: comparison of patients treated with high (131)I activities versus untreated patients. J Clin Endocrinol Metab. 2001;86(9): 4092–7. doi: 10.1210/jcem.86.9.7831.

[54] Sherman SI, Tielens ET, Sostre S, Wharam Jr MD, Ladenson PW. Clinical utility of posttreatment radioiodine scans in the management of patients with thyroid carcinoma. J Clin Endocrinol Metab. 1994;78(3): 629–34. doi: 10.1210/jcem.78.3.8126134.

[55] Alzahrani AS, Bakheet S, Al Mandil M, Al-Hajjaj A, Almahfouz A, Al Haj A. 123I isotope as a diagnostic agent in the follow-up of patients with differentiated thyroid cancer: comparison with post 131I therapy whole body scanning. J Clin Endocrinol Metab. 2001;86(11): 5294–300. doi: 10.1210/jcem.86.11.8030.

[56] Fard-Esfahani A, Emami-Ardekani A, Fallahi B, Fard-Esfahani P, Beiki D, Hassanzadeh-Rad A, Eftekhari M. Adverse effects of radioactive iodine-131 treatment for differentiated thyroid carcinoma. Nucl Med Commun. 2014;35(8): 808–17. doi: 10.1097/MNM.0000000000000132.

[57] Van Nostrand D, Neutze J, Atkins F. Side effects of "rational dose" iodine-131 therapy for metastatic well-differentiated thyroid carcinoma. J Nucl Med. 1986;27(10): 1519–27.

[58] Kim J-h, Yoo WS, Park YJ, Park DJ, Yun TJ, Choi SH, Sohn C-H, Lee KE, Sung M-W, Youn Y-K, Kim KH, Cho BY. Efficacy and safety of radiofrequency ablation for treatment of locally recurrent thyroid cancers smaller than 2 cm. Radiology 2015;276(3): 909–18. doi: http://dx.doi.org/10.1148/radiol.15140079.

[59] Sawka AM, Thabane L, Parlea L, Ibrahim-Zada I, Tsang RW, Brierley JD, Straus S, Ezzat S, Goldstein DP. Second primary malignancy risk after radioactive iodine treatment for thyroid cancer: a systematic review and meta-analysis. Thyroid. 2009;19(5): 451–7. doi: 10.1089/thy.2008.0392.

译者评述

作为经典的靶向治疗技术，^{131}I这一诊治一体化的放射性药物以其优越的物理、化学和生物学性能对具备摄碘功能的复发、转移性DTC病灶起到了良好的诊治作用，已成为机制明确、效能优越的

DTC 常规诊治方法之一。

　　^{131}I 诊治 DTC 的效果与病灶大小、分化程度以及 ^{131}I 使用剂量、生物半衰期等密切相关。精准医学时代，我们应进一步围绕 ^{131}I 治疗 DTC 的指征和方法学，广泛开展临床实践和科学研究，不断提高疗效，减少无效治疗和相关副作用。同时，我们应密切关注并积极研究以激酶抑制剂为代表的新型靶向药物治疗技术和肿瘤再分化治疗技术，并对外科、内分泌科、超声与影像科等多个甲状腺相关学科的诊疗新知识、新技术的出现和发展保持高度的敏感性。如此，我们才能在全面、准确掌握患者实际病情的基础上，为患者制订完善和合理的综合诊治及随访方案。

第22章

甲状腺癌患者的监测和甲状腺激素替代与抑制

Surveillance of Treated Thyroid Cancer Patients and Thyroid Hormone Replacement and Suppression

Jennifer M. Perkins

夏心怡 译，殷 峻 校

流 行 病 学

分化型甲状腺癌（DTC）的发病率正在上升，美国 SEER 数据库预计 2015 年将会有 62 450 例甲状腺癌新发病例，占所有新发恶性肿瘤病例的 3.8%，并将有 1 950 人死于甲状腺癌。这个发病率正以每年大约 5% 的速度上升[1]。由于甲状腺癌多见于女性，62 450 例新发病例中 47 230 例预计为女性患者，1 950 例死亡病例中女性患者约有 1 080 例[2]。甲状腺癌年发病率已由 1979 年的 4.9/10 万达到 2009 年 14.3/10 万[3]。约 2/3 的甲状腺癌发生于 55 岁以下患者中[3]。总体而言，DTC 的 5 年生存率为 97.9%[1]。许多学者把发病率的提高归因于影像学使小的甲状腺癌提早发现，但是一些研究表明大的甲状腺癌的诊断也有所增加[4]。Vigneri 等一些学者认为发病率的增加是由于甲状腺癌的发现增多及甲状腺特异性致癌物未被完全研究彻底两方面，而后者是现在研究的热点[5]。几乎所有增加的发病都归因于甲状腺乳头状癌（PTC），此外，<1 cm 的新发甲状腺癌的发病率在 1988—1989 年为 25%，而在 2008—2009 年为 39%[3]。

大约 88% 的分化型甲状腺癌为 PTC 及其亚型，8% 为甲状腺滤泡状癌[6]。DTC 可以在任何年龄发生，但确诊的中位年龄为 49 岁，大约 39% 的确诊的新发病例年龄 <45 岁，女性患 DTC 的概率约为男性的 3 倍[1]。一项研究预测，至 2019 年，甲状腺乳头状癌将成为女性第三常见的恶性肿瘤，仅美国就可产生 190 亿～210 亿美元的医疗保健支出，逐渐成为一大医疗难题[7]。

预 后

DTC 的预后相对较好。最初治疗（特别是手术治疗）的目的有：① 去除原发灶和侵袭甲状腺被膜以外的部分，包括具有临床意义的淋巴结转移。② 减少疾病复发的风险。③ 帮助辅助性或治疗性放射性碘消融术。④ 疾病和预后的准确分期和危险评级。⑤ 准确进行疾病复发的长期监测。⑥ 减少治疗相关的疾病发病率 [8]。

对于没有甲状腺外累及或侵犯血管的 >1 cm 的 PTC，患者死亡的风险接近 0，复发的风险平均为 2% [9]。临床 N_1 期的患者复发的风险为 13%～42%，而病理分期 N_1 的患者则为 7%～14% [10]。有较大转移灶或已侵犯淋巴结的患者复发风险最高 [10]。在生存期方面，Ⅰ 期及 Ⅱ 期患者的 5 年生存率为 96%～99.7%，而 Ⅲ 期患者为 91%，Ⅳ 期患者为 50% [11, 12]。

DTC 的监测

虽然大部分 DTC 的患者有良好的长期生存率，但多达 30% 的患者将会复发，复发与否依赖于最初的分期及临床表现 [13]。据报道，临床表现明显的 DTC 患者的复发在最初治疗之后的 30 年或 40 年，但一些大型回顾性研究认为，大部分的复发出现于最初治疗后的 10～15 年 [14]。

短期及长期 DTC 监测策略随着科学研究的进展不断变化。现在对于大部分 DTC 患者的监测策略包括一系列甲状腺球蛋白的测量及颈部超声，以确定残留及复发病灶，病灶多见于甲状腺切除术后的部位及颈外侧淋巴结 [15]。为了证明对甲状腺癌手术治疗后的患者进行监测的优点，个体化危险评级的患者的所有临床资料都是必须的 [12]，包括原始的病理报告、手术前后的颈部影像（多为超声）以及术后血清甲状腺球蛋白水平。通过对这些资料的仔细分析，可以对复发风险、持续性病变的风险、疾病所致的病死率及 TSH 抑制目标有初步评估，还可以

指导监测时影像学方法的选择 [16]。患者个体化的危险评级方法的调整可以减少支出，通过减少副作用来提高患者生活质量，以及减少后续监测的压力与支出。患者在术后需要分期以提供预后信息，这些信息在决定疾病监测及治疗策略时十分重要，此外，这些信息使患者能与其他专家进行交流、被癌症中心追踪以及被用于研究 [8]。

在几乎所有患者中，一线治疗为手术治疗，其次为用于中、重度患者的放射性碘治疗。美国甲状腺协会（ATA）已制定了以下风险目录指导临床医师进行初始治疗及随后的监测。

（1）ATA 低风险患者（包括甲状腺乳头状癌）：

• 无局部或远处转移。

• 所有肉眼可见的肿瘤已被切除。

• 未侵犯局部组织。

• 肿瘤不含有侵袭性的组织学亚型，如高细胞、岛状细胞、柱状细胞、嗜酸性细胞或甲状腺滤泡状癌。

• 未侵犯血管。

• ^{131}I 或 ^{123}I 扫描时，甲状腺床外无 ^{131}I。

• 临床 N_0 或少于 5 个病理 N_1 微小转移灶（最大直径 <0.2 cm）。

• 腺体内病变，滤泡性甲状腺乳头状癌。

• 腺体内病变，分化良好的甲状腺滤泡状癌，可侵犯被膜，无或有小的血管浸润灶（<4 个病灶）。

• 腺体内病变，甲状腺乳头状微小癌（<1 cm），单一病灶或多发病灶，包括已知的 *BRAF* V600E 突变。

（2）ATA 中等风险患者：

• 镜下肿瘤侵及甲状腺周围软组织（极小的甲状腺外侵犯）。

• 颈淋巴结转移或残甲消融治疗后甲状

腺床外有 ^{131}I 摄取。

- 含有侵袭性组织学亚型的肿瘤或侵犯血管（如高细胞、岛状细胞、柱状细胞、嗜酸性细胞或甲状腺滤泡状癌）。
- 侵犯血管的甲状腺乳头状癌。
- 临床 N_1 或多于 5 枚病理性 N_1 且淋巴结最大直径都 <3 cm。
- 腺体内病变，原发灶 1～4 cm 的甲状腺乳头状癌，且已知的 *BRAF* V600E 突变。
- 侵袭甲状腺外的多发甲状腺乳头状微小癌及 *BRAF* V600E 突变（如果已知）。

（3）ATA 高风险患者：

- 肉眼肿瘤侵袭甲状腺周围软组织。
- 肉眼残留肿瘤。
- 远处转移。
- 术后血清甲状腺球蛋白提示远处转移。
- 任意转移淋巴结最大直径 ≥ 3 cm 的病理 N_1。
- 广泛累及血管的甲状腺滤泡状癌（>4个病灶）。

（引自新 ATA 指南 [8]）。

虽然大部分 DTC 有良好的长期预后，但病变仍可在初诊后的数年复发，这使学者们决定为这些已接受治疗的甲状腺癌患者提供更好的长期监测方案。DTC 的无疾病征象（no evidence of disease，NED）定义为刺激产生的甲状腺球蛋白值 <1 ng/ml，并且没有病变的影像学或临床证据。研究发现，在经过甲状腺全切除术及放射性碘消融后，78%～91% 的低风险患者、52%～64% 的中等风险患者、31%～32% 的高风险患者被归类为 NED [8, 17-20]。经过 5～10 年的定期复查，少于 1%～2% 的 ATA 低风险患者及 8% 的中等风险患者出现器质性病变复发，这些患者首次治疗时只进行甲状腺手术而没

有放射性碘消融 [21-23]。

考虑持续性疾病的临床意义也十分重要。在 ATA 低风险患者中，70%～80% 的患者通过异常血清甲状腺球蛋白水平（抑制或刺激后甲状腺球蛋白 >1 ng/ml）确定为持续性疾病，但没有确定的器质性疾病，而在中等风险患者中为 29%～51%，在高风险患者中为 19%～21% [17, 20]。当讨论患者复发风险及调整监测策略时，原始病理资料提供了关键数据。比如单一腺体内甲状腺乳头状微小癌复发器质性疾病的可能为 1%～2% [24, 25]，2～4 cm 的腺体内甲状腺乳头状癌患者为 5%～6% [26]，>4 cm 的腺体内甲状腺乳头状癌患者为 8%～10% [26]。局部淋巴结转移的中等风险患者的器质性疾病复发风险中，少于 5 枚淋巴结转移的患者为 4%，所有累及的淋巴结 <0.2 cm 者为 5%，超过 5 枚淋巴结转移的患者为 19%，超过 10 枚的为 21%，临床上肉眼可见淋巴结者（cN_1）为 22%，任何淋巴结 >3 cm 者为 27%～32% [10, 27]。

所有影像学（器质性或功能性疾病）、生化及细胞学病理资料都需用于进行动态地、持续地临床状态的重新评估，以评估随访时患者对治疗的个体反应。这种再评估用于指导监测及随访的程度。

初次治疗 1 年后的甲状腺癌患者的监测

随访的强度通常取决于患者最初的危险评级。危险评级是持续且动态的，当患者经过了第 1 年并进行了最初的治疗，监测者需要根据已有资料进行动态的危险评级并对患者的管理计划进行再评估。最新的指南推荐将患者分为满意、不确切、生化反应欠佳及影像学反应欠佳四类。

满意指影像学阴性且 TSH 抑制或刺激下甲状腺球蛋白 <1 ng/ml。达到满意级别的患者复发风险为 1%～4%，病死率 <1%[8]。如果患者能达到这个级别，他们监测的强度及频率可以降低，随之而来的 TSH 抑制的程度也可以降低[8]。

生化反应欠佳的患者影像学阴性但 TSH 抑制下甲状腺球蛋白 >1 ng/ml，或 TSH 刺激下甲状腺球蛋白 >10 ng/ml，或甲状腺球蛋白抗体水平增高。至少 30% 的患者会自然转为 NED，20% 的患者在额外治疗后可以达到 NED，20% 患者会出现器质性疾病，1% 的患者会死亡[8]。甲状腺球蛋白稳定或下降的该级患者需要持续监测且大部分患者需要 TSH 抑制。甲状腺球蛋白或甲状腺球蛋白抗体增高的患者需要额外的检查并可能要接受更多治疗[8]。

影像学反应欠佳的患者会有器质性或功能性疾病、任意水平的甲状腺球蛋白和（或）甲状腺球蛋白抗体。若不接受额外的治疗，50%～80% 的患者有持续性疾病。局部转移的患者病死率可高达 11%，远处转移可达 50%。影像学反应欠佳的患者根据临床病理学的因素（如肿瘤大小、位置、生长速度、放射性碘治疗的效果、PET 的效果及组织病理）来决定进行额外的治疗还是持续观察[8]。

不确切级别的患者包括影像学无特殊表现或放射性碘治疗扫描时甲状腺床有微弱的摄取、可探及的非刺激产生的甲状腺球蛋白但数量 <1 ng/ml、可探及刺激产生的甲状腺球蛋白但数量 <10 ng/ml，或有稳定或下降的甲状腺球蛋白抗体但未见功能性病变的结构。在这些患者中，15%～20% 的患者在随访中会发现器质性疾病，剩余的患者会有稳定或逐渐消退的非特异性病变，疾病的病死率 <1%。这一级别的患者需要定期随访非特异性损害的影像学及监测血清甲状腺球蛋白。随着时间的推移而变得可疑的非特异性发现需要通过影像学进行更深入的评估或接受治疗[8]。

甲状腺球蛋白和颈部超声是监测最重要的部分。血清甲状腺球蛋白的测量是监测患者持续性或复发性疾病的重要方式。若没有其他可疑的临床表现，低复发和死亡风险的患者在初次治疗后的 2 年内可每 6～9 个月随访一次抑制下的甲状腺球蛋白，不需进行刺激下的甲状腺球蛋白的检测[16]。这些患者在随访时至少需进行一次颈部超声[16]，需要注意的是，低风险人群中的甲状腺超声检查很可能出现假阳性，导致患者更焦虑及更多的随访步骤，如超声随访、FNA 等。

甲状腺癌患者治疗后的长期监测

长期监测计划同样需要根据甲状腺癌患者复发和病死的风险进行个体化的制订。长期随访的主要目标是为假定无病的患者可能出现的复发提供准确的监测。高特异性试验用于识别疾病复发可能性较小的患者，从而制订侵袭性较小、经济、安全的管理计划。高复发风险的患者的监测计划更具有侵袭性，因为疾病复发的早期发现能为更有效的治疗提供最好的机会。

大部分 DTC 的复发出现于初次治疗后 5～8 年，但是，复发也可能出现于数十年之后，特别是在 PTC 患者中[28]。长期随访计划根据初诊 1～2 年中患者对诊疗反应的评估进行调整[12]。在随后的随访中，患者常被归类为以下临床结果中的一种来指导长期监测[12, 17]。

• 满意：无疾病的临床、生化和影像学依据。

- 生化反应欠佳：异常的甲状腺球蛋白水平但无局灶性病变。

- 影像学反应欠佳：持续的或新诊断的局灶性病变或远处转移。

- 不确切：无生化和影像学发现，但不能被准确地判定为良、恶性。

初次治疗的程度对定义满意或生化反应欠佳十分重要。在进行甲状腺全切除术和治疗性碘消融的患者中，满意指刺激产生的甲状腺球蛋白 <1 ng/ml 或高敏感性的非刺激产生的甲状腺球蛋白 <0.2 ng/ml，且影像学阴性、术后颈部超声正常；甲状腺全切除术后未进行治疗性碘消融的患者为非刺激产生的甲状腺球蛋白 <1 ng/ml；甲状腺次全切除术后的患者为非刺激产生的甲状腺球蛋白 <20 ng/ml，这等同于有大约 50% 的甲状腺球蛋白来源于正常甲状腺。甲状腺球蛋白高于这个数值且无确诊的器质性疾病为生化反应欠佳。

对于分级为满意的患者，监测的强度及随访的频率可以有所下降。他们需要将 TSH 的目标上升为 0.5～2 mU/L、每年进行体检和非刺激甲状腺球蛋白测定，以及每隔 3～5 年监测颈部超声。最初 ATA 中等或高风险但随后根据治疗效果被分级为满意的患者，将受益于稍长时间内较密切的随访及较大的抑制强度。

生化反应欠佳的患者需要持续的 TSH 抑制并且每 6 个月监测一次以及每年一次颈部超声。甲状腺球蛋白稳定或减少的患者可以继续定期监测和 TSH 抑制，数值上升的患者则需要额外的影像学方法进行评估。

影像学反应欠佳的患者需要根据一些临床因素（如位置、生长速度、FDG 或 RAI 亲和力以及病理等）决定影像学及治疗的选择。

不确切的患者 TSH 抑制水平较为温和

（0.1～0.5 mU/L），2～3 年内每 6 个月随访一次并且每年进行一次颈部超声。在这之后，大部分患者可以被重新评级 [12, 17]。总而言之，对于甲状腺部分切除术及 ATA 低风险的患者，随访包含血清甲状腺球蛋白水平及超声，放射性碘扫描并非必须。大部分病例的 TSH 目标为 0.5～2 mU/L [8]。如果是分级为满意的患者，可以在接受定期颈部超声的同时，每 12～24 个月复查非刺激的甲状腺球蛋白水平 [8]。

对于甲状腺全切除术及 ATA 低风险的患者，常选用定期的术后血清甲状腺球蛋白及颈部超声，也可考虑放射性碘扫描。放射性碘治疗常不推荐，但 30 mCi 的低剂量消融可用于首次治疗 [8]。若甲状腺球蛋白 >0.2 mU/L，初始 TSH 目标为 0.1～0.5 mU/L，若甲状腺球蛋白 <0.2 mU/L，则为 0.5～1 mU/L。疗效通过血清甲状腺球蛋白及超声进行评估，若分级为满意，TSH 目标可为 0.5～2 mU/L [8]。一旦患者被证实为生化反应佳，可以在接受定期颈部超声的同时，每 12～24 个月复查非刺激的甲状腺球蛋白水平 [8]。

对于被评级为 ATA 中等风险且接受甲状腺全切除术和（或）预防性中央 / 侧颈淋巴结清扫术的患者，常被推荐进行定期术后血清甲状腺球蛋白的监测，必要时也可进行术后放射性碘扫描和颈部超声检查 [8]。在残甲消融中，比起高剂量照射，低剂量如 30 mCi 的使用更为频繁。在辅助性治疗中，若无远处转移，剂量可以加至 150 mCi [8]。初始 TSH 目标为 0.1～0.5 mU/L，治疗反应通过甲状腺球蛋白的测定、超声及必要时的全身扫描进行评定。若分级为满意，TSH 目标可为 0.5～2 mU/L，患者也可通过定期非刺激的甲状腺球蛋白及颈部超声

进行随访 [8]。

对于被评级为 ATA 高风险且接受甲状腺全切除术和（或）预防性中央 / 侧颈淋巴清扫术的患者，常被推荐进行定期术后血清甲状腺球蛋白的监测，必要时也可进行术后甲状腺碘扫描和颈部超声检查 [8]。放射性碘治疗是必须的，而无远处转移，辅助性治疗的剂量最大为 150 mCi，若已知有器质性病变，则需要 100～200 mCi 或放射量测定 [8]。初始 TSH 目标 <0.1 mU/L，治疗反应通过甲状腺球蛋白的测定、超声来评定，同时应考虑 CT/MRI 和（或）FDG-PET 扫描以及全身扫描 [8]。如果评级为满意，则至少 5 年的 TSH 目标为 0.1～0.5 mU/L，并每年随访甲状腺球蛋白，也可考虑超声和（或）CT/MRI。如果评级为生化反应欠佳或影像学反应欠佳，在无禁忌证的情况下，TSH 目标需保持为 <0.1 mU/L [8]。

长期监测治疗是一个重要领域，需要更多的重视和研究。美国癌症学会预计超过63 000 例甲状腺癌在 2014 年被确诊，其中只有 1 900 例死亡 [29]。仅在美国，就有超过50 000 例甲状腺癌患者存活 [30]。尽管如此，仅有少量关于生存护理的同行评议文献。

接受及未接受放射性碘治疗的患者的甲状腺球蛋白水平

甲状腺细胞被认为是人体唯一能产生甲状腺球蛋白的部位，所以循环甲状腺球蛋白水平常作为 DTC 随访患者疾病持续或复发的生化标志 [31]。甲状腺球蛋白是一种大分子糖蛋白，常贮存于甲状腺滤泡胶质中，作为甲状腺激素合成的底物。甲状腺球蛋白只由正常的甲状腺细胞或分化良好的甲状腺癌细胞产生，因此是一个合适的肿瘤标志物 [32]。甲状腺球蛋白的检测在 1980

年出现，并在敏感性及精确度上有了很大提高 [33]，已经成为患者初始治疗后监测的基石。由于甲状腺球蛋白半衰期为 65 小时，因此浓度常在术后 4～6 周达到最低点 [33]。

甲状腺球蛋白抗体对解释甲状腺球蛋白水平的挑战

大部分甲状腺球蛋白水平通过免疫测定进行评估，但这很容易被甲状腺球蛋白自身抗体干扰，这种情况出现在大约 25% 的甲状腺癌患者及 10% 的普通人群中，特别是在桥本甲状腺炎的患者中 [34,35]。

甲状腺球蛋白抗体可以引起与实际不符的低血清甲状腺球蛋白测量结果 [36]。因此，在测量血清甲状腺球蛋白时常推荐同时测量血清甲状腺球蛋白抗体水平。现在没有一个方法能确切地消除甲状腺球蛋白抗体的干扰，但放射性免疫测定法（radioimmunoassay，RIA）能相对减少抗体的干扰 [37-39]。然而，RIA 不如免疫测定法敏感（更低的测定阈）。若患者抗甲状腺球蛋白抗体增高，应怀疑复发或疾病进展，反之则表示疗效良好 [40,41]。在大部分进行甲状腺全切除术及放射性碘消融的患者中，若无复发或疾病持续存在，甲状腺球蛋白抗体倾向于在平均 3 年后消失 [42-44]。一些研究表明新出现甲状腺球蛋白抗体或抗体水平升高的患者疾病复发或持续存在的风险较高，因此需要更多的探索 [40,42,45,46]。

DTC 监测中所使用的影像学方法

超声

超声在甲状腺结节及甲状腺癌的筛查、诊断、手术方案的制订及术后监测中都被广泛应用。由于大部分 DTC 的复发及转移发生于甲状腺床及颈部淋巴结，颈部超声十分适合监测。超声价格低、无侵袭性且无辐射暴露[15]。一旦患者接受甲状腺全切除术或甲状腺部分切除术，超声即可用于甲状腺床复发的监测或残甲可疑结节的评估[47]。超声也可对颈侧区和手术后颈部中央区异常淋巴结进行评估[47]。

一些研究发现20%～50%的DTC患者有颈淋巴结转移，特别是在PTC患者中[48-50]，在微小且为腺体内病变的原发肿瘤中也可发现[51, 52]。但是小体积、隐匿性淋巴结转移的临床意义仍未明确。

超声中的异常淋巴结表现包括钙化、囊性变，呈圆形、高回声，缺少淋巴门，有异常血管以及短轴直径增加[53]。淋巴结微小钙化及囊性变高度提示恶变，一些研究表明同时有这两个特征的病变为恶变的特异性几乎为100%[54]。但是没有一个超声特征对鉴别甲状腺癌合并颈淋巴结侵犯有足够的敏感性。

正常甲状腺残余组织表现为与周围组织同等回声的血管小叶。一旦患者进行了放射性消融，残余甲状腺组织表现为低回声、质地不均、无血管分布的结节[55]。另一方面，甲状腺床的恶性肿瘤复发灶常表现为易于分辨的低回声椭圆形结节，有时可见血管分布及微小钙化[56]。由于这些特征并非特异性，在复发的鉴别诊断中还需考虑其他疾病，包括残余甲状腺、纤维化、缝线肉芽肿、反应性淋巴结及脂肪坏死[56]。

如果超声探及异常淋巴结及软组织影，常推荐使用FNA进行细胞学检测和（或）细针冲洗液的甲状腺球蛋白的测量来确认是否恶性，特别是进行手术干预的情况下[57]。

核医学显像：^{123}I vs.^{131}I

核医学影像曾是甲状腺癌监测的主要影像学方法，但是现在已经大部分被颈部超声所取代。一些研究报道全身显像（WBS）能监测到20%的局部复发，而颈部超声可达70%[58]。对于初次术后全身显像时甲状腺床外未发现碘摄取的低风险患者，诊断性全身显像检查并不推荐常规使用。诊断性全身显像常用于中等或高复发风险的患者。此外，对于曾有甲状腺球蛋白水平升高或正在升高但颈部超声阴性的患者，也需要全身显像来评估摄碘病灶的复发情况[15]。

一些甲状腺癌对于放射性碘抵抗，确定需要以下几方面：① 已知远处转移的部位没有碘的摄取。② 即使进行了放射性碘治疗并确认摄取，疾病仍有进展。③ 放射性碘治疗后超过1年仍发生远处转移。④ 累积的放射性碘治疗剂量 >600 mCi[59]。据估计，5%～15%的患者会发生放射性碘抵抗[60]。放射性碘抵抗的DTC患者5年生存率约为66%[61]，10年生存率只有10%。研究表明，放射性碘抵抗及远处转移的患者中位生存期为2.5～3.5年[62]。

断层成像：CT和MRI

由于超声检查的优势及效率，CT及MRI在甲状腺癌，特别是治疗后的、低风险DTC患者的监测中利用较少。现在更推荐使用超声配合甲状腺球蛋白测定进行监测。在某些情况下，CT可用于甲状腺球蛋白阳性但颈部超声阴性的患者，而PET-CT更为有用。由于肺部为PTC常见转移灶，胸部CT可用于高风险患者肺部转移或曾有肺部转移的患者的监测[15]。CT除了可以探及大的和小的肺结节，还可以探及微小病变，而WBS及PET由于分辨率的限制，常会忽略这些病变[63]。

MRI一般不常规用于监测，但可用于

进一步确定解剖位置及侵袭性复发灶的进展。在这些案例中，MRI 可帮助手术方案的制订。一些研究将 MRI 在寻找复发灶上的作用与超声进行对比，认为超声侵袭性小、花费少，并易于操作 [64]。最后，MRI 对于食管后 / 气管后的肿瘤及纵隔病变的定位有一定的价值 [15]。一些研究认为，MRI 对于寻找颈部转移的敏感性为 30%～40% [65]。MRI 可能被呼吸伪影所影响，并且相较于 CT，MRI 在读片上难度更高，特别是对于累及的淋巴结体积较小的病变 [66]。

使用 FDG 的正电子发射计算机断层扫描（PET 扫描）

对于无复发征象或保持放射性碘亲和力的患者，PET 扫描一般用处不大。PET 常用于不再有放射性碘亲和力的复发患者。当肿瘤去分化时，钠碘转运体表达减少，葡萄糖转运体 -1 表达增加，而细胞通过葡萄糖转运体 -1 摄取 FDG。这种情况下，PET 扫描成为一种有价值的影像学方法 [67]。对于 [123]I 或 [131]I 全身显像阴性但刺激下的甲状腺球蛋白 >5～20 ng/ml 的患者，常推荐使用 PET 扫描 [8]。

TSH 抑制

目标及原理

无论是否进行放射性碘治疗，甲状腺全切除术后的患者都需要甲状腺激素治疗以维持 TSH 水平，甲状腺部分切除术后的患者可能不需要甲状腺激素治疗。左旋甲状腺素可以通过抑制血清 TSH 减少潜在的 TSH 刺激的肿瘤生长。ATA 关于甲状腺癌的治疗指南推荐低风险患者将血清 TSH 水平维持在 0.1～0.5 mU/L，直到患者疗效评估为满意，

满意效果一般在最初的 6～12 个月出现。这时，TSH 控制水平可以调整为 0.5～2.0 mU/L。这个控制水平对于只进行了甲状腺腺叶切除术的低风险患者也适用。对于 ATA 中等风险的患者，血清 TSH 水平一般控制在 0.1～0.5 mU/L [8]。患者的合并症如活动性心脏病或骨质疏松会提示剂量应减少。2015 年的指南指出生化反应较好的患者的血清 TSH 可控制在 0.5～2.0 mU/L，反应中等者 0.1～0.5 mU/L 可能更适合，对于年龄 >60 岁、骨质疏松及心房颤动的患者，最好控制在 0.5～2.0 mU/L [8]。对于风险未知或生化反应欠佳或有器质性疾病的患者，血清 TSH 应 <0.1 mU/L [8]。有活动性心房颤动的高风险患者，血清 TSH 过度抑制可能引起心脏病变加重，除非患者有器质性疾病，否则 TSH 目标一般定为 0.5～2.0 mU/L。如果患者有器质性疾病，即使有心房颤动，TSH 目标也应控制在 0.1～0.5 mU/L [8]。一旦患者在 5～10 年的时间内保持无病，他的 TSH 控制水平可回归正常范围 [12]。治疗指南推荐将患者的合并症和肿瘤预后指标（满意、生化反应欠佳、影像学反应欠佳、不确切）相结合来决定最合适的 TSH 抑制水平 [8]。

就影响甲状腺癌的发病率及死亡率而言，支持抑制 TSH 水平至普通范围以下的资料充满争议。对于能最佳抑制复发及甲状腺癌相关死亡的 TSH 各阶段抑制水平仍缺少共识。人们认为，大多数分化良好的甲状腺癌的细胞膜上表达 TSH 受体，TSH 刺激后增加一些甲状腺特异性蛋白（如甲状腺球蛋白）的表达，从而增加细胞或肿瘤生长的速度 [68]。致甲状腺肿物质、碘缺乏以及甲状腺部分切除可能造成甲状腺癌的进展，但这些肿瘤可以通过口服左旋甲状腺素或垂体切除术预防，这 2 种方法可以减少或抑

制 TSH 分泌 [69]。DTC 的组织中含有功能性 TSH 受体，原始培养的甲状腺癌细胞在 TSH 刺激下通过 cAMP 的级联反应促进细胞生长 [70]。TSH 受体及其他甲状腺特异性蛋白在分化较差的甲状腺癌上表达不佳 [71]。Dunhill 在 1937 年第一次描述了 2 例患者经甲状腺提取物治疗后 PTC 减小 [72]。数年后 Mazzaferri 和 Jiang 发表了一篇回顾性研究，通过 30 年的随访，他们发现接受甲状腺激素治疗的患者相比未接受或血清 TSH 水平在甲减范围的患者，复发减少 25%，肿瘤相关死亡减少 50% [73]。基于这些研究，TSH 抑制成为 DTC 患者治疗的基石。即使早期研究发现将 TSH 抑制至生理水平以下可以减少肿瘤复发及其相关的死亡，但由于缺少大规模随机对照试验，这一观点仍充满争议。长期抑制可能带来医源性甲状腺功能亢进、骨质疏松、心律失常、心绞痛等风险。Sugitani 和 Fujimoto 将 441 例确诊的 PTC 患者随机分为不接受 TSH 抑制和 TSH 抑制至 <0.01 μU/ml 两组。他们排除了肿瘤 <1 cm 的患者及接受 TSH 抑制风险过高（如已有心脏病或骨质疏松）的患者。经过了 5 年的随访，两组之间无病生存及复发没有差异 [74]。Carhill 等进行了一项包含 4 941 例 DTC 患者的多中心研究。其中 88% 的患者有 PTC，8% 的患者为 FTC，4% 有 Hürthle 细胞癌。随访的平均年数为 6 年（0～25年），TSH 抑制分为血清 TSH 水平未探及、TSH 可探及但低于正常、TSH 正常范围以及 TSH 高于正常范围。在各阶段中，TSH 抑制到中等水平（TSH 可探及但低于正常）改善了整体及疾病特异性的生存。即使在有远处转移的患者，TSH 抑制至未探及水平后并未发现整体生存率高于 TSH 适当抑制的患者。这表明将 TSH 抑制至未探及水

平相比其他各水平无明显收益 [75]。Wang 等调查了 771 例 ATA 低或中等风险的 DTC 患者在约 6.5 年的随访时间中平均 TSH 在 0.4 μU/ml 以上及以下对于复发的影响。其中，骨质疏松事件仅出现于女性患者。他们发现血清 TSH 抑制在 0.4 μU/ml 以下的 DTC 低或中等风险患者复发率没有改变，而女性的骨质疏松事件增加 [76]。研究发现左旋甲状腺素的剂量使循环 TSH 抑制到 0.4 μU/ml 以下时，血清甲状腺球蛋白达到最大限度的减少 [77]，预示增强 TSH 抑制程度超过 0.4 μU/ml 后不能进一步减少肿瘤功能 [78]。其他研究发现，当 TSH 抑制至不可探及（<0.01 μU/ml）之后的血清甲状腺球蛋白持续减少 [79]。这些发现引起了对于甲状腺癌患者理想 TSH 抑制水平的争论。

TSH 抑制相关疾病的发病率

数十年来，所有甲状腺癌患者常通过摄入甲状腺激素来抑制血清 TSH 至难以探及的程度。我们现在知道，通过抑制来治疗疾病的代价包括骨质疏松、心律失常（特别是心房颤动）以及甲亢的症状等并发症。我们同样对大部分 DTC 患者的长期病死率及常见预后有了认识。因此，衡量每次随访时甲状腺激素抑制的风险与收益十分关键。

1. 骨量丢失

骨量丢失是症状明显的甲亢及亚临床甲亢患者，特别是高龄患者的顾虑。由于 DTC 患者经常把 TSH 抑制作为治疗的一部分，因此需要将 TSH 抑制对骨代谢及临床显著的骨量丢失的影响纳入考虑。一些研究提出长期血清 TSH 抑制对绝经后 DTC 患者的骨密度（BMD）有负性作用 [80, 81]，但另一些研究质疑了这一说法 [82, 83]。骨密度分析对于绝经后妇女十分重要，因为这和

骨折风险相关[84]。Wang 等回顾性研究了 771 例 ATA 低或中等风险患者，他们平均年龄分布于 34～62 岁，并在 2000—2006 年进行了甲状腺切除术，而其中 569 例为女性。他们平均随访时间为 6.5 年，被分为两组，一组平均血清 TSH 水平 >0.4 μU/ml，另一组则 <0.4 μU/ml。主要终点设定为甲状腺癌复发、术后心房颤动的发生及骨质疏松（此项仅用于女性）。共计 5.6%（43/771）的患者复发，3.9%（29/739）的患者罹患骨质疏松。两组复发率相似但 TSH 抑制至 0.4 μU/ml 以下的一组骨质疏松的风险更高（HR 2.1，$P = 0.05$）[81]。Gomes de Melo 等对 109 例选用 TSH 抑制作为 DTC 治疗的绝经后妇女进行了横断面研究以评估骨密度及骨密度下降的风险，他们将年龄相仿、甲状腺功能正常的妇女作为对照组。他们发现低 BMI 指数及低血清甲状腺水平与低骨密度相关，但相较于对照组，骨量减少或骨质疏松的概率没有增加[85]。Sugitani 和 Fujimoto 在 PTC 女性患者中进行了随机对照试验，他们将患者随机分为抑制治疗组和非抑制治疗组。在抑制治疗组中，平均 TSH 水平为 0.07 mU/L（$n = 144$），非抑制治疗组为 3.14 mU/L（$n = 127$）。他们每年测量腰椎的骨密度，发现在 50 岁以上抑制治疗组的妇女中，术后第 1 年 T 值显著下降，但 50 岁以下妇女并没有这个情况。非抑制治疗组直到术后 5 年腰椎骨密度才出现明显下降[86]。因此，在考虑 TSH 抑制对 DTC 患者治疗的益处时也应考虑低骨密度及骨折风险。

2. 心房颤动

众所周知，甲亢与心房颤动相关[87]。在 60 岁以上患者中，亚临床型甲亢也是心房颤动危险因素之一[88]。Abonowara 等对 136 例患者进行了平均 11 年的随访（他们平均年龄为 52 岁，其中 85% 的患者为女性），评估发生心房颤动的风险。这些患者的平均血清 TSH 浓度为 0.17 mU/L，其中 14 例患者出现心房颤动。出现心房颤动的患者的平均年龄为 61.6 岁，未出现者的平均年龄为 51.4 岁。在这项研究中，10.3% 超过 60 岁的 DTC 患者出现心房颤动，这个数字较同年龄普通人群中的心房颤动发病率提高 17.5%[89]。除心房颤动之外，其他心血管疾病危险因素如心率增加、左心室肥大、平均动脉压增加和舒张功能不全等在长期接受 TSH 抑制治疗的青、中年患者中也有所增加[90]。

3. 甲亢的症状

TSH 抑制同样与失眠、心率增快、震颤、心悸、腹泻、多汗、焦虑、怕热和体重减轻等甲亢症状相关。一些研究表明，用于 TSH 抑制治疗的左旋甲状腺素的剂量可以影响生活质量，包括精神、社会和身体状况等方面，特别是在血清 TSH 无法测得的时候[90]。

结　论

总而言之，甲状腺癌有较良好的长期预后，死亡率较低。复发的风险可由初次治疗时临床数据和病理结果估计得出。每次随访，患者需重新评估，并被归类为以下四类之一：满意、生化反应欠佳、影像学反应欠佳、不确切。这些信息用于指导长期监测方案的选择。通过衡量风险和收益，进行持续的危险评级，对于指导监测方案和 TSH 抑制程度是必须的。治疗反应满意的患者不再被推荐使用终身 TSH 抑制疗法。过度的监测和甲状腺激素治疗会引起患者的焦虑、不必要的研究和并发症。每次随访时持续的、动态的危险评级可以避免不好的结局，同时可以提供 DTC 患者适当的监测。

参考文献

[1] SEER cancer statistics. http://seer.cancer.gov/statfacts/html/thyro.html. Accessed 9/15/2015.

[2] American Cancer Society. http://www.cancer.org/cancer/thyroidcancer/detailedguide/thyroid-cancer-key-statistics. Accessed 9/15/2015.

[3] Davies L, Welch HG. Current thyroid cancer trends in the United States. JAMA. 2014;140: 317−22.

[4] Pellegriti G, et al. Worldwide increasing incidence of thyroid cancer: update on epidemiology and risk factors. J Cancer Epidemiol. 2013;2013: 965212, epub.

[5] Vigneri R, Malandrino P, Vigneri P. The changing epidemiology of thyroid cancer: why is incidence increasing? Curr Opin Oncol. 2015;27(1): 1−7.

[6] Davies L, Welch HG. Increasing incidence of thyroid cancer in the united state, 1973−2002. JAMA. 2006;295(18): 2164−7.

[7] Aschebrook-Kilfoy B, et al. The clinical and economic burden of a sustained increase in thyroid cancer incidence. Cancer Epidemiol Biomarkers Prev. 2013;22: 1252−9.

[8] Haugen B, et al. The American thyroid association management guidelines for adult patients with thyroid nodules and differentiated thyroid cancer. Thyroid. 2015. doi: 10.1089/thy.2015.0020.

[9] Wada N, et al. Clinical outcomes in older or younger patients with papillary thyroid carcinoma: impact of lymphadenopathy and patient age. Eur J Surg Oncol. 2008;34: 202−7.

[10] Randolph GW, et al. The prognostic significance of nodal metastases from papillary thyroid carcinoma can be based on size and number of metastatic lymph nodes as well as presence of extra-nodal extension. Thyroid. 2012;22(11): 1144−52.

[11] American Cancer Society. http://www.cancer.org/cancer/thyroidcancer/detailedguide/thyroid-cancer-survival-rates Accessed Sept 2015.

[12] Cooper DS, et al. Revised American thyroid association guidelines for patients with thyroid nodules and differentiated thyroid cancer. Thyroid. 2009;19: 1167−214.

[13] Tuttle RM, Leboeuf R. Follow up approaches in thyroid cancer: a risk adapted paradigm. Endocrinol Metab Clin North Am. 2008;37: 419−35.

[14] Burch H. Follow-up strategy in papillary thyroid cancer. In: Wartofsky L, Van Nostrand D, editors. Thyroid cancer: a comprehensive guide to clinical management. 2nd ed. Totowa: Humana Press; 2006. p. 289−92.

[15] Johnson N, LeBeau S, Tublin M. Imaging surveillance of differentiated thyroid cancer. Radiol Clin North Am. 2011;49: 473−87.

[16] Tala H, Tuttle RM. Contemporary post surgical management of differentiated thyroid carcinoma. Clin Oncol. 2010;22: 419−29.

[17] Tuttle RM, et al. Estimating risk of recurrence in differentiated thyroid cancer after total thyroidectomy and radioactive iodine remnant ablation: using response to therapy variables to modify the initial risk estimates predicted by the new American Thyroid Association staging system. Thyroid. 2010;20: 1341−9.

[18] Vasiman F, et al. Spontaneous remission in thyroid cancer patients after biochemical incomplete response to initial therapy. Clin Endocrinol. 2012;77: 132−8.

[19] Castagna MG, et al. Delayed risk stratification to include the response to initial treatment (surgery and radioiodine ablation), has better outcome predictivity in differentiated thyroid cancer patients. Eur J Endocrinol. 2011;165: 441−6.

[20] Pitoia F, et al. Outcomes of patients with differentiated thyroid cancer risk-stratified according to the American Thyroid Association and Latin American thyroid society risk of recurrence classification systems. Thyroid. 2013;23: 1401−7.

[21] Vaisman F, et al. Initial therapy with either thyroid lobectomy or total thyroidectomy without radioactive iodine remnant ablation is associated with very low rates of structural disease recurrence in properly selected patients with differentiated thyroid cancer. Clin Endocrinol. 2011;75: 112−9.

[22] Schvartz C, et al. Impact on overall survival of radioiodine in low-risk differentiated thyroid cancer patients. J Clin Endocrinol Metab. 2012;97: 1526−35.

[23] Durante C, et al. Long-term surveillance of papillary thyroid cancer patients who do not undergo postoperative radioiodine remnant ablation: is there a role for serum thyroglobulin measurement? J Clin Endocrinol Metab. 2012;97: 2748−53.

[24] Mazzaferri EL. Management of low-risk differentiated thyroid cancer. Endocr Pract. 2007;13: 498−512.

[25] Roti E, et al. Thyroid papillary microcarcinoma: a descriptive and meta analysis study. Eur J Endocrinol. 2008;159: 659−73.

[26] Ito Y, et al. Prognosis of low-risk papillary thyroid carcinoma in patients: its relationship with the size of primary tumors. Endocr J. 2012;59: 119−25.

[27] Lee J, Song Y, Soh EY. Prognostic significance of the number of metastatic lymph nodes to stratify the risk of recurrence. World J Surg. 2014;38: 858−62.

[28] Shaha AR, Loree TR, Shah JP. Prognostic factors and risk group analysis in follicular carcinoma of the thyroid. Surgery. 1995;118: 1131.

[29] American Cancer Society. http://www.cancer.org/cancer/thyroidcancer/detailedguide/thyroid-cancer-key-statistics. Accessed 9/21/2015.

[30] SEER Database. http://seer.cancer.gov/statfacts/html/thyro.html. Accessed 9/25/2015.

[31] Giovanella L, et al. Diagnosis of endocrine disease. Thyroglobulin measurement using highly sensitive assays in

patients with differentiated thyroid cancer: a clinical position paper. Eur J Endocrinol. 2014;171(2): R33–46.

[32] Grebe SKG. Diagnosis and management of thyroid carcinoma: focus on serum thyroglobulin. Expert Rev Endocrinol Metab. 2009;4: 25–43.

[33] Giovanella L. Highly sensitive thyroglobulin measurements in differentiated thyroid carcinoma management. Clin Chem Lab Med. 2008;46: 1067–73.

[34] Spencer CA, et al. Detection of residual and recurrent differentiated thyroid carcinoma by serum thyroglobulin measurement. Thyroid. 1999;9: 435–41.

[35] Hollowell JG, et al. Serum TSH, T(4), and thyroid antibodies in the United States population (1988 to 1994): national health and nutrition examination survey (NHANES III). J Clin Endocrinol Metab. 2002;87: 489–99.

[36] Spencer CA. Clinical review: clinical utility of thyroglobulin antibody (TgAb) measurements for patients with differentiated thyroid cancers (DTC). J Clin Endocrinol Metab. 2011;96: 3615–27.

[37] Stanojevic M, et al. Comparison of the influence of thyroglobulin antibodies on serum thyroglobulin values from two different immunoassays in post surgical differentiated thyroid carcinoma patients. J Clin Lab Anal. 2009;23: 341–6.

[38] Stanojevic M, et al. Correlation of thyroglobulin concentrations measured by radioimmunoassay and immunoradiometric assay and the influence of thyroglobulin antibody. J Immunoassay Immunochem. 2009;30: 197–207.

[39] Giovanella L, Ceriani L. Comparison of thyroglobulin antibody interference in first and second-generation thyroglobulin immunoassays. Clin Chem Lab Med. 2011;49: 1025–7.

[40] Wg K, et al. Change of serum antithyroglobulin antibody levels is useful for prediction of clinic recurrence in thyroglobulin-negative patients with differentiated thyroid carcinoma. J Clin Endocrinol Metab. 2008;93: 4683–9.

[41] Spencer C, Fatemi S. Thyroglobulin antibody (TgAb) methods-strengths, pitfalls and clinical utility for monitoring TgAb-positive patients with differentiated thyroid cancer. Best Pract Res Clin Endocrinol Metab. 2013;27: 701–12.

[42] Chiovata L, et al. Disappearance of humoral thyroid autoimmunity after complete removal of thyroid antigens. Ann Intern Med. 2003;139: 346–51.

[43] Thomas D, et al. Possible reasons for different pattern disappearance of thyroglobulin and thyroid peroxidase autoantibodies in patients with differentiated thyroid carcinoma following total thyroidectomy and iodine-131 ablation. J Endocrinol Invest. 2007;30: 173–80.

[44] Gorges R, et al. Development and clinical impact of thyroglobulin antibodies in patients with differentiated thyroid carcinoma during the first 3 years after thyroidectomy. Eur J Endocrinol. 2005;153: 49–55.

[45] Seo JH, Lee SW, Ahn BC, Lee J. Recurrence detection in differentiated thyroid cancer patients with elevated serum level of antithyroglobulin antibody: special emphasis on

using (18)F-FDG PET/CT. Clin Endocrinol. 2010;72: 558–63.

[46] Adil A, et al. Frequency and clinical importance of anti-Tg auto-antibodies (ATG). J Coll Physicians Surg Pak. 2003;13: 504–6.

[47] Coquia SF, et al. The role of sonography in thyroid cancer. Radiol Clin North Am. 2014;52: 1283–94.

[48] Grebe SK, Hay ID. Thyroid cancer nodal metastases: biologic significance and therapeutic considerations. Surg Oncol Clin N Am. 1996;5: 43–63.

[49] Scheumann GF, et al. Prognostic significance and surgical management of locoregional lymph node metastases in papillary thyroid cancer. World J Surg. 1994;18: 559–67.

[50] Ito Y, et al. An observation trial without surgical treatment in patients with papillary microcarcinoma of the thyroid. Thyroid. 2003;13: 381–7.

[51] Qubain SW, et al. Distribution of lymph node micrometastasis in pN0 well-differentiated thyroid carcinoma. Surgery. 2002;131: 249–56.

[52] Arturi F, et al. Early diagnosis by genetic analysis of differentiated thyroid cancer metastases in small lymph nodes. J Clin Endocrinol Metab. 1997;82: 1638–41.

[53] Rosario PW, de Faria S, Bicalho L, et al. Ultrasonographic differentiation between metastatic and benign lymph nodes in patients with papillary thyroid carcinoma. J Ultrasound Med. 2005;24(10): 1385–9.

[54] Kuna SK, Bracic I, Tesic V, et al. Ultrasonographic differentiation of benign from malignant neck lymph-adenopathy in thyroid cancer. J Ultrasound Med. 2006;25(12): 1531–7.

[55] Ko MS, Lee JH, Shong YK, et al. Normal and abnormal sonographic findings at the thyroidectomy sites in postoperative patients with thyroid malignancy. AJR Am J Roentgenol. 2010;194(6): 1596–609.

[56] Shin JH, Han BK, Ko EY, et al. Sonographic findings in the surgical bed after thyroidectomy: comparison of recurrent tumors and nonrecurrent lesions. J Ultrasound Med. 2007;26(10): 1359–66.

[57] Snozek CL, et al. Serum thyroglobulin, high-resolution ultrasound and lymph node thyroglobulin in diagnosis of thyroid carcinoma nodal metastases. J Clin Endocrinol Metab. 2007;92: 4278–81.

[58] Pacini F, Molinaro E, Castagna MG, et al. Recombinant human thyrotropin-stimulated serum thyroglobulin combined with neck ultrasonography has the highest sensitivity in monitoring differentiated thyroid carcinoma. J Clin Endocrinol Metab. 2003;88(8): 3668–73.

[59] Dadu R, Cabanillas ME. Optimizing therapy for radioactive iodine-refractory differentiated thyroid cancer: current state of the art and future directions. Minerva Endocrinol. 2012;37(4): 335–56.

[60] Pacini F, Castagna MG. Approach to and treatment of differentiated thyroid cancer. Med Clin North Am. 2012;96(2): 369–383 and Xing M, Haugen BR, Schlumberger M. Lancet. 2013;381(9871): 1058–69.

[61] Nixon IJ, et al. The impact of distant metastases at

presentation on prognosis in patients with differentiated carcinoma of the thyroid gland. Thyroid. 2012;22(9): 884–9.

[62] Durante C, et al. Long term outcome of 444 patients with distant metastases from papillary and follicular thyroid carcinoma: benefits and limits of radioiodine therapy. J Clin Endocrinol Metab. 2006;91(8): 2892–9.

[63] Zoller M, Kohlfuerst S, Igerc I, et al. Combined PET/CT in the follow up of differentiated thyroid carcinoma: what is the impact of each modality. Eur J Nucl Med Mol Imaging. 2007;34(4): 487–95.

[64] King AD, Ahuja AT, To EW, et al. Staging papillary thyroid carcinoma of the thyroid: magnetic resonance imaging vs ultrasound of the neck. Clin Radiol. 2000;55(3): 222–6.

[65] Jeong HS, et al. Integrated 18F-FDG PET/CT for the initial evaluation of cervical node level of patients with papillary thyroid carcinoma: comparison with ultrasound and contrast-enhanced CT. Clin Endocrinol. 2006;65: 402–7.

[66] Kaplan SL, et al. The role of MR imaging in detecting nodal disease in thyroidectomy patients with rising thyroglobulin levels. AJNR Am J Neuroradiol. 2009;30: 608–12.

[67] Lazar V, Bidart JM, Calliou B, et al. Expression of the Na+/I– symporter gene in human thyroid tumors: a comparison study with other thyroid-specific genes. J Clin Endocrinol Metab. 1999;84(9): 3228–34.

[68] Ichikawa Y, Saito E, Abe Y, et al. Presence of TSH receptor in thyroid neoplasms. J Clin Endocrinol Metab. 1976;42: 395–8.

[69] Nadler NJ, et al. The effect of hypophysectomy on the experimental production of rat thyroid neoplasms. Cancer Res. 1970;30: 1909–11.

[70] Carayon P, et al. Human thyroid cancer: membrane thyrotropin binding and adenylate cylase activity. J Clin Endocrinol Metab. 1989;51: 915–20.

[71] Tanaka K, et al. Relationship between prognostic score and thyrotropin receptor (TSH-R) in papillary thyroid carcinoma: immunohistochemical detection of TSH-R. Br J Cancer. 1997;76: 594–9.

[72] Dunhill TP. Surgery of the thyroid gland (the Lettsomian Lectures). BMJ. 1937;1: 460–1.

[73] Mazzaferri EL, Jhiang SM. Long-term impact of initial surgical and medical therapy on papillary and follicular thyroid cancer. Am J Med. 1994;97: 418–28.

[74] Sugitani I, Fujimoto Y. Does postoperative thyrotropin suppression therapy truly decrease recurrence in papillary thyroid carcinoma? A randomized controlled trial. J Clin Endocrinol Metab. 2010;95(10): 4576–83.

[75] Carhill AA, et al. Long-term outcomes following therapy in differentiated thyroid carcinoma: NTCTCS registry analysis 1987–2012. J Clin Endocrinol Metab. 2015;100(9): 3270–9.

[76] Wang LY, et al. Thyrotropin suppression increases the risk of osteoporosis without decreasing recurrence in ATA low and intermediate risk patients with DTC. Thyroid. 2015;25(3): 300–7.

[77] Burmeister LA, et al. Levothyroxine dose requirements for thyrotropin suppression in the treatment of differentiated thyroid cancer. J Clin Endocrinol Metab. 1992;75: 344–50.

[78] Kamel N, et al. Degree of thyrotropin suppression in differentiated thyroid cancer without recurrence or metastases. Thyroid. 1999;9: 1245–8.

[79] Spencer CA, et al. Thyrotropin secretion in thyrotoxic and thyroxine-treated patients: assessment by a sensitive immunoenzymometric assay. J Clin Endorinol Metab. 1986;63: 349–55.

[80] Diamond T, Nery L, Hales I. A therapeutic dilemma: suppressive doses of thyroxine significantly reduce bone mineral measurements in both pre menopausal and post menopausal women with thyroid carcinoma. J Clin Endocrinol Metab. 1991;72(6): 1184–8.

[81] Wang LY, et al. Thyrotropin suppression increases the risk of osteoporosis without decreasing recurrence in ATA low- and intermediate risk patients with differentiated thyroid carcinoma. Thyroid. 2015;9: 300–6.

[82] Heijckmann AC, et al. Hip bone mineral density, bone turnover and risk of fracture in patients on long term suppressive therapy L-thyroxine therapy for differentiated thyroid carcinoma. Eur J Endocrinol. 2005;153: 23–9.

[83] Lee MY, et al. Bone mineral density and bone turnover markers in patients on long-term suppressive levothyroxine therapy for differentiated thyroid cancer. Ann Surg Treat Res. 2014;86(5): 55–60.

[84] National Osteoporosis Foundation. Clinicians guide to prevention and treatment of osteoporosis. 2008. www.nof.org.

[85] Gomes de Melo T, et al. Low BMI and low TSH value as risk factors related to lower bone mineral density in post menopausal women under levothyroxine therapy for differentiated thyroid carcinoma. Thyroid Res. 2015;8: 1–7.

[86] Sugitani I, Fujimoto Y. Effect of postoperative thyrotropin suppressive therapy on bone mineral density in patients with papillary thyroid carcinoma: a prospective controlled study. Surgery. 2011;150(6): 1250–7.

[87] Camm A, Kirchhof P, Lip G, et al. European heart rhythm association: European association for cardio-thoracic surgery. Guidelines for the management of atrial fibrillation: the task force for the management of atrial fibrillation of the European society of cardiology. Europace. 2010;12: 1360–420.

[88] Sawin C, Geller A, Wolf P, et al. Low serum thyrotropin concentrations as a risk factor for atrial fibrillation in older persons. N Engl J Med. 1994;10(31): 1249–52.

[89] Abonowara A, et al. Prevalence of atrial fibrillation in patients taking TSH suppression therapy for management of thyroid cancer. Clin Invest Med. 2012;35(3): E152–6.

[90] Biondi B, Cooper DS. Benefits of thyrotropin suppression versus the risks of adverse effects in differentiated thyroid cancer. Thyroid. 2010;20(2): 135–46.

译者评述

　　TSH 抑制是甲状腺癌术后长期治疗的基础，多数甲状腺癌尤其 PTC 患者只要术后将 TSH 抑制到低位，即可长期生存。然而，TSH 抑制的目标值却在很大程度上依赖于临床医师的经验或观念。虽然指南已将甲状腺癌术后反应分为四类，并标注了各自的 TSH 抑制目标，然而临床上病情千变万化，患者除甲状腺癌外，尚有年龄、性别、基础疾病等多种因素，使临床医师有时难以决定抑制目标。不过 TSH 抑制主要的副作用为甲亢性心脏病和骨量丢失，而这两项恰恰是比较容易预防的，使用美托洛尔（倍他乐克）等 β 受体阻滞剂将基础心率降至 85 次 / 分以下，即可有效防止心房颤动等甲亢性心脏病的发作；使用钙片和维生素 D 等亦可有效防止骨量丢失。因此，在预防措施到位的基础上，我们能够尽量减少 TSH 抑制的副作用而使患者得益。当临床医师不确定自己的抑制方案是否过量的时候，尽早使用 β 受体阻滞剂和钙片等对患者而言是大有裨益的。

第23章
甲状腺手术患者的综合治疗

Integrative Approaches to Patients Undergoing Thyroid Surgery

Beatriz Olson

杜　衍　译，张生来　校

甲状腺手术患者应用
综合治疗的理论依据

患者的健康是一个复杂的问题，从广义上来说，它至少包括身、心两方面的健康状态。尽管有适当的治疗方法，但在甲状腺癌诊断确立和甲状腺切除术后，仍有相当数量的患者健康状态欠佳，常表现为一些非特异性的症状，如易疲劳、丧失体力或丧失精神活力、疼痛和（或）关节活动受限、体重增加、恍惚、认知不足以及焦虑、抑郁等。当前，我们的治疗方法和（或）我们在患者群体中的参与度可能不足以使他们成为"整体"。最近一些关于甲状腺功能减退患者（特别是手术诱发）的数据已经证实：

（1）在这些患者中，生活质量或健康状态都受到了负面影响 [1]。

（2）尽管这一疾病具有天然惰性及低死亡率特点，但是对于癌症的担忧依然很高 [2]。

（3）易疲劳是一个持续存在的问题 [3]；充分或高强度的甲状腺激素替代治疗可能起重要作用 [4-8]。

（4）我们当前的治疗方法尚未满足患者的需求 [9]。

（5）患者认为疾病的心理、社会问题与他们的日常生活 / 后续的治疗极为相关，而临床医师则将重点放在疾病相关的临床症状上 [10]。

这些健康状态欠佳的患者身体指标并没有异常，促甲状腺激素（TSH）水平往往也处于"正常"范围。但是他们常常寻求非标准化的治疗，或用补充剂来帮助自己。过去的研究表明，50%～75% 的患者使用过补充剂以及补充和替代疗法（complementary and alternative medical, CAM），许多人并没有把这些信息告知他们的医师 [11, 12]。就定义而言，补充疗法往往与已有治疗方式相结合，而替代疗法则替代标准疗法来解决健康问题。

综合疗法结合了传统循证医学和补充治疗的方法，以解决这类患者健康状态欠佳的问题。美国国家卫生研究院互补和综合健康中心宣布支持综合疗法的循证研究，并指出综合疗法对下列健康状态欠佳的患者极为有用：① 存在疾病而没有明确诊断的患者。② 癌症或慢性病的患者，对这些患者在西医治疗上没有好的选择。这种综合治疗适合甲状腺术后的患者。身体上的疾病、对疾病相关的恐惧和担忧，以及其他社会心理后遗症交织在一起，这种身心交互作用可能会影响治疗结束后对健康的最终感觉。因此，这些患者是接受综合整体治疗的最佳候选者，并可以参与研究联合对抗疗法和 CAM 疗法的疗效。

整体综合治疗的焦点，是解决围绕在疾病周边的那些影响整个人的身心问题，继而帮助他们实现健康。患者的关注和信仰即使不能被完全理解、被医学解释、被完全解除，也会得到医师的承认。这增进了医患间的相互信任，并承认了医学的不确定性。这就允许对所使用的治疗类型进行灵活的协商和知情同意，其中一些可以进行有循证医学研究依据的补充或替代疗法，并由专业的医师来进行最好的监测。作为治疗过程的一部分，患者被激发自我愈合的能力（激发他们先天性的治疗反应或安慰剂效应）和信念（希望）。同时，营养、生活方式的调整、正念和减轻压力的定心方法也被用来促进康复、抵消治疗的不良影响、减轻焦虑（抑郁）和帮助患者接受现状。在此，草药既不被讨论，也不被作者推荐作为甲状腺功能减退或甲状腺癌的治疗方式。

减轻术前风险：补充剂和维生素 D

草药和顺势疗法药物、维生素、补品、烹饪香料及茶都被患者广泛使用。通常情况下，患者并不认为这是重要的，或是害怕告诉医师他们正在积极服用补充剂或使用替代疗法 [13, 14]。术前了解患者是否服用了没有列入药物的补充剂是非常重要的。处方药、草药及非草药类的补充剂（如鱼油、维生素、香料等）都可以干扰血小板聚集、凝血过程以及麻醉和围手术期护理等各种方面 [15, 16]。一项对 100 例准备行甲状腺结节手术的患者所做的横断面调查显示：51%的参与者在积极口服补充剂，31% 的参与者在使用会影响止血功能的补充剂 [17, 18]。减轻术前出血并发症风险最安全的方法就是让患者手术前 2～3 周停止服用补充剂，待手术 2 周后可以重新服用 [19, 20]。

为预防术后长期低钙血症的风险，对术前维生素 D 的状态进行干预是很有帮助的 [21]。维生素 D 缺乏在北美患者中很常见 [22]。许多原发性甲状旁腺功能亢进患者接受了甲状腺切除术和（或）甲状旁腺切除术，表现有因维生素 D 慢性缺乏和 25-羟基维生素 D 到 1，25-二羟基维生素 D 代谢增加引起的继发性甲旁亢 [23]。这些患者不能吸收膳食钙，为了维持钙稳态，甲状旁腺激素（PTH）会介导慢性的骨重吸收，因而具有潜在的代谢性骨病。术后的风险为低钙血症的持续时间延长。肥胖患者、减肥手术史、吸收不良和非裔美国人风险最大 [22]。而维生素 D 的活性形式，如骨化三醇 [1，25-二羟基胆钙化（甾）醇] ＋口服钙可以作为住院期间急性甲状旁腺功能减退及 PTH 长期缺乏状况下的替代品。它可将血清维生素 D 调整至 30～40 ng/ml 的正常水平，这样可以使身体达到最大的膳食钙吸收 [24]。对 264 例甲状腺全切除术或追加全切除术患者进行回顾性研究，术前需测定维生素 D 状态，结果表明术前维生素 D 缺乏与术后 1，25-二羟基维生素 D_3 [25] 的需要独立相关。尽管有足够的替代钙，但术后持续甲状旁腺功能减退的患者可能仍感觉不太好；这可能是由于甲状旁腺功能减退本身的并发症，目前还没有常规通过补充 PTH 来治疗 PTH 缺乏的情况[26]。一种新的甲状旁腺激素替代制剂可通过重组 DNA 技术制成每天可注射的剂型（甲状旁腺激素1—84），目前仅用于常规钙和骨化三醇治疗不理想的患者。该制剂带有一个严重警告，提示有罕见的骨肉瘤潜在风险，这限制了它的广泛使用。

围手术期：手术的应激和焦虑

一些患者在围手术期经历了巨大的压力和焦虑，我们建议可以借助放松技术和引导性想象法[27]来帮助患者。我们通常认为放松技术对儿童和成人是安全的，不会引起严重的精神疾病或不受控制的癫痫发作，包括渐进式放松、引导性想象法、自我催眠、生物反馈和深呼吸练习。在引导性想象法中，人们被教导要把注意力集中在令人愉悦的画面或意图上，从而取代消极或紧张的情绪。这可以是一种自我导向，也可以由医师、记录员所引导[28]。这些技术已被应用于其他外科领域，有效地减少了围手术期以及术后的应激和焦虑，缩短了住院时间。在耳鼻喉科对准备接受选择性手术的儿童的一项研究中，儿童生活专家对检测并发现存在术前焦虑的 80 例儿童给予治疗，另外 62 例儿童没有采用干预，最终得出结论：儿童接受生活专家干预后焦虑分数显著降低[29]。另一项对 44 例接受头颈手术的成年人进行随机研究，在手术前给予患者 28 分钟私人休息时间，治疗组在此期间听引导性的光盘内容。最终的结论是，相比于常规组，术前干预组焦虑水平明显降低、疼痛感减少、住院时间也缩短[30]。类似地，在三级护理中心进行

的一项前瞻性随机试验，患者手术前 3 天每天使用引导性磁带，在诱导和手术过程中使用纯音乐磁带，以及在术后 6 天每天进行引导性想象。结果表明，随机到引导性想象组的患者疼痛评分较低、镇痛要求较低、术后第一次排便时间较早，而围手术期并发症在组间并无差异[31]。这些研究和其他研究得出的总的结论是：术前了解并干预焦虑，可降低焦虑水平，改善术后患者体验，实施起来成本不高。

甲状腺切除术后的生理和情绪恢复

对患者来说，甲状腺切除术后是一个脆弱的时期。在等待病理结果的过程中，通常患者会感到不舒服，又经历了手术后的恐惧，再加上低钙血症、疼痛、声音嘶哑等，更会疑惑能否恢复正常。对此，让患者知晓术后的几天或几周内可能会经历什么是有益的，并可以提供一些帮助他们度过这个过程的方法，减少焦虑。康复的时间是随着手术的大小范围而增加的，愈合速度最快的是甲状腺腺叶切除术，而愈合时间最长的则是甲状腺全切除术和双侧颈淋巴结清扫术。当更多隐匿的身体和情感问题出现时，患者往往已经出院。大多数患者在很长一段时间内都会经历咽喉痛。术前即有颈部退行性椎间盘疾病的患者可能会有颈部疼痛和颈源性头痛。单侧和双侧颈淋巴结清扫的患者会经历相应的头部和颈部肿胀，这需要长时间来康复。在双侧颈淋巴结清扫术后，患者可能会经历颈椎活动范围的减小，遗留更多的疼痛。这些患者颈部的麻木感可能会持续几月到几年。由于喉返神经损伤，可能还会有短暂甚至永久的声音变化。这种变化也有可能

是轻微的，如损伤到喉上神经的外支（更多详细内容见第 22 章）。尽管分化型甲状腺癌通常有良好的预后，但许多患者会出现焦虑、抑郁症状，以及对健康的认知下降。其中，年龄较大的患者和晚期患者的风险最高 [32, 33]。当询问一些开放式的问题，如"我只是想知道你对你所了解的疾病信息感受如何"时，就可以创造机会让患者公开表达与癌症有关的压力和恐惧。对他们来说，公开表达他们正在如何面对恶性肿瘤，对他们及其家庭是很有益的。只需倾听那几分钟，而不是尝试"修复"什么，对此时的患者来说就是难以置信的治疗。总体来讲，我们目前对患者采取的部分干预措施是很有效的，这包括：针对患者对甲状腺"缺失"（或甲状腺癌）的担忧提供咨询，手术愈合后的适度按摩治疗，为帮助提高颈部的活动度放松紧绷的肌肉和筋膜、减轻组织对手术创伤的反应而使用的物理疗法（用或不用颅骶骨方向训练）。而来自家人和朋友的支持，以及在癌症诊断后加入重点支持小组，对于缓解这些患者的疼痛、焦虑和痛苦也是非常宝贵的 [34]。

对于那些需要放射治疗（清甲）或辅助治疗的患者来说，相比撤停甲状腺激素，使用重组 TSH 治疗对患者疗效更好（参见本章"完善处理放射性碘的方法：解决患者放射性碘治疗后的身心焦虑以及补充疗法"内容）[35]。

了解和避免甲状腺切除术后的体重增加

大多数患者没有意识到甲状腺切除术后可能会出现体重增加。尽管出院的患者已回归到"正常甲状腺"状态，或甲状腺功能检测已在正常范围内，但仍可以观察到体重的增加。在一项对 120 例术前甲状腺功能正常的患者行甲状腺切除术后的回顾性分析中，采用左旋甲状腺素单药治疗并维持 TSH 在正常范围内（TSH 0.5～4.5 mIU/L），平均血清 TSH 在 1.4～1.7 mIU/L 范围内，80% 的患者在甲状腺切除术后出现体重增加：平均体重增加为 3.1 kg，平均 BMI 增加为 1.1 kg/m^2；其中绝经后女性体重增加最大，平均为 4.4 kg；TSH 抑制治疗的甲状腺癌患者体重增加较少 [36, 37]。甲状腺功能亢进症治疗后也会出现显著的体重增加。Lönn 等报告在治疗甲状腺毒症（手术或药物）[38] 后的 3 个月，体重增加了 2.7 kg；在治疗后的 12 个月，体重增加 8.7 kg [38]。在一项关于基础代谢率的研究中显示，基础代谢率从诊断时的 2 087 Cal/24 h，在 12 个月内下降至 1 601 Cal/24 h，能量摄入也从 3 244 Cal/24 h 下降至 2 436 Cal/24 h。同样，一项回顾性分析记录了在体重快速增加的头 3 个月里，甲状腺功能亢进的患者在经历甲状腺切除术后平均体重增加 6.5 kg，经抗甲状腺药硫氧嘧啶类治疗后平均体重增加 5.4 kg，经放射性碘治疗后平均体重增加 7.4 kg [39]。目前还不清楚到底是低的基础代谢率，还是持续增加的热量摄入，或是两者共同导致了体重增加 [40, 41]。最后，对良性多结节性甲状腺肿（MNG）患者甲状腺切除术后也有类似的观察。尽管接受了足够的左旋甲状腺素治疗，但平均体重仍增加 2.2 kg，特别是 45 岁以上的患者 [42]。在甲状腺毒症的患者中，对热量的摄取较少降低了抗甲状腺药物治疗后的体重增加 [43]。综上所述，数据显示在甲状腺切除术和甲减治疗后会发生体重增加，并且比甲状腺毒症的患者增加更多。这种现象从组织学水平上来说，可能与经预处理或手术后的组织出现的一种"新"甲状腺功能相对减退有关。但值得注意的是，还存在持续摄入高热量、缺乏活动，以及其他共存的降低静息代谢率的原因，如雌激素缺乏[44-46]、睡眠障碍[47]，以及先前的肥胖[48]，这些都可能导致体重增加。

一个来自一些患者和专业人士的假设是，可以通过适当的甲状腺激素替代来预防体重增加。然而不幸的是，情况并非如此。给予更多的左旋甲状腺素使血清 TSH 降至较低的范围并不能改善体重增加[49]。少数联合了碘塞罗宁（T$_3$）及左旋甲状腺素的治疗试验也并没有显示出对体重的影响。单独的 T$_3$ 治疗也是如此。到目前为止，被推荐用于治疗甲状腺功能减退及体重增加的方法，详见本章"联合左旋甲状腺素和碘塞罗宁（T$_3$）的甲状腺疗法试验，以及左旋甲状腺素和甲状腺干制剂对持续性甲状腺功能减退和健康状态欠佳患者的替代疗法试验"内容的联合疗法。有证据表明，T$_3$ 在甲状腺切除术后的体重调节中具有重要的代谢作用。最近，Celi 等进行了一项随机双盲交叉试验，评价了用 T$_3$ 单药治疗替代左旋甲状腺素单药治疗对 10 例甲状腺全切除术患者的生物等效性[50]。数据显示，TSH 水平在 0.5～1.5 mIU/Lμg 可以通过每天 3 次、总剂量为 40.3±11.3 μg [0.57±0.08 μg/（kg·d）] 的 T$_3$ 来实现，这相当于 115.2±38.5 μg [1.59±0.28 μg/（kg·d）] 左旋甲状腺素每天 1 次的剂量，T$_3$ 与左旋甲状腺素生物等效性的比例为 0.36±0.06 或近似为 1/3[50]。本研究的 T$_3$ 组患者在无不良影响的前提下，体重减轻和血脂参数改善更多[51]。像这样的研究支持使用更多的基于 T$_3$ 的治疗方法，以及需要研发更具商业性的 T$_3$ 替代方案来供患者和试验使用。

目前在预防甲状腺切除术后患者体重增加方面，除了像限制热量摄入量这种常识性的建议[43]外，并没有循证医学的建议。本文作者采用了综合的方法来减轻体重，并建议采取多管齐下的方法来帮助预防甲状腺切除后的体重增加。这些建议包括：

（1）为了减肥而限制热量的摄入量[52]。

（2）避免食用加工食品[53-55]（见"一些商业上可用的膳食"的补充说明）。

（3）每天 30～60 分钟的体力活动[56,57]，使用激励目标监控装置[58]。

（4）改善睡眠环境、睡眠质量及睡眠时间[47,59]。

（5）压力识别[60]和正念减压（mindfulness-based stress reduction, MBSR）训练（见补充说明）[61,62]。

对甲状腺癌患者的疲劳和身心问题的补充疗法

与其他癌症患者不同的是，甲状腺癌患者需要终身治疗甲状腺激素缺乏症。癌症诊断及甲状腺切除，可能会对这些患者的生活质量、健康认知产生累积影响。在接近一半的甲状腺癌患者中，最常见的主诉是疲劳，甚至生活质量也因此受到影响[63-65]。一些患者在甲状腺癌诊断之前，就有亚健康、疲劳和精神-神经认知方面的主诉，而在接受甲状腺癌治疗后，这些症状依旧存在，并会被患者归因于甲状腺功能的减退及甲状腺癌的诊断。而对另一些患者来说，这些症状确实是在甲状腺切除术和甲状腺癌治疗后出现并影响生活质量的。表 23-1 显示了有／无甲状腺癌的患者中，缺乏健康及疲劳的鉴别诊断清单。识别、排除和（或）纠正可能导致这些患者疲劳的医疗和精神情况是

表 23-1　TSH 在正常范围内的甲状腺功能减退患者疲劳和健康状态欠佳的鉴别诊断

贫血
其他自身免疫性疾病（腹腔疾病，肾上腺功能不全，恶性贫血，萎缩性胃炎，原发性胆汁性肝硬化，多发性硬化）
莱姆病或蜱传播的疾病感染
睡眠呼吸暂停
睡眠不足（轮班工作，坏习惯，更年期，睡眠伴侣问题）
以前存在慢性疾病或甲状腺癌及其他癌症诊断后存在较差的感知
多种激素不足（脑垂体问题或外伤性脑损伤患者）
雌激素缺乏（更年期）或雄激素缺乏（男性更年期）
炎症（感染，糖尿病，类风湿关节炎，炎症性肠病，不良的饮食习惯 ± 异常微生物，食品敏感，过敏，雌激素缺乏，肥胖）
工作相关 / 家庭相关的财务 / 照顾压力
内生性或情境性抑郁 / 焦虑
不确定病因的慢性疲劳或肌痛性脑脊髓炎
创伤后应激障碍（包括童年创伤）
与甲状腺癌诊断同步的或在这之前的恶性肿瘤
吸毒和酗酒
对于不了解疾病 / 治疗 / 后果（对自身、家庭）而产生的特异焦虑
术后甲状旁腺功能减退或血钙正常的甲状旁腺功能减退
T_3 缺乏或在不同组织水平下相对的甲状腺功能减退

非常重要的。

　　这些医学问题一旦被解决或排除，找出哪些是由于癌症诊断引起、哪些是治疗后遗症（如疾病负担，诊断时的年龄，诊断和治疗对患者和家庭的生理、情感和经济影响，社会支持等）就变成了治疗的核心。我们把这些现象归因为甲状腺功能的减退（甲状腺激素替代以及管理的类型和质量，左旋甲状腺素的吸收和代谢，TSH 抑制的程度和持续时间）。

　　目前还没有关于治疗甲状腺癌患者癌症相关疾病的建议。因此，对于补充疗法试验中非甲状腺癌的患者，我们可以将有效改善癌症相关性主诉（低质量的生活，癌症相关性疲劳、焦虑和抑郁）方面的疗效作为循证医学的证据，从而为我们提供指导。表 23-2 总结了讨论的方式。社会综合肿瘤学（http://www.integrativeonc.org/）已经发布了补充疗法在乳腺癌方面的指导方针[66]。在这一人群中，行为疗法（正念 / 冥想、放松和瑜伽）有强有力的证据（A 级）证明能在癌症治疗中改善情绪、改善生活质量和身体功能。中度证据（B 级）为音乐治疗、正念冥想和压力管理，这些方法能减少治疗前、

表 23-2　对癌症相关症状有效调节身心健康的方式

症　状	方　式
焦虑	音乐疗法，冥想，MBSR，瑜伽，CBT，锻炼
抑郁	MBSR，放松，瑜伽，按摩，针灸，穴位按摩，音乐疗法
生活质量	冥想，针灸，瑜伽，锻炼 [a]
癌症相关性疲劳	能量守恒，瑜伽，针灸，CBT+H（放射治疗），运动（阻力训练）
身体功能	冥想，认知行为疗法，瑜伽，锻炼
恶心	按摩，电针刺激

注：[a] 还对甲状腺癌患者进行了评估。MBSR，正念减压；CBT+H，认知行为疗法 + 催眠。数据来自参考文献 [66-75]。

后的长期焦虑。除此之外，按摩、针灸 / 减压及音乐疗法可以改善抑郁；能量保存可以缓解疲劳；还有穴位按压及电针疗法，在化疗期间可以帮助控制恶心 [66]。在对 302 例乳腺癌患者的随机对照试验（包括生活质量在内的生理和心理测量）中发现，连续 6 周每天 20 分钟针灸 3 个点（ST36, SP6, LI4/GB34/SP9），对于改善癌症相关性疲劳也有显著效果 [67]。

对癌症患者进行随机对照试验的 meta 分析证明，瑜伽在减少悲痛、焦虑和抑郁方面有显著效果（$d = -69 \sim -0.75$），并且在减少疲劳方面（$d = 0.49$）、改善生活质量方面（$d = 0.33$）及功能健康方面（$d = 0.31$）也有中等效果 [68]。

在放射治疗后，患者会被随机分配到每周进行认知行为疗法（cognitive behavioral therapy, CBT）组或是催眠治疗组 [69]，相比于那些只接受了同情聆听的患者，在接受放射治疗后 4 周至 6 个月内患者的疲劳和肌肉无力情况显著减轻。在认知行为疗法中，首先指导患者分辨出没有帮助的信念及其产生的消极后果，然后使用控制行为的方法来抵消消极的思维模式和对抗疲劳。而催眠疗法是在 5～15 分钟的催眠状态下给予患者

增加幸福感和减少疲劳的建议。另外，复合维生素在降低癌症相关疲劳方面是无效的 [70]。基于这些数据，冥想、瑜伽、针灸 / 穴位按压和 CBT+H 的身心疗法试验，可以安全地推荐给甲状腺癌患者而不会造成伤害，并期望能够改善健康状况。在这方面，CBT+H 可能对准备接受放射性碘治疗的患者特别有用。

对乳腺癌和前列腺癌患者进行运动试验效果的 meta 分析显示，运动可以中度减少癌症相关性疲劳，效应量为 0.31（95% CI：0.22～0.40）[71]。研究人员注意到，3～6 m 的中等强度阻力训练比低强度或有氧运动更有效，而其中，老年患者比年轻患者受益更多。运动可以改善影响癌症患者生活质量的生物行为变量，如提高睡眠质量、减少心理压力、增加肌肉质量和功能能力 [72]。在此使用跨理论模型的研究，即患者在运动中逐步分析自身行为变化的利与弊，它能使患者更为有效地坚持健身运动 [73]、降低癌症相关性疲劳 [71]。试验的第二项 meta 分析评估了运动对生活质量及生活质量相关领域（疲劳、焦虑、情绪健康）的影响，它包含了 40 种试验和 3 694 例患者。运动干预的模式包括力量训练、耐力训练、步行、骑

自行车、瑜伽、气功或太极。评估表明，运动对乳腺癌患者情绪的健康、睡眠障碍、焦虑、疲劳和疼痛都有积极的影响[74]。在所有患者都接受 TSH 抑制疗法（TSH = 0.2～0.02 mIU/L）的前提下，16 例每周坚持参加 2 次运动的甲状腺癌患者，在为期 3 个月的对比中，生活质量较另 16 例久坐不动的患者显著改善[75]。所以在此我们建议，每周进行 2 次锻炼，包括对甲状腺癌患者进行 45～60 分钟的阻力训练。

用左旋甲状腺素单药替代甲状腺激素治疗和用 TSH 监测替代是否合适

甲状腺激素的替代治疗对所有甲状腺全切除的患者、腺叶切除后存有潜在的桥本甲状腺炎和 TPO-Ab 阳性的患者、Graves 病以及甲状腺毒症行放射性碘治疗导致甲减的患者都是有必要的。左旋甲状腺素口服进行甲状腺激素替代治疗和用血清促甲状腺激素来调节。TSH 含量的测量被看作治疗是否充分的指标，它的标准取自没有进行甲状腺切除术的个体获得的规范 TSH 范围。本部分内容描述了有关甲状腺激素替代及其管理的细微差别的数据，为大多数没有癌症的患者在甲状腺切除术后维持 TSH ≤ 2.5 mIU/L 提供了循证医学的依据。

甲状腺激素的替代是复杂的[6-8]，因为甲状腺激素（T_3）的激活需要多种生物步骤，需要抵达靶向组织，以及需要某些患者特异性因素（参与组织中甲状腺功能正常化）。目前所有的内分泌学会都建议，只能使用左旋甲状腺素单药治疗作为甲状腺激素的替代治疗[8,76]。这是因为左旋甲状腺素单药治疗可以将 TSH 正常化到正常范围，并同时实现 T_4 到活性激素 T_3 的外周转化[77,78]。

目前还没有明确的数据支持左旋甲状腺素 / T_3 混合剂治疗更好[8,79]。本部分内容提供了左旋甲状腺素单药治疗剂量的指南。关于对左旋甲状腺素治疗推导、描述文献的深入循证讨论，读者可参考 2014 年美国甲状腺协会（ATA）治疗甲状腺功能减退的指南[76]。通常来说，剂量计算是基于重量、患者的年龄、健康状况以及治疗的适应证。有甲状腺切除术的患者需要完全替换剂量。对于非甲状腺癌患者的左旋甲状腺素单药治疗，大多数患者的平均替代剂量为 1.6～1.8 μg/（kg·d）。甲状腺癌患者推荐高剂量为 2.1～2.7 μg/（kg·d），尤其是中度及高度风险复发的患者，需要 TSH 抑制治疗，TSH 目标应分别为 0.1～0.5 mIU/L 和 <0.1 mIU/L[80]（详见第 22 章）。

患者相关因素影响左旋甲状腺素治疗效果[76]。我们依赖于患者的相关因素如下：① 满足每天服用这种药物，并规定在完全空腹以及缺乏竞争药物的情况下达到最佳吸收。② 消化道健康，不存在吸收不良。③ 药物制剂的一致性，无论是非商标的还是有商标的。④ 正常甲状腺激素代谢导致在组织层面有足够的左旋甲状腺素转换至 T_3（见下文）。老年患者需要较低剂量的甲状腺激素，并且吸收的甲状腺激素往往较少，因此在这些患者中需要特别谨慎。在有吸收不良综合征、妊娠以及服用避孕药的患者中，可能需要高剂量的药物。对于面筋过敏、乳糖不耐受、染料过敏、使用质子泵抑制剂或被诊断为萎缩性胃炎的患者，可能需要使用不同制剂的左旋甲状腺素，如凝胶或液体制剂。

在甲状腺功能正常的个体中，甲状腺切除术前，T_3 生物利用度的 20% 直接从甲状腺分泌；其余的 80% 则是来自外周的

T_4，经过脱碘化酶在外周组织对 T4 的 5' 进行脱碘转化而来[81]。没有甲状腺的患者不能产生甲状腺分泌的 20% T_3，而且必须完全依靠脱碘酶（D_1 和 D_2）才能将外周的 T_4 转化为其活性形式 T_3。碘甲腺原氨酸脱碘酶 1（D_1，发现于肝、肾和甲状腺）的一些多态性基因导致 T_4 在外周转换为更多的 T_3[82]，而多态性的 D_2 脱碘酶（D_2 Thr92ala 多态性，出现在 16% 的人群中，通常发现在大脑、垂体、肌肉、心血管组织和脂肪中）的激活，可以导致外周中 T_4 向 T_3 的转换减少[83]。后一组患者在甲状腺切除术后需要更高的左旋甲状腺素剂量以使 TSH 正常化[84]。左旋甲状腺素 /T_3 混合剂替代疗法 [在本章的"联合左旋甲状腺素和碘塞罗宁（T_3）的甲状腺疗法试验，以及左旋甲状腺素和甲状腺干制剂对持续性甲状腺功能减退和健康状态欠佳患者的替代疗法试验"有讨论] 也会让他们感觉更好[85]。此外，基因的多态性还可以调控甲状腺通路，并通过界定需要多少 TSH 为个体创造完美的 T_4/T_3 环境，从而促成个人独特的甲状腺功能水平[86]。目前我们没有常规的方法来检测哪些个体携带这种多态性的基因。

尽管每个人都有其调节甲状腺轴的独特设定点，然而在甲状腺切除术后个体间的变异是极小的[87]。甲状腺激素替代的充分性是通过测量血清 TSH 和确定测量值是否处于规定范围而决定的，规定范围则是从未行甲状腺切除而甲状腺功能正常的人口数据测量得来。根据复发风险评估（见第 22 章），对于低风险甲状腺癌患者的 TSH 目标是 0.5～2.0 mIU/L，而对于大多数没有甲状腺癌的患者，接受的正常 TSH 范围更宽，为 0.45～4.12 mIU/L。这一范围是基于国家健康和营养第 3 次人口调查研究，该调查排除了个人或家族史的甲状腺疾病或阳性抗体[88]。然而，来自美国临床生物化学家协会的数据表明，在没有甲状腺疾病证据的患者中，有 95% 的人低于 2.5 mU/L[89]。有基于人群的数据显示，97.5% 的 TSH 似乎受限于年龄、性别和种族特异性[90, 91]。事实上，这不仅是一个 TSH 参考范围，还是 TSH 分布的一系列变化曲线，精细化了与性别、种族、年龄[92]和碘暴露史相关的特殊范围[93]。考虑到这些细微差别以及 TSH 调控的特定患者的甲状腺功能水平，我们有可能了解到甲状腺切除术后，即使一个人的 TSH 测定值处于"正常范围内"，在组织水平上也不能反映该个体的甲状腺功能"正常"。最值得关注的是甲状腺切除术的患者，还有本章的主要内容是对 22 116 例没有甲状腺疾病患者进行了横断面评估，并参考了 Bocai 等对 TSH 的参考限制，从而用于定义规范性的数据范围[92]。在 59 岁或以下的患者中，有 80% 的人 TSH<2.5 mU/L；而 70 岁以上的患者中，有 90% 的人 TSH<4.5 mIU/L；而在所有年龄段中，<6% 的人 TSH>4.5 mIU/L[92]。后一点很重要，因为较高的 TSH 值与较高的心血管风险相关[94, 95]，并且此时用左旋甲状腺素单药治疗不能使 T_3 水平恢复正常。因此对那些没有甲状腺癌而经历了甲状腺切除术的个人，除非 TSH 的基线特征和 FT$_4$ 的关系像术前一样被我们所了解，不然大多数年龄 <60 岁或生活在碘充足国家的健康老年人，应确保 TSH ≤ 2.5 mIU/L；而对于老年患者，应确保最高不超过 4.5 mIU/L。

甲状腺切除术后妊娠期的 TSH 范围与甲状腺疾病患者相似，在妊娠期间接受甲状腺激素治疗，以预防母亲甲状腺功能减退或甲状腺功能亢进对母婴结局的不良影响[96]。所有这些患者都无法弥补正常妊娠期间甲状腺激素需求的增加[97]。妊娠状态下，有必要将甲状腺激素替代剂量增加 30%[98]。这可以通过在孕早期增加 1 周额外的甲状腺药丸来增加孕前剂量，并在此之后密切监测患者[98]。推荐的 TSH 范围在妊娠前 3 个月为 0.1～2.5 mIU/L，在妊娠期 4～6 个月内为 0.2～3.0 mIU/L，在妊娠期 6 个月后为 0.3～3.0 mIU/L，总 T_4 为正常范围的 1.5 倍[99-101]。

联合左旋甲状腺素和碘塞罗宁（T_3）的甲状腺疗法试验，以及左旋甲状腺素和甲状腺干制剂对持续性甲状腺功能减退和健康状态欠佳患者的替代疗法试验

　　甲状腺切除术后，左旋甲状腺素单药治疗对某些个体而言，可能不是理想的替代治疗[102, 103]。研究表明，12% 的甲状腺功能减退患者在单独使用左旋甲状腺素上感觉不太好，而且尽管 TSH 在正常范围内，也有提示甲状腺功能减退的症状[104]。这是一组可能受益于联合治疗试验的患者[77, 105]。虽然有报道称，左旋甲状腺素联合 6 μg 剂量的碘塞罗宁（T_3）缓慢释放治疗可以导致更多的生理学甲状腺参数和更接近的游离 T_4/T_3 比[106]。然而到目前为止，还没有可靠的碘塞罗宁的缓释制剂（或 FDA 批准的），并且对碘塞罗宁过剂量时产生的后果还存在担忧。目前可用的碘塞罗宁制剂具备起效快、半衰期短的特点，而市场在售的猪源性甲状腺干制剂，其 T_3 的高含量已成为目前常规使用的碘甲腺原氨酸治疗及甲状腺切除术后患者联合治疗的障碍。

　　由于所治疗的患者群体存在差异性，给药方案的不同、持续时间较短，以及不同的治疗结束终点，都使得关于联合使用左旋甲状腺素 + 碘塞罗宁进行治疗的文献难以解释，并且还存在不反映甲状腺功能减退症状及不反映在生物学意义上的组织反应的可能性[6, 8, 107]。一项研究发现甲状腺切除术后联合治疗的益处[108]，而其他的研究却没有发现[109]。尽管随机对照试验的 meta 分析未发现联合使用左旋甲状腺素 / 碘塞罗宁替代疗法相较于左旋甲状腺素单药治疗的益处，但甲减患者在这些试验中是优先推荐使用联合治疗的[8, 110-113]。

　　无论是 ATA 还是欧洲甲状腺协会（European Thyroid Association，ETA）都认识到，给那些在左旋甲状腺素单药治疗中仍然感觉不舒服的患者进行左旋甲状腺素 + 碘塞罗宁联合治疗是合理的[8, 76]。由于碘塞罗宁吸收迅速并在摄入后 4 小时达到峰值，所以应谨慎使用每剂剂量的最低剂量，避免在心律失常、心血管疾病、骨质疏松症或妊娠妇女中使用。表 23-3 为希望使用联合疗法的患者提供联合疗法的建议及左旋甲状腺素和甲状腺干制剂（如 Armour 或 Nature-Throid）的替代疗法（见下文）。这些组合是基于激素的生物等效性数据[50, 51]，理论上 T_4/T_3 在人体内的摩尔比例为 14 : 1[78]，并被 ETA 所建议的 T_4/T_3 激素的生理比例所支持[8]。他们提出了计算左旋甲状腺素和碘塞罗宁吸收的潜在个体差异以及计算左旋甲状腺素和碘塞罗宁剂量的方法，这样的患者中，维持生理 T_4/T_3 比例，为 13 : 1～20 : 1。据推测，碘塞罗宁是分解的，如果可能的话，在睡前给予最大剂量[8] 以试图模拟正常患者大约在凌晨 3 点 TSH 飙升后自然发生的 T_3 昼夜节律的升高[114]。这种计算（表 23-3 中 T_4/T_3 比例）允许使用比随机对

表 23-3　甲状腺替代疗法试验中联合使用的左旋甲状腺素（LT$_4$ μg）、碘塞罗宁（T$_3$ μg）及甲状腺干制剂（DT，谷物）的剂量近似值（相当于维持 T$_4$／T$_3$ 每天剂量比例[a]在 14∶1～19∶1）

基线 LT$_4$ μg 剂量	LT$_4$／T$_3$ 比例 14∶1 16∶1 19∶1	LT$_4$× 片剂／周＋ T$_3$ 剂量 × 片剂／周	LT$_4$ 片剂／周＋ DT× 片剂／周
25	20∶1.6 20∶1.47 21∶1.25		0 μg×7+0.25 g×7
50	40∶3.3 41∶2.9 43∶2.3	50 μg×5.5+2.5 μg×7	25 μg×7+0.25 g×7
75	60∶5 61.7∶4.4 63.7∶3.75	50 μg×8+5 μg×7	50 μg×5.5+0.50 g×7
88	70∶5.6 72∶5.17 74.8∶4.4	75 μg×5+5 μg×7	50 μg×7+0.50 g×7
100	80∶6.6 82∶5.88 85∶5	75 μg×7+5 μg×7	50 μg×7.5+0.50 g×7
112	89∶7.4 92∶6.5 95∶5.6	88 μg×7+7.5 μg×7	75 μg×7.5+0.50 g×7
125	100∶8.3 103∶7.35 106∶6.25	100 μg×7+7.5 μg×7	75 μg×7+0.75 g×7
137	109∶9.1 113∶8.0 116∶6.85	112 μg×7+7.5 μg×7	88 μg×7+0.75 g×7
150	120∶10 123∶8.8 127∶7.5	125 μg×7+10 μg×7	88 μg×7+1.0 grain
175	140∶11.6 144∶10.2 148∶8.75	137 μg×7+10 μg×7	112 μg×7+1.0 grain
200	160∶13.3 164∶11.7 170∶10	175 μg×7+10 μg×7	125 μg×7+1.25 grain
300	240∶19.8 246∶17.6 255∶15	200 μg×9+15-20 μg×7	200 μg×7+1.5 grain

注：计算剂量为 5 μg 片剂的碘塞罗宁和剂量为 0.25～0.5 g 片剂的甲状腺干制剂的使用，从而允许将每天需要量拆分为 2～3 部分服用，在此给予的为短半衰期的碘塞罗宁。1 片甲状腺干制剂 =60 mg（T$_4$／T$_3$=4.3∶1）。1 g 甲状腺干制剂的 T$_4$—T$_3$（μg）含量以及 1 剂甲状腺干制剂 T$_4$ 近似含量是（0.25 g）9.5 μg—2.25 μg～20 μg，（0.5 g）19 μg—4.5 μg～35 μg，（0.75 g）28.5 μg—6.75 μg～50 μg，（1 g）38 μg—9 μg～65 μg，（1.25 g）47.5 μg—11.25 μg～80 μg，（1.5 g）57 μg—13.5 μg～100 μg。[a]对于 T$_4$／T$_3$ 比例的计算，数据来自 Wiersinga 等 [8]；对于每个比例，将总基线 LT$_4$ 剂量分别除以 15、17 和 20，以获得计算的 3 个比例中的每一个的 T$_3$ 剂量。根据 Celi 等的数据，T$_3$ 剂量（总量的 1/15、1/17 和 1/20）乘以 3（以解决 1/3∶T$_3$/T$_4$ 生物等效性）[51]，并且从初始 LT$_4$ 剂量中减去该值以导出与要计算的 T$_3$ 剂量组合使用的新 T$_4$ 剂量。以整数计入最可实现的剂量，碘塞罗宁和 T$_3$ 以 5、12.5 和 25 μg 剂量制造。5 μg 和 12.5 μg 剂量可分别减半和取 1/4 以达到 2.5 和 3.1 剂量。

照试验中所使用的剂量更低的药物。较高的 T_4/T_3 比例可用于对甲状腺激素有中等至较高不利风险的患者。作者使用另一种简单的方法，在健康的个体中进行联合试验，仅仅基于生物等效性数据 [51, 52]，用每天 10 μg 碘塞罗宁（分成两剂）代替 35 μg 左旋甲状腺素单药治疗。

左旋甲状腺素和碘塞罗宁的组合优于甲状腺干制剂，其优点在于每种激素可以单独调节，并且可以避免在使用甲状腺干制剂固定剂量时（如 Armour 或 Nature-Thyroid）不希望出现的高 T_3 含量，其可用的固定剂量的甲状腺干制剂摩尔比为 4.3∶1（60 mg 具有 38 μg T_4 和 9 μg T_3, 15 mg 具有 9.5 μg T_4 和 2.37 μg T_3）[115]，其在欧洲的配制剂为：prothyroid 中 T_4/T_3 为 10∶1；novothyral 为 5∶1；thyreotom 为 4∶1。而在摄入所有口服制剂后，可出现 T_4 和 T_3 的生物有效性相似的情况 [116]。

通常需要调整碘塞罗宁或 T_3 的剂量以增加血清中的游离 T_3 和降低游离 T_4（fT_4）。而给予更多的左旋甲状腺素只能增加 fT_4 的剂量而不增加内源性游离 T_3，这是因为脱碘酶在 fT_4 增高时被抑制并抑制 TSH 水平。这名作者的目标是证实健康个体中血清游离 T_3/游离 T_4 比例约为 3 [117]。

为了避开潜在的安慰剂效应（这个效应可以持续达 6 周）。这名作者设计了为期 3 个月的周期来进行联合治疗和替代疗法（见下文）试验，并允许患者对自己的健康状况进行诚实的评估。有些患者回归为标准的左旋甲状腺素单药治疗，而另一些患者则明显更偏爱联合治疗。与此同时，我们也发现一些麻烦，如有些患者每天服药超过 1 次，或把每天的剂量拆分成许多份，或服用超过每天规定的 2 种药物剂量。

一个根据 ETA 推荐的关于左旋甲状腺素联合碘塞罗宁治疗试验的例子，在表 23-3 中，一例每天服用 50 μg 的左旋甲状腺素的患者相当于联合治疗试验中每天服用 40 μg 的患者。它是通过前 5 天每天服用 50 μg 规定剂量，第 6 天服用 1/2 规定剂量，第 7 天不服用 + 每晚服用 1/2 片 5 μg 的碘塞罗宁来实现 14∶1 的剂量比例的。

除了使用标准的左旋甲状腺素联合碘塞罗宁疗法试验外，患者还想尝试复方甲状腺制剂及干燥的"天然"甲状腺。而内分泌学会、ATA 和 ETA 都不建议使用药房配备的甲状腺复方制剂，这是因为有潜在的导致医源性甲亢或甲减的可能，作者也强烈支持这一建议。同样，由于甲状腺干制剂中拥有很高的 T_3 含量，因此也不推荐使用。所以使用甲状腺干制剂被认为是非标准治疗或替代疗法。对于医师来说，这是一个伦理困境。因为我们有义务遵循循证医学的治疗，从而避免对患者造成伤害。但同时，我们又倡导对患者进行建议教育和灵活协商，这需要参考患者的喜好，在保护他们免受伤害的同时，恰当地治疗。重要的是，要认识到患者对自我调节的兴趣，并致力于与他们建立长期正确治疗的伙伴关系。现有的模式可能会对患者寻求非医学培训从业者的替代治疗产生阻碍，转而尝试更多不规范的"甲状腺"制剂。当然，医师总是可以选择不参加这些试验，并将患者转诊到另一种实践中。然而从整体医学的角度来看，这对于我们的患者来说会更安全，并且对于我们作为医师来说更有价值，可以监测患者对甲状腺制剂效果的个体试验。这可以通过相互协议治疗目标、告知治疗的潜在风险（试验和签署的同意书将解决哪些症状）来完成，在确保没有禁忌证及不健康的潜在原因情况下，如表

23-1 所示，健康状态欠佳的潜在原因已得到解决。

作者发现，小剂量的甲状腺干制剂可以明智而安全地使用。既可单用，也可与左旋甲状腺素联合使用。这可以适用于那些信赖它并且想尝试使用的患者。甲状腺干制剂提供了除去结缔组织的干燥全甲状腺内容物，包括其他的甲状腺激素、T_1 及 T_2，它们可能具有生理代谢功能[118]。3，5-T_2 也是由外周组织转化而成，在无甲状腺的患者中也可被测量出，并且它不像 T_3 和 T_4 受 TSH 的调控[119]。表 23-3 中这种替代试验的例子是一例患者，其初始剂量是 75 μg/d 的左旋甲状腺素单药治疗。他/她可以通过前 5 天每天服用 50 μg 左旋甲状腺素规定剂量，第 6 天服用 1/2 规定剂量，第 7 天不服用＋每天 0.5 片 Armour；Armour 的剂量应为每次 0.25 g，每天 2 次给药。这种治疗方案等同于每天服用 40 μg 左旋甲状腺素。对于任何含有 T_3 的制剂而言，大多数患者都无法满足理想的每天 3 次给药。最好避免剂量在 1～1.5 片（60～90 mg）以上的甲状腺干制剂，并在需要的时候添加左旋甲状腺素，以达到治疗目的，同时避免在高危人群中使用，以避免风险。作者使用 0.25 片或 15 mg 剂量的甲状腺干制剂补充左旋甲状腺素，和使用 5 μg 剂量的碘塞罗宁片以补充用于联合疗法试验的 T_3。

接受联合治疗的患者应确立一个对应其诊断所推荐的 TSH 目标（见本章"用左旋甲状腺素单药替代甲状腺激素和用 TSH 作为监测是否合适"内容），并在每次剂量变化后 6～8 周测量游离的 T_3 和 T_4 水平。请注意，目前不鼓励测量血清总 T_3 或游离 T_3，并且不作为或不推荐为治疗结果的评估指标。左旋甲状腺素、碘塞罗宁和甲状腺干制剂都不应在血液检测的早晨服用，以避免摄入后激素水平达到短暂的峰值（T_4 为 17%，T_3 为 42%）[120]。

完善处理放射性碘的方法：解决患者放射性碘治疗后的身心焦虑以及补充疗法

本部分内容目的是解决患者在接受放射性碘消融或辅助治疗时所经历的情感问题，以及提高接受 ^{131}I 治疗的患者对于含碘补充剂的潜在混杂因素的认识。

患者在接受放射性碘扫描、消融和辅助治疗的过程中经历了相当大的压力[34]。在同意接受放射性碘后，饮食需要改为少碘或无碘，以优化组织消融。在放射性碘治疗期间，患者会担心辐射污染到他们的家庭和家人，特别是儿童，并且患者不喜欢该过程所必须的隔离，更不喜欢恶心、疲劳、急（慢）性涎腺炎、口干燥症、味觉障碍以及可能明显增加的未来继发性恶性肿瘤的风险，尤其是白血病[121-124]。ATA 颁布了指导方针，以限制患者接受放射性碘治疗后公众放射性暴露的风险，并提供了具体概要来辨别患者管控能力，从而有益于识别需要更多指导的患者，或在治疗过程中住院治疗的患者[125]。对患者的帮助教育有助于他们接受放射性碘的治疗[126]。同时，与辐射安全人员和核物理学家的会面，可以进一步协助解决暴露至家庭和家人的安全问题。

多数情况下，重组 TSH 刺激优于甲状腺激素撤除，原因有多种：① 患者感觉更好，因此会在治疗期间情绪更加稳定地康复。② 组织暴露和对非甲状腺组织的毒性减弱[127]。③ 治疗的有效性不受影响[128]。通过使用较小剂量的放射性碘剂量可进一步缓解风险，这些剂量对消融和辅助治疗同样有效[129]，并且不太可能导致放射性毒性[130]。

对于必须接受放射性碘治疗的患者，因为他们患有中度至重度的疾病，治疗前的教育和减轻焦虑的方法可帮助患者解决问题。正如"对甲状腺癌患者的疲劳和身心问题的补充疗法"内容中所提到的，CBT+H 试验可能在此期间有所帮助。即使对于最有能力的人来说，这个过程也极其麻烦。因此有计划、有耐心、在被隔离时通过社交媒体保持情感上的联系，以及参与癌症支持小组都很有帮助。从互联网上可下载的烹饪书籍（见"完善处理放射性碘的方法：解决患者放射性碘治疗后的身心焦虑以及补充疗法"内容），为缺碘饮食（<50 μg/d）做准备工作。

患者通常希望被告知他们可以吃什么，而不仅仅是他们需要避免的。有一种合理的方法来帮助患者在准备进行放射性碘治疗期间以及在准备甲状腺切除术后的甲状腺功能减退期间同时合并减轻体重，这就是采用"古老饮食（'Paleo' diet）"，但不包括鱼、鸡蛋、海藻、海带和盐（见"了解和避免甲状腺切除术后的体重增加"内容）。这种饮食主要是由肉类蛋白质、水果和蔬菜组成，并且不含乳制品、谷物和加工食品。患者应避免服用所有的维生素或补充剂，特别是含有碘的补充剂（见"完善处理放射性碘的方法：解决患者放射性碘治疗后的身心焦虑以及补充疗法"内容中的例子）。最近的一项甲状腺癌患者的调查报告显示，甲状腺癌患者海带的食用较多[131]。由于研究表明碘对预防恶性肿瘤有保护作用[132]，所以患者在其他器官的抗氧化性和抗肿瘤性方面使用碘的剂量为 3～5 mg/d。

如果患者接受了高碘负荷，如增强 CT 扫描后，则建议患者在扫描 8 周后，尿碘<164 μg/L 时开始碘消耗计划、碘扫描、消融及辅助放射治疗[133]。同样的建议也适用于从补充剂中摄取高碘量的患者，这些患者可以通过评估 24 小时尿碘水平来确定（<50 μg/d），并确信他们已经准备好进行诊断扫描和放射性碘治疗。

总　　结

呵护甲状腺切除术后患者的健康是复杂的，并且该过程中的每一步都有可能影响患者。这些患者面临着终身管理甲状腺功能减退的任务，并且如果他们同时存在甲状腺癌的诊断，则会有更多的担忧。体重增加是常见的，而由于疲劳、心理和神经认知问题导致的健康状况不佳，可能会引发生活质量的下降并将长期存在。我们目前没有明确区分哪些症状是与甲状腺癌的诊断或治疗直接相关，哪些是与甲状腺切除术后甲状腺激素替代疗法相关。我们目前使用左旋甲状腺素单药治疗甲状腺激素的方法是适当的，但并不是最佳的。新的甲状腺替代疗法以及生物可利用度更高的缓释碘塞罗宁制剂显然是需要的，从而使甲状腺轴参数在生理上更加规范化，并能更好地解决甲状腺功能减退的症状。除了那些限制热量以防止甲状腺切除术后体重增加的患者外，对于大多数没有甲状腺癌的患者，维持 TSH ≤ 2.5 mIU/L 也是合理的。在持续性甲状腺功能减退的患者中，甲状腺 T_3-T_4 联合替代治疗可以安全地进行。此外，当我们对甲状腺癌诊断引起的心理和生理症状有更好的理解和治疗时，我们才可以安全地使用互补的心理治疗方法，这些治疗方法可以有效地提高非甲状腺癌患者的幸福感。在甲状腺切除术之前和之后，将精神和身体问题结合在一起，并将安全的补充治疗与标准常规疗法结合在一起，拓宽我们所能提供的选择，扩大我们可以提供的选择范围，并为我们的患者提供更加广泛和更加全面的方法。

本章补充内容

本章"围手术期：手术的应激和焦虑"内容

放松技术和引导性想象法：中西医结合中心推荐并使用几种市场上可买到的"放松技术和引导性想象法教学材料"（http://www.amazon.com）。Olson 博士曾尝试/打算为她的甲状腺患者使用 Peggy Huddleston 的放松教材（Peggy Huddleston's Relaxation）/治疗 CD 加上教学 CD，或 Peggy Huddleston 的书——*Prepare for Surgery*、*Heal Faster with Relaxation* 和 CD——*Quick Start CD: A Guide of Mind-Body Techniques*。

本章"了解和避免甲状腺切除术后的体重增加"内容

市售的全食品饮食包括地中海饮食[53]及"Paleo"饮食计划，这些都是对这些患者的合理饮食指南[54, 55]。

正念减压（MBSR）是一种训练大脑的过程，它可以在没有判断的情况下集中注意力，及意识到此刻发生了什么。正念练习会让你更清楚地意识到自己的身体和精神状态，从而更好地理解自我，更好地调节自我，并做出有利于健康的选择。对于 Olson 博士推荐的一些可买到的书及 CD 可在网络上搜索 Jon Kabat-Zinn 和专注冥想的 CD，以及阅读 Pickert K. 在 2014 年撰写的关于该主题的新闻出版物。对于三级中心要启动他们自己的 MBSR 计划而言，可以通过大学的质量中心进行探究。

本章"完善处理放射性碘的方法：解决患者放射性碘治疗后的身心焦虑以及补充疗法"内容

甲状腺癌症幸存者网站：

（1）ThyCa website（http://www.thyca.org/download/document/231/Cookbook.pdf）。

（2）Light of Life 基金会，checkyourneck.com，看生活基础烹饪书，也有低碘食物的食谱。

含碘的补充物：螺旋藻、海藻、高浓度碘（高碘制剂的品牌名称）和海带。

参考文献

[1] Abraham-Nordling M, Törring O, Hamberger B, Lundell G, Tallstedt L, Calissendorff J, Wallin G. Graves' disease: a long-term quality-of-life follow up of patients randomized to treatment with antithyroid drugs, radioiodine, or surgery. Thyroid. 2005;15(11): 1279–86.

[2] Bresner L, Banach R, Rodin G, Thabane L, Ezzat S, Swaska AM. J Clin Endocrinol Metab. 2015;100: 977–85.

[3] To J, Goldberg AS, Jones J, Zhang J, Lowe J, Ezzat S, Gilbert J, Zahedi A, Segal P, Swaska AM. A systematic review of randomized control trials for management of post-treatment fatigue in thyroid cancer survivors. Thyroid. 2014;25: 198–210.

[4] Benevicius R, Prange AJ. Mental improvement after replacement therapy with thyroxine plus triiodothyronine: relationship to cause of hypothyroidism. Int J Neuropsychopharmacol. 2000;3: 167–74.

[5] Eustatia-Reuten CF, Corssmit EP, Pereira AM, Frolich M, Baxx JJ, Romijn JA, Smit JW. Quality of life in long-term exogenous subclinical hyperthyroidism and the effects of restoration of euthyroidism, a randomized controlled trial. Clin Endocrinol (Oxf). 2006;64: 284–91.

[6] Biondi B, Wartofsky L. Treatment with thyroid hormone. Endocr Rev. 2014;35(3): 433–512. doi: 10.1210/er.2013–1083. Epub 2014 Jan 16. Review.

［7］ Andreas Schäffler, Prof. Dr. med. Hormone replacement after thyroid and parathyroid surgery. Dtsch Arztebl Int. 2010;107(47): 827-34. Published online 2010 Nov 26. doi: 10.3238/arztebl.2010.0827.

［8］ Wiersinga WM, Duntas L, Fadeyev V, et al. 2012 ETA guidelines: the use of L-T4 + L-T3 in the treatment of hypothyroidism. Eur Thyroid J. 2012;1(2): 55-71. Published online 13 Jun 2012. doi: 10.1159/000339444.

［9］ Morley S, Goldfarb M. Support needs and survivorship concerns of thyroid cancer patients. Thyroid. 2015;25: 649-56.

［10］ Watt T, Hegedüs L, Rasmussen AK, Groenvold M, Bonnema SJ, Bjorner JB, Feld-Rasmussen U. Which domains of thyroid related quality of life are most relevant? Patients and clinicians provide complementary perspectives. Thyroid. 2007;17: 647-54.

［11］ Eisenberg DM, Davis RB, Ettner SL, et al. Trends in alternative medicine use in the United States, 1990-1997: results of a follow-up national survey. JAMA. 1998;280: 1569-75.

［12］ Rosen JE, Gardiner P, Saper RB, et al. Complementary and alternative medicine use among patients with thyroid cancer. Thyroid. 2013;23(10): 1238-46. doi: 10.1089/thy.2012.0495.

［13］ Sadovsky R, Collins N, Tighe AP, Brunton SA, Safeer R. Patient use of dietary supplements: a clinician's perspective. Curr Med Res Opin. 2008;24(4): 1209-16.

［14］ Ashar BH, Rice TN, Sisson SD. Physicians' understanding of the regulation of dietary supplements. Arch Intern Med. 2007;167(9): 966-9.

［15］ Ang-Lee MK, Moss J, Yuan C. Herbal medicines and perioperative care. JAMA. 2001;286(2): 208-16. doi: 10.1001/jama.286.2.208.

［16］ Abe A, Kaye AD, Gritsenko K, Urman RD, Kate AM. Perioperative analgesia and the effects of dietary supplements. Clin Anesthesiol. 2014;28(2): 183-9.

［17］ Brake MK, Bartlett C, Hart RD, Trites JR, Taylor SM. Complementary and alternative medicine use in the thyroid patients of a head and neck practice. Otolaryngol Head Neck Surg. 2011;145(2): 208-12. doi: 10.1177/0194599811407564.

［18］ Saw JT, Bahari MB, Ang HH, Lim YH. Potential drug-herb interaction with antiplatelet/anticoagulant drugs. Complement Ther Clin Pract. 2006;12(4): 236-41.

［19］ Wong WW, Gabriel A, Maxwell GP, Gupta SC. Bleeding risks of herbal, homeopathic, and dietary supplements: a hidden nightmare for plastic surgeons? Aesthet Surg J. 2012;32(3): 332-46. doi: 10.1177/1090820X12438913.

［20］ Dinehart SM, Henry L. Dietary supplements: altered coagulation and effects on bruising. Dermatol Surg. 2005;31(7 Pt 2): 819-26.

［21］ Leinung M, Beyer T. Postoperative hypocalcemia after thyroidectomy: can it be prevented? Endocr Pract. 2015;21: 452-3.

［22］ Holick MF. Vitamin D, deficiency. N Engl J Med. 2007;357:

266-81.

［23］ Grey A, Lucas J, Horne A, Gamble G, Davidson JS, Reid IR. Vitamin D repletion in patients with primary hyperparathyroidism and coexistent vitamin D insufficiency. J Clin Endocrinol Metab. 2005;90: 2122-6.

［24］ Heany RP. Health is better at serum 25(OH) D above 30 ng/ml. J Steroid Biochem Mol Biol. 2013;136: 224-8.

［25］ Falcone TE, Stein DJ, Jumaily JS, Pearce E, Holick MF, McAneny DB, Jalisi S, Grillone GA, Stone MD, Devaiah AK, Noordzij JP. Correlating pre-operative vitamin D status with post-thyroidectomy hypocalcemia. Endocr Pract. 2015;21: 348-54.

［26］ Arlt W, Fremerey C, Callies F, Reincke M, Schneider P, Timmermann W, Allolio B. Well being, mood, and calcium homeostasis in patients with hypoparathyroidism receiving standard treatment with calcium and vitamin D. Eur J Endocrinol. 2002;146: 215-22.

［27］ Pritchard MJ. Managing anxiety in the elective surgical patient. Br J Nurs. 2009;18(7): 416-9.

［28］ Relaxation techniques for health: what you need to know. https://nccih.nih.gov/sites/nccam. nih.gov/files/Get_The_Facts_Relaxation_Techniques_02-06-2015.pdf.

［29］ Brewer S, Gleditsch SL, Syblik D, Tietiens ME, Vacik HW. Pediatric anxiety: child life intervention in day surgery. J Pediatr Nurs. 2006;21(1): 13-22.

［30］ Gonzales EA, Ledesma RJ, McAllister DJ, Perry SM, Dyer CA, Maye JP. Effects of guided imagery on postoperative outcomes in patients undergoing same-day surgical procedures: a randomized, single blind study. AANA J. 2010;78(3): 181-8.

［31］ Tussek DL, Church JM, Strong SA, Grass JA, Fazio VW. Guided imagery: a significant advance in the care of patients undergoing elective colorectal surgery. Dis Colon Rectum. 1997;40(2): 172-8.

［32］ Guisti M, Melle G, Fenocchio M, et al. Five-year longitudinal evaluation of quality of life in a cohort of patients with differentiated thyroid carcinoma. J Zhejiang Univ Sci B. 2011;12(3): 163-73.

［33］ Almeida J, Vartanian JG, Kowalshi LP. Clinical predictors of quality of life in patients with initial differentiated thyroid cancers. Arch Otolaryngol Head Neck Surg. 2009;135(4): 342-6. doi: 10.1001/archoto.2009.16.

［34］ Olson BR's patient communications, and Olson BR, Insights of 51 patients on their thyroid cancer treatment (manuscript under review).

［35］ Giusti M, Sibilla F, Cappi C, Dellepiane M, Tombesi F, Ceresola E, Augeri C, Rasore E, Minuto F. A case-controlled study on the quality of life in a cohort of patients with history of differentiated thyroid carcinoma. J Endocrinol Invest. 2005;28(7): 599-608.

［36］ Jonklaas J, Nsouli-Maktabi H. Weight changes in euthyroid patients undergoing thyroidectomy. Thyroid. 2011;21(12): 1343-51.

［37］ Weinreb JT, Yang Y, Braunstein GD. Do patients gain weight after thyroidectomy for thyroid cancer? Thyroid. 2011;21(12): 1339-42.

[38] Lönn L, Stenlöf K, Ottosson M, Lindroos AK, Nyström E, Sjöström L. Body weight and body composition changes after treatment of hyperthyroidism. J Clin Endocrinol Metab. 1998;83: 4269−73.

[39] Pears J, Jung RT, Gunn A. Long-term weight changes in treated hyperthyroid and hypothyroid patients. Scott Med J. 1990;35(6): 180−2.

[40] van Veenendaal NR, Rivkees SA. Treatment of pediatric Graves' disease is associated with excessive weight gain. J Clin Endocrinol Metab. 2011;96(10): 3257−63.

[41] Tigas S, Idiculla J, Beckett G, Toft A. Is excessive weight gain after ablative treatment of hyperthyroidism due to inadequate thyroid hormone therapy? Thyroid. 2000;10(12): 1107−11.

[42] Ozdemir S, Ozis ES, Gulpinar K, Aydin TH, Suzen B, Korkmaz A. The effects of levothyroxine substitution on body composition and body mass after total thyroidectomy for benign nodular goiter. Endocr Regul. 2010;44(4): 147−53.

[43] Laurberg P, Knudsen N, Andersen S, et al. Thyroid function and obesity. Eur Thyroid J. 2012;1(3): 159−67.

[44] Lovejoy JC, Champagne CM, de Jonge L, Xie H, Smith SR. Increased visceral fat and decreased energy expenditure during the menopausal transition. Int J Obes (Lond). 2008;32(6): 949−58.

[45] Santen RJ, Allred DC, Ardoin SP, et al. Postmenopausal hormone therapy: an Endocrine Society scientific statement. J Clin Endocrinol Metab. 2010;95(7 Suppl 1): s1−66.

[46] Davis SR, Castelo-Branco C, Chedraui P, Lumsden MA, Nappi RE, Shah D, Villaseca P; Writing Group of the International Menopause Society for World Menopause Day 2012. Understanding weight gain at menopause. Climacteric. 2012;15(5): 419−29.

[47] Penev PD. Update on energy homeostasis and insufficient sleep. J Clin Endocrinol Metab. 2012;97: 1792−801.

[48] Sumithran P, Prendergast LA, Delbridge E, Purcell K, Shulkes A, Kriketos A, Proietto J. Long-term persistence or hormonal adaptations to weight loss. N Engl J Med. 2011;365: 1597−609.

[49] Walsh JP, Ward LC, Burke V, Bhagat CI, Shiels L, Henley D, Gillett MJ, Gilbert R, Tanner M, Stuckey BG. Small changes in thyroxine dosage do not produce measurable changes in hypothyroid symptoms, well-being, or quality of life: results of a double-blind, randomized clinical trial. J Clin Endocrinol Metab. 2006;91(7): 2624−30.

[50] Celi FS, Zemskova M, Linderman JD, Babar NI, Skarulis MC, Csako G, Wesley R, Costello R, Penzak SR, Pucino F. The pharmacodynamic equivalence of levothyroxine and liothyronine: a randomized, double blind, cross-over study in thyroidectomized patients. Clin Endocrinol. 2010;72: 709−15.

[51] Celi FS, Zemskova M, Linderman JD, Smith S, Drinkard B, Sachdev V, Skarulis MC, Kozlosky M, Csako G, Costello R, Pucino F. Metabolic effects of liothyronine therapy in hypothyroidism: a randomized, double-blind, crossover

trial of liothyronine versus levothyroxine. J Clin Endocrinol Metab. 2011;96: 3466−74.

[52] Miller WC, Koceja DM, Hamilton EJ. A meta-analysis of the past 25 years of weight loss research using diet, exercise or diet plus exercise intervention. Int J Obes Relat Metab Disord. 1997;21(10): 941−7.

[53] Castro-Quezada I, Román-Viñas B, Serra-Majem L. The mediterranean diet and nutritional adequacy: a review. Nutrients. 2014;6(1): 231−48. Published online 3 Jan 2014. doi: 10.3390/nu6010231. PMCID: PMC3916858.

[54] Stephenson N, Cordain L. The paleo diet and cookbook. John Wiley & Sons, Hoboken, NJ, 2011.

[55] Klonoff DC. The beneficial effects of a paleolithic diet on type 2 diabetes and other risk factors for cardiovascular disease. J Diabetes Sci Technol. 2009;3(6): 1229−32. Published online Nov 2009. PMCID: PMC2787021.

[56] Donnelly JE, Blair SN, Jakicic JM, et al. American College of Sports Medicine Position Stand. Appropriate physical activity intervention strategies for weight loss and prevention of weight regain for adults. Med Sci Sports Exerc. 2009;41(2): 459−71.

[57] Swift DL, Johannsen, NM, Lavie CJ, et al. The role of exercise and physical activity in weight loss and maintenance. Prog Cardiovasc Dis. 2014;56(4): 441−7. Published online 11 Oct 2013. doi: 10.1016/j.pcad.2013.09.012.

[58] Bravata DM, Smith-Spangler C, Sundaram V, Gienger AL, Lin N, Lewis R, Stave CD, Olkin I, Sirard JR. Using pedometers to increase physical activity and improve health: a systematic review. JAMA. 2007;298(19): 2296−304.

[59] Xiao Q, Arem H, Moore SC, Hollenbeck AR, Matthews CE. A large prospective investigation of sleep duration, weight change, and obesity in the NIH-AARP Diet and Health Study cohort. Am J Epidemiol. 2013;178(11): 1600−10.

[60] Wing RR, Marcus MD, Epstein LH, Kupfer D. Mood and weight loss in a behavioral treatment program. J Consult Clin Psychol. 1983;51(1): 153−5.

[61] Kabat-Zinn J. Mindfulness-based interventions in context: past, present, and future. Clin Psychol Sci Pract. 2003;10(2): 144−56. doi: 10.1093/clipsy/bpg016.

[62] Kabat-Zinn J. Full catastrophe living: using the wisdom of your body and mind to face stress, pain and illness. New York: Delacourt; 1990.

[63] Swaka AM, Naeem A, Jones J, Lowe J, Segal P, Goguen J, Gilbert J, Zahedi A, Kelly C, Ezzat S. Persistent post-treatment fatigue in thyroid cancer survivors: a Scoping review. Endocrinol Metab Clin North Am. 2014;43: 475−94.

[64] Singer S, Lincke T, Gamper E, Baskharan K, Schreiber S, Hinz A, Schulte T. Quality of life in patients with thyroid Cancer Compared to the general population. Thyroid. 2012;22: 117−24.

[65] Husson O, Mols F, van de Poll-Franse L, de Vries J, Schep G, Thong MS. Variation in fatigue among 6011 (long-term) cancer survivors and a normative population: a study from the population-based PROFILES registry. Support Care Cancer. 2015;23(7): 2165−74. doi: 10.1007/

s00520-014-2577-5. Epub 6 Jan 2015.

[66] Greenlee H, Balneaves LG, Carlson LE, et al. Clinical practice guidelines on the use of integrative therapies as supportive care in patients treated for breast cancer. J Natl Cancer Inst Monogr. 2014;50: 346-58.

[67] Molassiotis A, Bardy J, Finnegan-John J, et al. Acupuncture for cancer-related fatigue in patients with breast cancer: a pragmatic randomized controlled trial. J Clin Oncol. 2012;30: 4470-6. doi: 10.1200/jco.2012.41.6222.

[68] Buffart LM, VanUffelen JGZ, Riphagen II, et al. Physical and psychosocial benefits of yoga in cancer patients and survivors, a systematic review and metaanalysis of randomized controlled trials. BMC Cancer. 2012;12: 559. doi: 10.1186/1471-2407-12-559.

[69] Montgomery GH, Kangas M, David D, Hallquist MN, Green S, Bovbjerg DH, Schnur JB. Fatigue during breast cancer radiotherapy: an initial randomized study of cognitive behavioral therapy plus hypnosis. Health Psychol. 2009;28: 317-22. doi: 10.1037/a0013582.

[70] Finnegan-John J, Molassiotis A, Richardson A, Ream E. A systematic review of complementary and alternative medicine interventions for the management of cancer-related fatigue. Integr Cancer Ther. 2013;12: 276-90.

[71] Brown JC, Huedo-Medina TB, Pescatello LS, Pescatello SM, Ferrer RA, Johnson BT. Efficacy of exercise interventions in modulating cancer-related fatigue among adult cancer survivors: a meta-analysis. Cancer Epidemiol Biomarkers Prev. 2011;20: 123-33. doi: 10.1158/1055-9965.epi-10-0988.

[72] Sadeeka Al-Majid S, Gray DP. A biobehavioral model for the study of exercise interventions in cancer-related fatigue. Biol Res Nurs. 2009;10(4): 381-91.

[73] Marcus BH, Simkin LR. The transtheoretical model: applications to exercise behavior. Med Sci Sports Exerc. 1994;26(11): 1400-4.

[74] Mishra SI, Scherer RW, Geigle PM, Berlanstein DR, Topaloglu O, Gotay CC, Snyder C. Exercise interventions on health-related quality of life for cancer survivors. Cochrane Database of Systematic Reviews 2012;(8): CD007566. doi: 10.1002/14651858.CD007566.pub2.

[75] Vigário Pdos S, Chachamovits DS, Teixiera PF, Rocque Mde L, Santos ML, Vaisman M. Exercise is associated with better quality of life in patients on thyrotropin-suppressive therapy with levothyroxine for differentiated thyroid carcinoma. Arq Bras Endocrinol Metabol. 2014;58: 274-81.

[76] Jonklaas J, Bianco AC, Bauer AJ, Burman KD, Cappola AR, Celi FS, Cooper DS, Kim BW, Peeters RP, Rosenthal MS, Swaka AM. Guidelines for the treatment of hypothyroidism. Thyroid. 2014;24: 1670-751.

[77] Jonklaas J, Davidson B, Bhagat S, Soldin SJ. Triiodothyronine levels in athyreotic individuals during levothyroxine therapy. JAMA. 2008;299: 769-77.

[78] Pilo A, Iervasi G, Vitek F, Ferdeghini M, Cazzuola F, Bianchi R. Thyroidal and peripheral production of 3,5,3'-triiodothyronine in humans by multicompartmental analysis. Am J Physiol. 1990;258: E715-26.

[79] Grozinsky-Glasberg S, Fraser A, Nahshoni E, Weizman A, Leibovici L. Thyroxine-triiodothyronine combination therapy versus thyroxine monotherapy for clinical hypothyroidism: meta-analysis of randomized controlled trials. J Clin Endocrinol Metab. 2006;91: 2592-9.

[80] Haugen BR, Alexander EK, Bible KC, et al. American thyroid association management guidelines for adult patients with thyroid nodules and differentiated thyroid cancer. Thyroid. 2015;26(1): 1-133.

[81] Bianco AC, Salvatore D, Gereben B, Berry MJ, Larsen PR. Biochemistry, cellular and molecular biology, and physiological roles of the iodothyronine selenodeiodinases. Endocr Rev. 2002;23: 38-89.

[82] Panicker V, Cluett C, Shields B, et al. A common variation in deiodinase 1 gene DIO1 is associated with the relative levels of free thyroxine and triiodothyronine. J Clin Endocrinol Metab. 2008;93(8): 3075-81.

[83] Peeters RP, van der Deure WM, Visser TJ. Genetic variation in thyroid hormone pathway genes; polymorphisms in the TSH receptor and the iodothyronine deiodinases. Eur J Endocrinol. 2006;155: 655-62.

[84] Torlantano M, Durante C, Torrente I, et al. Type 2 deiodinase polymorphism (threonine 92 alanine) predicts L-thyroxine dose to achieve target thyrotropin levels in thyroidectomized patients. J Clin Endocrinol Metab. 2008;93: 910-3.

[85] Panicker V, Saravanan P, Vaidya B, et al. Common variation in the DIO2 gene predicts baseline psychological well-being and response to combination thyroxine plus triiodothyronine therapy in hypothyroid patients. J Clin Endocrinol Metab. 2009;94(5): 1623-9.

[86] Dayan CM, Panicker V. Novel insights into thyroid hormones from the study of common genetic variation. Nat Rev Endocrinol. 2009;5: 211-8.

[87] Andersen S, Pedersen KM, Bruun NH, Laurberg P. Narrow individual variations in serum T(4) and T(3) in normal subjects: a clue to the understanding of subclinical thyroid disease. J Clin Endocrinol Metab. 2002;87: 1068-72.

[88] Hollowell JG, Staehling NW, Flanders WD, et al. Serum TSH, T4, and thyroid antibodies in the United States population (1988 to 1994): National Health and Nutrition Examination Survey (NHANES III). J Clin Endocrinol Metab. 2002;87: 489-99. Abstract, ISI.

[89] Baloch Z, Carayon P, Conte-Devolx B, et al.; Guidelines Committee, National Academy of Clinical Biochemistry. Laboratory medicine practice guidelines. Laboratory support for the diagnosis and monitoring of thyroid disease. Thyroid. 2003;13: 3-126.

[90] Boucai L, Hollowell JG, Surks MI. An approach for development of age-, gender-, and ethnicity-specific thyrotropin reference limits. Thyroid. 2011;21: 5-11.

[91] Vadiveloo T, Donnan PT, Murphy MJ, Leese GP. Age- and Gender specific TSH reference interval in people with no obvious thyroid disease in Tayside Scotland: the thyroid epidemiology, audit and research study (TEARS). J Clin Endocrinol Metab. 2013;98: 1147-53.

[92] Boucai L, Surks M. Reference limits of serum TSH and free T4 are significantly influenced by race and age in an urban outpatient medical practice. Clin Endocrinol (Oxf). 2009;70: 788–93. doi: 10.1111/j.1365–2265.2008.03390.x.

[93] Van den Ven AC, Netea-Maier RT, Smit JW, et al. Thyrotropin versus age relation as an indicator of historical iodine intakes. Thyroid. 2015;25: 629–634. doi: 10.1089thy.2014.0574.

[94] Biondi B. Thyroid and obesity: an intriguing relationship. J Clin Endocrinol Metab. 2010;95: 3614–7.

[95] Cappola AR, Ladenson PW. Hypothyroidism and atherosclerosis. J Clin Endocrinol Metab. 2003;88: 2438–44.

[96] Okosieme O, Lazarus JH. Thyroid dysfunction in pregnancy. Rev Endocrinol. 2008;2(4): 50–3.

[97] Glinoer D. The regulation of thyroid function in pregnancy: pathways of endocrine adaptation from physiology to pathology. Endocr Rev. 1997;18: 404–33.

[98] Alexander EK, Marqusee E, Lawrence J, Jarolim P, Fischer GA, Larsen PR. Timing and magnitude of increases in levothyroxine requirements during pregnancy in women with hypothyroidism. N Engl J Med. 2004;351: 241–9.

[99] Abalovich M, Amino N, Barbour LA, et al. Management of thyroid dysfunction during pregnancy and postpartum: an Endocrine Society clinical practice guideline. J Clin Endocrinol Metab. 2007;92: S1–47.

[100] Stagnaro-Green A, Abalovich M, Alexander E, et al. Guidelines of the American Thyroid Association for the diagnosis and management of thyroid disease during pregnancy and postpartum. Thyroid. 2011;21: 1081–125.

[101] De Groot L, Abalovich M, Alexander EK, et al. Management of thyroid dysfunction during pregnancy and postpartum: an Endocrine Society clinical practice guideline. J Clin Endocrinol Metab. 2012;97: 2543–65.

[102] Biondi B, Wartofsky L. Combination treatment with T4 and T3: toward personalized replacement therapy in hypothyroidism? J Clin Endocrinol Metab. 2012;97(7): 2256–71.

[103] McAninch EA, Bianco AC. The history and future treatment of hypothyroidism. Ann Intern Med. 2016;164: 50–6.

[104] Canaris GJ, Manowitz NR, Mayor G, Ridgway EC. The Colorado thyroid disease prevalence study. Arch Intern Med. 2000;160: 526–34.

[105] Fish LH, Schwartz HL, Cavanaugh J, Steffes MW, Bantle JP, Oppenheimer JH. Replacement dose, metabolism, and bioavailability of levothyroxine in the treatment of hypothyroidism. Role of triiodothyronine in pituitary feedback in humans. N Engl J Med. 1987;316: 764–70.

[106] Hennemann G, Docter R, Visser TJ, Postema PT, Krenning EP. Thyroxine plus low-dose, slow-release triiodothyronine replacement in hypothyroidism: proof of principle. Thyroid. 2004;14: 271–5.

[107] McDermott MT. Does combination therapy make sense? Endocr Pract. 2012;18: 750–7.

[108] Bunevicius R, Jakuboniene N, Jurkevicius R, Cernicat J, Lasas L, Prange Jr AJ. Thyroxine vs thyroxine plus triiodothyronine in treatment of hypothyroidism after thyroidectomy for Graves' disease. Endocrine. 2002;18(2): 129–33.

[109] Walsh JP, Shiels L, Lim EM, Bhagat CI, et al. Combined thyroxine/liothyronine treatment does not improve well-being, quality of life, or cognitive function compared to thyroxine alone: a randomized controlled trial in patients with primary hypothyroidism. J Clin Endocrinol Metab. 2003;88(10): 4543–50.

[110] Bunevicius R, Kazanavicius G, Zalinkevicius R, Prange Jr AJ. Effects of thyroxine as compared with thyroxine plus triiodothyronine in patients with hypothyroidism. N Engl J Med. 1999;340: 424–9.

[111] Appelhof BC, Fliers E, Wekking EM, et al. Combined therapy with levothyroxine and liothyronine in two ratios, compared with levothyroxine monotherapy in primary hypothyroidism: a double-blind, randomized, controlled clinical trial. J Clin Endocrinol Metab. 2005;90: 2666–74.

[112] Escobar-Morreale HF, Botella-Carretero JI, Gómez-Bueno M, et al. Thyroid hormone replacement therapy in primary hypothyroidism: a randomized trial comparing L-thyroxine plus liothyronine with L-thyroxine alone. Ann Intern Med. 2005;142: 412–24.

[113] Nygaard B, Jensen EW, Kvetny J, et al. Effect of combination therapy with thyroxine (T4) and 3,5,3′-triiodothyronine versus T4 monotherapy in patients with hypothyroidism, a double-blind, randomised cross-over study. Eur J Endocrinol. 2009;161: 895–902.

[114] Russell W, Harrison RF, Smith N, et al. Free triiodothyronine has a distinct circadian rhythm that is delayed but parallels thyrotropin levels. J Clin Endocrinol Metab. 2008;93(6): 2300–6.

[115] Rees-Jones RW, Larsen PR. Triiodothyronine and thyroxine content of desiccated thyroid tablets. Metabolism. 1977;26(11): 1213–8.

[116] LeBoff MS, Kaplan MM, Silva JE, Larsen PR. Bioavailability of thyroid hormones from oral replacement preparations. Metabolism. 1982;31(9): 900–5.

[117] Gullo D, Latina A, Frasca F, Le Moli R, Pelligriti G, Vigneri R. Levothyroxine monotherapy cannot guarantee euthyroidism I all athyreotic patients. PLoS One. 2011;6: e22552. PMID: 21829633.

[118] Peitzner M, Lehmphul I, Friedrich N, et al. Translating pharmacological findings from hypothyroid rodents to euthyroid humans: is there a functional role of endogenous 3,5–T2? Thyroid. 2015;25: 188–97.

[119] Lehmphul I, Brabant G, Wallaschofski H, Ruchala M, Strausberger CJ, Kohrle J, Wu Z. Detection of 3,5 diiodothyronine in sera of patients with altered thyroid status using new monoclonal antibody-based chemiluminescence immunoassay. Thyroid. 2015;24: 1350–9.

[120] Saravanan P, Siddique H, Simmons DJ, Greenwood R, Dayan CM. Twenty-four hour hormone profiles of TSH,

Free T3 and free T4 in hypothyroid patients on combined T3/T4 therapy. Exp Clin Endocrinol Diabetes. 2007;115(4): 261−7.

[121] Mandel SJ, Mandel L. Radioactive iodine and the salivary glands. Thyroid. 2003;13: 265−71.

[122] Lee S. Complications of radioactive iodine treatment of thyroid carcinoma. J Natl Compr Canc Netw. 2010;8: 1277−87.

[123] Sawka AM, Thabane L, Parlea L, Ibrahim-Zada I, Tsang RW, Brierley JD, Straus S, Ezzat S, Goldstein DP. Second primary malignancy risk after radioactive iodine treatment in thyroid cancer: a systematic review and meta-analysis. Thyroid. 2009;19: 451−7.

[124] Kim C, Bi X, Pan D, Chen Y, Carling T, Ma S, Udelsman R, Zhang Y. The risk of secondary cancers after diagnosis of thyroid cancer is elevated in thyroid microcarcinomas. Thyroid. 2013;23: 575−82.

[125] Sisson JC, et al. Radiation safety in treatment of patients with thyroid diseases by ^{131}I: practice recommendations of the American thyroid association. Thyroid. 2011;21(4): 335−46.

[126] Swaka AM, Straus S, Rodin G, et al. Thyroid cancer patient perceptions of radioactive iodine treatment choice: follow up from a decision-aid randomized trial. Cancer. 2015. doi: 10.1002/cncr.29548.

[127] Taieb D, Sebag F, Farman-Ara B, et al. Iodine biokinetics and radioiodine exposure after recombinant human thyrotropin-assisted remnant ablation in comparison with thyroid hormone withdrawal. J Clin Endocrinol Metab. 2010;95: 3283−90.

[128] Tuttle RM, Brokhin M, Omry G, et al. Recombinant human TSH-assisted radioactive iodine remnant ablation achieves short-term clinical recurrence rates similar to those of traditional thyroid hormone withdrawal. J Nucl Med. 2008;49: 764−70.

[129] Schlumberger M, Catargi B, Borget I, et al. Strategies of radioiodine ablation in patients with low-risk thyroid cancer. N Engl J Med. 2012;366: 1663−73.

[130] Cooper DS, Doherty GM, Haugen BR, Kloos RT, Lee SL, Mandel SJ, Mazzaferri EL, McIver B, Pacini F, Schlumberger M, Sherman SI, Steward DL, Tuttle RM. Revised American Thyroid Association management guidelines for patients with thyroid nodules and differentiated thyroid cancer. Thyroid. 2009;19: 1167−214.

[131] Rosen JE, Gardiner P, Saper RB, Pearce EN, Hammer K, Gupta-Lawrence RL, Lee SL. Kelp use in patients with thyroid cancer. Endocrine. 2014;46: 123−30.

[132] Aceves C, Anguiano B, Delgado G. The extrathyronine actions of iodine as antioxidant, apoptotic, and differentiation Factor in various tissues. Thyroid. 2012;23(8): 938−46.

[133] Lee SY, Chang DLF, He X, Pearce EN, Braverman LE, Leung AM. Urinary iodine excretion and serum thyroid function in adults after iodinated contrast administration. Thyroid. 2015;25(5): 471−7. doi: 10.1089/thy.2015.0024.

译者评述

　　本章主要讨论围手术期的综合治疗，包括：患者术前的饮食和一些特别的药物、食物对凝血系统的影响；维生素 D 不足及其对术后血钙和血 PTH 的影响；术后体重管理；术后甲状腺功能的替代治疗；也讨论了 T_3、T_4 复合剂与左旋 T_4 单药替代疗法的区别。文中用大量的篇幅讨论了患者的心理健康和心理康复，以及针对心理问题的处理应对方法。这至少在我这名外科医师的日常工作中是忽视或不重视的，当然这些工作也可和康复科、心理科密切协作。阅读本章后，在今后的工作中我会更注意患者这方面的主诉与诊查，积极进行心理疏导和干预，给予他们健身和用药指导，这对于患者真正的全面康复应该是大有裨益的。

　　惊叹于国外甲状腺医师对于患者的工作之细之详，深感甲状腺肿瘤并不是关键的手术一"切"了事，还需要术前仔细准备、术后指导患者进行康复和长期呵护患者。文中可以看到以患者为中心的精髓，以及生物－心理－社会医学模式在甲状腺疾病诊治中的合理应用。

第 7 部分

其他分化型和进展期甲状腺癌

OTHER DIFFERENTIATED AND ADVANCED
THYROID CANCER

第24章
滤泡细胞癌和 Hürthle 细胞癌
Follicular and Hürthle Cell Carcinoma

Naris Nilubol, Xavier Keutgen, and Electron Kebebew

殷志强 译，李险峰 校

甲状腺的滤泡状肿瘤包括多种病理学类型，如滤泡状腺瘤、滤泡状甲状腺癌（FTC）和滤泡状肿瘤的嗜酸性变异体（Hürthle 细胞腺瘤和 Hürthle 细胞癌）。尽管 Hürthle 细胞癌（HCC）的侵袭性更强、预后更差，世界卫生组织（WHO）仍认为它是 FTC 的嗜酸性变异体[1]，而其他学者则将 HCC 分类为不同于 FTC 的单独的一个甲状腺肿瘤亚型[2, 3]。

由于 FTC 和 HCC 的细胞学特征与其相应的良性病变难以区分，FTC 或 HCC 的诊断是基于包膜和（或）血管浸润，或淋巴结转移，或远处转移的证据。FTC 是甲状腺癌中第二常见的组织学亚型，占分化型甲状腺癌中的 10%～20%，而 HCC 并不常见，占分化型甲状腺癌的 3%。FTC 患者发病年龄通常在 40～60 岁。女性与男性的比例是 2:1～3:1。在缺碘地区，FTC 的发病率较高，占该地区所有甲状腺癌病例的 25%～40%[4, 5]。与 PTC 不同，FTC 更容易发生血行转移到远处器官，而不是区域淋巴结转移[6]。FTC 患者就诊时有 10%～15%

已发生远处转移[7, 8]，但 FTC 患者的平均淋巴结转移率不到 10%，为 3%～19%[9]。FTC 的多灶癌并不常见。

世界卫生组织将 FTC 分为微侵袭性和广泛侵袭性[1]。下面讨论它们自然病程、诊断和处理的主要差异。

Karl Hürthle 在 1894 年对 Hürthle 细胞的最初描述是针对犬类滤泡旁 C 细胞，而不是那些现在称为 Hürthle 细胞的细胞。历史上首次误命名出现在 James Ewing 对甲状腺癌的描述中，他把一种分化好的、含颗粒的、具有嗜酸性细胞质的大细胞当作了增生的 Hürthle 细胞[10]。与 FTC 相似，HCC 患者主要为女性（女性/男性比例为 2:1）。HCC 患者发病年龄通常为 40～60 岁[11]。明显的甲状腺结节是常见的表现。由于 Hürthle 细胞瘤罕见，其相关报道中描述的生物学行为变化多样，因此这些肿瘤患者的自然病程和最佳治疗一直是持续争论的主题。甲状腺腺外转移率为 5%～39%，淋巴结转移率为 2.7%～56%，远处转移率为 5%～50%[9]。多灶癌在 HCC 中常见，发生率为 33%~70% [12-14]。

虽然大多数 FTC 患者常表现为无症状的、通常大于 2 cm 的孤立性甲状腺结节 [5]，但 20% 的患者 FTC 系多结节性甲状腺肿的一个主要结节。以远处转移至肺和骨作为初始表现的病例非常少见 [15]。微侵袭性滤泡状甲状腺癌（MIFTC）通常在年轻患者中出现，中位年龄在 35~49 岁，并且表现为无痛性临床病程，与滤泡状腺瘤相似 [16]。广泛侵袭性 FTC（WIFTC）出现在老年患者，平均年龄为 60 岁，临床病程发展更快。

同样，HCC 也被分类为微侵袭性或广泛侵袭性 2 种类型 [17]。尽管微侵袭性 HCC 的预后比广泛侵袭性的预后好，但由于该疾病的罕见性，其自然病程和最佳治疗仍不清楚。

诊　断

超声影像

在一项回顾性研究中，Sillery 等将 FTC 的超声特征与滤泡状腺瘤的超声特征相比较，发现 FTC 常表现为低回声、肿块较大、声晕较少出现、囊性变概率较小 [18]。然而，这些特征与滤泡状腺瘤的特征是重叠的（图 24-1）。其他研究者发现，与滤泡状腺瘤相比，FTC 更常表现为等回声或低回声，主要是实性回声或混合性回声，同时伴有微钙化或边缘钙化 [19]。

然而，许多上述特征都是与滤泡状腺瘤的特征重叠的。甲状腺结节中没有血流是另一个可能有助于区分滤泡状腺瘤与 FTC 的特征，其对 FTC 有 96% 的阴性预测价值 [20]。

Hürthle 细胞肿瘤具有多种超声表现，有不同程度的低回声到高回声病灶，以及不同的血管形成特征。超声检查无法区分 Hürthle 细胞腺瘤和 HCC，除非有明显的局部浸润或淋巴结肿大。Hürthle 细胞肿瘤的常见声像特征包括具有不均质的低回声或等回声图像。囊性变和声晕也很常见。20% 的病例出现粗大钙化。大多数 HCC 都可见内部和外周血管生成（图 24-1）[21, 22]。

细针穿刺活检

尽管细针穿刺活检（FNAB）是指导甲状腺结节患者治疗的最常用诊断、检查方法，但它不能将 FTC 或 HCC 与其对应的良性病变区分开来，因为 FNAB 不能评估包膜受累和血管侵犯。因此，滤泡性肿瘤的大多数 FNAB 结果属于一个不确定的类别，如不确定意义的滤泡状病变或滤泡状肿瘤，有必要手术切除以获得组织诊断。FNAB 诊断滤泡状肿瘤的标准包括在无胶质的背景中存在丰富的滤泡细胞（图 24-2 a，b）（见第 5 章）。

Hürthle 细胞是甲状腺滤泡细胞，其特征在于具有丰富的嗜酸性、富含线粒体的颗粒状细胞质和具有明显核仁的大多边形细胞核。Hürthle 细胞变化可见于各种甲状腺疾病，包括桥本甲状腺炎、Graves 病和结节性甲状腺肿等非肿瘤性病变 [23]。

Hürthle 细胞肿瘤并不常见，占甲状腺肿瘤的 4%~10% [24]。Hürthle 细胞肿瘤在 FNAB 上的细胞学特征为：病变中细胞超多、Hürthle 细胞占比 >75%、胶体和淋巴细胞缺失（图 24-2 c，d）。

分子标志物

近年来，虽然甲状腺结节的分子诊断取得了重大进展，但现有的方法尚无法准确区分 FTC 和滤泡状腺瘤。基因表达分类系统

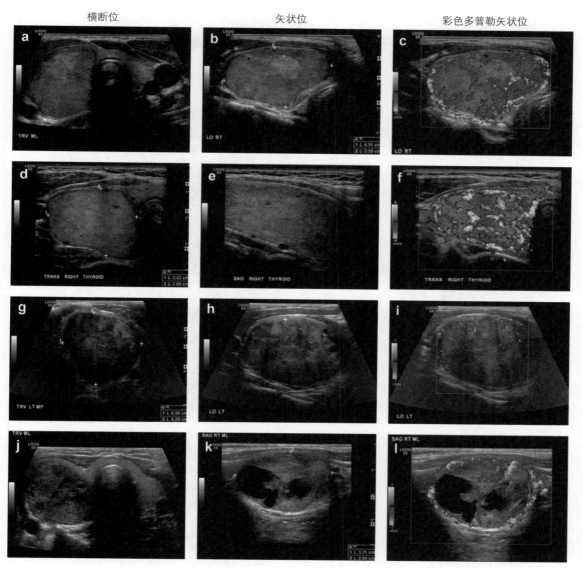

横断位　　　　　　　　　　　　矢状位　　　　　　　　　　彩色多普勒矢状位

图 24-1　高分辨率超声波图像。a～c. 滤泡状腺瘤；d～f. Hürthle 细胞腺瘤；g～i. 滤泡状甲状腺癌；j～l. Hürthle 细胞癌

（GEC）使用一组 mRNA 来区分不确定结节患者的良性和恶性病变。Afirma（Veracyte，San Francisco，CA）是一种商业上可用的测试方法，使用一个包含 142 个基因的信使表达检测盒。该测试具有高的敏感性，对不确定结节（非典型或不确定意义的滤泡性变和滤泡状或 Hürthle 细胞肿瘤）具有 >90%

的阴性预测率，但特异性仅为 50%。因此，约有一半的细胞学不确定的良性结节被错误地归类为"可疑的恶性肿瘤"[25, 26]。

由于 Afirma 试验的假阴性率（5%～8%）与非典型性或意义未明的滤泡状病变（5%～15%）患者的恶性率相似，因此目前尚不清楚该试验是否会改变手术决

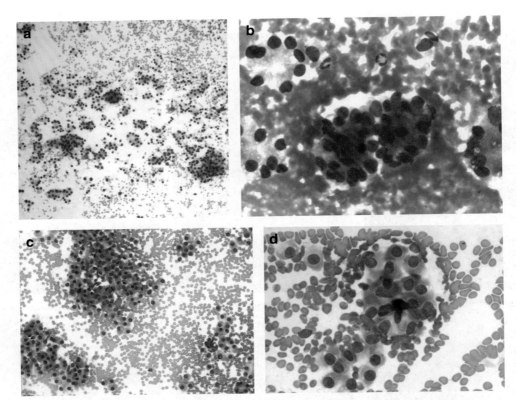

图 24-2　a. 滤泡状肿瘤（低倍数）的细胞学特征：细胞穿刺显示成团的滤泡细胞，假玫瑰花结，小管状结构，并且单独存在，在红细胞的背景中没有胶体存在。Diff-Quik，100×；b. 滤泡状肿瘤与假沉淀微泡：滤泡细胞弥漫性核扩大排列在红细胞背景中的微囊和假沉淀微泡。Diff-Quik，600×；c. Hürthle 细胞腺瘤（低倍数）：细胞穿刺显示具有弥散性核扩张的 Hürthle 细胞排列成团，伪花环征，并且单独在红细胞背景下，且没有胶体。Diff-Quik，200×；d. Hürthle 细胞肿瘤与假沉淀微泡：Hürthle 细胞弥漫性核扩大和丰富的颗粒状细胞质，单独排列，在红细胞的背景下，存在假沉淀和微泡。Diff-Quik，400×（由美国国家卫生研究院、国家癌症研究所病理学实验室 Armando Filie 博士提供）

策。Li 等对此进行了成本效益分析，并提示 GEC 测试可能会降低总成本，因为良性结节的手术减少了 74%，且没有更多漏诊的癌症[27]。

在 >70% 的甲状腺癌中已鉴定出 *BRAF V600E*、*RAS*（*H-RAS*，*N-RAS*，*K-RAS*）、*RET/PTC* 和 *PAX8/PPARg* 基因排列中的点突变，具有高阳性预测值。一代测试不精确，不足以从腺瘤中区分出 FTC 或 HCC[28-30]。Nikiforov 等最近的一项研究表明，143 例 FNAB 细胞学诊断为滤泡状肿瘤，在综合基因组检测（ThyroSeq v2 NGS）中显示出有意义的结果，该基因组检测了 13 种基因中的点突变和 42 种甲状腺癌中发生的基因融合。作者报告了 90% 的敏感性、93% 的特异性和 92% 的准确性[31]。

病理学诊断

WHO 将 FTC 定义为"表现为滤泡细胞分化、缺乏诊断为甲状腺乳头状癌的核特征的恶性上皮性肿瘤"[1]。诊断 FTC 的 2 个主要特征是：包膜和（或）血管浸润的证据，以及源自滤泡状甲状腺细胞的缺乏 PTC 核特征的肿瘤[17]。在缺乏 PTC 核特征的情况下使用严格的诊断标准来识别包膜和（或）血管浸润，以及滤泡性 PTC 的诊断增加的趋势，已经导致 PTC 诊断数量的增加和高分化甲状腺癌中 FTC 比例的减少[1, 17, 32]。

滤泡状腺瘤通常表现为在正常甲状腺中的孤立病变，没有侵入性生长迹象。腺瘤的组织学特征包括微滤泡或巨滤泡的生长模式，以及缺乏退行性改变，如出血、纤维化和囊性变[33]（图 24-3 a）。

大多数 FTC 是切面具有灰褐色至棕褐色的良好包膜的实体肿瘤[34]。微侵袭性滤泡状甲状腺癌（MIFTC）通常具有比滤泡腺瘤更厚且更不规则的包膜，但是在其他方面难以区分。包膜的存在是区分微侵袭性滤泡状甲状腺癌（MIFTC）和广泛侵袭性滤泡状甲状腺癌（WIFTC）的重要特征。WIFTC 可能以部分包裹肿瘤的形式出现，并伴有广泛被膜浸润或多结节，肿瘤无包膜，偶尔会出现甲状腺血管侵袭[34]（图 24-3 b～d）。FTC 中的多病灶现象并不常见。MIFTC 涵盖了广泛的病理学特征，肿瘤从只有最小范围的包膜侵犯到广泛的血管侵袭[16]。血管侵犯被定义为肿瘤细胞附着于包膜血管壁[35]。根据血管侵犯的存在与否和程度，Rosai 将包膜完整的肿瘤或 MIFTC 分为三类：① 仅包膜侵犯。② 有限

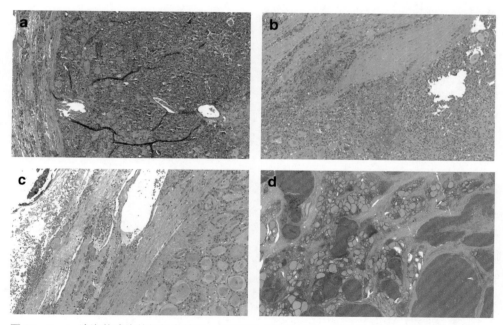

图 24-3　a. 滤泡状腺瘤的组织学特征：具有滤泡细胞的肿瘤，厚包膜，没有任何血管或包膜侵入的迹象。苏木精和伊红染色，8×；b. 具有包膜侵袭的微侵袭性滤泡状甲状腺癌。苏木精和伊红染色，12×；c. 具有血管侵袭的微侵袭性滤泡状甲状腺癌。苏木精和伊红染色，15×；d. 广泛浸润的滤泡状癌，没有完整的包膜和广泛的包膜侵犯。苏木精和伊红染色，2×；e. 具有包膜侵袭的微侵袭性 Hürthle 细胞癌。苏木精和伊红染色，10×；f. 具有血管侵袭的微侵袭性 Hürthle 细胞癌。苏木精和伊红染色，30×；g. 广泛侵袭性 Hürthle 癌。苏木精和伊红染色，0.7×；h. Hürthle 细胞腺瘤，没有包膜或血管浸润的证据。苏木精和伊红染色，8×（由美国国家癌症研究所、国家癌症研究所病理实验室 Drew Pratt 和 Martha Quezado 博士提供）

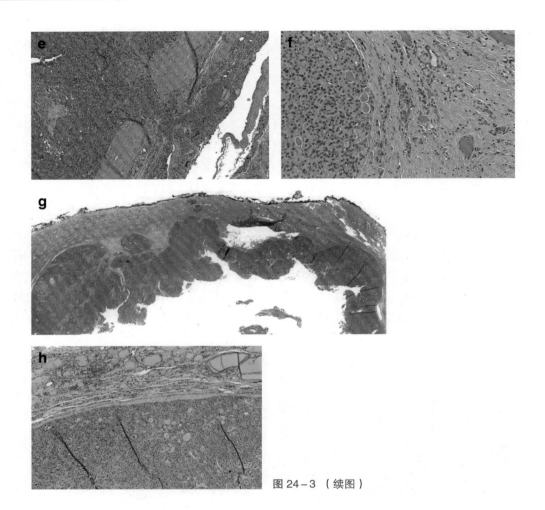

图 24-3 （续图）

的血管侵犯（少于 4 个部位）。③ 广泛的血管侵袭（4 个或更多的部位）[36]。其他学者认为 MIFTC 仅为包膜侵犯的肿瘤[37, 38]。因为血管浸润是一种不良预后特征，与较高的复发率和死亡率相关[6, 39]，因此提示 MIFTC 可以根据血管侵犯的存在进行分类，因为与有血管浸润的 MIFTC [6] 相比，没有血管侵犯的 MIFTC 具有良好的预后[40]。在一项大队列 FTC 研究中，Ito 等发现广泛的血管浸润和肿瘤 >4 cm 为与 MIFTC 患者的死亡率独立相关的因素[41]。伴有广泛血管浸润的 MIFTC 与更高的复发率和远处转移率相关[42, 43]。

与 MIFTC 患者相似，微侵袭性 HCC 患者有 4 个或更多的血管浸润灶或肿瘤 >4 cm 时发生复发的风险更高[44]（图 24-3 e～g）。Hürthle 细胞腺瘤的组织学显示于图 24-3 h。

治 疗

手术处理

细胞学诊断为滤泡或 Hürthle 细胞肿瘤的患者至少应接受甲状腺腺叶切除术和峡部切除术，因为恶性肿瘤的风险为 15%～30%[45]。在有甲状腺癌风险的患者中应考虑甲状腺全切除术，例如那些曾接受过头颈部放射治疗或有甲状腺癌家族史的患者，或伴有对侧结节、甲状腺功能减退症或恶性临床证据（如局部侵犯迹象、可疑的超声图像表现或淋巴结肿大）的患者。

由于 FTC 和 HCC 的诊断是基于血管或包膜浸润的证据，因此术中冰冻切片分析甲状腺结节是不准确的，因为冰冻切片无法检查结节的完整包膜，并且由于冻结伪影的存在，冰冻组织学形态是次于福尔马林固定的组织[46, 47]。

然而，术中冰冻切片分析在检测淋巴结转移方面是准确的。一旦证实有淋巴结转移，应行甲状腺全切除术加区域淋巴结清扫术。

已发表的关于 MIFTC 和 HCC 的论文有限，并且由于该疾病罕见，往往缺乏统计学意义。通过侵袭程度将 FTC 和 HCC 患者分为高风险（WIFTC）和低风险（MIFTC）组。MIFTC 患者的最佳手术治疗方式仍存在争议。2015 年美国甲状腺协会指南推荐甲状腺腺叶切除术或甲状腺全切除术治疗 1~4 cm 的无腺外侵犯、无淋巴结转移的低风险 PTC 或 FTC[48]。然而，有几个临床研究中心认为甲状腺腺叶切除术对仅有包膜浸润、无血管浸润、肿瘤大小 <4 cm、无淋巴结和远处转移的证据，以及年龄 <45 岁 MIFTC 患者是足够的。甲状腺全切除术的适应人群是年龄 >45 岁、肿瘤 >4 cm，或有血管浸润、有淋巴结或远处转移证据的患者[40, 49-51]。来自日本的一大样本关于 MIFTC 的研究表明，年龄 >45 岁是影响生存的唯一独立预后因素，而单变量分析中，肿瘤 >4 cm 和远处转移是显著的不良预后因素。研究结果表明，年轻的 MIFTC 患者即便肿瘤较大或有远处转移，但预后仍良好[52]。来自 Mayo 临床中心的一系列研究显示，MIFTC 合并血管侵犯患者的 10 年疾

病特异死亡率和远处转移率分别为 28% 和 19%，而仅包膜浸润的患者没有一例发生远处转移或死亡[40]。因此，MIFTC 患者年龄 >45 岁、肿瘤 >4 cm、存在血管浸润或有淋巴结或远处转移的证据时，应考虑甲状腺全切除术。WIFTC 患者应进行甲状腺全切除术，以消除术中肉眼可见的病灶。由于 FTC 患者淋巴结转移率较低，因此不建议进行预防性区域淋巴结清扫术[16]。

对于细胞学诊断为 Hürthle 细胞肿瘤的甲状腺结节的最佳手术治疗一直存在争议，但应包括至少一个诊断性腺叶切除术。与 HCC 相关的临床因素包括性别（男性）、年龄（老年）、肿瘤大小（>4 cm）以及儿童时期的头颈部照射史[53-58]。具有这些临床因素的患者可考虑甲状腺全切除术。术中发现任何可疑淋巴结都应送冰冻切片进行分析。如果证实有淋巴结转移，应进行区域淋巴结清扫术。预防性中央区淋巴结清扫术对 HCC 的作用尚不清楚。然而，由于淋巴结转移并不少见，并且许多 HCC 不吸收放射性碘（RAI），因此有危险因素的患者或疑似患有广泛浸润性 Hürthle 细胞癌（WIHCC）的患者应考虑行预防性中央区淋巴结清扫。McDonald 等使用 AMES（年龄、转移、程度和大小）风险分层来识别高危患者，并发现手术范围是复发的最强风险因素。因此，作者主张对具有 1 种或多种 AMES 危险因素的患者进行更积极的手术[56]。

由于微侵袭性 Hürthle 细胞癌（MIHCC）患者定义为 HCC 仅有微小包膜浸润[57] 或局灶包膜 / 血管侵犯[58]，其预后良好，甲状腺腺叶切除术加峡部切除术可能是足够的。由 Stojadinovic 等和 Sanders 与 Silverman 完成的两项研究，分别包含 23 例病例及 12 例病例，发现接受甲状腺腺叶切除术的

MIHCC 患者在两组分别经过 8 年和 14 年的中位随访期后没有一例复发或死亡 [57, 58]。

术后管理

促甲状腺激素（TSH）抑制治疗：2015 年美国甲状腺协会有关分化型甲状腺癌的管理指南建议结合 2009 年指南和其他临床特征，根据复发风险将患者分为三类。在随访期间应该不断修改复发风险的初始评估，因为复发或死亡风险可能因临床病程或治疗变化而改变。

（1）低风险患者：① 无局部或远处转移。② 除去所有肉眼可见的肿瘤组织。③ 局部组织没有肿瘤侵袭。④ 无侵袭性组织学类型或血管浸润。⑤ 第一次全身碘扫描时甲状腺床外无 RAI 摄取。⑥ 临床 N_0 或少于等于 5 个病理性 N_1 微小转移灶（最大径 <0.2 cm）。⑦ 具有包膜侵入的甲状腺内 FTC 和血管侵入无或极少（<4 个病灶）。⑧ 包括 *BRAF* V600E 突变的甲状腺乳头状微小癌。

（2）中危患者：① 初次手术中，镜下肿瘤侵入到甲状腺周围软组织。② 在清灶后进行的 RAI 全身扫描中发现甲状腺床外 [131]I 摄取。③ 具有侵袭性的组织学类型或血管浸润的肿瘤。④ 临床 N_1 或大于 5 枚病理性 N_1，所有涉及淋巴结最大径 <3 cm。⑤ 具有甲状腺腺外侵犯和 *BRAF* V600E 突变的多灶性乳头状微小癌。

（3）高危患者：① 肉眼可见的肿瘤浸润。② 肿瘤切除不完全。③ 远处转移。④ 与治疗后扫描所见不一致的甲状腺球蛋白血症。⑤ 病理性 N_1 与任何转移性淋巴结最大径 >3 cm。⑥ 具有广泛（≥ 4 个病灶）血管侵袭的 FTC。

甲状腺癌患者服用左旋甲状腺素的起始剂量为 2 μg/kg。反应良好（非刺激 Tg< 0.2 ng/ml 或 TSH 刺激 Tg<1 ng/ml）且没有肿瘤影像学证据的患者不需要 TSH 抑制。目标 TSH 应维持在 0.5～2.0 mU/L。如果低风险患者的非刺激 Tg ≥ 0.2 ng/ml（不确定或不完全反应），TSH 应保持在 0.1～0.5 mU/L。中度风险和高风险患者的初始 TSH 目标分别为 0.1～0.5 mU/L 和 <0.1 mU/L [48]。首次应用左旋甲状腺素后，应每 6～8 周监测一次甲状腺功能，直至不需要调整为止。

放射性碘治疗

RAI 是治疗远处转移分化型甲状腺癌微小病灶最有效的方法。使用 RAI 的另一个好处是，它有助于在没有甲状腺组织残留的情况下将血清 Tg 用作复发或持续性疾病的标志物。在低危患者中不常规推荐 RAI。对于年龄 >45 岁且肿瘤 >4 cm 的 WIFTC 或 WIHCC 患者，在甲状腺全切除术后应考虑进行 RAI 治疗。推荐 RAI 是因为它可以改善具有广泛血管侵犯，或者严重的甲状腺外侵袭或远处转移证据的患者的疾病特异性和无病存活 [16, 48, 52]。

由于 MIFTC 具有良好的预后，没有证据表明在甲状腺全切除术后使用 RAI 可改善患者预后。以人群为基础研究 1 200 例 MIFTC 患者的生存率表明，在甲状腺全切除术后使用 RAI 并不能改善患者的生存 [11]。

与其他滤泡细胞来源的分化型肿瘤相比，HCC 对 RAI 需求较少。在已知有远处转移的患者中，聚碘的 HCC 病例不到 10% [12]。然而，仍应进行术后 RAI 清甲，以便利用血清 Tg 进行肿瘤监测。修订后的 ATA 指南对于已知或可疑残留病灶以及无残留病灶的患者分别推荐使用 100～200 mCi 和 30～100 mCi [131]I 进行术后全身扫描 [59]。

随　访

对无疾病迹象的患者进行疾病复发适当和准确的主动监测是很重要的。FTC 或 HCC 复发率为 7%～53%，取决于随访时间和复发的界定 [9]。与 PTC 一样，超过 80% 的 FTC 在初始诊断后 10 年内出现复发。因此，长期随访是必要的。复发率在极端年龄（20 岁以下，59 岁以上）最高 [60]。在诊断后 1 年内的早期复发与高死亡率相关，因为大多数经历早期复发的患者发生远处转移 [61]。

对于 FTC 或 HCC 患者，甲状腺全切除术后的初始随访应包括根据患者复发和转移风险确定是否需要 RAI 治疗。当患者抗 Tg 抗体阴性时，FTC 和 HCC 都可以分泌 Tg，使 Tg 成为甲状腺全切除术后准确的肿瘤标志物 [62]。应进行术后 TSH 刺激的甲状腺球蛋白水平检测，或者通过停用甲状腺激素或通过口服重组 TSH 来评估残余甲状腺组织或疾病。

如果最初的治疗后全身扫描仅在甲状腺床上显示摄取，初始检测模式是在患者术后每 6～12 个月进行颈部的高分辨率超声检查。TSH 刺激的 Tg 检测（有或没有诊断性全身扫描）应在清甲后 6～12 个月进行 [59]。在没有抗 Tg 抗体（可能导致错误的低血清 Tg）的情况下，血清 Tg 在甲状腺全切除术和清甲后检测甲状腺癌方面具有高度敏感性和特异性。由于在 TSH 抑制过程中测量的血清 Tg 水平可能无法确定低容量病灶的患者，TSH 刺激的 Tg 在检测残留病灶的患者时具有最高的敏感性，阴性预测值为 95%～99% [63, 64]。然而，TSH 刺激的 Tg 检测可以明确临床上并不典型的病例。血清 Tg 升高的患者（TSH 抑制的 Tg 水平 >0.3 ng/ml 或 TSH 刺激的 Tg 水平 >2 ng/ml）应行颈部超声检查。如果颈部超声检查为阴性，则应考虑诊断性 RAI 全身扫描。对于血清 Tg 升高但在放射性诊断性碘全身扫描和颈部超声检查中没有发现病灶证据的患者，推荐额外的影像学检查，比如颈部和胸部 CT 或 MRI，或 18F-FDG—PET-CT [59]。对任何可疑病变都应该进行 FNAB 细胞学检查和灌洗液 Tg 检查。

预　后

目前已经为分化型甲状腺癌患者开发了几种危险分层和分期系统。这些系统包括 AGES（年龄、肿瘤分级、范围和大小），AMES（年龄、转移、程度和大小），MACIS（转移、年龄、切除完整性、浸润和大小）以及美国癌症联合委员会提供的 TNM 分期系统。这些系统显示影响患者生存的重要预后因素。总体而言，FTC 患者的 5 年和 10 年生存率分别为 82%～92% 和 67%～90% [9]。MIFTC 患者通常具有良好的预后，与良性腺瘤相当。对 1 200 例患者进行的基于人群的研究显示，MIFTC 患者的远处转移罕见，这些患者的总体生存率与美国一般人群相当 [65]。与 MIFTC 相比，WIFTC 与预后较差相关，10 年疾病特异死亡率为 15%～25% [40, 41, 66]。

HCC 的预后是否比 FTC 更差尚有争议。国家癌症数据库的一项研究显示，HCC 患者 10 年生存率为 75%，低于 FTC 的 85% 或 PTC 的 93% [67]。其他研究报道结果更差，5 年和 10 年生存率分别为 45%～95% 和 45%～80% [9]，超过一半的 HCC 患者在长期随访中死亡 [12, 58]。然而，一项基于人群的研究显示，HCC 患者与人口统计学和临床相匹配的 FTC 患者的总生存率相当。HCC 患者的诊断年龄较大、性别为男性、肿瘤较大，与总体生存期较短有关 [68]。

参考文献

[1] DeLellis RA, Lloyd RV, Heitz PU. World Health Organization classification of tumours. In: Pathology and genetics of tumours of endocrine organs. Lyon: IARC Press; 2004.

[2] Franssila KO, Ackerman LV, Brown CL, Hedinger CE. Follicular carcinoma. Semin Diagn Pathol. 1985;2(2): 101–22.

[3] Kushchayeva Y, Duh QY, Kebebew E, D'Avanzo A, Clark OH. Comparison of clinical characteristics at diagnosis and during follow-up in 118 patients with Hurthle cell or follicular thyroid cancer. Am J Surg. 2008;195(4): 457–62.

[4] Correa P, Chen VW. Endocrine gland cancer. Cancer. 1995;75(1 Suppl): 338–52.

[5] Baloch ZW, LiVolsi VA. Our approach to follicular-patterned lesions of the thyroid. J Clin Pathol. 2007;60(3): 244–50.

[6] Kim HJ, Sung JY, Oh YL, Kim JH, Son YI, Min YK, et al. Association of vascular invasion with increased mortality in patients with minimally invasive follicular thyroid carcinoma but not widely invasive follicular thyroid carcinoma. Head Neck. 2014;36(12): 1695–700.

[7] Shaha AR, Shah JP, Loree TR. Patterns of nodal and distant metastasis based on histologic varieties in differentiated carcinoma of the thyroid. Am J Surg. 1996;172(6): 692–4.

[8] Lo CY, Chan WF, Lam KY, Wan KY. Follicular thyroid carcinoma: the role of histology and staging systems in predicting survival. Ann Surg. 2005;242(5): 708–15.

[9] Phitayakorn R, McHenry CR. Follicular and Hurthle cell carcinoma of the thyroid gland. Surg Oncol Clin N Am. 2006;15(3): 603–23, ix–x.

[10] Ewing J. Neoplastic disease: a treatise on tumors. 3rd ed. Philadelphia: W. B. Saunders Company; 1928.

[11] Goffredo P, Roman SA, Sosa JA. Hurthle cell carcinoma: a population-level analysis of 3311 patients. Cancer. 2013;119(3): 504–11.

[12] Lopez-Penabad L, Chiu AC, Hoff AO, Schultz P, Gaztambide S, Ordonez NG, et al. Prognostic factors in patients with Hurthle cell neoplasms of the thyroid. Cancer. 2003;97(5): 1186–94.

[13] Arganini M, Behar R, Wu TC, Straus 2nd F, McCormick M, DeGroot LJ, et al. Hurthle cell tumors: a twenty-five-year experience. Surgery. 1986;100(6): 1108–15.

[14] Gundry SR, Burney RE, Thompson NW, Lloyd R. Total thyroidectomy for Hurthle cell neoplasm of the thyroid. Arch Surg. 1983;118(5): 529–32.

[15] Panda SK, Patro B, Samantaroy MR, Mishra J, Mohapatra KC, Meher RK. Unusual presentation of follicular carcinoma thyroid with special emphasis on their management. Int J Surg Case Rep. 2014;5(7): 408–11.

[16] Dionigi G, Kraimps JL, Schmid KW, Hermann M, Sheu-Grabellus SY, De Wailly P, et al. Minimally invasive follicular thyroid cancer (MIFTC)–a consensus report of the European Society of Endocrine Surgeons (ESES). Langenbecks Arch Surg. 2014;399(2): 165–84.

[17] Rosai J, Carcargiu ML, DeLellis RA. Tumors of the thyroid gland, 3rd series. In: Rosai J, Sobin L, editors. Atlas of tumor pathology. Washington, DC: Armed Forces Institute of Pathology; 1992.

[18] Sillery JC, Reading CC, Charboneau JW, Henrichsen TL, Hay ID, Mandrekar JN. Thyroid follicular carcinoma: sonographic features of 50 cases. AJR Am J Roentgenol. 2010;194(1): 44–54.

[19] Seo HS, Lee DH, Park SH, Min HS, Na DG. Thyroid follicular neoplasms: can sonography distinguish between adenomas and carcinomas? J Clin Ultrasound JCU. 2009;37(9): 493–500.

[20] Iared W, Shigueoka DC, Cristofoli JC, Andriolo R, Atallah AN, Ajzen SA, et al. Use of color Doppler ultrasonography for the prediction of malignancy in follicular thyroid neoplasms: systematic review and meta-analysis. J Ultrasound Med Off J Am Inst Ultrasound Med. 2010;29(3): 419–25.

[21] Lee SK, Rho BH, Woo SK. Hurthle cell neoplasm: correlation of gray-scale and power Doppler sonographic findings with gross pathology. J Clin Ultrasound JCU. 2010;38(4): 169–76.

[22] Maizlin ZV, Wiseman SM, Vora P, Kirby JM, Mason AC, Filipenko D, et al. Hurthle cell neoplasms of the thyroid: sonographic appearance and histologic characteristics. J Ultrasound Med Off J Am Inst Ultrasound Med. 2008;27(5): 751–7; quiz 9.

[23] LiVolsi VA. Surgical pathology of the thyroid. Philadelphia: Saunders; 1990.

[24] McLeod MK, Thompson NW. Hurthle cell neoplasms of the thyroid. Otolaryngol Clin North Am. 1990;23(3): 441–52.

[25] Alexander EK, Kennedy GC, Baloch ZW, Cibas ES, Chudova D, Diggans J, et al. Preoperative diagnosis of Benign thyroid nodules with indeterminate cytology. N Engl J Med. 2012;367: 705–15.

[26] Mathur A, Olson MT, Zeiger MA. Follicular lesions of the thyroid. Surg Clin North Am. 2014;94(3): 499–513.

[27] Li H, Robinson KA, Anton B, Saldanha IJ, Ladenson PW. Cost-effectiveness of a novel molecular test for cytologically indeterminate thyroid nodules. J Clin Endocrinol Metab. 2011;96(11): E1719–26.

[28] Nikiforov YE, Steward DL, Robinson-Smith TM, Haugen BR, Klopper JP, Zhu Z, et al. Molecular testing for mutations in improving the fine-needle aspiration diagnosis of thyroid nodules. J Clin Endocrinol Metab. 2009;94(6): 2092–8.

[29] Yip L, Kebebew E, Milas M, Carty SE, Fahey 3rd TJ, Parangi S, et al. Summary statement: utility of molecular marker testing in thyroid cancer. Surgery. 2010;148(6): 1313–5.

[30] Ohori NP, Nikiforova MN, Schoedel KE, LeBeau SO, Hodak SP, Seethala RR, et al. Contribution of molecular testing to thyroid fine-needle aspiration cytology of "follicular

lesion of undetermined significance/atypia of undetermined significance". Cancer Cytopathol. 2010;118(1): 17–23.

[31] Nikiforov YE, Carty SE, Chiosea SI, Coyne C, Duvvuri U, Ferris RL, et al. Highly accurate diagnosis of cancer in thyroid nodules with follicular neoplasm/suspicious for a follicular neoplasm cytology by ThyroSeq v2 next-generation sequencing assay. Cancer. 2014;120(23): 3627–34.

[32] Alevizaki M, Papageorgiou G, Rentziou G, Saltiki K, Marafelia P, Loukari E, et al. Increasing prevalence of papillary thyroid carcinoma in recent years in Greece: the majority are incidental. Thyroid. 2009;19(7): 749–54.

[33] Baloch ZW, Fleisher S, LiVolsi VA, Gupta PK. Diagnosis of "follicular neoplasm": a gray zone in thyroid fine-needle aspiration cytology. Diagn Cytopathol. 2002;26(1): 41–4.

[34] Sobrinho-Simoes M, Eloy C, Magalhaes J, Lobo C, Amaro T. Follicular thyroid carcinoma. Mod Pathol. 2011;24 Suppl 2: S10–8.

[35] LiVolsi VA, Baloch ZW. Follicular-patterned tumors of the thyroid: the battle of benign vs. malignant vs. so-called uncertain. Endocr Pathol. 2011;22(4): 184–9.

[36] Rosai J. Handling of thyroid follicular patterned lesions. Endocr Pathol. 2005;16(4): 279–83.

[37] Ghossein R. Update to the College of American Pathologists reporting on thyroid carcinomas. Head Neck Pathol. 2009;3(1): 86–93.

[38] Saade N, Sadler C, Goldfarb M. Impact of regional lymph node dissection on disease specific survival in adrenal cortical carcinoma. Horm Metab Res. 2015;47: 820–5.

[39] Lang W, Choritz H, Hundeshagen H. Risk factors in follicular thyroid carcinomas. A retrospective follow-up study covering a 14-year period with emphasis on morphological findings. Am J Surg Pathol. 1986;10(4): 246–55.

[40] van Heerden JA, Hay ID, Goellner JR, Salomao D, Ebersold JR, Bergstralh EJ, et al. Follicular thyroid carcinoma with capsular invasion alone: a nonthreatening malignancy. Surgery. 1992;112(6): 1130–6; discussion 6–8.

[41] Ito Y, Hirokawa M, Masuoka H, Yabuta T, Kihara M, Higashiyama T, et al. Prognostic factors of minimally invasive follicular thyroid carcinoma: extensive vascular invasion significantly affects patient prognosis. Endocr J. 2013;60(5): 637–42.

[42] Lang BH, Lo CY, Chan WF, Lam KY, Wan KY. Staging systems for follicular thyroid carcinoma: application to 171 consecutive patients treated in a tertiary referral centre. Endocr Relat Cancer. 2007;14(1): 29–42.

[43] Goldstein NS, Czako P, Neill JS. Metastatic minimally invasive (encapsulated) follicular and Hurthle cell thyroid carcinoma: a study of 34 patients. Mod Pathol. 2000;13(2): 123–30.

[44] Ghossein RA, Hiltzik DH, Carlson DL, Patel S, Shaha A, Shah JP, et al. Prognostic factors of recurrence in encapsulated Hurthle cell carcinoma of the thyroid gland: a clinicopathologic study of 50 cases. Cancer. 2006;106(8): 1669–76.

[45] Cibas ES, Ali SZ, Conference NCITFSotS. The bethesda system for reporting thyroid cytopathology. Am J Clin Pathol. 2009;132(5): 658–65.

[46] Chen H, Nicol TL, Udelsman R. Follicular lesions of the thyroid. Does frozen section evaluation alter operative management? Ann Surg. 1995;222(1): 101–6.

[47] LiVolsi VA, Baloch ZW. Use and abuse of frozen section in the diagnosis of follicular thyroid lesions. Endocr Pathol. 2005;16(4): 285–93.

[48] Haugen BR, Alexander EK, Bible KC, Doherty GM, Mandel SJ, Nikiforov YE, et al. 2015 American Thyroid Association management guidelines for adult patients with thyroid nodules and differentiated thyroid cancer: the American Thyroid Association guidelines task force on thyroid nodules and differentiated thyroid cancer. Thyroid. 2016;26(1): 1–133.

[49] Huang CC, Hsueh C, Liu FH, Chao TC, Lin JD. Diagnostic and therapeutic strategies for minimally and widely invasive follicular thyroid carcinomas. Surg Oncol. 2011;20(1): 1–6.

[50] Collini P, Sampietro G, Pilotti S. Extensive vascular invasion is a marker of risk of relapse in encapsulated non-Hurthle cell follicular carcinoma of the thyroid gland: a clinicopathological study of 18 consecutive cases from a single institution with a 11-year median follow-up. Histopathology. 2004;44(1): 35–9.

[51] Gemsenjager E, Heitz PU, Martina B. Selective treatment of differentiated thyroid carcinoma. World J Surg. 1997;21(5): 546–51; discussion 51–2.

[52] Sugino K, Kameyama K, Ito K, Nagahama M, Kitagawa W, Shibuya H, et al. Outcomes and prognostic factors of 251 patients with minimally invasive follicular thyroid carcinoma. Thyroid. 2012;22(8): 798–804.

[53] Chen H, Nicol TL, Zeiger MA, Dooley WC, Ladenson PW, Cooper DS, et al. Hurthle cell neoplasms of the thyroid: are there factors predictive of malignancy? Ann Surg. 1998;227(4): 542–6.

[54] Zhang YW, Greenblatt DY, Repplinger D, Bargren A, Adler JT, Sippel RS, et al. Older age and larger tumor size predict malignancy in hurthle cell neoplasms of the thyroid. Ann Surg Oncol. 2008;15(10): 2842–6.

[55] Thompson NW, Dunn EL, Batsakis JG, Nishiyama RH. Hurthle cell lesions of the thyroid gland. Surg Gynecol Obstet. 1974;139(4): 555–60.

[56] McDonald MP, Sanders LE, Silverman ML, Chan HS, Buyske J. Hurthle cell carcinoma of the thyroid gland: prognostic factors and results of surgical treatment. Surgery. 1996;120(6): 1000–4; discussion 4–5.

[57] Sanders LE, Silverman M. Follicular and Hurthle cell carcinoma: predicting outcome and directing therapy. Surgery. 1998;124(6): 967–74.

[58] Stojadinovic A, Ghossein RA, Hoos A, Urist MJ, Spiro RH, Shah JP, et al. Hurthle cell carcinoma: a critical histopathologic appraisal. J Clin Oncol. 2001;19(10): 2616–25.

[59] Cooper DS, Doherty GM, Haugen BR, Kloos RT, Lee SL, Mandel SJ, et al. Revised American Thyroid Association

management guidelines for patients with thyroid nodules and differentiated thyroid cancer. Thyroid. 2009;19(11): 1167–214.

[60] Mazzaferri EL, Jhiang SM. Long-term impact of initial surgical and medical therapy on papillary and follicular thyroid cancer. Am J Med. 1994;97(5): 418–28.

[61] Lin JD, Hsueh C, Chao TC. Early recurrence of papillary and follicular thyroid carcinoma predicts a worse outcome. Thyroid. 2009;19(10): 1053–9.

[62] Besic N, Hocevar M, Zgajnar J, Petric R, Pilko G. Aggressiveness of therapy and prognosis of patients with Hurthle cell papillary thyroid carcinoma. Thyroid. 2006;16(1): 67–72.

[63] Gonzalez C, Aulinas A, Colom C, Tundidor D, Mendoza L, Corcoy R, et al. Thyroglobulin as early prognostic marker to predict remission at 18–24 months in differentiated thyroid carcinoma. Clin Endocrinol (Oxf). 2014;80(2): 301–6.

[64] Kloos RT, Mazzaferri EL. A single recombinant human thyrotropin-stimulated serum thyroglobulin measurement

predicts differentiated thyroid carcinoma metastases three to five years later. J Clin Endocrinol Metab. 2005;90(9): 5047–57.

[65] Goffredo P, Cheung K, Roman SA, Sosa JA. Can minimally invasive follicular thyroid cancer be approached as a benign lesion?: a population-level analysis of survival among 1,200 patients. Ann Surg Oncol. 2013;20(3): 767–72.

[66] Ito Y, Hirokawa M, Masuoka H, Yabuta T, Fukushima M, Kihara M, et al. Distant metastasis at diagnosis and large tumor size are significant prognostic factors of widely invasive follicular thyroid carcinoma. Endocr J. 2013;60(6): 829–33.

[67] Hundahl SA, Fleming ID, Fremgen AM, Menck HR. A National Cancer Data Base report on 53,856 cases of thyroid carcinoma treated in the U.S., 1985–1995 [see comments]. Cancer. 1998;83(12): 2638–48.

[68] Bhattacharyya N. Survival and prognosis in Hurthle cell carcinoma of the thyroid gland. Arch Otolaryngol Head Neck Surg. 2003;129(2): 207–10.

译者评述

本章详述了滤泡细胞癌和 Hürthle 细胞癌（相对少见，同属于甲状腺滤泡状肿瘤）的临床表现、诊断标准、治疗以及预后。不同于 PTC，甲状腺滤泡状肿瘤术前评估困难，不论是超声影像，还是穿刺活检，抑或冰冻快速检测，都无法明确其良、恶性，分子标志物可能会带来新的希望，但目前仍需石蜡病理联合免疫组化明确诊断，因此我们建议，对于超声以及 FNAB 不确定的滤泡状病变或滤泡状肿瘤，仍应进行手术切除以获得明确诊断。腺叶切除后，如病理明确高危 HCC，宜追加补充甲状腺全切除术，甚至 RAI，这一非计划二次手术不应视为诊断失误。

滤泡状癌的淋巴转移较少，因此对于低危的患者无须行预防性中央区淋巴结清扫，可以仅行患侧的腺叶切除＋峡部切除，降低了神经损伤、术后甲状旁腺功能减退等并发症率。对于年龄较大、肿瘤 >4 cm、有血管浸润或淋巴结转移证据的患者应行甲状腺全切除术＋淋巴结清扫。术后给予 TSH 抑制治疗，定期复查和长期随访是非常必要的。对于高危的、有血管浸润、腺外侵袭、完成甲状腺全切除术的患者来说，RAI 是治疗有效同时也有助于监测 Tg 水平以评估是否复发的方法。对于影像学发现可疑复发病变，应该进行 FNAB 细胞学检查和灌洗液 Tg 检查。

第25章
局部晚期的分化型甲状腺癌
Locally Advanced Differentiated Thyroid Cancer

Ming Yann Lim, Mark Zafereo, and Elizabeth Grubbs

朱又华 译, 伍 波 校

局部晚期甲状腺癌的概念

分化良好的甲状腺癌（WDTC）约占所有甲状腺癌的 90% 以上 [1]，其中 10%～15% 表现为局部晚期 [2, 3]。局部晚期甲状腺癌定义为肿瘤已突破甲状腺被膜，侵犯周边组织结构，包括肌肉、喉返神经、气管、喉、食管，及颈胸部重要血管。McCaffrey 等分析了 Mayo 诊所 60 年间所治疗的 262 例局部晚期甲状腺乳头状癌（PTC）患者，结果发现外侵犯部位包括肌肉（53%）、气管（37%）、喉返神经（47%）、食管（21%）、喉（12%），其他部位为 30% [4]。Su 等最近报道了 69 例分化良好的甲状腺癌，同时伴有上呼吸道、消化道侵犯的患者，有 62% 的患者经过肿瘤完全切除且切缘阴性，其中 85% 的患者得到局部控制，而 23% 的患者发生远处转移，总体 5 年生存率为 71% [5]。

Ortiz 等对 200 例甲状腺乳头状癌手术患者进行了回顾性研究。其中 47 例（23.5%）表现为甲状腺腺外侵犯。该研究表明，甲状腺外扩散更常见于老年患者，主要与肿瘤直径 >4 cm、无包膜、有淋巴结转移及侵袭性组织学亚型（弥漫性硬化、高细胞型、实体型及低分化型）密切相关 [6]。

治疗的基本原则

局部晚期分化型甲状腺癌的处理具有复杂性和争议性。争论的焦点在于对受到侵犯的周围组织及器官进行根治性切除的预后 [7-11] 是否优于对残留微小病灶仅行简单切除 [12-13]。Kowalski 等发现，根治性手术切除和局部切除（刮除）加术后放射性碘治疗（RAI）的患者生存率方面无明显差异 [14]，其中手术切除主要运用于受到侵犯的肌肉、喉返神经，而受累的气管、喉、食管病灶仅以削除为主。

尽管对特定器官的侵犯可以密切观察，治疗原则依然是对所有侵及的病灶都应彻底切除 [14-16]，现已证明根治性切除能够提高总体和无瘤生存率 [14]。语言和吞咽功能保留的重要性应降为次等，并不能成为姑息手术的正当理由，特别指出残留病灶仍会继续侵犯周围器官。当然，根治性切除的应用必须权衡其对每例患者的潜在益处，也必须考虑不同患者的病情状况、年龄、并发病和其他因素[3]。

除上述原则外，局部晚期分化型甲状腺癌的处理也需要考虑手术医师经验、患者和疾病影响因素的综合作用。在初次手术之前，或术后辅助治疗，由有经验的外科医师进行评估，这对患者尤为重要。如果预计手术中有可能切除范围包括喉、气管或食管，经验较少的外科医师应该考虑转诊患者到上级医疗中心[3]。患者因素在决策过程中有着同样重要的作用。有严重合并症的老年患者或有侵袭性远处肿瘤转移的患者，临床治疗方案就可能不支持复杂的局部病灶切除。此外，儿童和青少年患者较少在生物学上表现为高侵袭性疾病，残留微小病灶对放射性碘治疗也比较敏感，所以病灶局部切除法也有较好的疗效[17, 18]。

疾病本身因素亦影响治疗。例如，局部刮除手术并不适用于已侵犯气管黏膜的甲状腺癌。两侧颈内静脉受累及，需要至少重建一侧牺牲的静脉。术前器官功能状态也很重要。例如，如果甲状腺癌与喉返神经粘连明显，术前该神经的功能状态应仔细评估，以决定是否需要努力去保留该神经的结构完整性。

外科医师做出治疗方案时也要综合考虑患者本身的身体状况和疾病因素，来决定是否采用外照射治疗、化学治疗和靶向治疗这些辅助治疗。

本章的目的是对影响这些疾病治疗的相关因素进行全面的阐明，使临床医师能够对复杂疾病的诊治做出正确的决策。

术 前 评 估

病史

局部晚期分化型甲状腺癌（WDTC）患者可能无明显临床症状。症状的出现取决于肿瘤侵犯的程度和位置。气管侵犯的症状包括声嘶、咯血及呼吸困难，但喉腔外的侵犯往往没有任何症状。侵犯食管的患者可能会出现吞咽困难。肿瘤侵犯压迫颈静脉或者静脉瘤栓形成均可导致面部充血肿胀，或因血管充血而出现轻微癔球症[19]。如果胸廓及纵隔静脉被侵犯，可能会出现上腔静脉综合征。突然出现急性症状及颈部肿物迅速增大应考虑来源于低分化或未分化的病理类型肿瘤。

体检

一般检查应包括观察身体状况和颈部伸展能力。对于肥胖患者来说，手术经颈部路径探查纵隔和气管（在气管切除的情况下）是很困难的。针对脖子短粗的患者和由于其他原因（颈椎融合术后的患者）颈部伸展不佳的患者，如果疾病位于上纵隔的位置，外科医师可能需要准备上胸骨劈开。应充分重视面部水肿和颈部血管扩张。

体检时应仔细检查甲状腺肿块，并确定其与喉、气管和带状肌等周围结构的关系。声带评估可以发现术前声带的轻微麻痹（或瘫痪）。直接喉镜检查可观察喉腔内肿瘤侵犯部位，明确肿瘤是否生长在真假声带或喉室黏膜表面。也可以看到明显侵犯梨状窝的肿块。

相关的病史和体格检查结果，特别是关于喉返神经的状况，在治疗之前必须得到充分评估。

术前检查

在术前的检查中，所有局部晚期DTC

患者都应包括全面的甲状腺、颈部超声检查，还需与颈部 CT 做对比（有时是胸部 CT）。如怀疑存在侵袭性病理分型（低分化、未分化型），可行 PET 检查。增强 CT 可以准确评估肿瘤的状况，一般不会干扰术后的放射性碘治疗。通常情况下，放射性碘治疗可以在使用造影剂后 6 周进行，对治疗没有明显的影响。MRI 可以替代增强 CT，尤其是在对造影剂严重过敏或怀疑侵犯血管的情况下采用。

放射影像学发现模糊的气管或食管，怀疑可能受侵犯，建议支气管镜或食管镜检查，可在术前或手术时进行。部分情况下，尽管已有术前检查，对周围结构的局部侵犯只能依靠术中的评估和探查，而且外科医师必须为这些可能发生的情况做好准备。

实验室检查应包括甲状腺功能测定。针对以前经历过甲状腺手术的患者，钙和甲状旁腺激素水平也需检测。25-羟基维生素 D 水平应在术前进行评估和补充充足。

侵犯甲状腺外肌群（带状肌，咽下缩肌，环甲肌）

局部晚期甲状腺癌最常见侵犯带状肌（胸骨甲状肌、胸骨舌骨肌），因为有许多筋膜组织和血管位于带状肌与甲状腺之间。研究表明，局部侵犯带状肌的患者预后尚可 [13]，外科手术需要切除所侵犯的肌肉。尽管带状肌是吞咽和呼吸的辅助肌肉，但这些肌肉的切除通常对术后恢复没有明显影响，切除胸骨肌反而可以降低复发或进展概率。

为了保证肿瘤切净，受侵的环甲肌和咽下缩肌需要切除。环甲肌在调节音调高低中起着重要的作用，切除后，特别是在唱歌时，会使音调降低。咽下缩肌在吞咽中起作用，切除后可能引起暂时性吞咽困难。

侵　犯　喉

局部晚期的分化型甲状腺癌可经多条途径侵入喉部。在前面，肿瘤可以通过环甲膜侵入。肿瘤可以绕过甲状软骨，侵入邻近的声门旁间隙，并逐渐侵犯梨状窝。同样，肿瘤也能通过环状软骨直接侵入。

术前影像学检查和术中所见可以有效评估甲状软骨的侵犯深度和是否有管腔内侵犯。虽然在局部晚期分化型甲状腺癌中，喉管腔内侵犯少见，但常需要全喉切除。对于仅有甲状软骨侵犯者，行喉部分与侵犯软骨切除。

侵犯甲状软骨

侵犯深度较浅时，切除侵犯的软骨即可清除全部肿瘤，而喉组织得以保留。如果没有管腔内侵犯，部分切除喉部受侵犯组织即可。甲状软骨外部的局灶切除会导致软骨变薄，但无不良后果。如果环甲关节受累，需要切除该项关节，手术中伴有或不伴有喉返神经的切除，以清除所有的病灶。微小残余病灶可以通过放射性碘治疗或外照射来清除。

肿瘤突破甲状软骨全层且有管腔内侵犯，需要行部分或全喉切除术 [17]。对于管腔内侵犯患者，肿瘤局部切除范围是不够的。为了保留喉功能，根据侵犯的范围可以选择的术式包括：半喉切除术、声门上喉切除，以及环状软骨上喉部分切除术。

侵犯环状软骨

环状软骨的切除和重建取决于软骨被侵犯程度。当环状软骨只有部分层面被侵犯时，可通过切除被侵犯的部分软骨来清除病灶。如果环状软骨全层侵犯，多达环状软骨周长的30%，可行软骨楔形切除，随后利用局部肌皮瓣重建[20]。如果有多半的环状软骨被切除，可采用带肋骨皮瓣修复缺损，但需保留肋软骨膜完整性，并将其植入管腔内，以期能够形成再黏膜化[21]。更大范围的环状软骨切除需要切除任一气管环，其中部分环状软骨需要保留便于杓状肌附着，或范围更广者就要行全喉切除术。

侵 犯 气 管

肿瘤通过气管环的直接蔓延，或通过软骨间隙进入气管腔，可导致气管的侵犯[9]。气管侵犯的诊疗原则与侵犯喉部类似，根本原则是清除所有的病灶。

Shin及其同事划分了甲状腺乳头状癌对气管侵犯的5个阶段。在0阶段时，甲状腺乳头状癌灶限制在甲状腺腺体内。第1阶段定义为病灶在甲状腺被膜外蔓延并与气管软骨膜外部毗邻，但不侵蚀软骨或在软骨板之间侵入。第2阶段出现病灶在软骨环之间侵入或破坏软骨。第3阶段，癌灶通过软骨或软骨板之间进入气管黏膜固有层，但没有压迫或侵袭上皮细胞。第4阶段是由癌灶贯穿气管全层，并蔓延到气管黏膜。此时通过支气管镜，可以看到气管腔内肿瘤结节或溃疡[22]。

数项研究表明，局部浅表气管侵犯，可以局部刮除受侵部分气管来治疗，而那些较深的侵犯则需切除被侵的气管[4, 23]。与喉部不同的是，气管的节段切除通常不影响气管功能，因为短段气管切除后残端可以吻合。

与喉软骨相比，通过刮除气管病灶来获得肿瘤的清除会更加困难。气管壁相对较薄，一旦出现病灶浸润气管软骨环之间的厚纤维连接，在不破坏气管腔的情况下是很难清除病灶的。此外，由于没有通过淋巴扩散的途径直接侵入，很少有肿瘤会侵犯到气管腔[22, 24]。

一项研究纳入432例甲状腺癌患者，其中16例为气管软骨侵犯，结果发现刮除病灶过程困难。软骨刮除是这16例患者的初始手术方法——清除了大体病灶，随后进行放射性碘或外放射治疗，用以控制潜在的微小病灶。患者的随访时间平均为71个月。在16例患者中，只有4例为无瘤状态，在其他12例中没有得到控制，其中7例最终死于该疾病。因此研究者认为，即使是在仅有气管表面被侵犯的患者中，也应该考虑更广泛的切除，而不是仅仅行软骨病灶刮除[11]。

仅在气管软骨表面侵犯时，肿瘤刮除术能保留气管软骨。如果肿瘤不超过软骨膜，通过病灶的刮除也能获得良好的局部控制[25]。然而，一旦气管腔内侵犯或重要的软骨侵犯，建议采用气管环形的袖状切除。

气管切除时必须谨慎，以免损伤喉返神经。环状切除成功取决于被切除气管环的数量，以能够达到近端喉部和远端气管可无张力闭合（图25-1 a，b）。可能需要松解舌骨附着肌肉（额外增加5 cm的长度），以及松解隆突方向的气管前壁。一般情况下，最多可切除5个气管环，并进行基本吻合术，尽管也有最多切除8个气管环的报道[26]。

当部分气管被切除后进行端端吻合时，应考虑游离胸大肌瓣覆盖，特别是有术后放射治疗的可能。在这种情况下，胸大肌瓣覆盖可减少气管瘘等并发症。原因是，手术中带状肌往往已被切除，气管前的肌瓣覆盖可

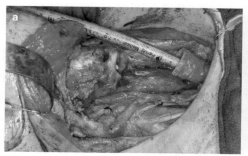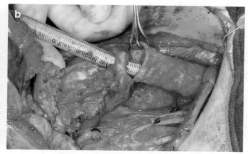

图 25-1 a. 分化型甲状腺癌，Ⅳ期，贯通浸润整个气管壁，切除 5 个气管环；b. 分离喉部和气管使其无张力闭合

以防止皮肤、皮下放射坏死物附着在气管上。同时胸大肌瓣覆盖也可保护大血管和消除死腔。

在某些情况下，也可用其他技术手段来修复缺损。气管前壁的有限侵犯可通过气管窗式切除来解决，产生的缺损可通过临时的气管造口来修复，稍微大一点的缺损，可通过旋转肌筋膜瓣填补。

如果部分切除导致超过 8 个气管环被切除，侵犯的气管前壁可以行长窗切除，尽管游离组织瓣重建气管的硬度极具挑战性，仍然可考虑用游离皮瓣修复气管前壁缺损。在某些情况下，切除肿瘤累及气管后，造成复合前壁缺损：包括部分环状软骨和甲状软骨缺失。此时，需要游离桡侧前臂皮瓣，将其缝合到一个多边形网格（Synthes, Paoli, PA）和双绒编织人造血管（Boston Scientific, Natick, MA），作为刚性支撑，并形成一个整体结构来修复缺损[27]。也有手术者尝试过制备假体支撑的游离皮瓣，用以修复环形气管缺损[28]。重建时需要行临时性气管造口手术，以确保在术后初期的气道通畅。

侵犯咽和食管

肿瘤单独侵犯咽部而不伴有喉和食管受累的情况并不常见。如果发生单独的咽部侵犯，可通过侧咽切开术清除所浸润的咽部病灶。更多的情况下，伴有喉部侵犯时，就需要行喉部分切除术以及咽部分切除术[15]。

大部分食管的侵犯由甲状腺背侧肿瘤直接向后外扩散导致。少部分侵犯由转移中央淋巴结、包膜外扩散造成[29]。当咽部或食管发生侵犯时，最常侵及肌肉组织，黏膜和黏膜下层通常未被浸润[15, 30]。如果食管侵犯仅限于食管肌层，则可以在肌层和黏膜下的解剖平面找到黏膜和黏膜下层，保留黏膜同时完全切除病灶以保持食管腔完整性（图 25-2）。

食管腔全层被侵犯，但所侵犯范围较小，可以行部分食管全层切除，再行无张力

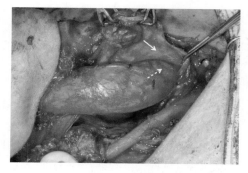

图 25-2 肿瘤侵犯食管肌层，切除食管黏膜下（虚线箭头）的食管肌层（实线箭头），以确保食管腔的完整性

缝合，并考虑旋转胸大肌瓣来覆盖修补后缺损。食管颈段较大或环形缺损，需要用带蒂或游离皮瓣重建。游离重建选择包括：管型的游离前臂，股前外肌皮瓣，或游离空肠段。如果切除范围涉及胸段食管，则需要游离胃，并将其上提至颈部，然后吻合于近端食管。

侵犯喉返神经

喉返神经的侵犯来源于甲状腺肿瘤直接蔓延，也可能由气管旁转移淋巴结包膜外侵犯引起。在局部晚期甲状腺癌中，喉返神经常被侵犯。Mayo 诊所进行了一项研究纳入 262 例局部晚期甲状腺癌患者，其中 123 例（46%）术中发现喉返神经侵犯（伴有或不伴有其他结构侵犯）。该项研究发现，单独的喉返神经侵犯罕见，仅有 16 例患者喉返神经侵犯时没有伴随其他器官受累 [31]。

喉返神经诊治的指导原则是根据几项研究制订的 [31, 32]。这些研究表明，与喉返神经切除相比，喉返神经上微小病灶的残留并不降低生存率或增加复发率。

Nishida 等回顾性分析了 50 例局部晚期伴有术中喉返神经侵犯的甲状腺癌患者。患者被分为两组：27 例患者切除带有肿瘤的喉返神经，23 例肿瘤被切除但保留喉返神经，两组患者有着相似人口背景以及相似局部、区域和远处转移情况。两组都没有接受预防性放射性碘治疗。研究发现，两组术后复发率无明显差异；两组局部、区域和远处转移复发的发生率也相似。保留神经组术后整体生存率与神经切除组相似。神经切除组和神经保留组的平均术后生存期分别为 8.55 ± 1.17 年和 10.23 ± 1.04 年 [32]。

Falk 等回顾性研究分析了甲状腺乳头状癌侵犯喉返神经 24 例病例。其中 5 例声带麻痹，19 例声带功能正常。所有 5 例声带麻痹患者均接受肿瘤和喉返神经完全切除。在 19 例声带功能正常患者中，12 例接受完全喉返神经切除，7 例接受部分喉返神经切除。完全切除组患者切除了所有可见肿瘤，并且切除喉返神经。比较完全切除组和不完全切除组生存率时，发现两组生存率无显著差异。作者认为，与不完全切除手术组相比，完整切除了肿瘤和喉返神经的甲状腺乳头状癌患者并不能明显改善生存率，部分切除受浸润的喉返神经以保存部分喉返神经功能。这些患者术后采用放射性碘和促甲状腺激素抑制进一步辅助治疗 [31]。

术前需要评估肿瘤接近喉返神经或者已经侵犯神经。我们强烈推荐：术前通过直接或间接的喉镜检查来评估局部晚期甲状腺癌患者的喉返神经功能。如果神经被肿瘤浸润或包裹，应尝试将神经从病灶中分离出来，以保持神经的功能，即便可能留下微小病灶。外科医师与多学科小组讨论决定是否辅以术后放射 [131]I 治疗、T_4 抑制治疗和术后外放射治疗。为了最大限度地切除病灶，外科医师应该在这些决策中发挥关键作用。

如果喉返神经被肿瘤浸润或包裹，术前已存在声带麻痹（图 25-3），大多数情况

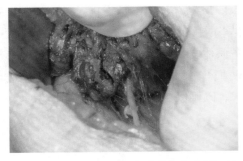

图 25-3　分化良好的甲状腺癌包裹或浸润喉返神经

下，喉返神经应被切除，以确保能彻底切除病灶。同时注意保护未被侵犯的后侧分支，并尽可能保留未受影响的神经。需要重点强调，切除喉返神经之前，需要评估对侧喉返神经的状态。如果发生双侧喉返神经侵犯，需要外科医师仔细评估双侧受侵犯的程度，随后决定是否切除一侧受侵神经。

少见情况下，尽管没有肿瘤侵犯，但对侧声带已经出现麻痹/瘫痪，需要切除受肿瘤侵犯的喉返神经。外科医师术前应告知患者：这种情况下，可能需要进行气管造口术，因为切除神经可能导致声带暂时性麻痹或永久瘫痪。由于神经功能状态在术中决策过程中起着重要的作用，因此术前应充分评估晚期甲状腺癌的声带功能，并与患者进行坦率术前沟通，讨论临时或永久的气道管理的可能。

喉返神经重建术

切除喉返神经后进行喉神经修复吻合术有助于恢复声带的肌张力，使患者获得更好语音质量。喉返神经重建术通过直接吻合或者神经移植吻合完成。若残余喉返神经够长，可在无张力情况下直接吻合，可在显微镜或放大镜下用 3～4 根 8-0 或 9-0 尼龙缝线或聚丙烯缝线行一期端端吻合。若残余喉返神经长度不够，无法确保在无张力情况下一期吻合，则将游离移植其他神经。游离神经移植物可从颈丛、锁骨上神经或颈襻神经处取得。切除喉返神经后，无法通过喉返神经进行吻合，外科医师常常将颈襻近端直接吻合至喉返神经远端（图 25-4 a，b）[33]。

多项研究表明，即时和延迟喉返神经重建术后的长期疗效均能达到良好效果。神经修复术可修复肌张力，改善声门闭合，改善声带黏膜震动，并减少漏气，从而获得更好的语音效果。Sanuki 等检查了 12 例甲状腺癌患者，这些患者要么术前便出现单侧声带麻痹（$n=6$），要么由于肿瘤浸润需在术中切除单侧喉返神经（$n=6$）。所有 12 例患者均接受了喉返神经即刻重建术，方式为直接吻合（$n=1$）、游离神经移植（$n=9$），或将颈襻桥接至喉返神经（$n=2$）。对患者进行随访评估，为期 7～103 个月（平均随访 34.6 个月）。研究人员术后评估包括 3 个检测：频闪喉镜检结果、空气动力结果和语音知觉。对术前便出现声带麻痹的患者进行仔细检查，比较其术前情况和术后结果。在频闪喉镜检方面，虽然随访期间患者声带无明显改善，但黏膜波和声门闭合术后

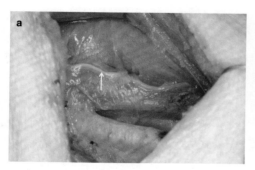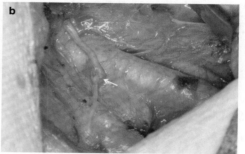

图 25-4　a. 颈内静脉上方的颈襻神经（箭头）；b. 颈襻神经与喉返神经吻合（箭头标记吻合）

评分明显高于术前。空气动力学分析表明，术后本组的最长发声时间显著增加，并且术后平均漏气率显著下降。术后语音等级、气息和嘶哑程度的平均知觉语音评分也有显著改善[33]。

Yumoto 等研究发现，甲状腺癌切除术中行喉返神经即刻重建术，22 例晚期甲状腺癌患者除了切除原发性病变，还包括受累喉返神经。术前 12 例患者出现喉返神经麻痹，术中证实 10 例患者出现喉返神经（RLN）受累。8 例患者即刻接受了耳大神经吻合喉返神经的重建手术；1 例患者行喉返神经直接吻合；9 例患者未接受重建术。大多数接受即刻重建术的患者发声时，仅出现轻微声门间隙或没有出现声门间隙，而非重建组患者整个声带长度的声门间隙则较大。重建组的谐波噪声比、最长发声时间和平均漏气率等发声功能也明显较好[34]。

Wang 等的研究纳入了 237 例患者，这些患者存在甲状腺术后单侧声带麻痹，随后二期进行颈襻主支-喉返神经吻合术。上述患者延迟重建术时，声带麻痹时间与重建时间至少相隔 6 个月。术前和术后分别进行频闪喉镜检、声带功能评估和肌电图检查，平均随访期为 5.2 年（范围 2～12 年）。研究人员对频闪喉镜检结果进行分析：术后患者的声门闭合、声带边缘、声带位置、相位对称性和规律性均得到显著改善。声带功能评估的术后参数（声学分析、知觉评估和最长发声时间）亦得到显著改善。术后喉肌电图检查证实喉肌神经修复术取得成功。因此，作者得出结论：甲状腺手术导致的单侧声带麻痹的患者行颈襻-喉神经修复术，可有效修复其喉部发声功能，以期恢复正常的发声功能，或获得接近正常的语音质量[35]。

血管受累

研究证明，甲状腺乳头状癌侵犯血管意味着明显预后不良。确诊时如果发现甲状腺内和甲状腺外血管侵犯，远处转移的概率将大大增加[36]。庆幸的是，分化型甲状腺癌极少发生甲状腺外血管侵袭或包绕[37]。

静脉受累

颈内静脉最易受甲状腺肿瘤侵袭或肿瘤阻塞主要腺外血管，此时很可能伴随静脉内瘤栓。颈内静脉最易受转移性颈淋巴结侵犯，甲状腺原发灶直接侵袭较少[38]。由于静脉回流受阻，颈内静脉受累者术前可出现水肿、颈部静脉扩张、筋膜潮红、呼吸困难或吞咽困难，也可能没有任何症状。如果上腔静脉进一步受累，并伴随血栓扩散，患者可能出现 Pemberton 征，即表现为面部充血、发绀、手臂抬举时呼吸窘迫的三联征。

增强 CT 扫描可发现静脉受累：出现静脉增粗、肿瘤侵袭、压迫或充盈缺损[37]。临床医师术前需要通过影像评估肿瘤侵犯颈内静脉的程度，还要确定该侵袭程度下是否能够以经颈入路的方式切除颈内静脉和清除肿瘤，这一点至关重要。出现 4 区低位淋巴结转移伴颈内动脉受累并扩散至头臂静脉的患者，则需采取经胸入路的方式，可能需要离断锁骨或上肋部，必要时还需行胸骨切开术，以便充分暴露血管并安全地清除大体病变。

病变累及部分静脉，则可切除受累部位，随后进行一期静脉修复，或用自体静脉或合成材料进行修复。若长段静脉受侵犯，则应切除受累静脉，从而彻底切除病变。单侧颈内静脉受累时，切除受累血管后很少有并发症。但是双侧静脉均受累时，至少应重建其中 1 支静脉。通常来说，两侧静脉切除建议分期进行，先切除并重建受累较为严重的静脉。分期手术利于侧支循环建立，即便重建静脉内形成血栓，该静脉在第 2 支静脉被切除前也有足够的时间（通常为 6 周）长出侧支。进行重建材料包括自体静脉移植或环状膨大聚四氟乙烯移植物，但首选自体静脉移植，因为自体静脉移植物诱发血栓的风险较低[39]。上腔静脉受侵，则需心胸外科联合手术，可通过正中胸骨切开术或右侧胸廓切开术切除肿瘤[40, 41]。

动脉受累

与颈内静脉被侵犯相比，颈动脉受累的情况要少得多，并且通常不会表现出症状。若胸廓入口颈动脉区出现固定包块，则应怀疑肿瘤累及颈动脉。通常，影像学（增强 CT）检查可发现颈动脉受累的情况。如果扫描时发现颈动脉受累的证据，可通过 CT 血管造影或 MR 血管造影进一步评估，以确定颈动脉受累的情况。若计划行颈动脉切除术，可采用 MRA 或常规血管造影术，根据颈内动脉和 Willis 环的血流图来决定是否需要进行动脉分流[3]。此外，还可行球囊闭塞试验，了解是否可在不分流的情况下切

除动脉。

手术切除包括肿瘤刮除、部分动脉切除加自体静脉修复、肿瘤整块切除并动脉结扎，或肿瘤整块切除并动脉血管重建。决策具体依据颈动脉受累程度及对侧动脉供血情况而定[37]（图 25-5 a，b）。通常采用聚四氟乙烯或静脉移植物进行动脉重建。若肿瘤累及颈动脉-锁骨下动脉-头臂动脉交叉点，则需采用分叉式 "Y" 形移植物[42]。血管外科专家应参与血管重建术。

辅 助 治 疗

放射性碘（RAI）的作用

美国甲状腺协会（ATA）的指南建议，不论肿瘤的大小，均应对已经出现肿瘤远处转移或广泛性甲状腺外扩散的患者应用 RAI 治疗。指南同时推荐，对高龄、组织学上具有侵袭性或增大淋巴结数量较多的患者，应用 RAI 辅助治疗[43]。对于侵袭性高分化型甲状腺癌（WDTC）患者，若经过充分手术切除（例如利用刮除术保留结构）后仍残留微小病变或高度怀疑残留微小病变，RAI 疗法可作为极佳的辅助疗法。对于手术残留大块病变的患者，RAI 疗法的肿瘤完全缓解效果则不太理想[3]。

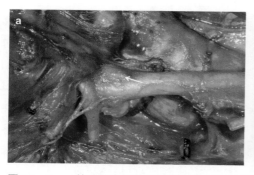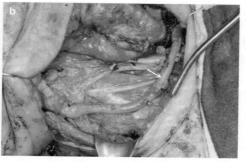

图 25-5　a. 转移性甲状腺癌包绕颈总动脉并侵犯动脉壁（箭头）；b. 完整切除肿瘤并移植大隐静脉与颈总动脉重建（箭头）

对 RAI 治疗不敏感，或对 RAI 治疗反应不佳的高危患者，例如不良组织类型、高龄、反复发作、FDG 摄取增高和（或）已知残留病变内出现 RAI 摄取下降，在特殊情况下可考虑采用外放射疗法（EBRT）（详见下述 EBRT 部分）。

研究证明，以激酶抑制剂为主的靶向治疗，在某些情况下，可延长放射性碘难治性高分化型甲状腺癌患者的无进展生存期。目前已有三项随机对照试验对激酶抑制剂的疗效进行了研究[44-46]，其中两项系专门针对局部晚期病变[44,45]。一项索拉非尼Ⅲ期临床试验中，对高分化和低分化甲状腺癌进行的研究发现，药物组的无进展生存期有所改善（10.8 个月 vs. 5.8 个月）。417 例参与者中有 67 例（16%）出现头颈部转移，仅 15 例（4%）出现单纯局部晚期病变，研究人员无法解读索拉非尼对这一变量的疗效[44]。同样，Ⅱ期凡德他尼试验中，61% 的患者为高分化型甲状腺癌，145 例参与者中仅 3 例（2%）出现单纯局部晚期病变，因此研究人员仍然无法确定凡德他尼对局部晚期病变的疗效[45]。虽然缺乏关于局部晚期病变的专门数据，但是此类激酶抑制剂在治疗晚期病变方面取得了初步成功，因此激酶抑制剂疗法被视为重要的治疗方式。值得重视的是，此类药物的使用应由熟悉该药优点与副作用的临床医师进行，临床医师应先仔细考量 RAI 和 TSH 抑制的更标准疗法，然后才考虑使用此类药物。

外放射治疗（EBRT）的作用

EBRT 在分化型甲状腺癌治疗中的应用时常引发争议。临床医师在决定是否应用这一疗法时应考虑诸多复杂因素（亦可详见第 26 章）。由于治疗分化型甲状腺癌的最重要手段是进行适当的手术，因此是否应用 EBRT，必须由有丰富经验的外科医师对患者进行全面评估后决定。手术不彻底且出现明显残留病变的患者，首先需要考虑恰当的挽救手术，然后才能决定 EBRT 治疗。

临床医师切勿轻率决定对患者应用 EBRT，尤其是年轻患者。不建议 <45 岁的患者在全切除术后应用 EBRT，主要原因是此类患者局部复发的风险较低，通过 RAI 疗法和（或）二次手术长期控制率较高。尤其是年轻患者，存在远期副作用和第二原发恶性肿瘤的风险较高。一般而言，对甲状腺床/中央区进行 EBRT 会使未接受全喉切除术的患者失去进一步手术的机会，因为 EBRT 治疗后显著增加手术难度。在这种情况下，对年轻患者使用放射治疗时，临床医师尤其应该谨慎。我们建议尽可能避免放疗，以便必要时患者可接受再次手术。由于对分化型甲状腺癌患者应用 EBRT 时需考虑众多复杂因素，为个体患者制订最佳治疗方案时，应进行多学科联合讨论。

鉴于决策时影响因素的复杂性，在下述情况下决定是否使用 EBRT 时，我们应考虑到患者的个体特点，而非仅考虑到 EBRT 的绝对适应证：

（1）接受初次手术后仍有局部明显残留且不宜接受进一步手术的患者，或出现无法切除的原发灶。通常由一名在喉气管切除和重建方面经验丰富的甲状腺外科医师对患者进行再次切除术的可行性进行评估，如不宜进行首次或再次手术，可以考虑应用 EBRT。

（2）已接受恰当手术但出现广泛性喉气管和（或）食管病变的患者。通常将病变完整切除后，不会将 EBRT 作为常规辅助治疗。不过，对于已接受过切除术和重建术但出现广泛性喉气管和（或）食管病变，因而需要进行喉切除术、气管切除术和（或）食管切除术的患者，则应考虑应用 EBRT。资深的外科团队一般认为相关患者不适合进一步手术。由于此类病变为广泛性病变，复发风险较高，进一步手术机会较小，因此，不管病变的切缘状态如何，均可考虑应用 EBRT。表 25-1 列出了在这种情况下做决策时应考虑的因素。

（3）已接受手术切除但术后疑似 / 明确出现微小残留病变且宜进行 RAI 疗法的患者。将肿瘤从 RLN、气管或喉部切除时，发生微小残留病变的可能性较高，常见于严重的甲状腺外侵犯或持续性 / 复发性病变而进行补救手术时。个别情况下，微小阳性切缘不一定是 EBRT 的指征。此时应进行术后 RAI 治疗并密切观察，若将来病变复发，由经验丰富的外科医师行进一步手术。这种情况下临床通常不宜进行 EBRT。

（4）已接受手术切除但术后疑似 / 明确出现微小残留病变且无法进行除喉切除术以外的进一步手术的患者。这种情况下，即便经验丰富的外科医师也没有其他手术选择，只能观察一段时间后进行喉切除术。这种情

况下可考虑应用 EBRT，以尽量避免或拖延进行喉切除术的时间。表 25-1 列出了在这种情况下应考虑的因素。

（5）出现孤立的远处转移适合进行放射治疗。病变转移时，可考虑应用 EBRT 对孤立远处转移灶进行局部照射。脊柱、骨骼或大脑出现局部和（或）无法切除的转移灶时，可应用 EBRT 进行治疗，尤其是放射性碘难治性病变。

对于无法进一步手术的明显残留病变［上述临床方案（1）］，可采用放疗予以控制，甚至治愈。目前已有多项研究对 EBRT 用于术后肉眼残留病变治疗的疗效进行了探索。Chow 等进行了一项研究，接受过一期甲状腺手术（包括仅行活检）的 217 例患者均有明显局部残留病变。其中，接受单一 RAI 疗法的患者占 23%，接受 EBRT 的患者占 7.4%，接受 RAI 和 EBRT 联合治疗的患者占 52.1%，未接受任何放疗的患者占 17.5%。虽然这项研究存在明显的选择性偏差，但作者发现 EBRT 组的 10 年局部无进展生存率从 24% 增加至 63.4%。而且，10 年的病因-特异生存率从 49.7% 增

表 25-1 分化型甲状腺癌决定使用外照射时需考虑的因素

支持临床观察的因素	支持放疗的因素
≤45 岁	>45 岁
高分化	低分化
无脏器受累	脏器受累高风险
首次就诊	肿瘤复发
既往未进行手术或手术次数极少	既往接受多次手术，高年资外科医师认为难以手术
未接受放射性 ^{131}I 治疗	放射性 ^{131}I 治疗抵抗或已达到最大剂量
已知的残留病灶低 FDG 摄取和（或）高放射性碘摄取	已知的残留病灶高 FDG 摄取和（或）低放射性碘摄取
有远处转移	无远处转移

加至 74.1%[47]。Tsang 等研究发现，采用 EBRT+/-RAI 治疗 33 例肉眼残留病变的患者，其 5 年病因 - 特异生存率达到 65%，5 年局部无进展生存率达到 62%[48]。Sheline 等的另一项对 15 例局部残留患者的研究发现，其中 8 例的肿瘤控制时间长达 2～15 年[49]。肉眼残留病变对放疗敏感程度不一：有的患者对放疗无效，而有些患者可能获得完全缓解。O'Connell 等的研究采用 EBRT 治疗 49 例明显残留病变（包括滤泡状癌和乳头状癌）患者，结果发现 37.5% 患者的肿瘤完全消退，25% 患者的肿瘤部分消退，37.5% 患者的肿瘤未获缩小[50]。

少数 WDTC 患者会出现广泛性脏器病变和喉气管侵犯，需要进行根治性切除和重建术，包括喉切除术、气管切除术或食管切除术。在这种情况下，资深的外科团队一般认为患者不宜进行后续手术 [上述临床方案 (2)]。虽然目前尚没有专门针对这一类型疾病进行 ERBT 治疗的报道，但研究人员普遍认为，对 pT$_4$ 期甲状腺乳头状癌（PTC）伴脏器侵袭的患者加用 EBRT，患者的无病生存率提高，局部复发率较低，疾病特异性生存率也较高[47]。虽然我们不推荐 pT$_4$ 期 PTC 患者常规单独应用 EBRT，如果资深甲状腺外科医师评估后认为患者手术的选择有限，则可考虑对病变侵袭脏器患者采取这种辅助治疗。相反，如果不是侵袭性低分化的病理类型，微小阳性切缘也并非分化型甲状腺癌患者实施 EBRT 的指征。EBRT 通常适用于具有侵袭性组织病理类型，或出现广泛性喉气管或食管侵袭且接受过切除术和重建术的老年患者。

甲状腺外播散的预后意义

研究证明，甲状腺外播散可影响术后的无瘤生存期。Ortiz 等随访甲状腺癌患者手术结局，无甲状腺外播散组的 1 年、5 年和 10 年无瘤生存率分别为 95%、87% 和 82%，而腺外播散组的 1 年、5 年和 10 年无瘤生存率则分别为 66%、46% 和 31%[6]。在本研究中，甲状腺外播散的定义为甲状腺包膜受到原发性肿瘤侵袭而且甲状腺邻近脂肪和组织（甲状腺前肌肉、气管、喉部、血管或喉返神经）受到浸润。甲状腺外播散的程度对于预后将产生重大影响。Ito 等将甲状腺外侵犯分为无播散、轻微播散（播散至胸骨甲状肌或甲状腺周围软组织）和大面积扩散（扩散至皮下软组织、喉部、气管、食管或喉返神经）。与未出现外侵犯或仅出现轻微播散的患者相比，出现大面积外侵犯的患者生存率显著降低（$P < 0.000\ 1$）。但是，未出现播散与仅出现轻微播散的患者之间在无复发生存率方面无明显差异[51]。

另外，外侵袭部位对于预后判断非常重要。McCaffrey 对 262 例甲状腺乳头状癌患者进行研究，结果发现对生存率产生重大影响的因素包括气管、食管侵犯。而肌肉侵犯、喉部侵犯和喉返神经侵犯不会对生存率产生重大影响[12]。这可能是因为侵袭部位对预后的影响与相应部位是否已根治切除有关。

多项研究表明，36%～80%[26, 52, 53] 的甲状腺乳头状癌患者死于活动性局部病变。这一结果强调了多学科综合治疗对局部晚期分化型甲状腺癌的重要性。

参考文献

[1] Sherman SI. Thyroid carcinoma. Lancet (London, England). 2003;361(9356): 501–11.

[2] Shaha AR. Thyroidectomy for locally advanced cancer. In: Duh W-Y, editor. Atlas of endocrine surgical techniques. 1st ed. Philadelphia: Saunders; 2010. p. 25–46. Townsend and Evers.

[3] Shindo ML, Caruana SM, Kandil E, McCaffrey JC, Orloff LA, Porterfield JR, et al. Management of invasive well-differentiated thyroid cancer: an American Head and Neck Society consensus statement. AHNS consensus statement. Head Neck. 2014;36(10): 1379–90.

[4] McCaffrey JC. Aerodigestive tract invasion by well-differentiated thyroid carcinoma: diagnosis, management, prognosis, and biology. Laryngoscope. 2006;116(1): 1–11.

[5] Su SY, Milas ZL, Bhatt N, Roberts D, Clayman GL. Well-differentiated thyroid cancer with aerodigestive tract invasion: long-term control and functional outcomes. Head Neck. 2016;38(1): 72–8. doi: 10.1002/hed.23851. Epub 2015 Apr 6.6.

[6] Ortiz S, Rodriguez JM, Soria T, Perez-Flores D, Pinero A, Moreno J, et al. Extrathyroid spread in papillary carcinoma of the thyroid: clinicopathological and prognostic study. Otolaryngol Head Neck Surg Off J Am Acad Otolaryngol Head Neck Surg. 2001;124(3): 261–5.

[7] Andersen PE, Kinsella J, Loree TR, Shaha AR, Shah JP. Differentiated carcinoma of the thyroid with extrathyroidal extension. Am J Surg. 1995;170(5): 467–70.

[8] Fujimoto Y, Obara T, Ito Y, Kodama T, Yashiro T, Yamashita T, et al. Aggressive surgical approach for locally invasive papillary carcinoma of the thyroid in patients over forty-five years of age. Surgery. 1986;100(6): 1098–107.

[9] Grillo HC, Zannini P. Resectional management of airway invasion by thyroid carcinoma. Ann Thorac Surg. 1986;42(3): 287–98.

[10] Melliere DJ, Ben Yahia NE, Becquemin JP, Lange F, Boulahdour H. Thyroid carcinoma with tracheal or esophageal involvement: limited or maximal surgery? Surgery. 1993;113(2): 166–72.

[11] Park CS, Suh KW, Min JS. Cartilage-shaving procedure for the control of tracheal cartilage invasion by thyroid carcinoma. Head Neck. 1993;15(4): 289–91.

[12] McCaffrey TV, Bergstralh EJ, Hay ID. Locally invasive papillary thyroid carcinoma: 1940–1990. Head Neck. 1994;16(2): 165–72.

[13] Czaja JM, McCaffrey TV. The surgical management of laryngotracheal invasion by well-differentiated papillary thyroid carcinoma. Arch Otolaryngol Head Neck Surg. 1997;123(5): 484–90.

[14] Kowalski LP, Filho JG. Results of the treatment of locally invasive thyroid carcinoma. Head Neck. 2002;24(4): 340–4.

[15] Shaha AR. Implications of prognostic factors and risk groups in the management of differentiated thyroid cancer. Laryngoscope. 2004;114(3): 393–402.

[16] Breaux Jr GP, Guillamondegui OM. Treatment of locally invasive carcinoma of the thyroid: how radical? Am J Surg. 1980;140(4): 514–7.

[17] Ballantyne AJ. Resections of the upper aerodigestive tract for locally invasive thyroid cancer. Am J Surg. 1994;168(6): 636–9.

[18] Frankenthaler RA, Sellin RV, Cangir A, Goepfert H. Lymph node metastasis from papillary-follicular thyroid carcinoma in young patients. Am J Surg. 1990;160(4): 341–3.

[19] Wada N, Masudo K, Hirakawa S, et al. Superior vena cava (SVC) reconstruction using autologous tissue in two cases of differentiated thyroid carcinoma presenting with SVC syndrome. World J Surg Oncol. 2009;7: 75.

[20] Michael E. Kupferman, Randal S. Weber. Surgical management of locally advanced thyroid cancer. In: RE Pollack, editor. Advanced therapy in surgical oncology. 2008 BC Decker INC. Ontario: PMPH-USA; 2008. p. 353–60.

[21] Friedman M. Surgical management of thyroid carcinoma with laryngotracheal invasion. Otolaryngol Clin North Am. 1990;23(3): 495–507.

[22] Shin DH, Mark EJ, Suen HC, Grillo HC. Pathologic staging of papillary carcinoma of the thyroid with airway invasion based on the anatomic manner of extension to the trachea: a clinicopathologic study based on 22 patients who underwent thyroidectomy and airway resection. Hum Pathol. 1993;24(8): 866–70.

[23] Nishida T, Nakao K, Hamaji M. Differentiated thyroid carcinoma with airway invasion: indication for tracheal resection based on the extent of cancer invasion. J Thorac Cardiovasc Surg. 1997;114(1): 84–92.

[24] Ozaki O, Sugino K, Mimura T, Ito K. Surgery for patients with thyroid carcinoma invading the trachea: circumferential sleeve resection followed by end-to-end anastomosis. Surgery. 1995;117(3): 268–71.

[25] Tsukahara K, Sugitani I, Kawabata K. Surgical management of tracheal shaving for papillary thyroid carcinoma with tracheal invasion. Acta Otolaryngol. 2009;129: 1498–502.

[26] Patel KN, Shaha AR. Locally advanced thyroid cancer. Curr Opin Otolaryngol Head Neck Surg. 2005;13(2): 112–6.

[27] Yu P, Clayman GL, Walsh GL. Human tracheal reconstruction with a composite radial forearm free flap and prosthesis. Ann Thorac Surg. 2006;81(2): 714–6.

[28] Yu P, Clayman GL, Walsh GL. Long-term outcomes of microsurgical reconstruction for large tracheal defects. Cancer. 2011;117(4): 802–8.

[29] Machens A, Hinze R, Lautenschlager C, Thomusch O, Dralle H. Thyroid carcinoma invading the cervicovisceral axis: routes of invasion and clinical implications. Surgery. 2001;129(1): 23–8.

[30] Gillenwater AM, Goepfert H. Surgical management of laryngotracheal and esophageal involvement by locally

advanced thyroid cancer. Semin Surg Oncol. 1999;16(1): 19−29.

[31] Falk SA, McCaffrey TV. Management of the recurrent laryngeal nerve in suspected and proven thyroid cancer. Otolaryngol Head Neck Surg Off J Am Acad Otolaryngol Head Neck Surg. 1995;113(1): 42−8.

[32] Nishida T, Nakao K, Hamaji M, Kamiike W, Kurozumi K, Matsuda H. Preservation of recurrent laryngeal nerve invaded by differentiated thyroid cancer. Ann Surg. 1997;226(1): 85−91.

[33] Sanuki T, Yumoto E, Minoda R, Kodama N. The role of immediate recurrent laryngeal nerve reconstruction for thyroid cancer surgery. J Oncol. 2010;2010: 846235.

[34] Yumoto E, Sanuki T, Kumai Y. Immediate recurrent laryngeal nerve reconstruction and vocal outcome. Laryngoscope. 2006;116(9): 1657−61.

[35] Wang W, Chen D, Chen S, Li D, Li M, Xia S, et al. Laryngeal reinnervation using ansa cervicalis for thyroid surgery-related unilateral vocal fold paralysis: a long-term outcome analysis of 237 cases. PLoS One. 2011;6(4): e19128.

[36] Gardner RE, Tuttle RM, Burman KD, Haddady S, Truman C, Sparling YH, et al. Prognostic importance of vascular invasion in papillary thyroid carcinoma. Arch Otolaryngol Head Neck Surg. 2000;126(3): 309−12.

[37] Kebebew E, Clark OH. Locally advanced differentiated thyroid cancer. Surg Oncol. 2003;12(2): 91−9.

[38] Lee YS, Chung WY, Chang HS, Park CS. Treatment of locally advanced thyroid cancer invading the great vessels using a Y-shaped graft bypass. Interact Cardiovasc Thorac Surg. 2010;10(6): 1039−41.

[39] Wada N, Masudo K, Hirakawa S, Woo T, Arai H, Suganuma N, et al. Superior vena cava (SVC) reconstruction using autologous tissue in two cases of differentiated thyroid carcinoma presenting with SVC syndrome. World J Surg Oncol. 2009;7: 75.

[40] Thompson NW, Brown J, Orringer M, Sisson J, Nishiyama R. Follicular carcinoma of the thyroid with massive angioinvasion: extension of tumor thrombus to the heart. Surgery. 1978;83(4): 451−7.

[41] Lalak NJ, Campbell PR. Infiltrating papillary carcinoma of the thyroid with macroscopic extension into the internal jugular vein. Otolaryngol Head Neck Surg Off J Am Acad Otolaryngol Head Neck Surg. 1997;117(6): S228−30.

[42] Lee YS, Chung WY, Chang HS, Park CS. Treatment of locally advanced thyroid cancer invading the great vessels using a Y-shaped graft bypass. Interact Cardiovasc Thorac Surg. 2010;10: 1039−41.

[43] Haugen BR, Alexander EK, Bible KC, Doherty GM, Mandel SJ, Nikiforov YE, Pacini F, Randolph GW, Sawka AM, Schlumberger M, Schuff KG, Sherman SI, Sosa JA, Steward DL, Tuttle RM, Wartofsky L. 2015 American Thyroid Association Management Guidelines for adult patients with thyroid nodules and differentiated thyroid cancer: the American Thyroid Association guidelines task force on thyroid nodules and differentiated thyroid cancer. Thyroid. 2016;26(1): 1−133. doi: 10.1089/thy.2015.0020.

[44] Brose MS, Nutting CM, Jarzab B, Elisei R, Siena S, Bastholt L, de la Fouchardiere C, Pacini F, Paschke R, Shong YK, Sherman SI, Smit JW, Chung J, Kappeler C, Pena C, Molnar I, Schlumberger MJ. Sorafenib in radioactive iodine-refractory, locally advanced or metastatic differentiated thyroid cancer: a randomised, double-blind, phase 3 trial. Lancet. 2014;384: 319−28.

[45] Leboulleux S, Bastholt L, Krause T, de la Fouchardiere C, Tennvall J, Awada A, Gomez JM, Bonichon F, Leenhardt L, Soufflet C, Licour M, Schlumberger MJ. Vandetanib in locally advanced or metastatic differentiated thyroid cancer: a randomised, double-blind, phase 2 trial. Lancet Oncol. 2012;13: 897−905.

[46] Schlumberger M, Tahara M, Wirth LJ, Robinson B, Brose MS, Elisei R, Habra MA, Newbold K, Shah MH, Hoff AO, Gianoukakis AG, Kiyota N, Taylor MH, Kim SB, Krzyzanowska MK, Dutcus CE, de las Heras B, Zhu J, Sherman SI. Lenvatinib versus placebo in radioiodine-refractory thyroid cancer. N Engl J Med. 2015;372: 621−30.

[47] Chow SM, Yau S, Kwan CK, Poon PC, Law SC. Local and regional control in patients with papillary thyroid carcinoma: specific indications of external radiotherapy and radioactive iodine according to T and N categories in AJCC 6th edition. Endocr Relat Cancer. 2006;13(4): 1159−72.

[48] Tsang RW, Brierley JD, Simpson WJ, Panzarella T, Gospodarowicz MK, Sutcliffe SB. The effects of surgery, radioiodine, and external radiation therapy on the clinical outcome of patients with differentiated thyroid carcinoma. Cancer. 1998;82(2): 375−88.

[49] Sheline GE, Galante M, Lindsay S. Radiation therapy in the control of persistent thyroid cancer. Am J Roentgenol Radium Ther Nucl Med. 1966;97(4): 923−30.

[50] O'Connell ME, A'Hern RP, Harmer CL. Results of external beam radiotherapy in differentiated thyroid carcinoma: a retrospective study from the Royal Marsden Hospital. Eur J Cancer (Oxford, England: 1990). 1994;30A(6): 733−9.

[51] Ito Y, Tomoda C, Uruno T, Takamura Y, Miya A, Kobayashi K, Matsuzuka F, Kuma K, Miyauchi A. Prognostic significance of extrathyroid extension of papillary thyroid carcinoma: massive but not minimal extension affects the relapse-free survival. World J Surg. 2006;30(5): 780−6.

[52] McConahey WM, Hay I, Woolner LB, van Heerden JA, Taylor WF. Papillary thyroid cancer treated at the Mayo Clinic, 1946 through 1970: initial manifestations, pathologic findings, therapy and outcome. Mayo Clinic Proc. In: Edge SE, Byrd D, Compton CC, et al., editors. AJJ cancer staging manual. 7th ed. New York: Springer; 2009.

[53] Tovi F, Goldstein J. Locally aggressive differentiated thyroid carcinoma. J Surg Oncol. 1985;29(2): 99−104.

译者评述

　　本章从理论和临床可操作的角度定义了"局部晚期分化型甲状腺癌"，对每一种局部晚期侵犯的处理做了详尽的描述，强调了术前详细的检查、术前评估肿瘤侵犯的器官和范围、多学科讨论、手术参与，以及术后辅助治疗的重要性。上海交通大学附属第六人民医院甲状腺中心提出不放弃每一例局部晚期甲状腺癌，与胸外科、血管外科、耳鼻喉科、麻醉 ICU、整形科、骨科密切手术协作，提高手术质量，降低并发症率，延长患者生存期，改善生活质量，有时甚至挽救生命。详细了解还可以参考樊友本等编写的《局部晚期甲状腺癌的多科联合诊治》（2017 年上海交通大学出版社出版）。

第26章

局部进展和转移性分化型甲状腺癌的外放射治疗

External Beam Radiation for Locally Advanced and Metastatic Differentiated Thyroid Cancer

James D. Brierley, Meredith E. Giuliani and Richard W. Tsang

孙　滨译，付　杰校

导　言

分化型甲状腺癌的主要治疗方法是手术治疗，中、高风险患者术后给予放射性碘治疗（RAI）。RAI 的放射疗法不仅有利于降低颈部复发，还有助于诊断和治疗局部和远处病灶。近年来，多个分类风险研究对放射性碘治疗中获益的患者进行了筛选。相比之下，外放射治疗（EBRT）是一种局部治疗手段。因此，当局部存在复发风险时，受益是肯定的。手术和 RAI 对中危和一些高危患者有效，但从 EBRT 中受益的患者则预计较少；所有关于 EBRT 作用的研究都是回顾性的，除了下述 1 项研究例外。这部分相关内容，既缺乏放射性碘治疗患者获益分类的共识，也无常规应用外照射的共识。

为了说明 EBRT 在分化型甲状腺癌中的作用，着重考虑在以下 3 种情况下使用 EBRT 将非常有效：

（1）无法手术切除的颈部肿瘤治疗。术后无法切除所有肉眼可见肿瘤，或初始未接受手术治疗，这是因为已知局部病灶范围广或者患者不适合手术。

（2）作为手术后的辅助治疗（联合 RAI），用于颈部肿瘤全切除术后但认为有明显局部复发风险的患者。这通常发生在原发肿瘤病灶较大，同时侵犯到甲状腺外的软组织和颈部的重要结构时，例如喉返神经、气管、喉和食管。

（3）对于远处转移病灶的治疗。如前所述，EBRT 治疗全身性疾病的价值有限，但是：①若是全身转移，EBRT 有助于控制症状。②在某些情况下，转移病灶的数量较少（寡转移性疾病），EBRT 可以实现对这些转移病灶的长期控制。

本章内容将分别讨论这些方案。

颈部无法切除的癌灶

TNM 将 T_{4b} 型肿瘤定义为进展型，侵犯椎前筋膜，包裹颈动脉和（或）纵隔血管[1]；但是，非进展型疾病也可能无法切除，或者即便能够切除，也会遗留许多残留病灶。因为完整切除需要扩大手术才能获得阴性切缘，如咽喉切除术。在过去的 50 年中，许多研究都提出了 EBRT 对此类病例的作用[2]。在一项来自香港的 124 例手术后残余病灶的研究中，69 例进行 EBRT 患者局部无复发生存率为 64%，而 55 例未进行 EBRT 的患者仅为 29%[3]。和其他关于 EBRT 有效性的回顾性研究一样，这项研究存在选择偏差，但研究显示了外照射放疗可有效地提高术后大体残留病灶患者的局部控制率。研究还表明，即使手术后 10 年，也不是所有患有局部残留病灶的患者会出现疾病进展，或者颈部出现无法控制的病灶，或者死于转移性疾病。但是，我们无法预测哪些人患有发展缓慢的疾病而无须 EBRT 治疗。患者远处转移灶 FDG-PET 扫描阴性，表明此类转移灶代谢活动低、生长缓慢、并且多年处于稳定状态[4]，患者预后较好。然而，并没有前瞻性数据可以证实具有 FDG-PET 阴性的残留病灶的患者是非常安全的。

另一项来自作者机构的研究，虽然样本量较小，但行 EBRT 治疗的颈部残留病灶患者，其 10 年内局部无复发率达到 90%[5]。然而，相应的疾病特异生存率（CSS）仅为 48%，这说明即使局部得到了控制，但仍然存在远处转移以及患者死于转移性病灶的情况。病灶无法切除的这类患者，年龄往往较大，患有耐碘性低分化肿瘤。来自 MD Anderson 癌症中心和 Christie 医院关于 EBRT 有效性的数据，尽管病例数分别只有 15 和 19 例，但病灶残留或不可切除的甲状腺癌患者，局部控制率分别达到 60% 和 69%[6, 7]。2009 年 ATA 指南推荐对于此类

患者可使用 EBRT 治疗[8]。2015 年指南没有阐述肿瘤无法切除的情况，但对侵袭呼吸、消化道的癌灶，一般建议手术联合[131]I 和（或）EBRT 等其他治疗[9]。同样，英国甲状腺协会推荐 EBRT 用于无法使用摄碘率低的残留或复发病灶，即局部病灶。此类病灶采用进一步的手术或者 RAI，往往无效或者操作性不强[10]。

总之，EBRT 可以控制颈部无法切除或大量残留的病灶，可防止由于无法控制的甲状腺癌产生的潜在破坏性作用，如声音受损或丧失、气道阻塞、吞咽困难和食管阻塞。对于在初次治疗后颈部复发并且无法切除的癌症也是如此。但同时需指出，EBRT 并不能取代高质量的手术。

辅 助 疗 法

ATA 建议，对于 45 岁以上、手术时肉眼可见的甲状腺外侵犯或术后高度可疑肿瘤镜下残留的患者，应考虑辅助使用 EBRT[8]。2015 年指南指出，常规辅助使用 EBRT 不做推荐。但需指出，它可以选择性地用于术后残留病灶和数次手术后淋巴结复发的患者，尤其对于那些再次手术风险远高于 EBRT 的患者[9]。英国甲状腺协会推荐辅助 EBRT 疗法用于极可能复发或进展的患者，特别是那些明确术中局部肿瘤侵犯以及有明显残余病灶的患者[10]。然而，关于辅助 EBRT 疗法的唯一随机对照试验结果是阴性的，表明并无益处。但是，该研究的入组标准是病理判断 T_4 期的分化型甲状腺癌患者。因此，许多入组患者并没有满足以上 2 种标准的任意 1 项，即许多患者并无证据表明具有明显的甲状腺外侵犯或者具有术后镜下或肉眼可见的残留病灶风险。此外，入组人数

很少，计划 311 例患者中只有 45 例同意入组。因此，该研究转为开放队列研究，最终只有 26 名患者接受了 EBRT。在未行 EBRT 的患者中局部阴性率只有 3%，提示该类患者复发风险较低[11]。

单中心回顾性研究表明，EBRT 疗法有益于高风险局部复发患者（表 26-1）。在作者机构的一项研究中，60 岁以上、具有甲状腺外侵犯并且手术后无残留病灶的患者，EBRT 改善其 10 年疾病特异生存率（81.0% vs. 64.6%）及局部无复发率（86.4% vs. 65.7%）。对于 60 岁以下的患者仅改善了局部控制率（使用 EBRT 患者 10 年 LRFR：95.9% vs. 未使用 EBRT 患者：85.4%，$P = 0.03$）[18]。这项研究证实了德国早期研究的结果[13]，该研究包括 137 例患者，所有患者具有甲状腺外侵犯，接受手术和 RAI，其中 85 例接受甲状腺床和颈部及上纵隔淋巴结的 EBRT

治疗，结果局部和复发率较低（$P = 0.004$）。近来在更多的机构中外照射放疗已成为高危复发患者的标准治疗，故并没有比较外照射放疗与否的结果。来自英国 Christie 医院的研究组报告指出，在具有肉眼可见或无法手术切除病灶的患者中，接受 EBRT 治疗患者的局部控制率为 89%[6]。美国 MD Anderson 癌症中心的一组报告表明，对于有镜下残留病灶的患者，4 年局部控制率为 86%，4 年疾病特异生存率为 82%[7]。法国的一篇包含 13 篇论文的综述表明，EBRT 在复发风险高的患者中发挥了重要作用。他们开发了一个评分系统来定义将从 EBRT 中受益的患者。任何得分 ≥ 6 分的患者都会被推荐使用 EBRT 疗法。年龄 >60 岁、甲状腺外侵犯和镜下残留病灶，各得 2 分[20]。

虽然缺乏随机对照研究的证据，EBRT 有益于局部复发的高风险患者。风险通常由

表 26-1　局部复发风险高的患者 10 年无复发率。所有系列都是回顾性的，并且 RAI 的使用不是标准化的

第一作者和出版日期	手术后无复发率 ±RAI 和 EBRT（%）	手术后无复发率 ±RAI（%）
Tubiana (1985) [12]	86	79
Farahati (1996) [13]	90	50
Tsang (1998) [14]	93	78
Chow (2002) [15]	88	84
Kim (2003) [16] a	95	63
Phlips (2004) [17]	97	79
Brierley (2005) [18] b	86	66
Keum (2006) [19] c	89	38
Azrif (2008) [6] a	81	未报道
Schwartz (2009) [7] d	79	未报道

注：a 5 年。b 适用于 60 岁以上的 ETE 患者。请注意，部分患者与 Tsang (1998) 的报道重复。c 具有气管侵犯患者。d 4 年。

年龄较大（>50 岁）、甲状腺外侵犯和镜下残留病灶决定。外照射放疗用于老年患者（通常 >50 岁）伴术中发现甲状腺癌广泛外侵后外侧气管食管沟。除非行喉切除术，否则该区域手术后存在镜下病灶残留的风险。我们认为仅有放射性碘治疗不可能控制这类疾病。通过让外科医师参与讨论以明确甲状腺外明显侵犯非常重要。此外，如果不采用广泛的根治性手术，非扩大根治手术的挽救治疗是困难的，并且复发会对言语、吞咽和生活质量产生重大影响。甲状腺肿瘤侵犯带状肌的患者通常手术可以达到切缘阴性，并不需要进行 EBRT 治疗。外照射放疗在颈淋巴结复发再次术后的患者中也可能有益，而进一步手术可能导致不可接受的风险或并发症。

放 射 治 疗

如果患者要进行 RAI 或辅助 EBRT，我们倾向于给予 ^{131}I，然后在 RAI 治疗扫描后进行术后 CT 扫描，并且根据 RAI 后扫描和 CT 扫描结果，重新评估术后疾病的严重程度。如果有 PET 扫描，可提供其他信息。虽然理论上 EBRT 可能会降低 RAI 的有效性，但没有确切证据支持这一点。因此，在疾病局部进展程度可能会导致无法控制的肿瘤进展时，例如脊髓减压后的残余病灶，那么我们将在 RAI 之前给予 EBRT。

术前增强 CT 扫描对于术后的放射治疗的计划非常有用。在作者中心，外科医师对于体积较大、位置固定、伴有疼痛或声音嘶哑的患者常规行增强 CT 检查，这些患者极有可能是 T_4 期肿瘤。过去对碘化造影剂可能会影响 RAI 有效性的担忧已经被现代水溶性造影剂化解了（见第 6 章）。CT 增强扫描后尿碘水平下降对放射性碘治疗延迟仅 1～2 个月[21]。CT 的替代方案是颈部 MRI；然而，与 CT 相比较，MRI 对喉部滑膜或淋巴结转移检测性可能较差。

我们的放射范围包括甲状腺切除区域以及 Ⅲ、Ⅳ、Ⅵ区与部分 Ⅴ区，从舌骨上方延伸到主动脉弓下方。如果担心镜下残留病灶，通常会对甲状腺床和手术切除区域使用 60 Gy/30 Fx 剂量，在未发现镜下病灶风险的区域则使用较低剂量 54 Gy/30 Fx。在存在较多残留、无法切除或未切除的病灶的患者中，使用 66 Gy/33 Fx 至 70 Gy/35 Fx 的高剂量；在存在镜下病灶风险的区域，使用 56 Gy/33 Fx 或 56 Gy/35 Fx 的剂量（图 26-1）。对于具有未切除病灶、身体状态较差、不能耐受 66 Gy 的患者，我们给予剂量为 50 Gy/（20 Fx·4w）。对于具有局部症状和扩散性病灶以及身体状态一般的患者，可以使用剂量为 20 Gy/5 Fx 或 30 Gy/10 Fx 的放射治疗。

剂量及毒性

对于用 EBRT 治疗的靶区存在争议。我们的想法是让 EBRT 控制甲状腺床和气管食管沟的病灶。与治疗整个颈部淋巴结区（Ⅱ～Ⅴ区，以及包括咽后淋巴结）的其他机构相比，我们的靶区小。尽管大靶区治疗淋巴结复发极少（后续可接受挽救性手术），但是放疗引起的急慢性不良反应会更明显。最大限度地减少 EBRT 的毒性至关重要，尤其对于因接受 RAI 治疗已经患有口腔干燥症的患者。EBRT 后急性和晚期反应均取决于辐射的组织体积以及正常组织所接收到的剂量。特别关注的结构包括腮腺、咽缩肌和下颌骨。它们会导致放射性口干、吞咽困难、罕见鼻饲管依赖、罕见骨坏死等。

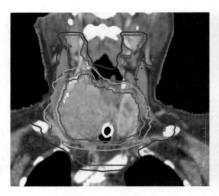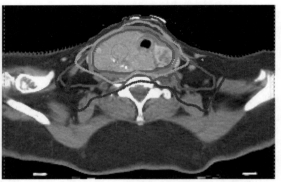

图 26-1　患者，女，76 岁。临床表现为呼吸困难，病程较短；长期存在甲状腺包块。活检显示分化型甲状腺癌。CT 扫描显示广泛性甲状腺包块累及气管及颈动脉。肿瘤不可切除，可行外放射治疗（EBRT）。患者行气管切开术并给予总剂量为 70 Gy 的放射治疗，分 35 次完成，共 7 周。此图为放疗计划（矢状面和轴状面）。红色线表示大体肿瘤靶区（GTV）；绿色线表示 70 Gy 等剂量线（所有包括在 70 Gy 等剂量线内的体积接受照射剂量至少为 70 Gy）；黑色线表示 56 Gy 等剂量线

继发性恶性肿瘤可以在任何放射治疗后发生，但是非常罕见。虽然甲状腺肿瘤 EBRT 治疗术后未出现上述现象，但在治疗年轻患者时尤其应该考虑在内。在一项患者甲状腺癌治疗后的生活质量研究中，那些接受 EBRT 和 RAI 的患者毫无疑问差于术后只接受 RAI 的患者[22]。据报道，强度调整放疗疗法（IMRT，表 26-2）是目前许多中心治疗头颈部肿瘤的标准疗法，与较早的技术相比，继发肿瘤发病率明显更低[7]。

一般而言，周密安排的 EBRT 所致急性毒性水平往往在可接受范围内。严重的并发症很少发生，并且 EBRT 疗法并不排除后续有放疗后手术经验医师的手术干预。发生在放射治疗过程结束时的急性毒性反应包括中度皮肤红斑，罕见的潮湿性脱屑和食管、气管和喉部的黏膜炎。对于延伸至唾液腺的淋巴结区域的大剂量辐射治疗会导致味觉、感觉和口腔异常的变化。晚期毒性并不常见，可能包括皮肤毛细血管扩张、皮肤色素沉着、软组织纤维化。根据我们的经验，食管狭窄通常可以通过扩张疗法治疗。尽管他人

表 26-2　放射治疗中使用的术语表

强度调整放疗疗法（IMRT）。放射强度和放射野形状可发生变化以适应靶区的形状。强度调整放疗可降低正常组织毒性并提高靶区治疗剂量
放射外科和立体定向体放射治疗。高度适形精准放射，单次大剂量放射治疗
立体定向放射手术（SRS）。SRS 通常指大脑的放射外科手术（单次大剂量辐射）（伽马刀©是 SRS 的一个例子）
立体定向体放射手术（SBRS）。SBRS 通常是指对大脑以外的身体部位进行的放射外科手术（例如 CyberKnife© 和 X-Knife©）
立体定向体放射治疗（SBRT）。SBRT 通常是指以 3～6 次而非单次给予的高度适合的放射治疗

已有报道，但我们的患者尚未见到胃管依赖或气管狭窄[7]。关于 EBRT 疗法的 2 个大型系列研究并没有报道肿瘤组放射治疗出现 IV 级毒性效应[13, 14]。

远处转移灶治疗

目前已经明确，EBRT 作为可选武器之一，可控制转移性疾病症状。在甲状腺癌远处转移的患者中，42% 有骨受累，位于乳腺肿瘤及前列腺肿瘤转移之后；因此，EBRT 是一种有助于控制骨转移疼痛的重要疗法[23]。通常采用单个级分（例如 8 Gy）或多个级分（20 Gy，5 次；或 30 Gy，10 次）的放射疗法。但并非所有骨转移普遍存在。而且即使骨转移灶有碘浓聚时（相比肺转移灶），放射性碘治疗对骨转移的控制基本无效，所以需要更积极地手术来治疗孤立的转移灶。当然，手术取决于转移部位和患者的一般状态，因为积极的手术处理，对临床上来说并不总是明智的，甚至不可能实施。我们建议在 RAI 后使用 EBRT 治疗无法切除的骨转移或多发性骨转移。对于单发转移，我们通常给予 50 Gy/25 Fx 或者 40 Gy/15 Fx。对于一些特定的解剖部位发生的较小病灶，可以考虑使用高剂量立体定向放射治疗（SBRT，见表 26-2）。所有具有骨转移疼痛的患者都应进行 EBRT 来减少疼痛。姑息性放射对于控制脑转移、肺转移的咯血以及纵隔或肺门淋巴结转移引起的支气管阻塞所导致的远端肺塌陷也具有一定价值。

立体定向放射治疗允许在短时间内安全地给予更高剂量的放射治疗，目的是长期控制。立体定向放射治疗有不同的名称和类型，但本质上它们是相似的，因为它们允许每次照射更精确给予更高剂量，通常给予较少的次数（最常见的是 1～6）且具有非常高的精确度。它们传递的方式不同（表 26-2）。图 26-2～图 26-4 给出了针对不同患者的孤立性骨转移、肺转移和脑转移的立体定向放射治疗的例子。没有高水平的证据表明立体定向放射疗法优于其他形式的消融疗法，如甲状腺癌的射频消融术；但是，它的应用受到肿瘤体积和邻近结构如大血管的限制。立体定向放射治疗或其他消融治疗的选择通常取决于当地的可行性和专业知识。立体定向放疗应该仅限于放射性碘治疗无效（不摄取碘或者摄碘后进展）的寡转移或有限的病灶。对局部病灶控制的获益应该与立体定向放

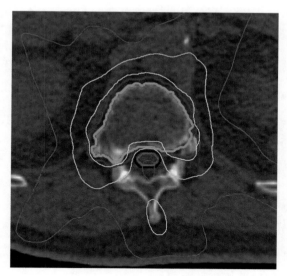

图 26-2　患者，男，61 岁。因甲状腺乳头状癌（5 cm）伴血管浸润行甲状腺切除术。放射性碘扫描显示甲状腺床和 T_{12} 有碘吸收。其他部位未发现癌转移。患者行椎体立体定向放疗，总照射剂量为 24 Gy，每次照射 2 Gy。绿色线表示临床靶区（CTV）；蓝色线表示计划靶区（PTV）；红色线内区域表示脊髓。黄色线表示 24 Gy 等剂量线（所有包括在 24 Gy 等剂量线内的体积接受照射剂量至少为 24 Gy）。淡蓝色线为 17 Gy 等剂量线；褐色线代表 10 Gy 等剂量线。注意脊髓在 17 Gy 等剂量线外，接受照射剂量 <17 Gy

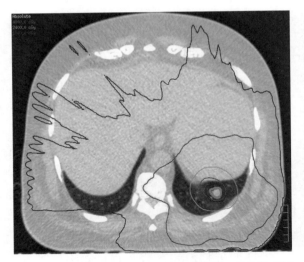

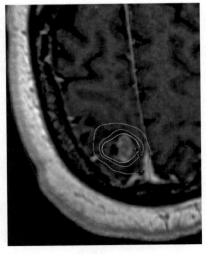

图 26-3 患者，男，73 岁。咳嗽和胸痛，既往患有甲状腺癌。CT 显示 2 个肺小结节。抑制性 Tg 未检测到。活检显示分化型甲状腺癌。给予患者 5 550 MBq 放射性碘治疗后扫描阴性。2 年后复查 CT 无变化，无新发病灶。患者同意对肺的 2 个小结节做立体定向放疗，放疗总剂量为 48 Gy，每次照射剂量为 4 Gy。绿色线表示大体肿瘤靶区（GTV）；蓝色线表示计划靶区（PTV）；紫色线表示 48 Gy 等剂量线（所有包括在 48 Gy 等剂量线内的体积接受照射剂量至少为 48 Gy）；橙色线表示 24 Gy 等剂量线；绿色线表示 10 Gy 等剂量线。深紫色线表示 5 Gy 等剂量线

图 26-4 患者，男，51 岁。甲状腺大肿块伴甲状腺外组织浸润。肿块从颈动脉鞘切除。患者接受放射性碘治疗和体外放射治疗。6 年后患者左腿出现局部运动痉挛。MRI 显示脑右顶叶和左枕叶 2 个病灶。患者接受全脑放疗和伽马刀增量放疗。4 年后患者仍未复发。红色线表示大体肿瘤靶区（GTV）；蓝色线表示计划靶区（PTV）；黄色线表示 21 Gy 等剂量线（所有包括在 21 Gy 等剂量线内的体积接受照射剂量至少为 21 Gy）；内侧的绿色线表示 15 Gy 等剂量线；外侧绿色线表示 8 Gy 等剂量线

疗引起的毒性反应相权衡，并且转移性分化型甲状腺癌的自然病程通常像其他广泛播散疾病。因为外科手术切除也是一种选择，我们提倡用多学科的方法与外科医师进行病例讨论后再做决定。

对于少量脑转移病灶（通常 <5 个），立体定向放射是全脑放疗的替代方案。与其他部位肿瘤脑转移相比，在具有更长生存期的分化型甲状腺癌并发脑转移瘤患者中立体定向放疗可能有重要的优势，避免了全脑放疗的远期副作用。

结　　论

本章详述了 EBRT 在控制颈部无法切除或切净的分化型甲状腺癌中的作用；同时，我们相信有足够的证据显示其在降低局域复发风险方面的作用，但仅限于选择性的高风险患者。我们还讨论了最为合适的辐射容量及剂量。EBRT 对于缓解疾病转移所致的症状有明确的作用。对孤立转移灶可进行放射治疗，但仍有待于确定这是否会导致转移性 DTC 的自然病程明显缩短。

参考文献

［1］ Edge SB, Byrd DR, Compton CC, Fritz AG, Greene FL, Trotti A. AJCC staging cancer manual. 7th ed. New York: Springer; 2010.

［2］ Brierley JD, Tsang RW. External-beam radiation therapy in the treatment of differentiated thyroid cancer. Semin Surg Oncol. 1999;16(1): 42–9. Epub 1999/01/16.

［3］ Chow S-M, Law SCK, Mendenhall WM, Au S-K, Chan PTM, Leung T-W, et al. Papillary thyroid carcinoma: prognostic factors and the role of radioiodine and external radiotherapy. Int J Radiat Oncol Biol Phys. 2002;52(3): 784–95.

［4］ Robbins RJ, Wan Q, Grewal RK, Reibke R, Gonen M, Strauss HW, et al. Real-time prognosis for metastatic thyroid carcinoma based on 2–[18F]fluoro-2-deoxy-D-glucose-positron emission tomography scanning. J Clin Endocrinol Metab. 2006;91(2): 498–505.

［5］ Sia MA, Tsang RW, Panzarella T, Brierley JD. Differentiated thyroid cancer with extrathyroidal extension: prognosis and the role of external beam radiotherapy. J Thyroid Res. 2010;2010: 183461. Epub 2010/11/05.

［6］ Azrif M, Slevin NJ, Sykes AJ, Swindell R, Yap BK. Patterns of relapse following radiotherapy for differentiated thyroid cancer: implication for target volume delineation. Radiother Oncol. 2008;89(1): 105–13.

［7］ Schwartz DL, Lobo MJ, Ang KK, Morrison WH, Rosenthal DI, Ahamad A, et al. Postoperative external beam radiotherapy for differentiated thyroid cancer: outcomes and morbidity with conformal treatment. Int J Radiat Oncol Biol Phys. 2009;74(4): 1083–91. Epub 2008/12/20.

［8］ Cooper DS, Doherty GM, Haugen BR, Kloos RT, Lee SL, Mandel SJ, et al. Revised American Thyroid Association management guidelines for patients with thyroid nodules and differentiated thyroid cancer. Thyroid. 2009;19(11): 1167–214. Epub 2009/10/29.

［9］ Haugen BR, Alexander EK, Bible KC, Doherty GM, Mandel SJ, Nikiforov YE, et al. 2015 American Thyroid Association Management Guidelines for adult patients with thyroid nodules and differentiated thyroid cancer: the American Thyroid Association Guidelines task force on thyroid nodules and differentiated thyroid cancer. Thyroid. 2016;26(1): 1–133. Epub 2015/10/16.

［10］ Perros P, Boelaert K, Colley S, Evans C, Evans RM, Gerrard Ba G, et al. Guidelines for the management of thyroid cancer. Clin Endocrinol (Oxf). 2014;81 Suppl 1: 1–122. Epub 2014/07/06.

［11］ Biermann M, Pixberg M, Riemann B, Schuck A, Heinecke A, Schmid KW, et al. Clinical outcomes of adjuvant external-beam radiotherapy for differentiated thyroid cancer-results after 874 patient-years of follow-up in the MSDS-trial. Nuklearmedizin. 2009;48(3): 89–98; quiz N15. Epub 2009/03/27.

［12］ Tubiana M, Haddad E, Schlumberger M, Hill C, Rougier P, Sarrazin D. External radiotherapy in thyroid cancers. Cancer. 1985;55(9 Suppl): 2062–71.

［13］ Farahati J, Reiners C, Stuschke M, Muller SP, Stuben G, Sauerwein W, et al. Differentiated thyroid cancer. Impact of adjuvant external radiotherapy in patients with perithyroidal tumor infiltration (stage pT4). Cancer. 1996;77(1): 172–80.

［14］ Tsang RW, Brierley JD, Simpson WJ, Panzarella T, Gospodarowicz MK, Sutcliffe SB. The effects of surgery, radioiodine and external radiation therapy on the clinical outcome of patients with differentiated thyroid cancer. Cancer. 1998;82: 375–88.

［15］ Chow SM, Yau S, Lee SH, Leung WM, Law SC. Pregnancy outcome after diagnosis of differentiated thyroid carcinoma: no deleterious effect after radioactive iodine treatment. Int J Radiat Oncol Biol Phys. 2004;59(4): 992–1000.

［16］ Kim TH, Yang DS, Jung KY, Kim CY, Choi MS. Value of external irradiation for locally advanced papillary thyroid cancer. Int J Radiat Oncol Biol Phys. 2003;55(4): 1006–12.

［17］ Phlips P, Hanzen C, Andry G, Van Houtte P, Fruuling J. Postoperative irradiation for thyroid cancer. Eur J Surg Oncol. 1993;19(5): 399–404.

［18］ Brierley J, Tsang R, Panzarella T, Bana N. Prognostic factors and the effect of treatment with radioactive iodine and external beam radiation on patients with differentiated thyroid cancer seen at a single institution over 40 years. Clin Endocrinol (Oxf). 2005;63(4): 418–27.

［19］ Keum KC, Suh YG, Koom WS, Cho JH, Shim SJ, Lee CG, et al. The role of postoperative external-beam radiotherapy in the management of patients with papillary thyroid cancer invading the trachea. Int J Radiat Oncol Biol Phys. 2006;65(2): 474–80.

［20］ Sun XS, Sun SR, Guevara N, Marcy PY, Peyrottes I, Lassalle S, et al. Indications of external beam radiation therapy in non-anaplastic thyroid cancer and impact of innovative radiation techniques. Crit Rev Oncol Hematol. 2013;86(1): 52–68. Epub 2012/10/24.

［21］ Padovani RP, Kasamatsu TS, Nakabashi CC, Camacho CP, Andreoni DM, Malouf EZ, et al. One month is sufficient for urinary iodine to return to its baseline value after the use of water-soluble iodinated contrast agents in post-thyroidectomy patients requiring radioiodine therapy. Thyroid. 2012;22(9): 926–30. Epub 2012/07/26.

［22］ Gal TJ, Streeter M, Burris J, Kudrimoti M, Ain KB, Valentino J. Quality of life impact of external beam radiotherapy for advanced thyroid carcinoma. Thyroid. 2013;23(1): 64–9. Epub 2012/09/14.

［23］ Coleman RE. Clinical features of metastatic bone disease and risk of skeletal morbidity. Clin Cancer Res. 2006;12(20 Pt 2): 6243s–9. Epub 2006/10/26.

译者评述

　　分化型甲状腺癌的主要治疗方法是手术治疗，中、高风险患者术后给予放射性碘治疗。EBRT 对于治疗颈部无法切除的癌灶有一定价值；联合 RAI 在降低局部肿瘤复发风险方面可进一步提高特异性生存率及局部无复发率；EBRT 在缓解骨转移性疼痛，治疗多次术后淋巴结转移、脑转移、肺转移中发挥一定的作用，但仅限于谨慎选择的高危患者。本章对最合适的照射靶区和剂量进行了综述。外照射放疗在转移性疾病姑息治疗中有明确的作用，并可用于寡转移病灶患者；但尚待确定其是否对转移性分化型甲状腺癌的自然病程产生明显的改变。

第27章
进展期转移性甲状腺癌的系统治疗
Systemic Therapy for Advanced Metastatic Thyroid Cancer

Dwight Owen and Manisha H. Shah

蔡晓燕 译，伍 波 校

导 言

分化型甲状腺癌（DTC）是最常见的甲状腺癌类型，包括乳头状、滤泡状和嗜酸性细胞癌[1]。大部分诊断为甲状腺癌的患者预后非常好，接受规范治疗后，包括手术、促甲状腺激素（TSH）抑制治疗和放射性碘治疗（RAI）的患者 5 年生存率达到 97.9%[2, 3]。然而，有 10%～15% 的患者会发展成 RAI 抵抗，从历史发展角度看，其治疗方案有限，总存活时间只有 2.5～3.5 年[4]。据统计，2015 年甲状腺癌新发病例为 62 450 例，需接受进展期治疗的患者数量将持续增加[3]。最近，美国食品药品监督管理局（FDA）唯一批准用多柔比星化疗治疗转移性 RAI 难治性甲状腺癌患者，但缓解率低、毒性大[5]。随着对 DTC 的发病机制，包括 *BRAF* 突变的相关性以及血管生成在肿瘤生长中的作用的深入研究，经过 1/4 世纪后，2013 年 FDA 批准了第一个用于治疗转移性 RAI 难治性甲状腺癌的多激酶抑制剂（MKI）——索拉非尼。这推动

了与其他 MKI 联合用药的进一步深入研究，包括 2015 年初 FDA 批准乐伐替尼加入索拉非尼治疗晚期 DTC（表 27-1）。美国甲状腺协会现在建议考虑应用激酶抑制剂治疗转移性进展期 RAI 难治性 DTC 患者，或使用 FDA 批准的药物，或在临床试验中使用[6]。然而，这些新的治疗方法还没有显示出总体生存率的改善，大多数患者最终由于治疗失败或无法忍受的毒性而停止治疗。由于认识到这种抗血管生成靶向治疗多激酶抑制剂的局限性，对 RAS-BRAF-MEK 信号通路抑制剂正在临床试验中进行评估。目前正在推行的另一种治疗方式是甲状腺癌细胞的"再分化"，使其能够吸收碘，从而使肿瘤易受治疗性放射性碘的影响。由于待批准的多种靶向治疗选择，需要进一步的研究来确定最佳治疗顺序。重要的是，鉴于治疗的非治愈意图和缺乏生存优势，临床医师需要更多的数据来帮助确定可能无症状的患者开始治疗的时间。

在本章中，我们将重点介绍在过去十年中已研发的 MKI 靶向治疗方法，然后对这

表 27-1　多激酶抑制剂治疗转移性放射性碘难治性甲状腺癌

	索拉非尼	乐伐替尼
FDA 批准的年份	2013 年 11 月	2015 年 2 月
试验注册年限	2009—2011 年	2011—2012 年
关键 Ⅲ 期安慰剂对照试验	DECISION[22]	SELECT[23]
患者总数	417	392
总缓解率（部分缓解＋完全缓解）（%）	12.2（12.2+0）	64.8（63.2+1.5）
用药组中位无进展生存期（月）	10.8	18.3
安慰剂组中位无进展生存期（月）	5.8	3.6
危害比（P 值）	0.59（$P < 0.000\,1$）	0.21（$P < 0.001$）
中位总生存期（月）	未报道	未报道
需剂量中断患者（%）	82.4%	66.2%
需剂量减少患者（%）	64.3%	67.8%
需停药患者（%）	18.8%	14.2%
用药组有 BRAF 基因突变（%）	27%	10%[a]

注：[a] 已知 BRAF 基因突变用药组 123/261，安慰剂组 59/131。

些疗法进行持续研究，最后提供有关细胞毒性化疗的历史数据。

靶向 VEGFR 通路的多激酶抑制剂

在分化型甲状腺癌中的随机 Ⅱ ～ Ⅲ 期临床试验

1. 乐伐替尼

2015 年 2 月 FDA 及 5 月 EMA 批准乐伐替尼（lenvima）用于治疗进展期 RAI 难治性 DTC。乐伐替尼是 VEGFR-1、VEGFR-2 和 VEGFR-3，FGFR 1～4，PDGFR，RET 和 KIT 的口服多激酶抑制剂[7]。根据数据显示，VEGFR 信号网络的激活可能与甲状腺癌的侵袭性有关[8]。基于在 DTC 中乐伐替尼单组 Ⅱ 期试验中安全性和高缓解率[9]，

在一项多中心、国际 Ⅲ 期随机双盲安慰剂对照试验中对乐伐替尼在 392 例进展性 RAI 难治性 DTC 患者中进行了研究（SELECT 试验）[10]。患者按 2∶1 方式随机分为两组，每天 24 mg，28 天为一周期，或使用安慰剂。在试验中，纳入标准包括 [131]I 难治性疾病和每个 RECIST 中在试验注册后 13 个月内的放射学进展的患者。研究中允许曾接受过最多 1 种酪氨酸激酶抑制剂（TKI）治疗的患者。主要终点是无进展生存期（PFS）。无论 BRAF 或 RAS 突变状态如何，联合使用乐伐替尼的患者平均 PFS 为 18.3 个月，安慰剂组为 3.6 个月（HR 0.21，$P < 0.000\,1$）。与安慰剂组的 1.5% 相比，乐伐替尼治疗组的有效率（65%）明显高于安慰剂组（1.5%），其中包括 4 项完全应答（$P < 0.000\,1$）。与

安慰剂组相比，先前接受 TKI 治疗的患者也得到了明显的改善。在未接受 TKI 治疗的患者中，PFS 中位数为 18.7 个月，而接受过一次 TKI 治疗的患者的 PFS 中位数为 15.1 个月。在接受研究登记的骨病患者中，使用伦瓦替尼（24%）与安慰剂（59%）治疗的患者，现有骨病的进展情况有所下降。然而，观察到的总体存活率没有差异，这是由于患者在疾病进展过程中从安慰剂组到治疗组的交叉。治疗相关的不良反应（乐伐替尼 97% vs. 安慰剂 59%），3 级或以上的发生率为 76%。不良反应包括高血压（最常见，70%），其次是疲劳、乏力和腹泻（均为 60% 左右）。其他严重不良事件包括动脉、静脉血栓事件，肾功能衰竭，肝衰竭，QT 间期延长，可逆性后部脑病综合征（PRES），胃肠瘘等。与安慰剂组（4.6%）相比，乐伐替尼组（7.7%）在治疗期间发生了更多的致命性不良事件，与治疗相关的死亡发生率为 2.3%。14% 的治疗组患者停止治疗，82% 的患者剂量中断，68% 的患者减少剂量。在该患者人群中，18.3 个月的中位 PFS 显著长于任何其他随机试验中观察到的 PFS，且安慰剂组的 PFS 显著低于一般观察到的 PFS，可能是因为高危患者的特定入选（由于入组前 13 个月内疾病进展证据的资格要求）。研究的局限性包括缺乏总体生存获益（安慰剂组与乐伐替尼交叉可能混淆），以及缺乏接受乐伐替尼治疗的患者的生活质量数据。

2. 索拉非尼

索拉非尼（多吉美，nexavar）是第一个被 FDA（2013 年 11 月）和 EMA（2014 年 4 月）批准用于治疗转移性放射碘难治性分化型甲状腺癌的多激酶抑制剂。索拉非尼是一种多激酶抑制剂，具有同时抑制多种激酶的活性，包括血管内皮生长因子受体 -2（VEGFR-2）、血管内皮生长因子受体 -3（VEGFR-3）、血小板衍生生长因子受体 -β（PDGFR-β）、FLT3、KIT、Raf-1、BRAF 和 RET [11]。美国 FDA 的批准基于 DECISION 试验的结果 [12]，在最近的一项 meta 分析中，对索拉非尼的一些开放标签的单臂 II 期临床试验数据证实，其联合反应率为 21%，中位无进展生存期远超 1 年 [13]，这些研究结果增加了数据的权重。DECISION 试验是一项多中心、国际、随机、双盲的 III 期试验，在放射性碘难治性分化型甲状腺癌患者中，将索拉非尼（400 mg，每天 2 次）与安慰剂进行比较 [12]。与 SELECT 试验一样 [10]，采用 RECIST 1.0 标准在入选研究前 14 个月内纳入了疾病进展标准，因此本研究中的患者群体被认为有特别高的风险。肿瘤组织学的基线特征包括 57% 的乳头状、25% 的滤泡状和 10% 的低分化癌。主要终点是疾病无进展生存期（PFS）。中位 PFS 为 10.8 个月（索拉非尼）vs. 5.8 个月（安慰剂）（HR 0.59，$P < 0.0001$）。与先前的研究一致，没看到完整的反应（CR）。由于交叉率较高（安慰剂组 71% 患者在进展时与索拉非尼交叉），未观察到总体生存率差异有统计学意义（HR 0.80，$P = 0.14$）。目前为止，索拉非尼组最常见的不良反应是手足皮肤反应（HFSR）（76%）、腹泻（68%）、脱发（67%）和皮疹（50%）。高血压发生率为 40%。接受索拉非尼治疗的患者中有 37% 出现严重不良事件（安慰剂组为 26%）。在索拉非尼组中，9 例发生继发性恶性肿瘤，其中 7 例为皮肤鳞状细胞癌和 1 例白血病。在接受索拉非尼的患者中，剂量中断率为 66%，剂量减少率为 64%，而接受安慰剂

的患者中，因治疗相关不良反应而停用药物的比例为19%，而接受安慰剂的患者为4%。研究药物导致每组死亡1例，这与以前对索拉非尼的研究一致。在上述meta分析中，72%的患者不能耐受索拉非尼的初始计划剂量（400 mg，每天2次），56%的患者因毒性需要减少剂量。DECISION试验的亚组分析似乎表明携带 BRAF 突变的肿瘤患者比野生型肿瘤患者具有更长的PFS（索拉非尼组 BRAF 突变的中位PFS 20.5个月 vs. BRAF 野生型肿瘤8.9个月）[12]。然而，BRAF 是否突变与总体预后无关。

3. 凡德他尼

几乎所有遗传性髓样癌患者和50%散发性髓样癌患者都发生 RET 癌基因的种系突变，但分化型甲状腺癌中未观察到 RET 突变，约20%的分化型肿瘤患者中发生 RET/PTC 重排[14]。在髓样癌的Ⅲ期试验中，与安慰剂相比，多激酶抑制剂凡德他尼（caprelsa）通过靶向 RET、VEGFR 和 EGFR 信号传导能显著延长PFS。基于这一Ⅲ期临床试验，2011年4月FDA批准进展性髓样癌患者可使用凡德他尼[15]。基于这项研究，以及其他酪氨酸激酶抑制剂对转移性分化型甲状腺癌血管生成的作用，一项欧洲随机、双盲、多中心Ⅱ期临床试验将凡德他尼和安慰剂在局部晚期（手术不可切除）或转移性分化型甲状腺癌中进行比较[16]。采用RECIST 1.0评判纳入标准，排除了碘难治性和进展性患者，予以每天口服300 mg凡德他尼或安慰剂。治疗一直持续到疾病进展或者12个月稳定期。研究终点为RECIST标准决定的PFS。与安慰剂组比，凡德他尼中位PFS显著延长（11.1个月 vs. 5.9个月，双侧HR 0.63，$P = 0.017$）。乳头状亚型患者的PFS有改善趋势（16.2个月 vs.

5.9个月），这在统计学上差异并不显著。值得注意的是，ORR或OS没有统计学上的提高。凡德他尼组最常见的不良反应分别为腹泻（74%）、高血压（34%）和痤疮样皮疹（27%）。治疗组的3级以上不良反应为53%，而安慰剂组为19%，最常见的原因是QT间期延长（24%）和腹泻（10%）。33%凡德他尼治疗患者和6%的安慰剂治疗患者出现导致终止治疗的不良事件。4%的治疗患者出现3级或以上的视力模糊，低于以前的研究结果，这归因于对这种特殊副作用更好的宣教。在此基础上，进行了一项随机、双盲、安慰剂对照的多中心Ⅲ期研究（NCT01876784）。

分化型甲状腺癌的单臂Ⅱ期临床试验

靶向VEGFR途径的多种多激酶抑制剂已经在DTC的前瞻性Ⅱ期临床试验中进行了测试，包括如上所述的索拉非尼、乐伐替尼和凡德他尼，而且在一线TKI中还有阿昔替尼、莫特沙尼、帕唑帕尼和舒尼替尼，而卡博替尼已经作为二线或三线TKI治疗进行了测试。鉴于索拉非尼和乐伐替尼已经在Ⅲ期试验（如上所列）中进行过检测，我们不会讨论这些药物的Ⅱ期临床试验的细节[9, 17-19]。此外，尽管莫特沙尼在DTC中表现出适度的活性[20]，但因进一步的药物开发被终止，此处不做讨论。

1. 阿昔替尼

阿昔替尼（inlyta）是第二代选择性的VEGFR抑制剂，在52例转移性或晚期碘难治性甲状腺癌患者的多中心、开放性Ⅱ期试验中进行了研究[21]。FDA批准阿昔替尼用于晚期肾细胞癌，但不适用于甲状腺癌。与帕唑帕尼类似，阿西替尼没有显著的RET

活性。由于获益非常缓慢，这项试验最终开放给其他类型的甲状腺癌（甲状腺髓样癌和未分化癌）的患者，以及在进入研究后 6 个月内无疾病进展的和没有碘难治性疾病的患者。阿昔替尼的起始剂量为 5 mg，每天口服 2 次，无不良反应，如果没有观察到不良事件，每天 2 次 7.5 mg，然后到每天 2 次目标治疗剂量 10 mg，可以递增性增加。主要终点是 RECIST 标准的 ORR。此研究特点是将患者报告的结果（PRO）作为次要终点。该工具在基线和治疗中评估患者，不仅针对许多症状（即疼痛、疲劳和窘迫），而且还评估这些症状如何影响其总体生活质量（QOL）。基线临床特征包括 87% DTC 患者（54% 乳头状癌和 33% 滤泡状癌）。观察到 DTC 患者组织学部分缓解率（PR）为 33%，中位无进展生存期为 15.2 个月（95% CI 为 14.5～21.2），中位总生存期为 24.3 个月（95% CI 为 13.8～33.0）。所有患者至少发生一次任意等级的不良事件，其中 79% 发生至少一次 3 级事件或更严重的不良事件，其中包括腹泻、高血压、呼吸困难和淋巴细胞减少。PRO 的评估表明，一般来说，这些毒性与日常生活质量的恶化并没有关系。

2．帕唑帕尼

帕唑帕尼（votrient）是 VEGF、PDGF 和 c-KIT 的口服激酶抑制剂[22]。与已经提到的其他一些 MKI 不同，帕唑帕尼不抑制 RET、RET/PTC 或 BRAF。因此，推断帕唑帕尼的抗肿瘤活性主要是通过抗血管生成作用。FDA 批准帕唑帕尼用于软组织肉瘤和肾细胞癌，但不适用于甲状腺癌。在由 NCI 资助的多中心开放性 Ⅱ 期试验中，37 例放射性碘难治性 DTC 患者和进入 RECIST 试验 6 个月内的定义为疾病进展的患者，帕唑帕尼的起始剂量为每天 800 mg 持续 4 周的循环[23]。主要终点是肿瘤缓解率，次要终点是甲状腺球蛋白水平下降。尽管没有报道完全缓解，但使用帕唑帕尼 49% 的 PR 患者（73% 为滤泡状癌，45% 为 Hürthle 细胞肿瘤，33% 为乳头状癌）显示疾病活动。43% 的患者因毒性需要减少剂量，报告的常见不良事件包括高血压（51%）、腹泻（73%）、恶心（51%）、疲劳（78%）和皮肤 / 毛发色素减退（80%），这些症状在停止帕唑帕尼后是可逆的。试验中有 2 例患者死亡（1 例因心肌梗死，1 例因胆囊炎胆囊切除术并发肠梗阻）和 2 例严重出血事件（1 例 4 级颅内出血和 1 例 3 级胃肠道出血）。该研究无法检测到这一点，但帕唑帕尼对乳头状癌较滤泡状癌患者有更好的缓解率。

3．舒尼替尼

舒尼替尼（sutent）是一种针对 VEGFR-1 和 VEGFR-2，PDGFR，c-KIT，FLT3 以及 RET 的多靶点多激酶抑制剂，已被 FDA 批准用于晚期肾细胞癌和胃肠道间质瘤[24]。在 35 例转移性放射性碘难治性 DTC 和 MTC 患者的 Ⅱ 期研究中，每天持续口服舒尼替尼 37.5 mg[25]。为了避免间断给药（间断给 50 mg）的相关毒性，对连续给药的较低剂量进行评估。该研究授权了 PET 急症患者的登记入选，以获得更多的进展性疾病患者[26]。本研究的主要终点是 ORS。研究观察 1 周的治疗效果，是否如在 GIST 舒尼替尼治疗期间所报道的那样，会在重复 PET-CT 检查时有显著改变，以及这是否会预示着对药物有反应[27]。组织学特征包括 51% 乳头状、11% 滤泡状和 14% Hürthle 细胞，以及 23% 其他亚型（包括 MTC）。观察到舒尼替尼在 DTC 患者中的部分缓解率为 28%，而 MTC 患者的部分缓解率为 50%。60% 的患者需要减少剂量，其中腹泻

（17%）、中性粒细胞减少（34%）、手足综合征（17%）、消化道出血（6%）是 3 级或更严重的不良事件。1 例治疗相关的死亡是继发于消化道出血。治疗 1 周后，对舒尼替尼有反应的患者大部分 PET 损伤的 SUV 下降，而舒尼替尼的未获益患者 PET 亲和力没有下降。这使采用早期 PET 成像确定哪些患者从舒尼替尼治疗中获益最大成为可能。

4. 卡博替尼作为二线或三线 TKI 治疗

卡博替尼（cometriq）是 VEGFR-2、MET 和 RET 的一种有效的口服生物可用受体多激酶抑制剂，而 FLT3、KIT 和 TEK 的效力较低[28]，目前已被 FDA 批准用于治疗转移性髓样癌，其中 RET 起关键作用。最近一项国家癌症研究所和国际甲状腺肿瘤学组（ITOG）赞助的多中心 II 期试验中对卡博替尼在 25 例早前在一、二线 VEGFR 靶向治疗中取得进展的 RAI 难治性 DTC 患者进行了评估。在 VEGFR 靶向治疗过的患者中，卡博替尼表现出活性，其部分有效率为 36%，疾病稳定率为 52%，疾病进展率为 4%[29]。有关该制剂在 DTC 中的进一步研究（包括前期设置），目前正在进行额外的 II 期试验（NCT02041260）。

靶向 BRAF-MEK 信号通路的激酶抑制剂

"再分化"策略：司美替尼（MEK 抑制剂）和达拉非尼（BRAF 抑制剂）诱导碘的再摄取

由于放射性碘敏感的转移性 DTC 患者 10 年生存率明显高于 RAI 难治性患者（60% vs. 10%）[4]，以及放射性碘治疗达到完全缓解率的可能性非常高（高达 45%）[30]，如何恢复放射性碘亲和力一直是人们非常感兴趣的课题。与上述针对 VEGFR 途径的 MKI 相比，该策略的 CR 率较低，且持续治疗时间相对较长，其目的是缩短治疗时间，从而有可能利用这种高效治疗进一步行放射性碘治疗，延迟对系统长期治疗所产生的毒性。直到最近一项针对转移性 DTC 进行"再分化"的研究表明，使用锂[31] 和维甲酸[32] 的临床益处微乎其微。临床前研究发现丝裂原活化蛋白激酶（MAPK）可干扰肿瘤细胞合成钠碘转运体的能力[33]，BRAF 和 MEK 抑制可恢复 *BRAF* V600E 突变型甲状腺癌小鼠模型的放射性碘摄取[34]，从而产生了抑制 MAPK 激酶可能导致肿瘤重获放射性碘敏感性的假说。临床观察到的 *BRAF* 突变瘤的甲状腺特异性基因表达下降进一步证实了这一点[35]。Ho 等在一项关于 MEK 1 和 MEK 2 抑制剂司美替尼的单中心 II 期研究中，对 24 例放射性碘难治性 DTC 患者就这一假说进行了验证[35]。通过 ^{124}I 的 PET-CT 对治疗前后的碘摄取进行评估，从而能够精确测量单个病灶的碘摄取情况。那些在治疗后有临床显著性摄取增加的患者继续接受治疗性放射性碘治疗。主要终点是标记病变中碘摄取增加患者的百分比，第二个终点是治疗对甲状腺球蛋白水平的影响。这项研究包括 24 例患者，其中 20 例在 4 例不符合纳入标准排除后进行评估。基线临床特征包括各种组织学亚型（25% 是经典的乳头状癌，40% 为高柱状分化乳头状癌，35% 为低分化癌）和肿瘤突变状态（45% *BRAF*、25% *NRAS*、15% *RET/PTC* 和 15% 野生型）。经过 4 周每天 2 次口服 75 mg 的治疗，20 例中有 12 例（60%）出现新增加或在治疗后产生影像的碘摄取。共 8 例（40%）患者在安全耐受范围内摄取足够剂量的放射性碘，包括所有 *NRAS* 突变肿瘤患者和 9 例 *BRAF* 突变肿瘤患者中的 1 例。在随后使用治疗性放射性碘治疗的 8 例患者中，均观察到了肿瘤缩小。随访 6 个月后，5 例部分缓解，3 例病情稳定为最佳疗效，2 个月时血清促甲状腺激素抑制水平平均下降 89%，6 个月时平均降低 80%。尽管这是一项范围有限的小研究，但使用司美替尼治疗似乎是一种有吸引力的选择，特别是在这么短治疗时间后观察到了这种效果。此外，没有 3 级或 4 级毒性报告。1 级和 2 级毒性包括疲劳（80%）、斑丘疹（70%）和转氨酶增高（70%）。有 1 例患者继续发展成骨髓增生异常综合征，随后发展为急性白血病。本研究中观察到的 *NRAS* 突变型肿瘤疗效的提高也激起了对其他癌症的研究。

最近一项关于再分化策略的研究涉及 10 例 RAI 难治性 *BRAF* V600E 突变型乳头状甲状腺癌患者[36]。该研究的作者指出，在 Ho 等的试验中，与 *BRAF* 突变肿瘤（9 例中的 4 例）相比，司美替尼诱导的放射性碘摄取增加率在 *NRAS* 突变的肿瘤（全部 5 例）中较高。并提出这些患者中 BRAF 的直接抑制可能比下游 MEK 抑制更有效的假说。该研究的主要终点是达拉非尼诱导的放射性碘摄入患者的百分比。与司美替尼研究不同，将研究进入 14 个月内全身扫描没有碘摄取定义成 RAI 抵抗。本试验还采用标准[131]I 全身扫描，与 Ho 等在司美替尼试验中使用的[124]I 的 PET-CT 研究结果相反。在重组促甲状腺激素刺激的[131]I 全身扫描前，本研究中的患者每天 2 次口服达拉非尼 150 mg，共 25 天。如果观察到新的放射性碘摄取部位，患者继续使用达拉非尼 17 天，然后用治疗性放射性碘治疗。共有 10 例患者入选，10 例患者中有 6 例（60%）在接受治疗时出现了新的摄取，随后使用了 5.5 GBq

[131]I。其中 2 例部分缓解，4 例 3 个月后病情稳定。治疗后 6 个月，接受治疗的 6 例患者中有 5 例缩小了靶病灶的大小。所有患者均在未加剂量调整的情况下完成了达拉非尼的全程治疗。最常见的不良事件是新的皮损或改变（80%）、疲劳（50%）、电解质异常（50%）和掌-跖感觉异常（40%）。有 1 例新发皮肤鳞状细胞癌，其他所有不良事件均为 1 级或 2 级。这项试验性研究的结果产生了这样的假设：BRAF 抑制可能导致 *BRAF* 突变型 PTC 的再分化，允许额外剂量的治疗性放射性碘正开发更大的前瞻性试验。转化生长因子-β 抑制和 BRAF/MEK 抑制是未来研究的热点之一，临床前的数据提示了 TGF-β 在促进 PTC 细胞耐放射性碘方面的作用[37]。

直接抗肿瘤活性

1. 维罗非尼

鉴于索拉非尼是一种相对较弱的 BRAF 抑制剂，我们致力于研究更有效的 BRAF 抑制剂。维罗非尼（zelboraf）是 BRAF V600E 的一种强效小分子激酶抑制剂，临床前研究表明，它对携带 V600E 突变的甲状腺癌细胞系具有活性，它似乎通过下游 ERK 1 和 2 发挥抗增殖和抗迁移作用[38]。3 例转移性 PTC 患者携带 *BRAF* V600E 基因突变，在维罗非尼的大范围研究中接受治疗[39]。1 例确诊的 PR 被观察到，另外 2 例患者病情稳定，为最佳初始反应。所有 3 例患者发生皮肤角质形成细胞疹，包括 2 例患者的皮肤鳞状细胞癌和另 1 例患者的疣状细胞癌。2 例患者经历了疾病的快速进展，包括去分化为组织学中的一种鳞状细胞和间变性转化，突出了 BRAF 通路抑制的潜在风险。进一步的证据表明，BRAF 抑制剂的抗肿瘤活性是通过回顾性分析 17 例 *BRAF* 突变 DTC 治疗的维罗非尼治疗，部分缓解率为 47%，疾病稳定率为 53%[40]。

本研究随后在 RAI 难治性 PTC 阳性的 *BRAF* V600E 突变患者中进行了维罗非尼的多中心、开放标记 II 期试验[41]。该试验包括 2 个队列中的 51 例患者：既往未用 TKI 进行过全身治疗的患者，以及曾接受过治疗的患者（最常用索拉非尼）。在未经治疗的人群中，最佳总体缓解率为 35%，而预处理人群为 26%。之前未治疗的队列中的中位 PFS 为 15.6 个月（95% *CI*，11.2～NR），而在预处理的队列中为 6.8 个月（95% *CI*，5.38～NR）。常见的副作用包括皮疹、疲劳、体重减轻和胆红素升高。根据这些数据，正在进一步研究这种药物，包括它在新辅助治疗中的应用（NCT01709292），以及在试点研究中研究其增强放射性碘摄取的能力（NCT02145143）。

2. 达拉非尼

达拉非尼是一种 RAF 激酶抑制剂，与其他 RAF 激酶（包括野生型 *BRAF*）相比，它对 *BRAF* V600E 突变激酶的抑制作用最强[42]。在一项较大的 I 期临床试验的亚组分析中，14 例 *BRAF* 突变甲状腺癌患者也显示达拉非尼具有治病活性[43]。在该试验中，达拉非尼治疗与 4 例患者（29%）的部分缓解和 6 例患者（43%）的疾病稳定相关。中位 PFS 为 11.3 个月。3 级或更严重的不良事件为疲劳、发热性中性粒细胞减少症、皮肤鳞状细胞癌和肝功能异常。考虑到这些结果，由于达拉非尼的抗肿瘤活性而不是放射性碘治疗的复敏性，上述致敏研究中的患者可能得到改善。最后，BRAF 抑制剂的继发耐药可能通过 RAF 异构体转换介导，并且这种耐药性可以通过下游 MEK 抑制来克服[44]，这促成了达拉非尼和 MEK 抑制剂的联合治疗的研究，包括正在进行的多中心 II 期试验（有或没有曲美替尼）（NCT01723202）。

靶向 mTOR 通路的激酶抑制剂的单药和联合用药

依维莫司

PI3K-Akt-mTOR 通路已被证明通过多种机制在甲状腺癌发病机制中发挥积极作用，包括 *PI3K* 点突变、*PI3K* 过表达、*RAS* 活化，以及 *RET/PTC* 和 *PPARγ/Pax8* 重排[45]。虽然 *PI3K* 中的点突变在 DTC 中显著少于未分化甲状腺癌[46]，但在约 1/4 的滤泡状甲状腺癌中存在基因扩增[47]。哺乳动物的雷帕霉素（mTOR）靶点位于 Akt 下游，调控细胞增殖和凋亡以及细胞代谢和自噬[48]。依维莫司（afinitor）是一种双重 mTORC1 和 mTORC2 抑制剂，在 40 例患者（包括 DTC、MTC 和 ATC 患者）的开放标记的单组 II 期试验中显示出有限的疗效[49]。已报道的客观有效率仅为 5%，其中治疗相关的不良事件包括黏膜炎（84%）、厌食症（44%）和转氨酶升高（26%）。

依维莫司和索拉非尼联合治疗

2015 年美国临床肿瘤学会（ASCO）上公布了索拉非尼联合依维莫司在进行 II 期临床试验（NCT01141309）的更新结果[50]。试验包括 28 例 DTC 和 10 例 MTC。在联合治疗的 DTC 患者中，有效率令人印象深刻：PR 61%，SD 36%，PD 4%。4 级事件报告包括肝酶升高、高血糖和高甘油三酯血症。2015 年，ASCO 独立的 II 期临床试验报告评估了在单独应用索拉非尼基础上于疾病进展时加入依维莫司，虽然 PR 率较低，但疾病稳定率为 55%[51]。根据这些数据，目前正在进行索拉非尼随机 II 期临床试验（有或无依维莫司）（NCT02143726）。

细胞毒性化疗治疗晚期 DTC

由于 DTC 的肿瘤通常生长缓慢，细胞毒素剂对快速分裂的细胞会发挥更大的活性，因此我们认为 DTC 对标准的细胞毒性化疗药物相对不敏感。美国国家综合癌症网络（NCCN）指南[2]指出，化疗对转移性 DTC 的疗效最小。目前唯一获得 FDA 批准的用于治疗甲状腺癌的细胞毒剂是多柔比星。阿霉素是最早在转移性 DTC 中表现出有前景的活性的药物之一，在 1974 年的一项试验中，包括 19 例 DTC 患者中 7 例（37%）显示了部分缓解（即肿瘤面积减小 >50%）[52]。然而，这些缓解被血液毒性和严重心肌病的发展所抵消。20 年后的综合评估包括转移性 DTC 患者中单药阿霉素的 10 项试验，缓解率从 0 增加到 100%，平均为 38.5%[53]。这些试验受到涉及的患者少（范围 2～19）和缺乏安慰剂控制队列的限制。最近的一项研究显示，22 例 DTC 患者的单药阿霉素的部分缓解率（PR）为 5%，稳定缓解率（SD）为 42%[5]。不良反应包括脱发（42%）、恶心（23%）、呼吸道感染（13%）、中性粒细胞减少（10%）和肺炎（7%）。随着对蒽环类药物引起的心肌病和剂量限制的新认识，没有任何患者发展为治疗相关的心肌病。数据支持每 3 周 60 mg/m^2 的剂量。

为了加强单药阿霉素的疗效，试验尝试将其与多种其他药物结合起来，包括顺铂[54, 55]、长春新碱和博莱霉素[56]、干扰素-α[57]。结果虽有适度的活性，但毒性反应严重（在上一次研究中，超过 3/4 的患者经历了 3 级或 4 级的中性粒细胞减少，所有患者最终都有疾病进展）。其他以阿霉素为基础的组合都获益低[58]。

对以不含阿霉素的方案为基础的联合治疗也展开了研究。9 例 DTC 和 MTC 患者应用吉西他滨联合紫杉醇治疗，无局部反应，1 例（11%）病情稳定[59]。不良事件包括脱发（100%）、呼吸道感染（22%）、周围神经病变（11%）和中性粒细胞减少症（11%）。在一项 I 期试验中，抗叶酸盐培美曲塞联合紫杉醇治疗，在 15 例 DTC 患者（95 例患者的较大队列）中观察到 3 例（20%）部分缓解[60]。血细胞减少较多，大约一半患者（51.7%）出现 4 级淋巴细胞减少症。吉西他滨联合奥沙利铂用于 14 例难治性 DTC 患者的评估，其 ORR 为 57%，包括 7% CR、50% PR 和 28% SD[61]。没有 4 级毒性，最常见的 3 级毒性是无力、神经病变、中性粒细胞减少症和腹泻。

结　论

自 2013 年以来，在对 DTC 的发病机制的认识上取得了很大的进展，使 2 种新的靶向药获批，还有更多的药物正在开发中。这些进展已经改变了转移性 DTC 的治疗标准，只有更好地了解 RAS/RAF/MAPK 和 PI3K/Akt 通路，提高抗血管生成治疗的疗效，以及甲状腺肿瘤"再分化"的作用，才有可能使用放射性碘治疗。在此基础上，在 RAI 难治性 DTC 患者中出现了大量新的治疗方法，目前正在前瞻性试验中进行评估（表 27-2）。全球各地的研究人员已经合作成立了一个国际甲状腺肿瘤学小组（ITOG），致力于通过领导多项甲状腺癌多中心临床试验来改进治疗。

表 27-2　在分化型甲状腺癌中正在进行的临床试验

试验编号	分期	标　题	设　置
NCT01843062	Ⅲ	比较 5 周疗程的司美替尼或安慰剂和单剂量辅助 RAI 治疗对甲状腺癌患者的完全缓解率	局部一线治疗；随机，双盲，多中心
NCT02041260	Ⅱ	卡博替尼一线治疗 RAI 难治性 DTC	一线；非随机，开放标记
NCT02390934	Ⅱ	评价 ^{223}Ra 在 RAI 难治性 DTC 骨转移瘤中的疗效	转移性，RAI 难治；单组，非随机，开放标记
NCT01788982	Ⅱ	尼达尼布（BIBF1120）治疗甲状腺癌	局部晚期或转移性；随机，双盲，多中心
NCT01830504	Ⅱ	研究 BKM120 治疗晚期或转移性 DTC 的疗效和安全性	局部晚期或转移性癌；单组，非随机，开放标记。Ⅰ 类 PI3K 抑制剂
NCT01813136	Ⅱ	帕唑帕尼在甲状腺癌中的最佳用药方案	RAI 难治；多中心，开放标记
NCT02152995	Ⅱ	曲美替尼联合 RAI 治疗 *RAS* 突变型或 *RAS/RAF* 野生型、RAI 难治性复发性和（或）转移性甲状腺癌	RAI 难治，转移性；单组，开放标记
NCT02393690	Ⅱ	RAI 联合安慰剂或司美替尼治疗 RAI 敏感的复发 / 转移性甲状腺癌	RAI 难治；随机，双盲，多中心
NCT02472080	Ⅱ	吉西他滨 - 奥沙利铂联合化疗治疗晚期难治性甲状腺癌的疗效及安全性评价	局部晚期 / 转移性肿瘤，RAI 难治；单组，开放标记
NCT01270321	Ⅱ	成人 RAI 难治性 DTC 和 MTC 患者单药及联合使用帕瑞肽和依维莫司的疗效观察	RAI 难治；随机，多中心，开放标记
NCT01723202	Ⅱ	单药达拉非尼（BRAF）与达拉非尼（BRAF）、曲美替尼（MEKi）联合方案在 *BRAF* 突变型甲状腺癌患者中的应用	RAI 难治，*BRAF* V600 突变阳性；随机，开放标记
NCT02456701	Ⅰ	BRAF 抑制剂维罗非尼与抗 ErbB3 抗体 KTN3379 联合应用于 *BRAF* 突变型 RAI 难治性甲状腺癌的初步研究	RAI 难治，*BRAF* V600 突变阳性；单组，开放标记
NCT02145143	试点	BRAF 抑制剂维罗非尼增强 RAI 在 *BRAF* 突变型 RAI 难治性甲状腺癌中的作用	RAI 难治，*BRAF* V600 突变阳性；单组，开放标记

注：DTC（differentiated thyroid cancer），分化型甲状腺癌；MTC（medullary thyroid cancer），甲状腺髓样癌；RAI（radioiodine），放射性碘。

在取得巨大成就的同时，我们仍面临一些挑战。这些药物进行的Ⅲ期随机试验的总生存率尚未见报道。此外，由于正在进行试验中的有多种 MKI 可供选择，因此缺乏给患者带来最大益处的精确治疗顺序的数据。正因甲状腺癌患者倾向于接受 MKI 治疗的时间比其他实体肿瘤患者（如肾细胞癌或肝细胞癌）更长，因此接触 MKI 相关毒性时间更长 [62]。鉴于迄今缺乏生存优势，必须在今后的前瞻性试验中列入生活质量数据，以确保提供的治疗不会对患者生活产生不利影响。仍需要进一步研究来确定 DTC 中 MKI 的最佳剂量和剂量时间表，以

优化抗肿瘤活性并将毒性降至最低。最后，在甲状腺癌中决定何时开始治疗以及何时更换治疗方案是相当复杂的，因为许多患者可能没有症状。因此，治疗他们的疾病可能不一定会改善他们的症状，并且可能只会增加与治疗相关的毒性。更好地预测和预后生物标志物将有助于对患者进行精确治疗。

最后，过去十年对 DTC 的认识和治疗方面的进展推动了这一领域的发展，政府机构、工业界和学术中心正在开展重要的合作，以开展旨在改善甲状腺癌患者生活的研究。

参考文献

[1] Sherman SI. Thyroid carcinoma. Lancet. 2003;361(9356): 501–11.

[2] Tuttle RM, Haddad RI, Ball DW, Byrd D, Dickson P, Duh QY, et al. Thyroid carcinoma, version 2.2014. J Natl Compr Canc Netw. 2014;12(12): 1671–80; quiz 80.

[3] Siegel RL, Miller KD, Jemal A. Cancer statistics, 2015. CA Cancer J Clin. 2015;65(1): 5–29.

[4] Durante C, Haddy N, Baudin E, Leboulleux S, Hartl D, Travagli JP, et al. Long-term outcome of 444 patients with distant metastases from papillary and follicular thyroid carcinoma: benefits and limits of radioiodine therapy. J Clin Endocrinol Metab. 2006;91(8): 2892–9.

[5] Matuszczyk A, Petersenn S, Bockisch A, Gorges R, Sheu SY, Veit P, et al. Chemotherapy with doxorubicin in progressive medullary and thyroid carcinoma of the follicular epithelium. Horm Metab Res. 2008;40(3): 210–3.

[6] Haugen BRM, Alexander EK, Bible KC, Doherty G, Mandel SJ, Nikiforov YE, et al. American Thyroid Association management guidelines for adult patients with thyroid nodules and differentiated thyroid cancer. Thyroid. 2015;26(1): 1–133.

[7] Matsui J, Yamamoto Y, Funahashi Y, Tsuruoka A, Watanabe T, Wakabayashi T, et al. E7080, a novel inhibitor that targets multiple kinases, has potent antitumor activities against stem cell factor producing human small cell lung cancer H146, based on angiogenesis inhibition. Int J Cancer. 2008;122(3): 664–71.

[8] Salajegheh A, Smith RA, Kasem K, Gopalan V, Nassiri MR, William R, et al. Single nucleotide polymorphisms and mRNA expression of VEGF-A in papillary thyroid carcinoma: potential markers for aggressive phenotypes. Eur J Surg Oncol J Eur Soc Surg Oncol Br Assoc Surg Oncol. 2011;37(1): 93–9.

[9] Cabanillas ME, Schlumberger M, Jarzab B, Martins RG, Pacini F, Robinson B, et al. A phase 2 trial of lenvatinib (E7080) in advanced, progressive, radioiodine-refractory, differentiated thyroid cancer: A clinical outcomes and biomarker assessment. Cancer. 2015;121(16): 2749–56.

[10] Schlumberger M, Tahara M, Wirth LJ, Robinson B, Brose MS, Elisei R, et al. Lenvatinib versus placebo in radioiodine-refractory thyroid cancer. N Engl J Med. 2015;372(7): 621–30.

[11] Wilhelm SM, Carter C, Tang L, Wilkie D, McNabola A, Rong H, et al. BAY 43–9006 exhibits broad spectrum oral antitumor activity and targets the RAF/MEK/ERK pathway and receptor tyrosine kinases involved in tumor progression and angiogenesis. Cancer Res. 2004;64(19): 7099–109.

[12] Brose MS, Nutting CM, Jarzab B, Elisei R, Siena S, Bastholt L, et al. Sorafenib in radioactive iodine-refractory, locally advanced or metastatic differentiated thyroid cancer: a randomised, double-blind, phase 3 trial. Lancet. 2014;384(9940): 319–28.

[13] Thomas L, Lai SY, Dong W, Feng L, Dadu R, Regone RM, et al. Sorafenib in metastatic thyroid cancer: a systematic review. Oncologist. 2014;19(3): 251–8.

[14] Nikiforov YE. RET/PTC rearrangement in thyroid tumors. Endocr Pathol. 2002;13(1): 3–16.

[15] Wells Jr SA, Robinson BG, Gagel RF, Dralle H, Fagin JA, Santoro M, et al. Vandetanib in patients with locally advanced or metastatic medullary thyroid cancer: a randomized, double-

blind phase III trial. J Clin Oncol. 2012;30(2): 134−41.

[16] Leboulleux S, Bastholt L, Krause T, de la Fouchardiere C, Tennvall J, Awada A, et al. Vandetanib in locally advanced or metastatic differentiated thyroid cancer: a randomised, double-blind, phase 2 trial. Lancet Oncol. 2012;13(9): 897−905.

[17] Gupta-Abramson V, Troxel AB, Nellore A, Puttaswamy K, Redlinger M, Ransone K, et al. Phase II trial of sorafenib in advanced thyroid cancer. J Clin Oncol. 2008;26(29): 4714−9.

[18] Haraldsdottir S, Shah MH. New era for treatment in differentiated thyroid cancer. Lancet. 2014;384(9940): 286−8.

[19] Krajewska J, Handkiewicz-Junak D, Jarzab B. Sorafenib for the treatment of thyroid cancer: an updated review. Expert Opin Pharmacother. 2015;16(4): 573−83.

[20] Sherman SI, Wirth LJ, Droz J-P, Hofmann M, Bastholt L, Martins RG, et al. Motesanib diphosphate in progressive differentiated thyroid cancer. N Engl J Med. 2008;359(1): 31−42.

[21] Locati LD, Licitra L, Agate L, Ou SH, Boucher A, Jarzab B, et al. Treatment of advanced thyroid cancer with axitinib: phase 2 study with pharmacokinetic/pharmacodynamic and quality-of-life assessments. Cancer. 2014;120(17): 2694−703.

[22] Kumar R, Knick VB, Rudolph SK, Johnson JH, Crosby RM, Crouthamel MC, et al. Pharmacokinetic-pharmacodynamic correlation from mouse to human with pazopanib, a mul-tikinase angiogenesis inhibitor with potent antitumor and antiangiogenic activity. Mol Cancer Ther. 2007;6(7): 2012−21.

[23] Bible KC, Suman VJ, Molina JR, Smallridge RC, Maples WJ, Menefee ME, et al. Efficacy of pazopanib in progressive, radioiodine-refractory, metastatic differentiated thyroid cancers: results of a phase 2 consortium study. Lancet Oncol. 2010;11(10): 962−72.

[24] Chow LQ, Eckhardt SG. Sunitinib: from rational design to clinical efficacy. J Clin Oncol. 2007;25(7): 884−96.

[25] Carr LL, Mankoff DA, Goulart BH, Eaton KD, Capell PT, Kell EM, et al. Phase II study of daily sunitinib in FDG-PET-positive, iodine-refractory differentiated thyroid cancer and meta-static medullary carcinoma of the thyroid with functional imaging correlation. Clin Cancer Res. 2010;16(21): 5260−8.

[26] Robbins RJ, Wan Q, Grewal RK, Reibke R, Gonen M, Strauss HW, et al. Real-time prognosis for metastatic thyroid carcinoma based on 2-[18F]fluoro-2-deoxy-D-glucose-positron emission tomography scanning. J Clin Endocrinol Metab. 2006;91(2): 498−505.

[27] Prior JO, Montemurro M, Orcurto MV, Michielin O, Luthi F, Benhattar J, et al. Early prediction of response to sunitinib after imatinib failure by 18F-fluorodeoxyglucose positron emission tomography in patients with gastrointestinal stromal tumor. J Clin Oncol. 2009;27(3): 439−45.

[28] Yakes FM, Chen J, Tan J, Yamaguchi K, Shi Y, Yu P, et al. Cabozantinib (XL184), a novel MET and VEGFR2 inhibitor, simultaneously suppresses metastasis, angiogenesis, and tumor growth. Mol Cancer Ther. 2011;10(12): 2298−308.

[29] Shah MHDJ, Menefee ME, et al. Cabozantinib in patients with radioiodine-refractory differentiated thyroid cancer

who progressed on prior VEGFR-targeted therapy: results of NCI- and ITOG-sponsored multicenter phase II clinical trial. Presented at 15th International Thyroid Congress, Lake Buena Vista; 2015.

[30] Schlumberger M, Challeton C, De Vathaire F, Travagli JP, Gardet P, Lumbroso JD, et al. Radioactive iodine treatment and external radiotherapy for lung and bone metastases from thyroid carcinoma. J Nucl Med Off Publ Soc Nucl Med. 1996;37(4): 598−605.

[31] Liu YY, van der Pluijm G, Karperien M, Stokkel MP, Pereira AM, Morreau J, et al. Lithium as adjuvant to radioiodine therapy in differentiated thyroid carcinoma: clinical and in vitro studies. Clin Endocrinol (Oxf). 2006;64(6): 617−24.

[32] Handkiewicz-Junak D, Roskosz J, Hasse-Lazar K, Szpak-Ulczok S, Puch Z, Kukulska A, et al. 13-cis-retinoic acid re-differentiation therapy and recombinant human thyrotropin-aided radioiodine treatment of non-Functional metastatic thyroid cancer: a single-center, 53-patient phase 2 study. Thyroid Res. 2009;2(1): 8.

[33] Knauf JA, Kuroda H, Basu S, Fagin JA. RET/PTC-induced dedifferentiation of thyroid cells is mediated through Y1062 signaling through SHC-RAS-MAP kinase. Oncogene. 2003;22(28): 4406−12.

[34] Wheler J, Yelensky R, Falchook G, Kim KB, Hwu P, Tsimberidou AM, et al. Next generation sequencing of exceptional responders with BRAF-mutant melanoma: implications for sensitivity and resistance. BMC Cancer. 2015;15: 61.

[35] Durante C, Puxeddu E, Ferretti E, Morisi R, Moretti S, Bruno R, et al. BRAF mutations in papillary thyroid carcinomas inhibit genes involved in iodine metabolism. J Clin Endocrinol Metab. 2007;92(7): 2840−3.

[36] Rothenberg SM, McFadden DG, Palmer EL, Daniels GH, Wirth LJ. Redifferentiation of iodine-refractory BRAF V600E-mutant metastatic papillary thyroid cancer with dabrafenib. Clin Cancer Res. 2015;21(5): 1028−35.

[37] Cabanillas ME, Patel A, Danysh BP, Dadu R, Kopetz S, Falchook G. BRAF inhibitors: experience in thyroid cancer and general review of toxicity. Horm Cancer. 2015;6(1): 21−36.

[38] Nucera C, Nehs MA, Nagarkatti SS, Sadow PM, Mekel M, Fischer AH, et al. Targeting BRAFV600E with PLX4720 displays potent antimigratory and anti-invasive activity in preclinical models of human thyroid cancer. Oncologist. 2011;16(3): 296−309.

[39] Kim KB, Cabanillas ME, Lazar AJ, Williams MD, Sanders DL, Ilagan JL, et al. Clinical responses to vemurafenib in patients with metastatic papillary thyroid cancer harboring BRAF(V600E) mutation. Thyroid. 2013;23(10): 1277−83.

[40] Dadu R, Shah K, Busaidy NL, Waguespack SG, Habra MA, YingAK, et al. Efficacy and tolerability of vemurafenib in patients with BRAFV600E-positive papillary thyroid cancer: M.D. Anderson Cancer Center Off Label Experience. J Clin Endocrinol Metab. 2015;100(1): E77−81.

[41] Brose MSCM, Cohen EEW, et al. An open-label, multi-

center phase 2 study of the BRAF inhibitor vemurafenib in patients with metastatic or unresectable papillary thryoid cancer (PTC) positive for the BRAF V600E mutation. Eur J Cancer. 2013;49(3): S7−19.

[42] Gibney GT, Zager JS. Clinical development of dabrafenib in BRAF mutant melanoma and other malignancies. Expert Opin Drug Metab Toxicol. 2013;9(7): 893−9.

[43] Falchook GS, Millward M, Hong D, Naing A, Piha-Paul S, Waguespack SG, et al. BRAF inhibitor dabrafenib in patients with metastatic BRAF-mutant thyroid cancer. Thyroid. 2015;25(1): 71−7.

[44] Villanueva J, Vultur A, Lee JT, Somasundaram R, Fukunaga-Kalabis M, Cipolla AK, et al. Acquired resistance to BRAF inhibitors mediated by a RAF kinase switch in melanoma can be overcome by cotargeting MEK and IGF-1R/PI3K. Cancer Cell. 2010;18(6): 683−95.

[45] Petrulea MS, Plantinga TS, Smit JW, Georgescu CE, Netea-Maier RT. PI3K/Akt/mTOR: a promising therapeutic target for non-medullary thyroid carcinoma. Cancer Treat Rev. 2015;41(8): 707−13.

[46] Wang Y, Hou P, Yu H, Wang W, Ji M, Zhao S, et al. High prevalence and mutual exclusivity of genetic alterations in the phosphatidylinositol-3-kinase/akt pathway in thyroid tumors. J Clin Endocrinol Metab. 2007;92(6): 2387−90.

[47] Wu G, Mambo E, Guo Z, Hu S, Huang X, Gollin SM, et al. Uncommon mutation, but common amplifications, of the PIK3CA gene in thyroid tumors. J Clin Endocrinol Metab. 2005;90(8): 4688−93.

[48] Wullschleger S, Loewith R, Hall MN. TOR signaling in growth and metabolism. Cell. 2006;124(3): 471−84.

[49] Lim SM, Chang H, Yoon MJ, Hong YK, Kim H, Chung WY, et al. A multicenter, phase II trial of everolimus in locally advanced or metastatic thyroid cancer of all histologic subtypes. Ann Oncol. 2013;24(12): 3089−94.

[50] Sherman EJHA, Fury MG et al. Combination of everolimus and sorafenib in the treatment of thyroid cancer: update on phase II study. J Clin Oncol. 2015;33(Suppl): (abstr 6069).

[51] Brose MSTA, Yarchoan M, et al. A phase II study of everolimus (E) and sorafenib (S) in patients (PTS) with metastatic differentiated thyroid cancer who have progressed on sorafenib alone. J Clin Oncol. 2015;33(Suppl): (abstr 6072).

[52] Gottlieb JA, Hill Jr CS. Chemotherapy of thyroid cancer with adriamycin. Experience with 30 patients. N Engl J Med. 1974;290(4): 193−7.

[53] Haugen BR. Management of the patient with progressive radioiodine non-responsive disease. Semin Surg Oncol. 1999;16(1): 34−41.

[54] Shimaoka K, Schoenfeld DA, DeWys WD, Creech RH, DeConti R. A randomized trial of doxorubicin versus doxorubicin plus cisplatin in patients with advanced thyroid carcinoma. Cancer. 1985;56(9): 2155−60.

[55] Williams SD, Birch R, Einhorn LH. Phase II evaluation of doxorubicin plus cisplatin in advanced thyroid cancer: a Southeastern Cancer Study Group Trial. Cancer Treat Rep. 1986;70(3): 405−7.

[56] Hoskin PJ, Harmer C. Chemotherapy for thyroid cancer. Radiother Oncol. 1987;10(3): 187−94.

[57] Argiris A, Agarwala SS, Karamouzis MV, Burmeister LA, Carty SE. A phase II trial of doxorubicin and interferon alpha 2b in advanced, non-medullary thyroid cancer. Invest New Drugs. 2008;26(2): 183−8.

[58] Sherman SI. Cytotoxic chemotherapy for differentiated thyroid carcinoma. Clin Oncol (R Coll Radiol). 2010;22(6): 464−8.

[59] Matuszczyk A, Petersenn S, Voigt W, Kegel T, Dralle H, Schmoll HJ, et al. Chemotherapy with paclitaxel and gemcitabine in progressive medullary and thyroid carcinoma of the follicular epithelium. Horm Metab Res. 2010;42(1): 61−4.

[60] Hanauske AR, Dumez H, Piccart M, Yilmaz E, Graefe T, Gil T, et al. Pemetrexed combined with paclitaxel: a dose-finding study evaluating three schedules in solid tumors. Invest New Drugs. 2009;27(4): 356−65.

[61] Spano JP, Vano Y, Vignot S, De La Motte Rouge T, Hassani L, Mouawad R, et al. GEMOX regimen in the treatment of metastatic differentiated refractory thyroid carcinoma. Med Oncol. 2012;29(3): 1421−8.

[62] Cohen AB, Brose MS. Second-line treatment for advanced thyroid cancer: an indication in need of randomized clinical trials. J Clin Endocrinol Metab. 2014;99(6): 1995−7.

译者评述

　　分化型甲状腺癌（DTC）是最常见的甲状腺癌类型，大部分患者预后非常理想，但仍有10%～15%的患者发展为放射性碘抵抗，预后差。随着对DTC的发病机制，包括 *BRAF* 突变的相关性以及血管生成在肿瘤生长中的作用的深入研究，多种靶向药物获批并取得了一定的治疗作用，但结果仍不能让人满意。只有通过更好地了解 RAS/RAF/MAPK 和 PI3K/Akt 通路，提高抗血管生成治疗的疗效，以及加强甲状腺肿瘤"再分化"的作用，才有可能使用放射性碘治疗。在此基础上，在 RAI 难治性 DTC 患者中出现了大量新的治疗方法，目前正在前瞻性试验中进行评估，期待更加精确的数据，更多关注患者生活质量，减少毒副作用，增加疗效。